现代内科疾病综合治疗

薛晓明 马 飞 刘 佳 主编

U0189695

中国纺织出版社有限公司

图书在版编目（CIP）数据

现代内科疾病综合治疗 / 薛晓明，马飞，刘佳主编
. -- 北京：中国纺织出版社有限公司，2023.3
　　ISBN 978-7-5229-0413-9

　　Ⅰ.①现…　Ⅱ.①薛…②马…③刘…　Ⅲ.①内科—
疾病—诊疗　Ⅳ.①R5

中国国家版本馆 CIP 数据核字（2023）第 048877 号

责任编辑：傅保娣　　　责任校对：高　涵　　　责任印制：王艳丽

中国纺织出版社有限公司出版发行
地址：北京市朝阳区百子湾东里 A407 号楼　邮政编码：100124
销售电话：010—67004422　传真：010—87155801
http://www.c-textilep.com
中国纺织出版社天猫旗舰店
官方微博 http://weibo.com/2119887771
三河市宏盛印务有限公司印刷　各地新华书店经销
2023 年 3 月第 1 版第 1 次印刷
开本：889×1194　1/16　印张：16.75
字数：507 千字　定价：98.00 元

凡购本书，如有缺页、倒页、脱页，由本社图书营销中心调换

编委会

主 编

薛晓明　马　飞　刘　佳

副主编

朴荣利　赵维龙　杨忠宝

编　委 （按姓氏笔画排序）

马　飞　赤峰市医院（内蒙古医科大学赤峰临床医学院）

朴荣利　吉林大学第一医院

刘　佳　河南医学高等专科学校

李光文　河南省洛阳正骨医院（河南省骨科医院）

杨忠宝　重庆市开州区人民医院

杨铁柱　河南省洛阳正骨医院（河南省骨科医院）

赵维龙　大连大学附属中山医院

薛晓明　山西省中医院

主编简介

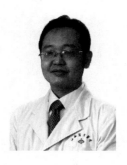

薛晓明

毕业于湖北中医药大学，医学博士，副教授，现工作于山西省中医院，副主任医师，呼吸科（肺病科）科主任。山西省临床高端领军人才，山西省医师协会中医呼吸专业委员会主任委员，中国医师协会中西医呼吸专业委员会常委，中国研究型医院中医呼吸专业委员会常委，中国中西医结合学会呼吸分会委员，世界中医药联合会呼吸分会理事，山西省医学会变态反应学会中西医结合组组长。擅长中西医治疗哮喘、慢性阻塞性肺疾病、肺癌、肺间质疾病、呼吸衰竭等呼吸系统疾病的研究。在国家级及省级期刊发表论文 30 余篇，SCI 论文 4 篇，主持国自然、省部级课题 10 余项，获山西省科技进步三等奖 1 项。

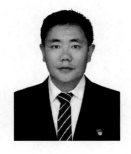

马 飞

毕业于锦州医科大学，肾脏内科硕士，现工作于赤峰市医院肾脏内科，副主任医师，赤峰市医院血液净化中心主任。内蒙古自治区医师协会肾脏内科专业委员，内蒙古数字转化医学会理事，内蒙古医院协会血液净化中心管理专业委员会副主任委员，赤峰市肾脏病专科委员会副主任委员，赤峰市血液净化专科联盟理事长。北京大学第一医院肾内科进修 1 年。发表论文 6 篇，参编著作 1 部，主持赤峰市科协课题 1 项，赤峰市医院科研课题 1 项，获赤峰市科协三等奖 1 项。

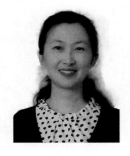

刘 佳

毕业于郑州大学，神经病学硕士，现工作于河南医学高等专科学校，副教授。擅长脑血管疾病的诊治。发表 SCI 论文 3 篇，中文核心期刊论文 10 余篇，参编著作 2 部。多次在全国教育教学信息化大奖赛和河南省教育系统教学技能竞赛等各种教学比赛中获奖。

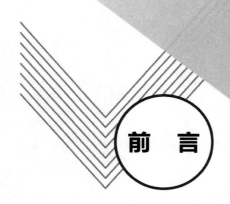

前　言

　　内科学是临床医学的一个专科，在临床医学中占有极其重要的位置，几乎是所有其他临床医学的基础。内科学的知识主要源于医疗实践，需要从实践中不断提高认识水平，并通过多年的积累，逐渐形成系统的诊治方法。随着医学技术的不断更新、新药物的不断开发和分子生物学的不断改进，内科领域的诊断治疗技术也取得了日新月异的发展。因此，内科临床工作者需要不断学习专业医学知识，吸收现代专业医学理论与实践，熟练掌握临床诊疗技能，根据患者的病情和各种检查结果及时做出正确的诊断并进行针对性的治疗。鉴于此，我们特编写了《现代内科疾病综合治疗》，为广大临床工作者提供借鉴。

　　本书主要介绍了循环系统、神经系统、消化系统、泌尿系统等常见疾病的病因、发病机制、临床表现、治疗等内容，另外还阐述了呼吸系统急危重症与中西医结合疗法，以及血液透析技术。本书内容重点突出，语言精练，图文并茂，力求理论与实践相结合。

　　本书在编写过程中，虽借鉴了诸多内科相关临床书籍与资料文献，但由于编写时间有限，难免存在疏漏及不足之处，恳切希望广大读者批评指正。

编　者

2022 年 7 月

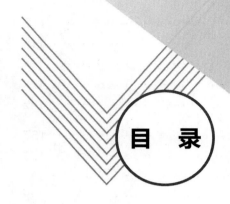

目 录

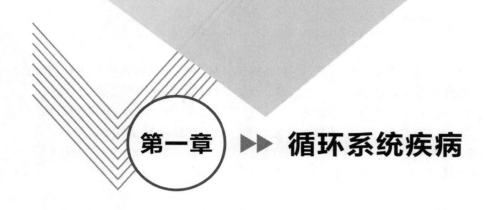

第一章 ▶▶ 循环系统疾病

第一节 期前收缩

一、概述

期前收缩又称期外收缩或额外收缩，是指起源于窦房结以外的异位起搏点提前发出的激动。期前收缩是临床上最常见的心律失常。

（一）分类

期前收缩可起源于窦房结（包括窦房交界区）、心房、房室交界区和心室，分别称为窦性、房性、房室交界性和室性期前收缩。前3种起源于希氏束分叉以上，统称为室上性期前收缩。室性期前收缩起源于希氏束分叉以下部位。在各类期前收缩中，以室性期前收缩最为常见，房性和交界性期前收缩次之，而窦性期前收缩极为罕见，且根据心电图不易做出肯定的诊断。

（1）根据期前收缩发生的频度可分为偶发和频发期前收缩。一般将每分钟发作 < 5 次称为偶发期前收缩，每分钟发作 ≥ 5 次称为频发期前收缩。

（2）根据期前收缩的形态可分为单形性和多形性期前收缩。

（3）依据发生部位分为单源性和多源性期前收缩，单源性期前收缩是指期前收缩的形态和配对间期均相同，而多源性期前收缩的形态和配对间期均不同。

期前收缩与主导心律搏动成组出现称为联律。二联律、三联律和四联律指主导心律搏动和期前收缩交替出现，每个主导心律搏动后出现一个期前收缩称为二联律，每两个主导心律搏动后出现一个期前收缩称为三联律，每三个主导心律搏动后出现一个期前收缩称为四联律。两个期前收缩连续出现称为成对的期前收缩，3 ~ 5 次期前收缩连续出现称为成串或连发的期前收缩。一般将 ≥ 3 次连续出现的期前收缩称为心动过速。

期前收缩按照发生机制可分为自律性增高、触发激动和折返激动。目前认为折返激动是期前收缩发生的主要原因，也是大部分心动过速发生的主要机制。

（二）病因

期前收缩可发生于正常人，但器质性心脏病患者更常见，也可以由心脏以外的因素诱发。期前收缩可以发生于任何年龄，在儿童相对少见，随着年龄增长发病率升高，老年人较多见。炎症、缺血、缺氧、麻醉、心导管检查、外科手术和左心室假腱索等均可使心肌受到机械、电、化学性刺激而发生期前收缩。期前收缩常见于冠心病、心肌病、风湿性心脏病、肺心病、高血压左心室肥大、二尖瓣脱垂患者，尤其是在发生急性心肌梗死和心力衰竭时。洋地黄、酒石酸锑钾、普鲁卡因胺、奎尼丁、三环类抗抑郁药中毒等也可以引起期前收缩。电解质紊乱可诱发期前收缩，特别是低钾血症。期前收缩也可以因神经功能性因素引起，如激烈运动、精神紧张、长期失眠，以及过量摄入烟、酒、茶、咖啡等。

二、临床表现

期前收缩患者的主要症状是心悸，表现为短暂心搏停止的漏搏感。偶发期前收缩者可以无任何症状，或仅有心悸、"停跳"感。期前收缩次数过多者可以有头晕、乏力、胸闷，甚至晕厥等症状。

心脏体检听诊时，发现节律不齐，有提前出现的心脏冲动，其后有较长的停搏间歇。期前收缩的第一心音可明显增强，也可减弱，主要与期前收缩时房室瓣的位置有关。第二心音大多减弱或消失。室性期前收缩因左、右心室收缩不同步而常引起第一、第二心音的分裂。期前收缩发生越早，心室的充盈量和搏出量越少，桡动脉搏动也相应减弱，甚至完全不能扪及。

三、检查

（一）窦性期前收缩

窦性期前收缩是窦房结起搏点提前发放激动或在窦房结内折返引起的期前收缩。

心电图特点：①在窦性心律的基础上提前出现P波，与窦性P波完全相同；②期前收缩的配对间期多相同；③等周期代偿间歇，即代偿间歇与基本窦性周期相同；④期前收缩下传的QRS波群多与基本窦性周期的QRS波群相同，少数也可伴室内差异性传导而呈宽大畸形。

（二）房性期前收缩

房性期前收缩是起源于心房并提前出现的期前收缩。

心电图特点：①提前出现的房波（P′波），P′波有时与窦性P波很相似，但是多数情况下二者有明显差别；当基础窦性节律不断变化时，房性期前收缩较难判断，但房波（P′波与窦性P波）之间形态的差异可提示诊断；发生很早的房性期前收缩的P′波可重叠在前一心搏的T波上而不易辨认造成漏诊，仔细比较T波形态的差别有助于识别P′波；②P′R间期正常或延长；③房性期前收缩发生在舒张早期，如果适逢房室交界区仍处于前次激动过后的不应期，该期前收缩可产生传导的中断（称为未下传的房性期前收缩）或传导延迟（下传的P′R间期延长，＞120 ms）；前者表现为P′波后无QRS波群，P′波未能被识别时可误诊为窦性停搏或窦房传导阻滞；④房性期前收缩多数呈不完全代偿间歇，因P′波逆传，使窦房结提前除极，包括房性期前收缩P′波在内的前后两个窦性下传P波的间距短于窦性PP间距的2倍，称为不完全代偿间歇；若房性期前收缩发生较晚或窦房结周围组织的不应期较长，P′波未能影响窦房结的节律，期前收缩前后两个窦性下传P波的间距等于窦性PP间距的两倍，称为完全代偿间歇；⑤房性期前收缩下传的QRS波群大多与基本窦性周期的QRS波群相同，也可伴室内差异性传导而呈宽大畸形（图1-1）。

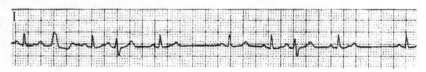

图1-1　房性期前收缩

注　提前发生的P′波，形态不同于窦性P波，落在其前的QRS波群的ST段上，P′R间期延长，在T波后产生QRS波群，呈不同程度的心室内差异性传导，有的未下传，无QRS波群，均有不完全代偿间歇。

（三）房室交界性期前收缩

房室交界性期前收缩是起源于房室交界区并提前出现的期前收缩。提前的异位激动可前传激动心室和逆传激动心房（P′波）。

心电图特点：①提前出现的QRS波群，形态与窦性相同，部分可伴室内差异性传导而呈宽大畸形；②逆行P′波可出现在QRS波群之前（P′R间期＜0.12 s）、之后（RP′间期＜0.20 s），也可埋藏在QRS波群之中；③完全代偿间歇，因房室交界性期前收缩起源点远离窦房结，逆行激动常与窦性激动在房室交界区或窦房交界区发生干扰，窦房结的节律不受影响，表现为包含房室交界性期前收缩在内的前后两个窦性P波的间距等于窦性节律PP间距的两倍（图1-2）。

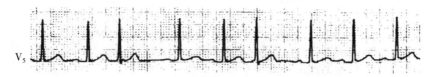

图1-2 房室交界性期前收缩

注 第3个和第6个QRS波群提前发生,畸形不明显,前无相关P波,后无逆行的P'波,完全代偿间歇。

(四)室性期前收缩

室性期前收缩是由希氏束分叉以下的异位起搏点提前激动产生的期前收缩。

心电图特点:①提前发生的宽大畸形的QRS波群,时限通常≥0.12 s,T波方向多与QRS波群的主波方向相反;②提前的QRS波群前无P波或无相关的P波;③完全代偿间歇,因室性期前收缩很少能逆传侵入窦房结,故窦房结的节律不受室性期前收缩的影响,表现为包含室性期前收缩在内的前后2个窦性下传搏动的间距等于窦性节律RR间距的2倍(图1-3)。

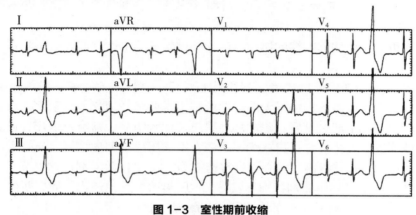

图1-3 室性期前收缩

注 各导联均可见提前发生的宽大畸形QRS波群及T波倒置,前无P波,代偿间歇完全。

室性期前收缩可表现为多种类型。①插入性室性期前收缩:这种期前收缩发生在两个正常窦性搏动之间,无代偿间歇。②单源性室性期前收缩:起源于同一室性异位起搏点的期前收缩,形态和配对间期完全相同。③多源性室性期前收缩:同一导联出现两种或两种以上形态和配对间期不同的室性期前收缩。④多形性室性期前收缩:在同一导联上配对间期相同但形态不同的室性期前收缩。⑤室性期前收缩二联律:每一个室性期前收缩和一个窦性搏动交替发生,具有固定的配对间期。⑥室性期前收缩三联律:每两个窦性搏动后出现一个室性期前收缩。⑦成对的室性期前收缩:室性期前收缩成对出现。⑧R-on-T型室性期前收缩:室性期前收缩落在前一个窦性心搏的T波上。⑨室性反复心搏:少数室性期前收缩的冲动可逆传至心房,产生逆行P波(P'波),后者可再次下传激动心室,形成反复心搏。⑩室性并行心律:室性期前收缩的异位起搏点以固定间期或固定间期的倍数规律的自动发放冲动,并能防止窦房结冲动的入侵,其心电图表现为室性期前收缩的配对间期不固定而QRS波群的形态一致,异位搏动的间距有固定的倍数关系,偶有室性融合波。

四、诊断

患者的心悸等不适症状可提示期前收缩的诊断线索。体检时心脏听诊大多容易诊断期前收缩。频发的期前收缩有时不易与心房颤动等相鉴别,但后者心室律更为不整齐;运动后心率增快时部分期前收缩可减少或消失。心搏呈二联律者,大多数由期前收缩引起,此外也可以是房室传导阻滞3:2房室传导。

心电图检查是明确期前收缩诊断的重要步骤,并能进一步确定期前收缩的类型。尤其是某些特殊类型的期前收缩,如未下传的房性期前收缩、插入性期前收缩、多源性期前收缩等,更需要通过心电图确诊。

五、治疗

（一）窦性期前收缩

通常不需治疗，应针对原发病处理。

（二）房性期前收缩

一般不需治疗。频繁发作且伴有明显症状或引发心动过速者，应适当治疗，主要包括去除诱因、消除症状和控制发作。患者应避免劳累、精神过度紧张和情绪激动，戒烟、戒酒，不要饮用浓茶和咖啡。有心力衰竭时应适当给予洋地黄制剂。可酌情选用 β 受体阻滞剂、钙通道阻滞剂、普罗帕酮及胺碘酮等药物治疗。

（三）房室交界性期前收缩

通常不需治疗。由心力衰竭引起的房室交界性期前收缩，适当给予洋地黄制剂即可控制。频繁发作伴有明显症状者，可酌情选用 β 受体阻滞剂、钙通道阻滞剂、普罗帕酮等。起源于房室结远端的期前收缩，有可能由于发生在心动周期的早期而诱发快速性室性心律失常，这种情况下，治疗与室性期前收缩相同。

（四）室性期前收缩

首先应积极消除引起室性期前收缩的诱因，治疗基础疾病。室性期前收缩本身是否需要治疗取决于室性期前收缩的临床意义。

（1）临床上大多数室性期前收缩患者无器质性心脏病，室性期前收缩不增加这类患者心源性猝死的危险，可视为良性室性期前收缩，如果无明显症状则不需要药物治疗。对于这类患者，不应过分强调治疗室性期前收缩，以避免引起过度紧张焦虑。如果患者症状明显，则给予治疗，目的在于消除症状。患者应避免劳累、精神过度紧张和焦虑，戒烟、戒酒，不饮用浓茶和咖啡等，鼓励适当的活动，如果无效，则应给予药物治疗，包括镇静剂、抗心律失常药物等。β 受体阻滞剂可首先选用，如果室性期前收缩随心率的增加而增多，β 受体阻滞剂特别有效。无效时可改用其他药物，如美西律、普罗帕酮等。

患者无器质性心脏病客观依据，若室性期前收缩起源于右心室流出道，可首选 β 受体阻滞剂，也可选用普罗帕酮；若室性期前收缩起源于左心室间隔，首选维拉帕米。对于室性期前收缩频发、症状明显、药物治疗效果不佳的患者，可考虑采用射频导管消融治疗，大多数患者能取得良好的效果。

（2）发生于急性心肌梗死早期的室性期前收缩，尤其是频发、成对、多源、R-on-T 型室性期前收缩，应首先静脉使用胺碘酮，也可选用利多卡因。如果急性心肌梗死患者早期出现窦性心动过速伴发室性期前收缩，则早期静脉使用 β 受体阻滞剂等能有效减少心室颤动的发生。室性期前收缩发生于某些暂时性心肌缺血的情况下，如变异型心绞痛、溶栓和冠状动脉介入治疗后的再灌注心律失常等，可静脉使用利多卡因。

器质性心脏病伴轻度心功能不全（射血分数为 40% ~ 50%）时发生的室性期前收缩，如果无症状，原则上积极治疗基础心脏病并去除诱因，不必针对室性期前收缩采用药物治疗。如果症状明显，可选用 β 受体阻滞剂、美西律、普罗帕酮、莫雷西嗪、胺碘酮。

器质性心脏病合并中重度心力衰竭时发生的室性期前收缩，心源性猝死的危险性增加。β 受体阻滞剂对于减少室性期前收缩的疗效虽不明显，但能降低心肌梗死后猝死的发生率。胺碘酮对于心肌梗死后心力衰竭伴有室性期前收缩的患者能有效抑制室性期前收缩，致心律失常发生率低，对心功能抑制轻微，可小剂量维持使用以减少不良反应的发生。心律失常抑制试验（Cardiac arrhythmia suppression trail，CAST）结果显示，某些 Ⅰc 类抗心律失常药物用于治疗心肌梗死后室性期前收缩时，尽管药物能有效控制室性期前收缩，但是总病死率反而显著增加，原因是这些药物本身具有致心律失常作用。因此，心肌梗死后室性期前收缩应当避免使用 Ⅰ 类，特别是 Ⅰc 类抗心律失常药物。

二尖瓣脱垂患者常见室性期前收缩，但很少出现预后不良，治疗可依照无器质性心脏病并发室性期前收缩的处理原则。如患者合并二尖瓣反流及心电图异常表现，发生室性期前收缩时有一定的危险，可首先选用 β 受体阻滞剂，无效时再改用 Ⅰ 类或 Ⅲ 类抗心律失常药物。

（赵维龙）

第二节　心房扑动

一、概述

心房扑动简称房扑，是一种大折返的房性心律失常，因其折返环通常占据了心房的大部分区域，故房扑又称为大折返性房速。

依其折返环解剖结构及心电图表现不同分为典型房扑（一型）及非典型房扑（二型）。典型房扑围绕三尖瓣环、终末嵴和欧氏嵴呈逆钟向或顺钟向折返；其他已知的确定的房扑类型还包括围绕心房手术切开瘢痕的、心房特发性纤维化区域的、心房内其他解剖结构或功能性传导屏障的大折返，引起这些房扑的屏障多变，因此称为非典型房扑。

临床所见房扑较房颤为少。阵发性房扑可见于无器质性心脏病患者，而持续性房扑则多伴有器质性心脏病，如风湿性心脏病、冠心病、心肌病等。其他病因尚有房间隔缺损、肺栓塞，二尖瓣、三尖瓣狭窄或关闭不全，慢性心功能不全使心房扩大及涉及心脏的中毒性、代谢性疾病，如甲状腺功能亢进性心脏病、心包炎、乙醇中毒等，也可见于胸腔手术后、胸部外伤，甚至子宫内的胎儿亦可发生。少数患者病因不明。儿童持续发作心房扑动可增加猝死的可能性。

二、临床表现

临床表现有心悸、胸闷、乏力等症状。有些房扑患者症状较为隐匿，仅表现为活动时乏力。房扑可加重或诱发心力衰竭。

房扑可被看作是一种过度异常心电活动，常自行转复为窦性心律或进展为房颤，持续数月乃至数年的房扑罕见。房扑引发的系统栓塞少于房颤。颈动脉窦按摩一般可使房扑时心室率逐步成倍数减慢，但难以转复为窦性心律。一旦停止按摩，心室率即以相反的方式恢复如初。体力活动、增强交感神经张力或减弱副交感神经张力可成倍加快心室率。

体格检查：在颈静脉波中可见快速扑动波，如果扑动波与下传的 QRS 波群关系不变，则第一心音强度也恒定不变。有时听诊可闻及心房收缩音。

三、检查

典型房扑的心房率通常在 250 ～ 350 次 / 分，基本心电图特征表现为：①完全相同的规则的锯齿形扑动波（F 波）及持续的电活动（扑动波之间无等电位线）；②心室律可规则或不规则；③ QRS 波群形态多正常，当出现室内差异性传导或原先合并有束支传导阻滞时，QRS 波群增宽，形态异常。扑动波在 Ⅱ、Ⅲ、aVF 导联或 V_1 导联中较清楚，按摩颈动脉窦或使用腺苷可暂时减慢心室反应，有助于看清扑动波。逆钟向折返的 F 波心电图特征为 Ⅱ、Ⅲ、aVF 导联呈负向，V_1 导联呈正向，V_6 导联呈负向（图 1-4）；顺钟向折返的 F 波心电图特征则相反，表现为 Ⅱ、Ⅲ、aVF 导联呈正向，V_1 导联呈负向，V_6 导联呈正向。

典型房扑的心室率可以呈以下几种情况：在未经治疗的患者中，2∶1 房室传导多见，心室率快而规则，此时心室率为心房率的一半；F 波和 QRS 波群有固定时间关系，通常以 4∶1、6∶1 较为多见，3∶1、5∶1 少见，心室率慢而规则；若房扑持续时，心室率明显缓慢（除外药物影响），F 波和 QRS 波群无固定时间关系，心室率慢而规则，表明有完全性房室传导阻滞的存在；F 波和 QRS 波群无固定时间关系，通常以（2 ～ 7）∶1 传导，心室率不规则。多见于儿童、预激综合征患者，偶见于甲状腺功能亢进患者，心房扑动可以呈 1∶1 的形式下传心室，造成 300 次 / 分的心室率，从而产生严重症状。由于隐匿性传导的存在，RR 间期可出现长短交替。不纯房扑（或称扑动 - 颤动）心房率常快于单纯房扑，其 F 波形态及时限也变化多样。在某些情况下，此种心电图特点提示心房电活动的不一致。例如，一侧心房为颤动样激动，同时另一侧心房可能被相对缓慢且规整的扑动样激动所控制。现已证实，房内传导时间延长是房扑发生的危险因素之一。

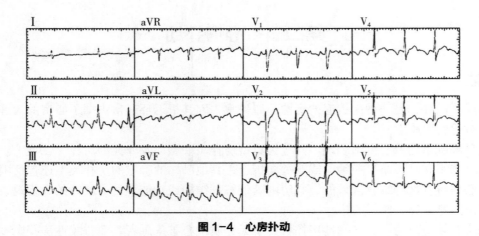

图 1-4　心房扑动

注　各导联 P 波消失，代之以规则的 F 波，以Ⅱ、Ⅲ、aVF 和 V₁ 导联最为明显，QRS 波群形态正常，F 波与 QRS 波群的比为（2 ~ 4）：1。

如上所述，由于非典型房扑的折返环（不依赖下腔静脉至三尖瓣环之间的峡部）变异性很大，因此，非典型房扑的大折返心电图特征存在很大差异，心房率或 F 波形态各不相同。然而，非典型房扑的 F 波频率通常与典型房扑相同，即 250 ~ 350 次 / 分。

四、诊断

（1）常见病因与房颤基本相同。

（2）心悸、心律规则或不规则，有时心率可突然减慢或突然加倍。

（3）心电图：P 波消失，代之一系列大小相同、形态如锯齿样的规则的扑动波，称为 F 波；QRS 波群形态与窦性心律相同，如伴有室内差异传导，可呈宽大畸形；心室律可规则［房室传导比例多为（2 ~ 4）：1］，也可不规则（房室传导比例不均）。

五、治疗

（一）直流电复律

如果房扑患者有严重的血流动力学障碍或心力衰竭，应立即给予同步直流电复律，所需能量相对较低（50 J）。若电休克引起房颤，可用较高的能量再次进行电休克，以求恢复窦性心律，或根据临床情况不予处理。少数患者在恢复窦性心律即刻有发生血栓栓塞的可能。

（二）心房程序调搏

食管调搏或右心房导管快速心房起搏在大多数患者中可有效终止一型房扑或部分二型房扑，恢复窦性心律或转变为伴有较慢心室率的心房颤动，临床症状改善。

（三）药物治疗

可选用胺碘酮、洋地黄、钙通道阻滞剂或 β 受体阻滞剂以减慢房扑时的心室率，若心房扑动持续存在，可试用Ⅰa 和Ⅰc 类抗心律失常药物以恢复窦性心律和预防复发。小剂量（200 mg/d）胺碘酮也可预防复发。除非心房扑动时的心室率已被洋地黄、钙通道阻滞剂或 β 受体阻滞剂减慢，否则不应使用Ⅰ类和Ⅲ类抗心律失常药物，因上述药物有抗胆碱作用，且Ⅰ类抗心律失常药物能减慢 F 波频率，使房室传导加快，引起 1：1 传导，使心室率加快。

（四）射频消融

通过导管射频消融阻断三尖瓣环和下腔静脉之间的峡部，造成双向阻滞，对于治疗典型房扑十分有效，长期成功率达 90% ~ 100%，目前已成为典型房扑首选治疗方法。其他类型的房扑消融治疗也很有效，但成功率略低于典型房扑，且各类型房扑消融治疗的成功率不同。

（赵维龙）

第三节　心房颤动

一、概述

心房颤动简称房颤，是指心房无序除极、电活动丧失，产生快速无序的颤动波，导致心房无有效收缩，是最严重的心房电活动紊乱。有学者研究表明，30岁以上患者20年内发生心房颤动的总概率为2%，60岁以后发病率显著增加，平均每10年发病率增加1倍。目前国内房颤的流行病学资料较少，一项对14个自然人群房颤现状的大规模流行病学调查显示，房颤发生率为0.77%。在所有房颤患者中，房颤发生率按病因分类，非瓣膜性、瓣膜性和孤立性房颤所占比例分别为60.2%、12.9%和21.9%。非瓣膜性房颤发生率明显高于瓣膜性房颤和孤立性房颤，其中1/3为阵发性房颤，2/3为持续或永久性房颤。

（一）分类

临床上常根据病因、起病时间、心室率、自主神经作用、发生机制及部位等对房颤进行分类。然而，到目前为止尚无一种分类方法能满足所有的要求。目前，临床上常将房颤分为初发房颤、阵发性房颤、持续性房颤、永久性房颤。①初发房颤：首次发现，不论其有无症状和能否自行复律。②阵发性房颤：持续时间 < 7 d，一般 < 48 h，多为自限性。③持续性房颤：持续时间 > 7 d，常不能自行复律，药物复律的成功率较低，常需电转复。④永久性房颤：复律失败或复律后24 h内又复发的房颤，可以是房颤的首发表现或由反复发作的房颤发展而来，对于持续时间较长、不适合复律或患者不愿意复律的房颤也归于此类。有些房颤患者不能获得准确的房颤病史，尤其是无症状或症状轻微者，常采用新近发生的或新近发现的房颤来命名，新近发生的房颤也可指房颤持续时间 < 24 h。房颤的一次发作事件是指发作持续时间 > 30 s。

（二）病因和发病机制

房颤的病因与房扑相似。阵发性房颤可见于无器质性心脏病患者，而持续性房颤则多伴有器质性心脏病，如高血压心脏病、风湿性心脏病、冠心病、心肌病等。其他病因有房间隔缺损、肺栓塞，二尖瓣、三尖瓣狭窄或关闭不全，慢性心功能不全使心房扩大及涉及心脏的中毒性、代谢性疾病，如甲状腺功能亢进性心脏病、心包炎、乙醇中毒等，也可见于胸腔手术后、胸部外伤，甚至子宫内的胎儿也可发生。少数患者病因不明，称为特发性房颤。

房颤的发生机制主要涉及两个方面。其一是房颤的触发因素，包括交感神经和副交感神经刺激、心动过缓、房性期前收缩或心动过速、房室旁路和急性心房牵拉等。其二是房颤发生和维持的基质，这是房颤发作和维持的必要条件，以心房有效不应期的缩短和心房扩张为特征的电重构和解剖重构是房颤持续的基质，重构变化可能有利于形成多发折返子波。此外，还与心房某些电生理特性变化有关，包括有效不应期离散度增加、局部阻滞、传导减慢和心肌束的分隔等。

随着对局灶驱动机制、心肌袖、电重构的认识及非药物治疗方法的不断深入，目前认为房颤是多种机制共同作用的结果。

1. 折返机制

包括多发子波折返学说和自旋波折返假说。

2. 触发机制

由于异位局灶自律性增强，通过触发和驱动机制发动和维持房颤，而绝大多数异位兴奋灶（90%以上）在肺静脉内，尤其是左、右上肺静脉。组织学上可看到肺静脉入口处的平滑肌细胞中有横纹肌成分，即心肌细胞呈袖套样延伸到肺静脉内，而且上肺静脉比下肺静脉的袖套样结构更宽、更完善，形成心肌袖。肺静脉内心肌袖是产生异位兴奋的解剖学基础。腔静脉和冠状静脉窦在胚胎发育过程中也可形成肌袖，并有可以诱发房颤的异位兴奋灶存在。异位兴奋灶也可以存在于心房的其他部位，包括界嵴、房室交界区、房间隔、Marshall 韧带和心房游离壁等。

3. 自主神经机制

心房肌的电生理特性不同程度地受自主神经系统的调节，自主神经张力改变在房颤中起着重要作用。部分学者称其为神经源性房颤，并根据发生机制的不同将其分为迷走神经性房颤和交感神经性房颤两类。前者多发生在夜间或餐后，尤其多见于无器质性心脏病的男性患者；后者多见于白昼，多由运动、情绪激动和静脉滴注异丙肾上腺素等诱发。迷走神经性房颤与不应期缩短和不应期离散性增高有关；交感神经性房颤则主要是由于心房肌细胞兴奋性增高、触发激动和微折返环形成。而在器质性心脏病中，心脏生理性的迷走神经优势逐渐丧失，交感神经性房颤更为常见。

二、临床表现

房颤是临床上最为常见的心律失常之一。充血性心力衰竭、瓣膜性心脏病、卒中病史、左心房扩大、二尖瓣和主动脉瓣功能异常、经治疗的高血压及高龄是房颤发生的独立危险因素。阵发性房颤可见于器质性心脏病患者，尤其在情绪激动时或急性乙醇中毒、运动、手术后，但更多见于器质性心脏病患者。持续性房颤患者多有心血管疾病，最常见于二尖瓣病变、高血压心脏病、房间隔缺损、冠心病、肺心病等患者。新近发生的房颤则应考虑甲状腺功能亢进等代谢性疾病。

心房无序的颤动失去了有效的收缩与舒张，心房泵血功能恶化或丧失，加之房室结对快速心房激动的递减传导，引起心室极不规则的反应。因此，心室律（率）紊乱、心功能受损和心房附壁血栓形成是房颤患者的主要病理生理特点。房颤可有症状，也可无症状，即使同一患者也是如此。房颤引起的症状由多种因素决定，包括发作时的心室率、心功能、伴随的疾病、房颤持续时间及患者感知症状的敏感性等，其危害主要有 3 个方面：①引起胸闷、心悸、体力下降等症状；②降低心泵功能；③导致系统栓塞等严重并发症。严重时可出现低血压、心绞痛、急性肺水肿、晕厥，甚至猝死。

大多数患者有心悸、呼吸困难、胸痛、疲乏、头晕和黑矇等症状，由于心房利钠肽的分泌增多还可引起多尿。部分房颤患者无任何症状，偶尔出现房颤的严重并发症，如卒中、栓塞或心力衰竭时才被发现。有些患者有左心室功能不全的症状，可能继发于房颤时持续的快速心室率。晕厥并不常见，但却是一种严重的并发症，常提示存在窦房结功能障碍及房室传导功能异常、主动脉瓣狭窄、肥厚型心肌病、脑血管疾病或存在房室旁路等。

典型的房颤体征为心律绝对不规则、第一心音强弱不等、脉搏短绌。如果房颤患者心室率突然变得规整，应怀疑其可能转变成窦性心律、房性心动过速、下传比例固定的心房扑动或交界性、室性心动过速。

三、检查

检查可有提示房颤的征象，心电图有确诊价值，心脏超声对明确病因、了解预后有帮助。房颤时多数患者会有心悸或胸闷等不舒服的感觉，常规体检非常重要。房颤可分为 3 个阶段，早期的阵发性（房颤可自行停止）、中期的持续性（房颤可通过药物等方法停止）及晚期的永久性（房颤无法停止）。

四、诊断

房颤的心电图特点为：① P 波消失，仅见心房电活动呈振幅不等、形态不一、小且不规则的基线波动，称为 f 波，频率为 350 ~ 600 次 / 分；② QRS 波群形态和振幅略有差异，RR 间期绝对不等。其原因在于大量心房冲动由于波振面的冲突而相互抵消；或侵入房室结，使房室结对后来的冲动部分不起反应，阻滞在房室交界区，未下传到心室（即隐匿性传导，导致心室律不规则），此时决定心室反应速率的主要因素是房室结的不应期和最大起搏频率（图 1-5）。

房颤时的心室率取决于房室结的电生理特性、迷走神经和交感神经的张力水平及药物的影响等。在未经治疗的房室传导正常的患者，则伴有不规则的快速心室反应，心室率通常在 100 ~ 160 次 / 分。当患者伴有预激综合征时，房颤的心室反应有时超过 300 次 / 分，可导致心室颤动。如果房颤合并房室传导阻滞，由于房室传导系统发生不同程度的传导障碍，可以出现长 RR 间期。房颤持续过程中，心室节律若快且规则（超过 100 次 / 分），提示交界性或室性心动过速；若慢且规则（30 ~ 60 次 / 分），提示完全性房室传导阻滞。如出现 RR 间期不规则的宽 QRS 波群，常提示存在房室旁路前传或束支阻滞。当 f 波细微、快速而难以辨认时，经食管或心腔内电生理检查将有助于诊断。

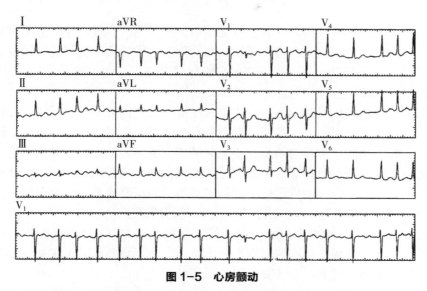

图 1-5 心房颤动

注 各导联 P 波消失，代之以不规则的 f 波，以 Ⅱ、Ⅲ、aVF 和 V$_1$ 导联为明显，QRS 波群形态正常，RR 间期绝对不等。

五、治疗

房颤患者的治疗目标是减少血栓栓塞和控制症状。后者主要是控制房颤时的心室率和（或）恢复并维持窦性心律。其治疗主要包括以下 5 个方面。

（一）复律治疗

对阵发性、持续性房颤和经选择的慢性房颤患者，转复为窦性心律是所希望的治疗终点。

初发 48 h 内的房颤多推荐应用药物复律，时间更长的则采用电复律。对于房颤伴较快心室率且症状重、血流动力学不稳定的患者，包括伴有经房室旁路前传的房颤患者，则应尽早或紧急电复律。伴有潜在病因的患者，如甲状腺功能亢进、感染、电解质紊乱等，在病因未纠正前，一般不予复律。

1. 药物复律

新近发生的房颤用药物转复为窦性心律的成功率可达 70% 以上，但持续时间较长的房颤复律成功率较低。静脉注射伊布利特复律的速度最快，用 2 mg 可使房颤在 30 min 内或以后的 30 ~ 40 min 内转复为窦性心律，比静脉注射普鲁卡因胺或索他洛尔的疗效更好。伊布利特的主要不良反应是尖端扭转型室性心动过速，对心动过缓、低钾血症、低镁血症、心室肥大、心力衰竭者及女性患者应慎用。静脉应用普罗帕酮、普鲁卡因胺和胺碘酮也可复律。胺碘酮复律的速度较慢，虽然控制心室率的效果在给予 300 ~ 400 mg 时已达到，但静脉给药剂量 ≥ 1 g 约需要 24 h 才能复律。对持续时间较短的房颤，Ⅰ c 类抗心律失常药物氟卡尼和普罗帕酮在 2.5 h 复律的效果优于胺碘酮，而氟卡尼和普罗帕酮的复律效果无差异。快速静脉应用艾司洛尔对复律房颤有效，而洋地黄制剂对复律无效。

目前最常用于复律的静脉药物有普罗帕酮、胺碘酮和伊布利特。静脉应用抗心律失常药物时应进行心电监护。如有心功能不良或器质性心脏病，首选胺碘酮；如心功能正常或无器质性心脏病，可首选普罗帕酮，也可选用氟卡尼或索他洛尔。对于症状不明显的房颤患者也可口服抗心律失常药物进行复律。

对新近发生的房颤采用药物复律，需要仔细分析患者的临床情况，对拟用的抗心律失常药物的药理特性要有充分了解。无器质性心脏病的房颤患者静脉应用或口服普罗帕酮是有效和安全的，而对有缺血性心脏病、左心室射血分数降低、心力衰竭或严重传导障碍的患者，应该避免应用 Ⅰ c 类药物。胺碘酮、索他洛尔和新 Ⅲ 类抗心律失常药物如伊布利特和多非利特，复律是有效的，但有少数患者（1% ~ 4%）可能并发尖端扭转型室性心动过速，因此在住院期间进行复律较为妥当。对房颤电复律失败或早期复发的病例，在择期行电复律前应先应用胺碘酮、索他洛尔等药物以提高房颤复律的成功率。对房颤持续时间 ≥ 48 h 或持续时间不明的患者，在复律前后均应常规应用华法林抗凝治疗。

2. 直流电复律

（1）体外直流电复律：体外（经胸）直流电复律对房颤转复为窦性心律十分有效和简便，并且只要操作得当则相对安全。主要的适应证是药物复律失败的阵发性或持续性房颤且必须维持窦性心律者，对于心室率快、症状重且有血流动力学恶化倾向的房颤患者常作为一线治疗。起始能量以 150 ~ 200 J 为宜，如复律失败，可用更高的能量。电复律必须与 R 波同步。

房颤患者经适当的准备和抗凝治疗，电复律并发症很少，但也可发生包括体循环栓塞、室性期前收缩、非持续性或持续性室性心动过速、窦性心动过缓、低血压、肺水肿及暂时性 ST 段抬高等症状和体征。体外电复律对左心室功能严重损害的患者要十分谨慎，因为有发生肺水肿的可能。体外直流电复律的禁忌证包括洋地黄毒性反应、低钾血症、急性感染性或炎性疾病、未代偿的心力衰竭及未满意控制的甲状腺功能亢进等。恢复窦性心律后可进一步了解窦房结功能状况或房室传导情况。如果患者疑有房室传导阻滞或窦房结功能低下，电复律前应有预防性心室起搏的准备。

（2）心内直流电复律：自 1993 年以来，复律的低能量（< 20 J）心内电击技术已用于临床。该技术采用两个表面积大的导管电极，分别置于右心房（负极）和冠状静脉窦（正极）。其中一根电极导管也可置于左肺动脉作为正极，或者因冠状静脉窦插管失败作为替代（正极）。对房颤的各种亚组患者，包括体外直流电复律失败的房颤患者，复律的成功率可达 70% ~ 89%。该技术也可用于对电生理检查或导管消融过程中发生的房颤进行复律，但放电必须与 R 波准确同步。

（3）电复律与药物联合应用：对于反复发作的持续性房颤，约 25% 的患者电复律不能成功，或虽复律成功，但窦性心律仅能维持数个心动周期或数分钟后又转为房颤，另有 25% 的患者复律成功后 2 周内复发。若电复律失败，可在应用抗心律失常药物后再次行体外电复律，必要时考虑心内电复律。与电复律前给予安慰剂或频率控制药物比较，胺碘酮可提高电复律的成功率，复律后房颤复发的比例也降低。给予地尔硫䓬、氟卡尼、普鲁卡因胺、普罗帕酮和维拉帕米并不能提高复律的成功率，对电复律成功后预防房颤复发的作用也不明确。有研究提示，在电复律前 28 d 给予胺碘酮或索他洛尔，两者对房颤自发复律和电复律的成功率效益相同（$P = 0.98$）。对房颤复律失败或早期复发的病例，推荐在择期复律前给予胺碘酮、索他洛尔。

（4）植入型心房除颤器：心内直流电复律的研究已近 20 年，为了便于重复多次尽早复律，20 世纪 90 年代初已研制出一种类似植入型心律转复除颤器（ICD）的植入型心房除颤器（IAD）。IAD 发放低能量（< 6 J）电击，以尽早有效地终止房颤，恢复窦性心律，尽可能减少患者的不适感。尽管动物实验和早期的临床经验表明，低能量心房内除颤对阵发性房颤、新近发生的房颤或慢性房颤患者都有较好的疗效（75% ~ 80%），能减少房颤负荷和住院次数，但由于该技术为创伤性的治疗方法，费用昂贵，且不能预防复发，因此不推荐常规使用。

（二）维持窦性心律

无论是阵发性还是持续性房颤，大多数房颤在转复成功后都会复发，因此，通常需要应用抗心律失常药物预防房颤复发以维持窦性心律。常选用Ⅰa、Ⅰc 及Ⅲ类（胺碘酮、索他洛尔）抗心律失常药物及采用导管消融以预防复发。

在使用抗心律失常药物前，应注意检查有无心血管疾病和其他相关因素。首次发现的房颤、偶发房颤或可以耐受的阵发性房颤，很少需要预防性用药。β 受体阻滞剂对仅在运动时发生的房颤比较有效。

在选择抗心律失常药物进行窦性心律的长期维持治疗时，首先要评估药物的有效性、安全性及耐受性。有研究提示，现有的抗心律失常药物在维持窦性心律中，虽可改善患者的症状，但有效性差，不良反应较多，且不降低总病死率。

在考虑疗效的同时，药物选择还需密切注意和妥善处理以下问题。

1. 对脏器的毒性作用

普罗帕酮、氟卡尼、索他洛尔、多非利特、丙吡胺对脏器的毒性作用相对较低，如患者应用胺碘酮治疗，则需注意并尽可能防止胺碘酮对脏器的毒性作用。

2. 致心律失常作用

一般说来，在结构正常的心脏中，Ⅰc类抗心律失常药物很少诱发室性心律失常。在有器质性心脏病的患者中，致心律失常作用的发生率较高，其发生率及类型与所用药物和本身心脏病的类型有关。Ⅰ类抗心律失常药物一般应当避免在心肌缺血、心力衰竭和显著心室肥大的情况下使用。选择药物的原则如下。

（1）若无器质性心脏病，首选Ⅰc类抗心律失常药物；索他洛尔、多非利特、丙吡胺和阿齐利特可作为第二选择。

（2）若伴高血压，药物的选择与第一条相同。若伴有左心室肥大，有可能引起尖端扭转型室性心动过速，故胺碘酮可作为第二选择。但对有显著心室肥大（室间隔厚度 ≥ 14 mm）的患者，Ⅰ类抗心律失常药物不适宜使用。

（3）若伴心肌缺血，避免使用Ⅰ类抗心律失常药物。可选择胺碘酮、索他洛尔，也可选择多非利特与 β 受体阻滞剂合用。

（4）若伴心力衰竭，应慎用抗心律失常药物，必要时可考虑应用胺碘酮或多非利特，并适当加用 β 受体阻滞剂。

（5）若合并预激综合征（WPW 综合征），应首选对房室旁路行射频消融治疗。

（6）对迷走神经性房颤，丙吡胺具有抗胆碱能活性，疗效肯定；不宜使用胺碘酮，因该药具有一定的 β 受体阻断作用，可加重该类房颤的发作。对交感神经性房颤，β 受体阻滞剂可作为一线治疗药物，此外还可选用索他洛尔和胺碘酮。

（7）对孤立性房颤，可先试用 β 受体阻滞剂；普罗帕酮、索他洛尔和氟卡尼的疗效肯定；胺碘酮和多非利特仅作为替代治疗。

在药物治疗过程中，如出现明显不良反应或患者要求停药，则应该停药；如药物治疗无效或效果不肯定，应及时停药。

鉴于目前已有的抗心律失常药物的局限性和现有导管消融研究结果，在维持窦性心律方面经导管消融优于药物治疗。

（三）控制过快的心室率

药物维持窦性心律和控制心室率的研究显示，没有发现控制心室率在病死率和生活质量方面逊于维持窦性心律的治疗。主要原因可能是复律并维持窦性心律治疗过程中的风险，尤其是抗心律失常药物的不良反应抵消了维持窦性心律所带来的益处，故在降低房颤复发率的同时并没有改善患者的预后。因此，长期用药时应评价抗心律失常药物的益处和风险。对于部分房颤患者而言，心室率控制后可显著减轻或消除症状，改善心功能，提高生活质量。控制心室率在以下情况下可作为一线治疗：①无转复窦性心律指征的持续性房颤；②房颤已持续数年，在没有其他方法干预的情况下（如经导管消融治疗），即使转复为窦性心律也很难维持；③抗心律失常药物复律和维持窦性心律的风险大于房颤本身；④心脏器质性疾病，如左心房内径 > 55 mm、二尖瓣狭窄等，如未纠正，很难长期保持窦性节律。

控制房颤患者过快的心室率，使患者静息时心室率维持在 60 ～ 80 次 / 分，运动时维持在 90 ～ 115 次 / 分，可采用洋地黄制剂、钙通道阻滞剂（地尔硫草、维拉帕米）及 β 受体阻滞剂单独应用或联合应用，以及应用某些抗心律失常药物。β 受体阻滞剂是房颤时控制心室率的一线药物，钙通道阻滞剂，如维拉帕米和地尔硫草也是常用的一线药物，对控制运动时快速心室率的效果比地高辛好，β 受体阻滞剂和地高辛合用控制心室率的效果优于单独使用。洋地黄制剂（如地高辛）对控制静息时的心室率有效，但对控制运动时的心室率无效，仅用于伴有慢性心力衰竭的房颤患者，对其他房颤患者不单独作为一线药物。对伴有房室旁路前传的房颤患者，禁用钙通道阻滞剂、洋地黄制剂和 β 受体阻滞剂，因房颤时心房激动经房室结前传受到抑制后可使其经房室旁路前传加快，致心室率明显加快，产生严重血流动力学障碍，甚或诱发室性心动过速和（或）心室颤动。对伴有房室旁路前传且血流动力学不稳定的房颤患者，首选直流电复律；血流动力学异常不明显者，静脉注射普罗帕酮、胺碘酮或普鲁卡因胺。为了迅速控制心室率，可经静脉应用 β 受体阻滞剂或维拉帕米、地尔硫草。

对于发作频繁、药物不能控制的快速心室率患者或不能耐受药物治疗且症状严重的患者，可考虑导管消融改良房室结以减慢心室率、消融房室结阻断房室传导后植入永久性人工心脏起搏器治疗。

（四）抗凝治疗

房颤是卒中的独立危险因素，房颤患者发生卒中的危险是窦性心律者的 5 ~ 6 倍。在有血栓栓塞危险因素的房颤患者中，应用华法林进行抗凝治疗是目前唯一可明确改善患者预后的药物治疗手段。任何有血栓栓塞危险因素的房颤患者如无抗凝治疗禁忌证，均应给予长期口服华法林治疗，并使其国际标准化比率（INR）维持在 2.0 ~ 3.0，而最佳值为 2.5 左右，75 岁以上患者的 INR 宜维持在 2.0 ~ 2.5。INR < 1.5 不可能有抗凝效果；INR > 3.0 出血风险明显增加。对年龄 < 65 岁且无其他危险因素的房颤患者可不予以抗凝剂，65 ~ 75 岁无危险因素的持续性房颤患者可给予阿司匹林 300 ~ 325 mg/d 预防治疗。

对阵发性或持续性房颤，如行复律治疗，当房颤持续时间在 48 h 以内，复律前不需要抗凝。当房颤持续时间不明或 ≥ 48 h 时，临床可有两种抗凝方案。一种是先开始给予华法林抗凝治疗，使 INR 达到 2.0 ~ 3.0 3 周后复律。在 3 周有效抗凝治疗之前，不应开始抗心律失常药物治疗。另一种是行经食管超声心动图检查，且静脉注射肝素，如果没有发现心房血栓，可进行复律。复律后肝素和华法林合用，直到 INR ≥ 2.0 停用肝素，继续应用华法林。在转复为窦性心律后几周，患者仍然有全身性血栓栓塞的可能，不论房颤是自行转复为窦性心律或是经药物或直流电复律，均需再行抗凝治疗至少 4 周，复律后在短时间内心房的收缩功能尚未完全恢复。

华法林抗凝治疗可显著降低缺血性脑卒中的发生率，但应注意其出血性事件的危险，对每例患者应当评估风险 / 效益比。华法林初始剂量 2.5 ~ 3.0 mg/d，2 ~ 4 d 起效，5 ~ 7 d 达治疗高峰。因此，在开始治疗时应隔天监测 INR，直到 INR 连续 2 次在目标范围内，然后每周监测 2 次，共 1 ~ 2 周。稳定后，每月复查 2 次。华法林剂量根据 INR 调整，如果 INR 低于 1.5，则增加华法林剂量，如高于 3.0，则减少华法林剂量。华法林剂量每次增减的幅度一般在 0.625 mg/d 以内，剂量调整后需重新监测 INR。由于华法林的药代动力学受多种食物、药物、乙醇等的影响，因此，华法林治疗期间需长期监测和随访，将 INR 控制在治疗范围内。

阿司匹林有预防血栓栓塞事件的作用，但其效果远比华法林差，仅应用于对华法林有禁忌证或者脑卒中的低危患者。因阿司匹林与华法林联合应用的抗凝作用并不优于单独应用华法林，而出血的危险却明显增加，因此不建议两者联用。氯吡格雷也可用于预防血栓形成，临床多用 75 mg 顿服，其优点是不需要监测 INR，出血风险低，但预防脑卒中的效果远不如华法林，即使氯吡格雷与阿司匹林合用，其预防卒中的作用也不如华法林。

（五）非药物治疗

对一部分反复发作、症状较重而药物治疗效果不理想的患者，可选择进行非药物治疗，包括心房起搏、导管消融及心房除颤器等。

（赵维龙）

第四节　室上性心动过速

室上性心动过速（SVT）是临床上最常见的心律失常之一。经典的定义是指异位快速激动形成和（或）折返环路位于希氏束分叉以上的心动过速，传统上分为起源于心房和房室交界区的室上性快速性心律失常。包括许多起源部位、传导路径和电生理机制，为临床表现、预后意义很不相同的一组心律失常。临床实践中，室上性心动过速包括多种类型，发生部位除了涉及心房、房室结、希氏束外，心室也参与房室折返性心动过速的形成，后者也归属于室上性心动过速的范畴。因此，有学者将其重新定义为激动的起源和维持需要心房或房室交界区参与的心动过速。

按照新定义，室上性心动过速包括窦房结折返性心动过速、房性心动过速、房室结折返性心动过速、房室折返性心动过速、房扑、房颤及其他旁路参与的心动过速。

心电图显示室上性心动过速除了功能性和原有的束支阻滞、旁路前传引起 QRS 波群增宽（QRS 时限≥ 0.12 s）外，表现为窄 QRS 波群（QRS 时限＜ 0.12 s）。虽然室上性心动过速的名称应用较广，"窄 QRS 波群心动过速"这一术语较之更合适，且有临床价值。从心电图形态上可以将窄 QRS 波群心动过速和宽 QRS 波群心动过速容易地区别开来。

电生理研究表明，室上性心动过速的发生机制包括折返性、自律性增高和触发活动，其中绝大多数为折返性。

本节主要叙述房室结折返性心动过速、房室折返性心动过速及其他旁路参与的心动过速。

一、房室结折返性心动过速

（一）病因

房室结折返性心动过速（AVNRT）是阵发性室上性心动过速（PSVT）最常见的类型。患者通常无器质性心脏病的客观证据，不同年龄和性别均可发病，但 20 ～ 40 岁是大多数患者的首发年龄，多见于女性。

（二）发病机制

AVNRT 的电生理基础是房室结双径路（DAVNP）或多径路。Mines 在 1913 年提出了 DAVNP 的概念，以后由 Moe 等证实在房室结内存在电生理特性不同的两条传导路径，其中一条传导速度快（AH 间期短），但不应期较长，称为快径路（β 径路），另外一条传导速度慢（AH 间期长），但不应期较短，称为慢径路（α 径路）。正常窦性心律时，心房激动沿快径路和慢径路同时下传，因快径路传导速度快，沿快径路下传的激动先抵达希氏束，当沿慢径路下传的激动抵达时，因希氏束正处于不应期而传导受阻。由于 DAVNP（或多径路）的存在，并且传导速度和不应期不一致，分别构成折返环路的前向支和逆向支，一个适时的房性或室性期前刺激可诱发 AVNRT。

AVNRT 有 3 种不同的临床类型。一种是慢 - 快型，又称为常见型，其折返方式是激动沿慢径路前传、快径路逆传；一种是快 - 慢型，又称为少见型，其折返方式是激动沿快径路前传、慢径路逆传；此外还有一种慢 - 慢型，是罕见的类型，折返方式是激动沿一条慢径路前传、再沿另一条电生理特性不同的慢径路逆传。

典型的 AVNRT（慢 - 快型）是最常见的类型，占 90%。当一个适时的房性期前收缩下传恰逢快径路不应期时，激动不能沿快径路传导，但能沿不应期较短的慢径路缓慢传导，当激动抵达远端共同通路时，快径路因获得足够时间再次恢复应激性，激动从快径路远端逆传抵达近端共同通路，此时慢径路可再次应激折返形成环形运动。若反复折返，便形成慢 - 快型 AVNRT。

非典型 AVNRT（快 - 慢型）较少见，占 5% ～ 10%。当快径路不应期短于慢径路，并且适时地房性期前收缩或程序期前刺激下传恰遇慢径路不应期时，激动便由快径路前传，再沿慢径路逆传，若反复折返形成环形运动，则形成快 - 慢型 AVNRT。

慢 - 慢型 AVNRT 的形成是由于多径路的存在，房性期前收缩下传恰逢快径路不应期而不能下传，只能沿慢径路下传，因快径路没有逆传功能或者不应期太长，激动便沿另一条慢径路逆传，若反复折返形成环形运动，则形成慢 - 慢型 AVNRT。

DAVNP 是否有解剖学基础一直存在争议。近年的研究显示，快径路纤维主要位于房室结前上方与心房肌相连，而慢径路纤维主要位于下后方与冠状窦口相连，两者在近端和远端分别形成近端、远端共同通路，组成折返环。导管消融的实践证实，在快、慢径路所在的区域进行消融能选择性地阻断快、慢径路的传导。由于房室结快、慢径路在组织学上尚无明显差别，目前仍然以房室结功能性纵向分离为主导学说进行解释，认为 DAVNP 可能与房室结的复杂结构形成了非均一的各向异性传导有关。

（三）临床表现

AVNRT 患者心动过速发作呈突然发作、突然终止的特点，症状包括心悸、紧张、焦虑，可出现心力衰竭、休克、心绞痛、眩晕甚至晕厥。症状的严重程度取决于心动过速的频率、持续时间及有无基础心脏病等。心动过速的频率通常在 160 ～ 200 次 / 分，有时可低至 110 次 / 分或高达 240 次 / 分。每次发作持续时间为数秒至数小时，可反复发作。持续时间较长的患者常自行尝试通过兴奋迷走神经的方法终止心动过速，包括 Valsalva 动作、咳嗽、平躺后平静呼吸、刺激咽喉催吐等。

心脏体检听诊可发现规则且快速的心率（律），心尖区第一心音无变化。

（四）心电图和电生理特点

1. 慢 - 快型 AVNRT（图 1-6 ~ 图 1-8）

（1）房性或室性期前收缩能诱发和终止心动过速，诱发心搏的 P'R 间期或 AH 间期突然延长 ≥ 50 ms，呈 DAVNP 的跳跃现象。

（2）心动过速呈窄 QRS 波群，少数因功能性或原有的束支阻滞，QRS 波群增宽（QRS 时限 ≥ 0.12 s）、畸形；RR 周期匀齐，心室率大多在 160 ~ 200 次 / 分。

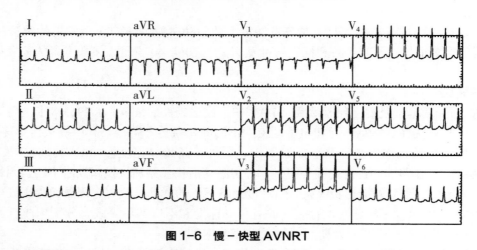

图 1-6 慢 - 快型 AVNRT

注 心动过速 RR 周期匀齐，窄 QRS 波群，QRS 波群前后无逆行 P 波，V₁ 导联出现假性 r' 波。

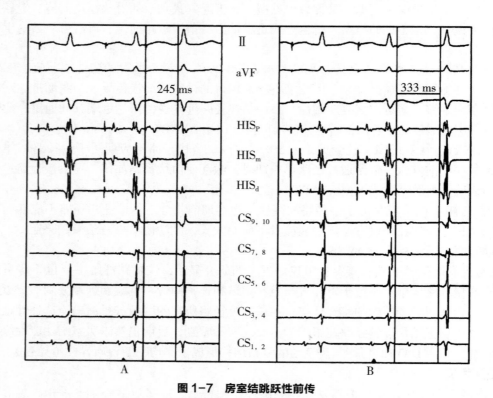

图 1-7 房室结跳跃性前传

注 同一病例，自上至下依次为体表心电图 Ⅱ、aVF、V₁ 导联和希氏束近、中、远（HIS₍ₚ₎、HIS₍ₘ₎、HIS₍d₎）和冠状静脉窦由近至远（CS₍9, 10₎ ~ CS₍1, 2₎）心内记录。A 图为心房 S_1S_1/S_1S_2 = 500/290 ms 刺激，AV 间期 = 245 ms；B 图为心房 S_1S_1/S_1S_2 = 500/280 ms 刺激时房室结跳跃性前传，AV 间期 = 333 ms。

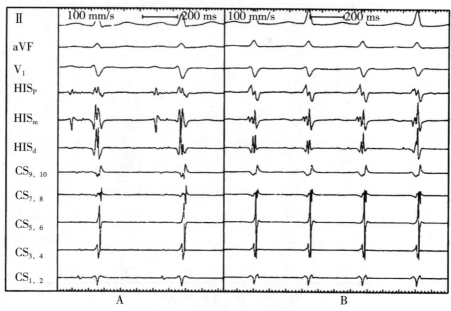

图 1-8 慢 – 快型 AVNRT

注 同一病例，A 图为窦性心律记录，B 图为心动过速记录。心动过速周长 320 ms，希氏束部位逆行心房激动最早，希氏束部位记录（HIS_d）呈 HAV 关系，VA 间期 = 0，HA 间期 = 50 ms，AH 间期 = 270 ms，符合典型 AVNRT 诊断。

（3）由于快速逆传，心房、心室几乎同时除极，体表心电图 P' 波多埋藏在 QRS 波群中而无法辨认，少数情况下逆行 P' 波（Ⅱ、Ⅲ、aVF 导联倒置）位于 QRS 波群终末部分，在 Ⅱ、Ⅲ、aVF 导联出现假性 S 波，在 V_1 导联出现假性 r' 波，RP' 间期 < 70 ms，RP' 间期 < P'R 间期。

（4）心动过速时逆行 A' 波呈向心性激动，即最早心房激动点位于希氏束附近，希氏束电图上 VA 间期 < 70 ms。

（5）兴奋迷走神经、期前收缩或期前刺激可使心动过速终止。

（6）心动过速时，心房与心室多数呈 1∶1 传导关系。由于折返环路局限于房室交界区及其周围的组织，心房、希氏束和心室不是折返环的必需组成部分。因此，心动过速时房室和室房可出现文氏型和 2∶1 传导阻滞，或出现房室分离。

2. 快 – 慢型 AVNRT（图 1-9、图 1-10）

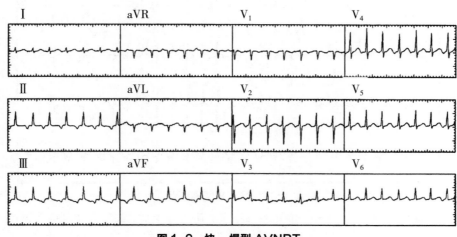

图 1-9 快 – 慢型 AVNRT

注 心动过速周长：365 ms，RR 周期匀齐，窄 QRS 波群，Ⅱ、Ⅲ、aVF 导联 P 波倒置，aVL 导联 P 波直立，RP' 间期 > P'R 间期。

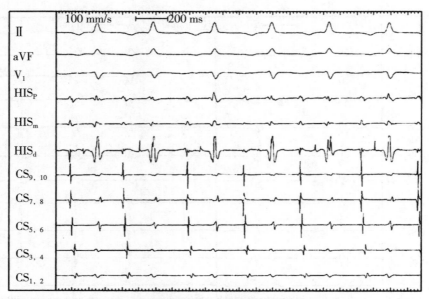

图1-10 快-慢型AVNRT

注 同一病例，心动过速周长365 ms，希氏束部位记录（HIS$_d$）呈HVA关系，HA间期 = 270 ms，AH间期 = 95 ms，类似快-慢型AVNRT，但是希氏束部位与冠状窦近端的心房激动均为最早，不很符合快-慢型AVNRT，可能与冠状静脉窦电极位置过深有关。

（1）不需要期前刺激，心率增快时即可诱发，且反复发作，发作时无P'R间期或AH间期突然延长；房性或室性期前收缩也能诱发和终止心动过速，一些患者可出现室房传导的跳跃现象。

（2）心动过速呈窄QRS波群，少数因功能性或原有的束支阻滞，QRS波群增宽（QRS时限≥0.12 s）、畸形；RR周期匀齐，心室率大多在100～150次/分。

（3）由于前传较快、逆传较慢，逆行P'波（Ⅱ、Ⅲ、aVF导联倒置）出现较晚，与T波融合或在T波上，位于下一个QRS波群之前，故RP'间期 > P'R间期。

（4）心动过速时逆行A'波的最早激动点位于冠状窦口附近，希氏束电图上HA'间期 > A'H间期。

（5）刺激迷走神经、期前收缩或期前刺激可使心动过速终止，药物治疗效果较差，但可自行终止。

3. 慢-慢型AVNRT（图1-11）

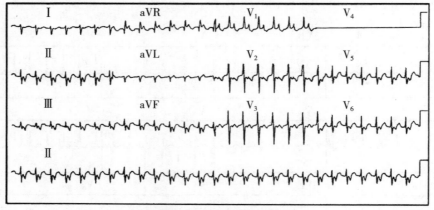

图1-11 慢-慢型AVNRT

注 心动过速周长370 ms，RR周期匀齐，窄QRS波群，Ⅱ、Ⅲ、aVF导联P波倒置，V$_1$导联P波直立，RP'间期 < P'R间期。

（1）房性或室性期前收缩能诱发和终止心动过速，诱发心搏的P'R间期或AH间期突然延长≥50 ms，常有1次以上的跳跃现象。

（2）心动过速呈窄 QRS 波群，少数因功能性或原有的束支阻滞，QRS 波群增宽（QRS 时限 ≥ 0.12 s）、畸形；RR 周期匀齐。

（3）逆行 P' 波（Ⅱ、Ⅲ、aVF 导联倒置）出现稍晚，位于 ST 段上，RP' 间期 < P'R 间期。

（4）心动过速时逆行 A' 波的最早激动点位于冠状窦口附近，希氏束电图上 HA' 间期 > A'H 间期。

（五）治疗

1. 急性发作的处理

根据患者有无器质性心脏病、既往的发作情况及患者的耐受程度做出适当的处理。有些患者仅需休息或镇静即可终止心动过速发作，有些患者采用兴奋迷走神经的方法就能终止发作，但大多数患者需要进一步的处理，包括药物治疗、试管心房调搏甚至直流电复律等。洋地黄制剂、钙通道阻滞剂、β 受体阻滞剂和腺苷等可通过抑制慢径路的前向传导而终止发作，Ⅰa、Ⅰc 类抗心律失常药物则通过抑制快径路的逆向传导而终止心动过速。

2. 预防发作

频繁发作者可选用钙通道阻滞剂（维拉帕米）、β 受体阻滞剂（美托洛尔或比索洛尔）、Ⅰc 类抗心律失常药物（普罗帕酮）、洋地黄制剂等作为预防用药。

3. 射频导管消融

反复发作、症状明显而又不愿服药或不能耐受药物不良反应的患者，进行射频导管消融能达到根治的目的，是治疗的首选。

目前，AVNRT 的射频导管消融治疗成功率达 98% 以上，复发率低于 5%，二度和三度房室传导阻滞的发生率低于 1%。

二、房室折返性心动过速

房室折返性心动过速（AVRT）是预激综合征最常见的快速性心律失常。其发生机制是由于预激房室旁路参与房室折返环的形成。折返环包括心房、房室交界区、希普系统、心室和旁路。按照折返过程中激动的运行方向，AVRT 分为两种类型：顺向型房室折返性心动过速（O-AVRT）和逆向型房室折返性心动过速（A-AVRT）。前者的折返激动运行方向是沿房室交界区、希普系统前向激动心室，然后沿房室旁路逆向激动心房；后者的折返激动运行方向正相反，经房室旁路前向激动心室，然后经希普系统、房室交界区逆向传导或沿另一条旁路逆向激动心房。

房室旁路及其参与的 AVRT 具有以下电生理特征。

（1）心室刺激时，房室旁路的室房传导表现为"全或无"的传导形式，而无文氏现象。

（2）心室刺激或心动过速发作时，室房传导呈偏心性，即希氏束旁记录的 A 波激动较其他部位晚（希氏束旁旁路例外）。

（3）心动过速发作时，在希氏束不应期给予心室期前收缩刺激，可提早激动心房。

（4）心动过速发作时，体表心电图大多可见逆传 P 波，且 RP' 间期 > 80 ms。

（5）发生旁路同侧束支阻滞时，心动过速的心率减慢。

（6）心房和心室是折返环的组成部分，两者均参与心动过速，不可能合并房室传导阻滞。

（一）顺向型房室折返性心动过速

O-AVRT 是预激综合征最常见的心动过速，占 AVRT 的 90% ~ 95%。房室交界区和希普系统作为折返环的前传支，而房室旁路作为逆传支。心动过速多由房性或室性期前收缩诱发，一个适合的房性期前收缩恰好遇到旁路的不应期，在旁路形成单向阻滞，而由房室交界区下传心室，由于激动在房室交界区传导缓慢，心室除极后旁路已脱离不应期恢复了传导性，激动便沿旁路逆传激动心房，形成折返回波，如反复折返，即形成 O-AVRT。

心电图表现：心室律规则，频率通常在 150 ~ 240 次 / 分；QRS 波群时限正常（除非有功能性束支阻滞或原有束支阻滞），无 δ 波；如出现逆行 P' 波，则逆行 P' 波紧随 QRS 波群之后，RP' 间期 < P'R 间期（图 1-12）。

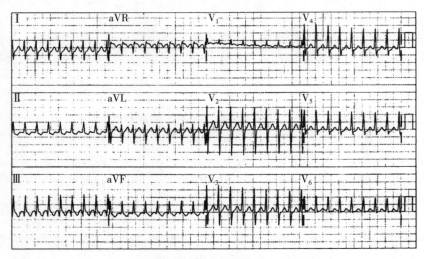

图 1-12 O-AVRT

注　RR 周期匀齐，窄 QRS 波群，在 Ⅱ、aVF 导联 QRS 波群后隐约可见 P 波。

本型需要与 P' 波位于 QRS 波群之后的慢 – 快型 AVNRT 进行鉴别。后者心动过速时心电图 RP' 间期及希氏束电图上 VA 间期 < 70 ms，逆行 A' 波呈向心性激动，即最早心房激动点位于希氏束附近；而 O-AVRT 患者心动过速时心电图 RP' 间期及希氏束电图上 VA 间期大多 > 80 ms，逆行 A' 波呈偏心性激动（图 1-13）。

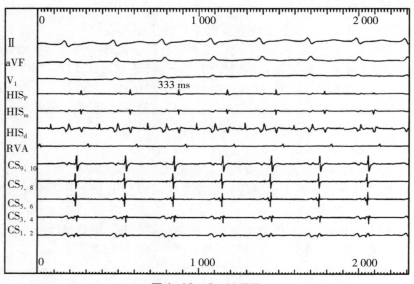

图 1-13 O-AVRT

注　同一病例，心动过速时，可见 $CS_{7,8}$ 记录的逆行心房激动最早，希氏束部位逆行激动较晚。

（二）逆向型房室折返性心动过速

A-AVRT 是预激综合征较少见的心动过速，占 AVRT 的 5% ~ 10%，有此类心动过速发作的患者多旁路的发生率较高。其发生机制与 O-AVRT 相似，心动过速多由房性或室性期前收缩诱发，房室旁路作为折返环的前传支，而逆传支可以是房室交界区、希普系统，但更多见的是另一条旁路作为逆传支，因此，多旁路折返是 A-AVRT 的重要特征。期前收缩诱发 A-AVRT 需具备以下条件：完整的旁路传导、房室交界区或希普系统的前向阻滞、完整的房室交界区和希普系统逆向传导功能。

心电图表现：心室律规则，频率通常在 150 ~ 240 次 / 分；QRS 波群宽大、畸形，起始部分可见到

δ 波；如出现逆行 P' 波，则逆行 P' 波在下一个 QRS 波群之前，RP' 间期 > P'R 间期（图 1-14）。

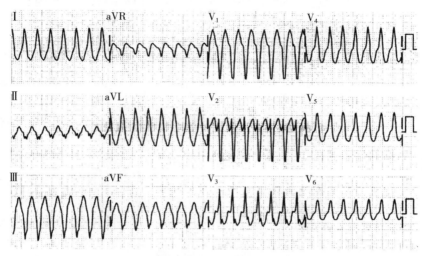

图 1-14　A-AVRT

注　1 例右后侧壁显性旁路前传发生逆向型 AVRT，呈完全预激图形。

本型因 QRS 波群为完全预激图形，难以与室性心动过速鉴别。如心动过速时 P 波在宽 QRS 波群之前而窦性心律的心电图表现为心室预激，则提示 A-AVRT 的诊断；如心动过速时出现房室分离或二度房室传导阻滞，则可排除 AVRT 的诊断。

（三）治疗

AVRT 的治疗包括心动过速发作期的治疗及非发作期的治疗两方面。治疗方法有药物治疗、物理治疗、导管消融和外科手术等。

AVRT 发作时的治疗原则是采取有效的措施终止心动过速或控制心室率。多数患者在心动过速发作后的短时间内不会复发，部分患者可反复发作或发作后心室率很快，血流动力学不稳定或症状严重，应选择适当的治疗以预防复发。心动过速发作频繁、临床症状严重、抗心律失常药物治疗无效或不愿接受药物治疗的患者，可施行射频导管消融房室旁路以达到根治的目的。并存先天性心脏病或其他需外科手术救治的器质性心脏病患者，在外科治疗前可试行射频导管消融，成功阻断房室旁路，可降低外科治疗的难度，缩短手术时间。

1. 药物治疗

药物治疗是目前终止 AVRT 发作或者减慢心动过速心率的主要方法。

（1）O-AVRT：电生理检查和临床观察心动过速的终止证实房室交界区是大多数 O-AVRT 的薄弱环节，有效抑制房室交界区传导的药物更易终止心动过速发作。希普系统、房室旁路、心房、心室也是折返环的必需成分，抑制这些部位的药物也可终止心动过速的发作。

腺苷或三磷酸腺苷（ATP）、钙通道阻滞剂、β 受体阻滞剂、洋地黄制剂、升压药物等，通过抑制房室交界区的前向传导终止心动过速的发作；而普罗帕酮、胺碘酮等通过抑制 O-AVRT 折返环的多个部位终止心动过速的发作。

（2）A-AVRT：A-AVRT 的药物治疗不同于 O-AVRT。单纯抑制房室交界区传导的药物对 O-AVRT 有良好的效果，但对 A-AVRT 的治疗作用较差甚至有害。一方面，多数 A-AVRT 系多房室旁路折返，房室交界区和希普系统不是心动过速的必需成分；另一方面，多数抑制房室交界区的药物对其逆向传导的抑制作用不如对前向传导的抑制作用强，单纯抑制房室交界区效果也欠佳。因此，药物治疗应针对房室旁路。

Ⅰa、Ⅰc 和Ⅲ类抗心律失常药物均可抑制房室旁路的传导，其中以普鲁卡因胺、普罗帕酮、胺碘酮较常用。这 3 种药物除可抑制房室旁路传导外，还可抑制房室交界区的传导。国内常以普罗帕酮、胺碘酮作为首选，用于终止 A–AVRT 的发作。A–AVRT 常对血流动力学有影响，所以对于心动过速引起血压下降、心功能不全、心绞痛或既往有晕厥病史的患者，当药物不能及时有效终止心动过速时，应考虑体表直流电复律。有效复律后应继续使用抗心律失常药物，以预防复发。

2. 物理治疗

主要有手法终止 O–AVRT、心脏电脉冲刺激、体表直流电复律。

（1）手法终止 O–AVRT：某些手法，如 Valsalva 动作、咳嗽、刺激咽喉催吐等，通过兴奋、刺激迷走神经以抑制房室交界区的传导，使部分患者 O–AVRT 终止于房室交界区。

（2）心脏电脉冲刺激：主要机制是利用适时的刺激引起心房或心室侵入心动过速折返环的可激动间隙，造成前向或逆向阻滞而使心动过速终止。

食管心房调搏刺激终止 AVRT 成功率达 95% 以上，操作简便、安全，是终止 AVRT 的有效方法。但该技术并没有作为 AVRT 患者的常规治疗措施，大多数情况只是在药物治疗无效时才考虑使用。

食管心房调搏终止 AVRT 的适应证有：①抗心律失常药物治疗无效的 AVRT，尤其是经药物治疗后心动过速频率减慢但不终止者，此时食管心房调搏易使心动过速终止并转复为窦性心律；②并存有窦房结功能障碍的患者或部分老年人，尤其是既往药物治疗心动过速后继发严重窦性心动过缓、窦性停搏或窦房传导阻滞者，或者心动过速自发终止后出现黑矇或晕厥者，这类患者宜选择食管心房调搏终止心动过速，如果心动过速终止后继发心动过缓，可经食管临时起搏予以保护；③部分血流动力学稳定的宽 QRS 波群心动过速，在行食管心房刺激前可记录食管心电图，了解心动过速的房室激动关系，以帮助诊断，也可根据食管心房刺激能终止心动过速来排除室性心动过速；④并存器质性心脏病或 AVRT 诱发的心功能不全，药物治疗有可能进一步抑制心功能，此时可选择食管心房调搏终止心动过速。

刺激的方式可选择短阵（8～10 次）猝发脉冲刺激（较心动过速频率快 20～40 次），如不能终止心动过速，可重复多次或换用其他刺激方式，如程控期前刺激，大多有效。

（3）体表直流电复律：是各种快速性心律失常引起血流动力学异常的首选措施。主要适用于 AVRT 频率较快伴有血压下降、心功能不全等，需立即终止心动过速或各种治疗方法无效者（非常少见）。

3. 外科手术

最早的非药物治疗是外科开胸手术切断旁路，此后又经历了 20 世纪 80 年代的直流电消融房室交界区或直接毁损旁路，但效果不令人满意且并发症较多，目前已基本被射频导管消融取代。

4. 射频导管消融

1985 年以后开展的射频导管消融治疗可有效阻断房室旁路，具有成功率高、并发症少等诸多优点，且技术已相当成熟，是目前国内许多大型医疗机构治疗预激综合征合并房室折返性心动过速及房颤的首选治疗。

（赵维龙）

第五节　室性心动过速

一、概述

室性心动过速（VT）简称室速，是指发生于希氏束分叉以下的束支、普肯野纤维、心室肌的快速性心律失常。目前室速的定义大多采用 Wellens 的命名方法，将室速定义为频率超过 100 次 / 分、自发、连续 3 个或 3 个以上的室性期前搏动或程序刺激诱发的至少连续 6 个室性期前搏动。VT 是临床上较为严重的一类快速性心律失常，大多数发生于器质性心脏病患者，可引起血流动力学变化，若未能得到及时有效的治疗，可导致心源性猝死。室速也可见于结构正常的无器质性心脏病患者。

（一）分类

室速的分类方法较多，各有其优缺点，但尚无统一的国际标准。根据室速的心电图表现、持续时间、发作方式、对血流动力学的影响、病因等不同特征可将室速分为不同的类型。

1. 根据室速发作的心电图形态分类

（1）单形性室速：指室速发作时 QRS 波群形态在心电图同一导联上单一而稳定（图 1-15），既可呈短阵性（非持续性），也可呈持续性。有一些患者在多次发作心动过速时，QRS 波群形态并非一致，但只要每次心动过速发作时的 QRS 波群形态单一，均可确定为单形性室速。

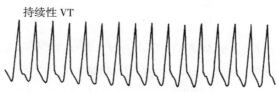

图 1-15　持续性单形性室速

注　QRS 波群形态在同一导联上单一而稳定。

大部分的室速属单形性，根据 QRS 波群的形态可分为右束支传导阻滞型室速和左束支传导阻滞型室速。右束支传导阻滞型室速是指 V₁ 导联的 QRS 波群呈 rsR'、qR、RS 型或 RR' 型（图 1-16），而 V₁ 导联的 QRS 波群呈 QS、rS 或 qrS 型则称为左束支传导阻滞型室速（图 1-17）。

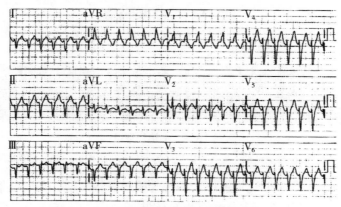

图 1-16　右束支传导阻滞型室速

注　V₁ 导联的 QRS 波群呈 rsR' 型。

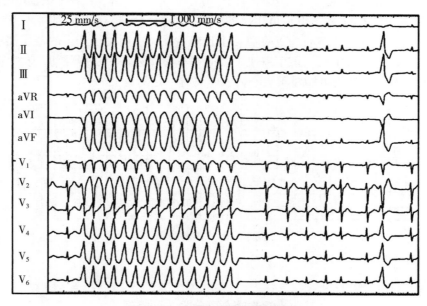

图 1-17　左束支传导阻滞型室速

注　V₁ 导联的 QRS 波群呈 QS 型。

（2）多形性室速：指室速发作时 QRS 波群在心电图同一导联上出现 3 种或 3 种以上形态。根据室速发作前基础心律的 QT 间期长短可进一步将多形性室速分为两种类型：①尖端扭转型室性心动过速，室速发作前的 QT 间期延长，发作时 QRS 波群沿着一基线上下扭转（图 1-18）；②多形性室性心动过速，室速发作前的 QT 间期正常，发作时心电图同一导联上出现 3 种或 3 种以上形态的 QRS 波群（图 1-19）。

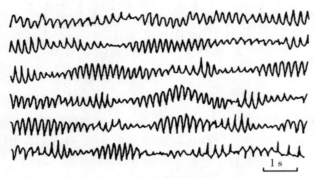

图 1-18 尖端扭转型室速

注 QRS 波群增宽，振幅和形态变化较大，主波方向围绕基线出现上下扭转。

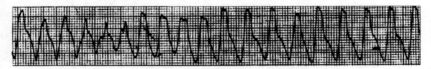

图 1-19 多形性室速

注 心室率 170 次 / 分，QRS 波群增宽畸形，呈 3 种以上的形态，第 4、第 5 个 QRS 波群似融合波。

近几年一些学者发现，有些多形性室速患者表现为极短联律间期，无明显器质性心脏病依据。窦性心律时 QT 间期、T 波、U 波均正常，常常具有极短的联律间期，其病因尚不明确，有的发生机制可能为触发活动。

（3）双向性室速：指室速发作时心电图的同一导联上 QRS 波群呈现两种形态并交替出现，表现为肢体导联 QRS 波群主波方向交替发生正负相反的改变，或胸前导联 QRS 波群呈现左、右束支传导阻滞图形并交替变化（图 1-20）。双向性室速在临床上比较少见，主要见于严重的器质性心脏病（如扩张型心肌病、冠心病等）或洋地黄中毒，该型室速患者的基本心律失常为心房颤动。发生在正常人的双向性室速意义不太清楚，有学者认为可能对预示心搏骤停具有一定的意义。

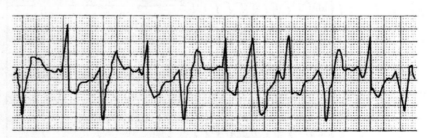

图 1-20 双向性室速

注 QRS 波群呈两种形态并交替出现。

2. 根据室速的发作时间分类

根据室速发作的持续时间和血流动力学改变，可分为 3 种类型。

（1）持续性室速：指心动过速的发作时间达到或超过 30 s，或虽未达到 30 s，但发作时心动过速，引起严重血流动力学改变。

由于此型多见于器质性心脏病患者，室速的发作时间较长，常伴有严重血流动力学改变，患者出现心悸、胸闷、晕厥等症状，需要立即进行体外直流电复律。

若室速不间断发作，虽然其间有窦性心律，但大部分时间为室速，称为无休止性室速。它是持续性室速的一种严重类型，发作时间持续 24 h 以上，使用各种抗心律失常药物或体外直流电复律等均不能有效终止心动过速的发作。多见于冠心病或扩张型心肌病患者，预后不良，病死率很高。

（2）非持续性室速：指室速发作持续时间较短，持续时间在 30 s 内能自行终止者。此型在临床上十分常见，在无器质性心脏病患者中占 0 ~ 6%，在器质性心脏病患者中占 13%。由于持续时间较短，一般不出现晕厥等严重血流动力学改变的症状，患者常仅有心悸、胸闷等不适。

3. 根据有无器质性心脏病分类

（1）病理性室速：各种器质性心脏病导致的室速。根据引起室速的病因，可分为冠心病室速、心肌病室速、药物性室速、右心室发育不良性室速等。

（2）特发性室速：发生在形态和结构正常的心脏的室速。根据发生部位，可分为左心室特发性室速和右心室特发性室速。

4. 根据发作方式分类

可分为阵发性室速（又称为期前收缩型室速）和非阵发性室速（又称为加速性室性自主心律）。

5. 根据室速发作的血流动力学和预后分类

（1）良性室速：室速发作时未造成明显血流动力学障碍，发生心源性猝死的危险性很低。主要见于无器质性心脏病患者。

（2）潜在恶性室速：非持续性但反复发作的室速，不常导致血流动力学障碍，但可能引起心源性猝死，患者大多有器质性心脏病的客观依据。

（3）恶性室速：反复发作持续性室速，造成明显血流动力学障碍，表现为黑矇、晕厥或晕厥前期、心功能不全恶化、心绞痛发作甚至猝死。常发生在心脏扩大、LVEF < 30% 的患者。常见类型有多形性室速、尖端扭转型室速、束支折返性室速等。

6. 根据室速的发生机制分类

（1）折返性室速：由折返机制引起的室速，折返是室速最常见的发生机制。

（2）自律性增高性室速：由心室内异位起搏点自律性增高引起的室速，见于加速性室性自主心律。

（3）触发活动性室速：由后除极引起的室速，主要见于由长 QT 间期综合征引起的尖端扭转型室速、洋地黄中毒引起的室速。

7. 特殊命名的室速

特殊命名的室速包括束支折返性室速、维拉帕米敏感性室速或分支型室速、儿茶酚胺敏感性室速、致心律失常性右心室发育不良性室速、尖端扭转型室速、并行心律性室速、无休止性室速、多形性室速、双向性室速。

（二）病因和发病机制

1. 病因

（1）器质性心脏病是室速的主要病因，约 80% 的室速具有器质性心脏病的病理基础。最常见为冠心病，特别是急性心肌梗死及陈旧性心肌梗死伴有室壁瘤或心功能不全。其次为心肌病、心力衰竭、急性心肌炎、二尖瓣脱垂、心瓣膜病、先天性心脏病等。

（2）药物：除 β 受体阻滞剂外，各种抗心律失常药物都可能引起室速。常见的有 Ⅰa、Ⅰc 类抗心律失常药、索他洛尔等。大剂量使用拟交感神经药、洋地黄制剂、三环类抗抑郁药等时也可出现室速。

（3）电解质紊乱、酸碱平衡失调：特别是低钾血症时。

（4）其他病因：如先天性、获得性长 QT 间期综合征，麻醉，心脏手术和心导管操作等。

（5）特发性：约 10% 的室速无器质性心脏病客观依据和其他原因可寻，称为特发性室速。少数正常人在运动和情绪激动时也可出现室速。

2. 发病机制

室速的发病机制包括折返、触发活动和自律性增高。冠心病心肌缺血及心肌梗死、心肌病等由于心肌缺血、缺氧、炎症、局部瘢痕形成、纤维化导致传导缓慢，为折返提供了形成条件，细胞外钾离子、钙离子浓度的改变，pH 降低等也影响心肌的自律性和传导性，可成为室速的诱因并参与折返的形成。触发活动是除折返外的另一种重要机制，尖端扭转型室速、洋地黄制剂中毒可能与触发活动有关。自律性增高是部分室速的发生机制。在急性心肌梗死早期，室性心律失常的发病机制包括折返、自律性增高和触发活动，陈旧性心肌梗死单形性持续性室速的机制多为折返，非持续性室速的机制可能与单形性持续性室速不同。导致心律失常性右心室发育不良的室速机制可能为折返，特发性室速的发病机制主要为触发活动，也可能包括折返和自律性增高。

二、临床表现

室速发作的临床表现主要取决于室速是否导致血流动力学障碍，与室速发生的频率、持续时间、有无器质性心脏病及其严重程度、原有的心功能状态等有关。

临床上，大多数患者室速发作为阵发性，其临床特征是发病突然，一般会突感心悸、胸闷、胸痛等心前区不适，头部或颈部发胀及跳动感，严重者还可出现精神不安、恐惧、全身乏力、面色苍白、四肢厥冷，甚至黑矇、晕厥、休克、阿－斯综合征发作，少数患者可致心源性猝死。也有少数患者症状并不明显。若为非器质性心脏病引起者，持续时间大多短暂，症状也较轻，可自行恢复或经治疗后室速终止，虽然反复发作，但预后一般良好。而具有较严重的器质性心脏病基础者，在心动过速发作后，可因心肌收缩力减弱，心室和心房的收缩时间不同步，心室的充盈和心排血量明显减弱，使患者迅速出现心力衰竭、肺水肿或休克等严重后果，有的甚至可发展为心室颤动而致心源性猝死。

室速发作时，体格检查可发现心率一般在 130 ~ 200 次 / 分，也有的较慢，约 70 次 / 分，少数患者的心率较快，可达 300 次 / 分，节律多较规则，有的不绝对规则（如多形性室速发作时），心尖部第一心音和外周脉搏强弱不等，可有奔马律和第一、第二心音分裂，有的甚至只能听到单一的心音或大炮音。第一心音响度和血压随每一次心搏而发生变化，提示心动过速时发生了房室分离，是室性心动过速发作时较有特征性的体征。有些室速发作时，因 QRS 波群明显增宽而第一、第二心音呈宽分裂，可见颈静脉搏动强弱不等，有时可见颈静脉搏动出现大炮波，比心尖部搏动频率慢。

三、检查

室速的心电图主要有以下表现。

（1）3 个或 3 个以上连续出现畸形、增宽的 QRS 波群，QRS 间期一般 ≥ 0.12 s，伴有继发性 ST-T 改变。少数起源于希氏束分叉处的室速，QRS 间期可不超过 0.12 s。QRS 波群前无固定 P 波，心室率 > 100 次 / 分，常为 130 ~ 250 次 / 分。有些特殊类型室速的心室率低至 70 次 / 分，少数高达 300 次 / 分。单形性室速 RR 间距规整，一般相差 < 20 ms，而多形性室速 RR 间距往往不规则，差别较大。

（2）大多数患者室速发作时的心室率快于心房率，心房和心室分离，P 波与 QRS 波群无关或埋藏在增宽畸形的 QRS 波群及 ST 段上而不易辨认。部分患者可呈现 1 : 1 室房传导，也有部分患者呈现室房 2 : 1 或文氏传导阻滞。

（3）心室夺获：表现为室速发作伴有房室分离时，偶有适时的窦性激动下传心室，出现所谓提前的窦性心搏，QRS 波群为室上性，其前有 P 波，且 PR 间期 > 0.12 s。

（4）室性融合波：系不完全性心室夺获，由下传的窦性激动和室性异位搏动共同激动心室而形成，图形介于窦性和室速的 QRS 波群之间。心室夺获和室性融合波是室速的可靠证据，但发生率较低，仅见于 5% 左右的患者。

（5）室速常由室性期前收缩诱发，即在发作前后可出现室性期前收缩，后者 QRS 波群形态与室速相同、近似或者不一致。少数情况下，室速也可由室上性心动过速诱发。

四、诊断

室速的诊断主要依靠心电图表现、病史、症状、体征等，这些临床资料可为诊断提供线索，应与宽 QRS 波群的室上性心动过速鉴别，诊断不明确时，对有适应证的患者需进行心脏电生理检查才能确诊。

（一）临床资料

一般而言，室速大多发生在有器质性心脏病的患者，而室上性心动过速患者多无器质性心脏病的依据。冠心病心肌梗死、急性心肌炎、心肌病、心力衰竭等患者发生的宽 QRS 波群心动过速，室速的可能性大。而心脏形态、结构正常，心动过速反复发作多年，甚至从年轻时就有发作，尤其是不发作时心电图有预激综合征表现者，室上性心动过速的可能性较大。发作时刺激迷走神经能终止心动过速者，大多是室上性心动过速；有时室速呈 1：1 室房传导，刺激迷走神经虽然不能终止心动过速，但可延缓房室结传导，如果心动过速时室房由 1：1 传导转变为 2：1 或文氏传导，有助于室速的诊断。

体格检查时如颈静脉出现大炮波，第一心音闻及大炮音，有助于室速的诊断。

（二）心电图检查

室速发作时 QRS 波群增宽，间期 ≥ 0.12 s，表现为宽 QRS 波群心动过速。此外，室上性心动过速伴室内差异性传导、原有束支传导阻滞伴发的室上性心动过速、旁路前向传导的房性心动过速、心房扑动、心房颤动及预激综合征逆向性房室折返性心动过速均可见其 QRS 波群增宽。由于为不同原因引起的宽 QRS 波群心动过速，其治疗和预后不尽相同，如果诊断错误导致治疗严重失误，则可能出现严重不良后果。因此，室速应与这些宽 QRS 波群的室上性心动过速相鉴别。临床上，室速是宽 QRS 波群心动过速的最常见类型，约占 80%。对于任何 1 例宽 QRS 波群心动过速，在没有依据表明是其他机制所致以前，均初步拟诊为室速。除非有差异性传导的证据，否则不宜轻易诊断室上性心动过速伴室内差异性传导。

表 1-1 列举了室上性心动过速伴室内差异性传导与室速的区别，可供鉴别诊断参考。

表 1-1 室性心动过速与室上性心动过速伴室内差异性传导的区别

项目	室性心动过速	室上性心动过速伴室内差异性传导
P 波与 QRS 波群的关系	房室分离或逆向 P' 波	宽 QRS 波群前或后有 P' 波，呈 1：1 关系，偶有 2：1、3：2 房室传导阻滞
心室夺获或室性融合波	可见到，为诊断的有力证据	无
QRS 额面电轴	常左偏（-30° ~ -180°）	很少左偏（3% ~ 13%）
QRS 波形态		
右束支传导阻滞型	QRS 间期 > 0.14 s	QRS 间期为 0.12 ~ 0.14 s
V₁ 导联	R 形波或双相波（qR、QR 或 RS 型）伴 R > R'	三相波（rsR'，RSR' 型）（85%）
V₆ 导联	rs 或 QS 形，R/S < 1	qRs 形，R/S 很少 < 1
左束支传导阻滞型	QRS 间期 > 0.16 s	QRS 间期为 0.14 s
V₁ 导联	R 波 > 30 ms，R 波开始至 S 波最低点 > 60 ms，S 波顿挫	很少有左述形态
V₆ 导联	QR 或 QS 形	R 波单向
刺激迷走神经	无效	可终止发作或减慢心率
其他	V₁ ~ V₆ 导联均呈正向或负向 QRS 波群、QRS 波群形态与窦性心律时室性期前收缩一致	原有的束支阻滞或预激 QRS 波群形态与心动过速时一致，QRS 波群形态与室上性期前收缩伴室内差异性传导时一致

1991 年，Brugada 等对 554 例宽 QRS 波群心动过速患者进行了心内电生理检查，提出了简便有效的分步式诊断标准，显著提高了诊断室速的敏感性和特异性，两者分别为 98.7%、96.5%。诊断共分 4 个步骤：①首先看胸前导联 V_1 ~ V_6 的 QRS 波群是否均无 RS（包括 rS、Rs）图形，如任何一个胸前导联无 RS 波，则应诊断为室速。②如发现有一个或几个胸前导联有 RS 波，则要进行第 2 步观察，即测量胸前导联 R 波开始至 S 波最低点之间的时限，选择最长的 RS 时限，如果超过 100 ms 则应诊断为室速；如未超过 100 ms，则应进行第 3 步分析。③观察有无房室分离，如有，可诊断为室速；如无，则进行最后一步分析。④观察 V_1 及 V_6 导联的 QRS 波群形态，如果这两个导联的 QRS 波群形态都符合表 1-1 中室速的 QRS 波群形态特征，则应诊断为室速，否则可诊断为室上性心动过速。

在临床实践中，绝大多数宽 QRS 波群心动过速可以通过仔细分析 12 导联心电图进行正确诊断，但有少数患者在进行鉴别诊断时仍然十分困难。利用希氏束电图及心脏电生理检查不但能区分室性与室上性心动过速，还可以了解心律失常的发生机制是折返还是自律性增高。室上性心动过速时，V 波前都有 H 波，且 HV 间期都 > 30 ms。室速时，V 波与 H 波是脱节的，可以出现以下几种图形：①H 波与 V 波同时出现，H 波隐藏在 V 波中，不易被发现，或者 H 波在 V 波之前出现，但 HV 间期 < 30 ms，其 H 波来自窦性搏动而 V 波来自室性搏动；②H 波在 V 波后出现，H 波是室性搏动逆行激动希氏束产生的，H 波后可有心房夺获；③A 波后有 H 波，但 H 波与其后的 V 波无关，HV 时间变化不定，两者是脱节的。利用心房调搏法给心房以高于室率的频率刺激，使心室夺获。如果夺获的 QRS 波为窄的心室波，则证明原来的宽 QRS 波为室速。

五、治疗

（一）一般治疗原则

室速发作时，一部分患者可能病情很凶险，导致血流动力学障碍，出现严重症状甚至危及生命，必须立即给予药物或直流电复律以及时有效地终止发作，而另一部分患者可以没有症状或者只有很轻微的症状，体检时血压无明显降低，不做任何处理，血流动力学也未见有恶化迹象。研究表明，许多抗心律失常药物有致心律失常作用，长期使用并不能减少室性心律失常的发生率，甚至增加病死率。因此，在选择治疗措施前，需要根据室速发作时患者的血流动力学状况、有无器质性心脏病，准确评估室速的风险，并采取合理的治疗对策；持续性室速患者，无论有无器质性心脏病，均应积极处理；器质性心脏病患者，无论是持续性室速还是非持续性室速，均应治疗；无器质性心脏病患者发生的非持续性室速，如无症状或血流动力学障碍，可不必药物治疗。其治疗原则主要有以下几项。

（1）立即终止发作：包括药物治疗、直流电复律等方法。

（2）尽力去除诱发因素：如低钾血症、洋地黄中毒等。

（3）积极治疗原发病：切除心室壁瘤，控制伴发的心功能不全等。

（4）预防复发。

（二）终止发作

1. 药物治疗

血流动力学稳定的室速，一般先采取静脉给药。

（1）发生于器质性心脏病患者的非持续性室速很可能是恶性室性心律失常的先兆，应该认真评估预后并积极寻找可能存在的诱发因素。治疗主要针对病因和诱因，即治疗器质性心脏病和纠正如心力衰竭、电解质紊乱、洋地黄中毒等诱因。对于上述治疗措施效果不佳且室速发作频繁、症状明显者，可以按持续性室速用抗心律失常药，以预防或减少发作。

（2）发生于器质性心脏病患者的持续性室速大多预后不良，容易引起心脏性猝死。除了治疗基础心脏病、认真寻找可能存在的诱发因素外，必须及时治疗室速本身。应用的药物为胺碘酮、普鲁卡因胺、β 受体阻滞剂和索他洛尔。心功能不全患者首选胺碘酮，心功能正常者也可以使用普罗帕酮，药物治疗无效时应及时使用电转复。

（3）无器质性心脏病、无心功能不全患者可以选用胺碘酮，也可以考虑应用 Ⅰa 类抗心律失常药

（如普鲁卡因胺）或Ⅰc类抗心律失常药（如普罗帕酮、氟卡尼等）；特殊病例可选用维拉帕米或普萘洛尔、艾司洛尔、硫酸镁静脉注射。在无明显血流动力学紊乱、病情不很紧急的情况下，也可选用口服给药，如β受体阻滞剂、Ⅰb类抗心律失常药美西律或Ⅰc类抗心律失常药普罗帕酮等。

（4）尖端扭转型室性心动过速（TdP）：首先寻找并处理引起QT间期延长的原因，如血钾、血镁浓度降低或药物作用等，停用一切可能引起或加重QT间期延长的药物。采用药物终止心动过速时，首选硫酸镁，无效时，可试用利多卡因、美西律或苯妥英钠静脉给药。上述治疗效果不佳者行心脏起搏，可以缩短QT间期，消除心动过缓，预防心律失常进一步加重。异丙肾上腺素能加快心率，缩短心室复极时间，有助于控制扭转型室速，但可能使部分室速恶化为室颤，使用时应小心，适用于获得性QT间期延长综合征患者、心动过缓所致TdP而没有条件立即行心脏起搏者。

（5）洋地黄类药物中毒引起的室速应立即停用该类药物，避免直流电复律，给予苯妥英钠静脉注射；无高钾血症的患者应给予钾盐治疗；镁离子可对抗洋地黄类药物中毒引起的快速性心律失常，可静脉注射镁剂。

2. 电学治疗

（1）同步直流电复律：对持续性室速，无论是单形性或多形性，有血流动力学障碍者不考虑药物终止，而应立即同步电复律。情况紧急（如发生晕厥、多形性室速或恶化为室颤）或因QRS波严重畸形而同步有困难者，也可进行非同步转复。

（2）抗心动过速起搏：心率在200次/分以下，血流动力学稳定的单形性室速可以置右心室临时起搏电极进行抗心动过速起搏。

（三）预防复发

包括药物治疗、射频导管消融及外科手术切除室壁瘤等。

可以用于预防的药物包括胺碘酮、利多卡因、β受体阻滞剂、普罗帕酮、美西律、硫酸镁、普鲁卡因胺等。在伴有器质性心脏病的室速中，可用β受体阻滞剂或胺碘酮，β受体阻滞剂也可以和其他抗心律失常药如胺碘酮等合用。由于CAST试验已证实心肌梗死后抗心律失常药物（恩卡尼、氟卡尼、莫雷西嗪）治疗可增加远期病死率，因此，心肌梗死后患者应避免使用恩卡尼、氟卡尼、莫雷西嗪。无器质性心脏病的室速患者，如心功能正常，也可选用普罗帕酮。

有血流动力学障碍的顽固性室速患者，在有条件的情况下，宜安装埋藏式心脏转复除颤器（ICD）。CASH和AVID试验结果表明，ICD可显著降低器质性心脏病持续性室速患者的总病死率和心律失常猝死率，效果明显优于包括胺碘酮在内的抗心律失常药物。

六、特殊类型的室性心动过速

（一）致心律失常性右心室发育不良的室性心动过速

致心律失常性右心室发育不良（ARVD），又称为致心律失常性右心室心肌病，也是一种遗传性疾病，也可能与右心室感染心肌炎、右心室心肌变性或心肌进行性丧失有关。在文献中曾被称为羊皮纸心、右心室脂肪浸润或脂肪过多症、右心室发育不良、右心室心肌病。其最常见的病理改变是右心室心肌大部分被纤维脂肪组织所替代，并伴有散在的残存心肌和纤维组织；右心室可有局限性或弥漫性扩张，在扩张部位存在不同程度的心肌变薄，而左心室和室间隔一般无变薄，也可有局限性右心室室壁瘤形成。ARVD主要发生于年轻的成年人，尤其是男性，大多在40岁以前发病。临床主要表现为伴有左束支传导阻滞的各种室性心律失常，如反复发作性持续性室性心动过速；也可出现房性心律失常，如房性心动过速、心房扑动、心房颤动。患者常表现为晕厥和猝死，晕厥和猝死的原因可能是心室颤动，晚期可发展为心力衰竭。患者最重要的心电图异常为右胸前导联 $V_1 \sim V_3$ T波倒置、Epsilon波及心室晚电位阳性。右心室心肌病的诊断依据为超声心动图、螺旋CT、心脏磁共振、心室造影等检查发现局限性或广泛性心脏结构和功能异常，仅累及右心室，无瓣膜病、先天性心脏病、活动性心肌炎和冠状动脉病变，心内膜活检有助于鉴别诊断。

其发作期的急性治疗与持续性室速的治疗相同，维持治疗可用β受体阻滞剂、胺碘酮，也可两者联用，但效果不确切。也有采用射频消融治疗的报道，但容易复发和出现新型室速，不作为常规手段。有晕厥病史、心搏骤停生还史、猝死家族史或不能耐受药物治疗的患者，应考虑安装 ICD。

（二）尖端扭转型室性心动过速

尖端扭转型室性心动过速（TdP）是多形性室速的一个典型类型，一般发生在原发性或继发性 QT 间期延长的患者，主要临床特征是反复晕厥，有的甚至猝死。其病因、发生机制、心电图表现和治疗与其他类型室速不同。1966 年，Dessertenne 根据该型室速发作时的心电图特征而命名。

正常人经心率校正后，QT 间期（Q-Tc）的上限为 0.40 s，当 Q-Tc > 0.40 s 时即为 QT 间期延长，又称为复极延迟。目前认为，TdP 与心室的复极延迟和不均一有关，其中 QT 间期延长是导致 TdP 的主要原因之一，因此将 QT 间期延长并伴有反复发生的 TdP 称为长 QT 综合征（LQTS）。

1. 长 QT 间期综合征的分类

LQTS 一般分为先天性和后天性两类。

（1）先天性 LQTS 又可分为 QT 间期延长伴有先天性耳聋（Jervell-Lange-Nielson 综合征）和不伴有耳聋（Romano-Ward 综合征），两者都有家族遗传倾向。患者多为儿童和青少年。一般在交感神经张力增高的情况下发生 TdP，被认为是肾上腺素能依赖性。

（2）后天性 LQTS 通常发生在服用延长心肌复极的药物后或有严重心动过缓、低钾血症或低镁血症等情况下，多为长间歇依赖性，触发 TdP 通常在心率较慢或短 - 长 - 短的 RR 间期序列时。

有关 TdP 的发生机制仍有争议，目前认为主要与早期后除极引起的触发活动和复极离散度增加导致的折返有关。先天性 LQTS 的发生机制与对肾上腺素能或交感神经系统刺激产生异常反应有关。某些引起先天性 LQTS 的因素是由于单基因缺陷改变了细胞内钾通道调节蛋白的功能，导致 K^+ 电流，如 IKr、IKs 或 Ito 等减少和（或）内向除极 Na^+/Ca^{2+} 流增强，动作电位时间和 QT 间期延长，出现早期后除极。在早期后除极幅度达阈电位时，引起触发活动而出现 TdP。后天性 LQTS 因复极离散度增加的折返机制和早期后除极的触发活动等引起 TdP。

2. 心电图特点

TdP 时 QRS 波振幅发生变化，并沿等电位线扭转，频率为 200 ~ 250 次 / 分，常见于心动过速与完全性心脏阻滞，LQTS 除有心动过速外，尚有心室复极延长伴 QT 间期超过 500 ms。室性期前收缩始于 T 波结束时，由 R-on-T 引起 TdP，TdP 经过数十次心搏可以自行终止并恢复窦性心律，或间隔一段时间后再次发作，TdP 也可以恶化成心室搏动。患者静息心电图上 u 波往往明显。

3. LQTS 的治疗

对 LQTS 和 TdP 有效治疗的基础是确定和消除诱因以及纠正潜在的有害因素。其后在弄清离子机制的基础上，一个适当的治疗计划就可以常规展开。将来特殊的治疗可能针对减弱引起早期后除极的离子流进行，现在的治疗一般着眼于抑制或阻止早期后除极的产生和传导，可通过增强外向复极 K^+，加强对内向 Na^+ 或 Ca^{2+} 的阻滞，或抑制早复极电流从起点向周围心肌的传导实现。

（1）K^+ 通道的激活：实验已证实早期后除极和 TdP 可被 K^+ 通道的开放所抑制，但临床尚未证实。似乎有效的短期治疗包括采用超速起搏、利多卡因或注射异丙肾上腺素以增强 K^+，但异丙肾上腺素注射对于先天性 LQTS 是禁忌。

（2）Na^+ 通道的阻断：TdP 可被具有 Na^+、K^+ 双重阻滞功能的 Ⅰ a 类药物诱发，但可被单纯 Na^+ 通道阻滞剂抑制。

（3）Ca^{2+} 通道的阻滞：在先天性 Ca^{2+} 依赖性和心动过缓依赖性 TdP 中，维拉帕米可抑制心室过早除极并减少早期后除极振幅。

（4）镁：静脉用镁是临床上一种抑制 TdP 的安全有效的方法。其作用可能是通过阻断 Ca^{2+} 或 Na^+ 电流来实现，与动作电位时程缩短无关。

（5）异丙肾上腺素注射：肾上腺素能刺激对先天性 LQTS 相关的 TdP 是禁忌的。但临床上，异丙肾上腺素注射对长间歇依赖性很强的 LQTS 经常是有效的。虽然小剂量可能增强早期后除极所需的除极电流，但大剂量可以增强外向 K^+ 电流，加快心率和复极，抑制早期后除极和 TdP。

（6）起搏：对先天性和后天性 LQTS 持续的超速电起搏是一种有效的治疗方法。可能因为加强了复极或阻止长的间歇，从而抑制早期后除极。

（7）肾上腺素能阻滞和交感神经节切除术：所有先天性 LQTS 可采用 β 受体阻滞剂治疗。有些权威专家认为高位左胸交感神经节切除术在单纯药物治疗失败的病例中可作为首选或辅助治疗。在心脏神经支配中占优势的左侧交感神经被认为是先天性 LQTS 的发病基础。在临床上，β 受体阻滞剂禁忌用于后天性 LQTS，因其可减慢心率。

（8）电复律器 – 除颤器的植入：伴有先天性 LQTS 的高危患者或不能去除诱因的后天性 LQTS 患者，可能需要埋植一个电复律器 – 除颤器。有复发性晕厥、有过心脏停搏而幸存或内科治疗无效的患者应被视为高危患者。

（三）加速性室性自主心律

加速性室性自主心律又称为加速性室性自搏心律、室性自主性心动过速、非阵发性室性心动过速或心室自律过速、加速性室性逸搏心律、心室自搏性心动过速、缓慢的室性心动过速等。

加速性室性自主心律是由于心室的异位节律点自律性增高而接近或略微超过窦性起搏点的自律性而暂时控制心室的一种心动过速。其频率大多为 60 ~ 130 次 / 分。室性异位起搏点周围不存在保护性的传入阻滞，因此会受到主导节律的影响。只有当异位起搏点自律性增高又无传出阻滞并超过窦性心律的频率时，心电图才显示室性自主心律，一旦窦性心律的频率增快且超过异位起搏点的自律性，即可激动心室而使这种心动过速被窦性心律取代。与折返性室速不同，加速性室性自主心律的心室搏动有逐渐"升温 – 冷却"的特征，不会突然发生或终止。由于其频率不快，与窦性心律接近，因此可与窦性心律竞争，出现心室夺获或室性融合波。

心电图特征：①宽大畸形的 QRS 波群连续出现 3 个或 3 个以上，频率为 60 ~ 130 次 / 分；②心动过速的持续时间较短，大多数患者的发作仅仅为 4 ~ 30 个心搏；③心动过速常常以舒张晚期的室性期前收缩或室性融合波开始，QRS 波群的前面无恒定的 P 波，部分 QRS 波群之后可见逆行性 P' 波，有时以室性融合波结束，并随之过渡到窦性心律；④室速可与窦性心律交替出现，可出现心室夺获或室性融合波（图 1–21）。

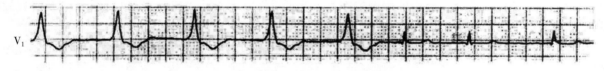

图 1–21 加速性室性自主心律

注 QRS 波群宽大畸形，心率 66 次 / 分，窦性激动夺获心室后，加速的室性心律被抑制。

加速性室性自主心律在临床上比较少见，绝大多数发生在器质性心脏病，如急性心肌梗死、心肌炎、洋地黄中毒或高钾血症等患者，偶见于正常人。在急性心肌梗死溶栓再灌注治疗时，若出现加速性室性自主心律，可视为治疗有效的指标之一。其发作时间短暂，多在 4 ~ 30 个室性心搏后消失，一般不会发展为心室颤动，也无明显血流动力学障碍，因此这类心律失常本身是良性的，预后较好，不需要治疗。主要针对原有的基础心脏病进行治疗。

（四）束支折返性室性心动过速

束支折返性室性心动过速是由左右束支作为折返环路的组成部分而构成的大折返性室性心动过速，其折返环由希氏束 – 浦肯野系统和心室肌等组成，具有明确的解剖学基础。其心动过速也表现为持续性单形性室性心动过速。自从 1980 年报道 1 例束支折返性心动过速以后，临床报道逐渐增多。一般仅见于器质性心脏病患者，最多见于中老年男性扩张型心肌病患者，也可见于缺血性心脏病、瓣膜病、肥厚型心肌病、Ebstein 畸形患者，此外也可见于希氏束 – 浦肯野系统传导异常，伴有或不伴有左心室功能异常的患者。其发生率约占室性心动过速的 6%，因此在临床上并不少见。

心电图上束支折返性室性心动过速发作时频率较快，一般在 200 次 / 分以上，为 170 ~ 250次/分；多呈完全性左束支传导阻滞图形，电轴正常或左偏，少数可呈右束支传导阻滞图形（图 1-22）；若出现束支阻滞，心动过速即终止。平时室速不发作时，一般均有房室传导功能障碍，如 PR 间期延长，呈一度房室传导阻滞；QRS 波群增宽，多呈类似左束支传导阻滞图形。

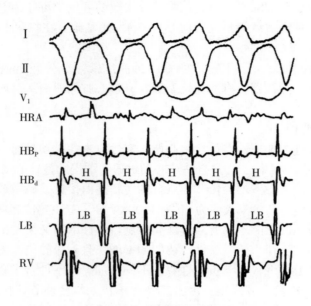

图 1-22　束支折返性室性心动过速

注　呈右束支阻滞型，束支折返性激动由右束支逆传，通过希氏束，然后经由左束支下传，希氏束电位（H）在左束支电位（LB）之前。

绝大多数束支折返性室性心动过速患者都有较严重的器质性心脏病，心功能常常有不同程度的恶化，因此一旦室速发作，患者常有明显的临床症状，如心悸、胸闷、胸痛、低血压、黑矇、晕厥，甚至发生心脏性猝死。体格检查主要是原发性心脏病的体征，束支折返性室性心动过速发作时，常出现心功能不全的体征。其确诊有赖于心内电生理检查。束支折返性室性心动过速发作时如不能得到及时有效的控制，常呈加速的趋势，易转化为心室扑动或心室颤动。

束支折返性室性心动过速的治疗手段与其他类型室速相类似，但是药物疗效不佳；而射频导管消融阻断右束支是根治左束支传导阻滞型室速的首选方法，成功率近 100%；极少数患者需安装 ICD。

（赵维龙）

第六节　窦性心动过速

一、概述

正常窦房结发放冲动的频率易受自主神经的影响，且取决于交感神经与迷走神经的相互作用，此外，还受其他许多因素的影响，包括缺氧、酸中毒、温度、机械张力和激素（如三碘甲状腺原氨酸）等。

窦性心律一般在 60 ～ 100 次 / 分，成人的窦性心律超过 100 次 / 分即为窦性心动过速，包括生理性窦性心动过速和不适当窦性心动过速。

生理性窦性心动过速是一种人体对适当的生理刺激或病理刺激的正常反应，是常见的窦性心动过速。

不适当窦性心动过速是指静息状态下窦性心律持续增快，或窦性心律的增快与生理、情绪、病理状态或药物作用水平无关或不相一致，是少见的一种非阵发性窦性心动过速。

生理性窦性心动过速与生理、情绪、病理状态或药物作用有关。健康人运动、情绪紧张和激动、体力活动、吸烟、饮酒、喝茶和咖啡以及感染、发热、贫血、失血、低血压、血容量不足、休克、缺氧、甲状腺功能亢进、呼吸功能不全、心力衰竭、心肌炎和心肌缺血等均可引起窦性心动过速。药物的应用，如儿茶酚胺类药物、阿托品、氨茶碱和甲状腺素制剂等也是引起窦性心动过速的原因。其发生机制通常认为是由于窦房结细胞舒张期 4 相除极加速引起了窦性心动过速。窦房结内起搏细胞的位置上移也可使发放冲动的频率增加。

不适当窦性心动过速见于健康人。其发生机制可能是窦房结本身的自律性增高，或者是自主神经对窦房结的调节失衡，表现为交感神经兴奋性增高，迷走神经张力减低。也见于导管射频消融治疗房室结折返性心动过速术后。

二、临床表现

生理性窦性心动过速时，频率通常逐渐加快，再逐渐减慢至正常，心率一般在 100 ~ 180 次 / 分，有时可高达 200 次 / 分。刺激迷走神经的操作如按摩颈动脉窦、Valsalva 动作等均可使窦性心动过速逐渐减慢，当增高的迷走神经张力减弱或消失时，心率可恢复到以前的水平。患者大多感觉心悸不适，其他症状取决于原发疾病。

不适当窦性心动过速患者绝大多数为女性，约占 90%。主要症状为心悸，也可有头晕、眩晕、先兆晕厥、胸痛、气短等不适表现。轻者可无症状，只是在体格检查时发现；重者活动能力受限制。

三、检查

（一）生理性窦性心动过速

表现为窦性 P 波，频率 > 100 次 / 分，PP 间期可有轻度变化，P 波形态正常，但振幅可变大或高尖。PR 间期一般固定。心率较快时，有时 P 波可重叠在前一心搏的 T 波上。

（二）不适当窦性心动过速

诊断有赖于有创性和无创性的检查。

（1）心动过速及其症状呈非阵发性。

（2）动态心电图提示患者出现持续性窦性心动过速，心率超过 100 次 / 分。

（3）P 波的形态和心内激动顺序与窦性心律时完全相同。

（4）排除继发性窦性心动过速的原因，如甲状腺功能亢进等。

四、诊断

根据临床表现及心电图检查即可做出诊断。本病需与房性阵发性心动过速进行鉴别，其鉴别主要靠心电图。

五、治疗

（一）生理性窦性心动过速

生理性窦性心动过速的治疗主要在于积极查找并去除诱因，治疗原发疾病，如戒烟、避免饮酒、勿饮用浓茶和咖啡；感染者应予以控制，发热者应退热，贫血者应纠治，血容量不足者应补液等。少数患者可短期服用镇静剂，必要时选用 β 受体阻滞剂、非二氢吡啶类钙通道阻滞剂等以减慢心率。

（二）不适当窦性心动过速

是否需要治疗主要取决于症状。药物治疗首选 β 受体阻滞剂，非二氢吡啶类钙通道阻滞剂也能奏效。对于症状明显、药物疗效不佳的顽固性不适当窦性心动过速患者，有报道采用导管射频消融改善窦房结功能取得了较好的效果。利用外科手术切除窦房结或闭塞窦房结动脉的方法进行治疗也有成功的个案报道。

（赵维龙）

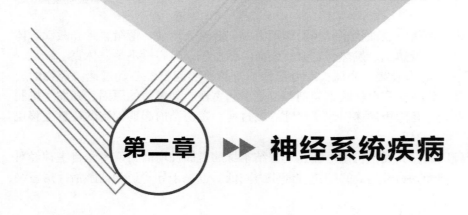

第二章 ▶▶ 神经系统疾病

第一节 短暂性脑缺血发作

一、概述

随着影像学的进展，对短暂性脑缺血发作（TIA）的认识已由关注其临床症状持续时间转变到关注其引起组织学损害过程。2009 年的定义为：脑、脊髓或视网膜局灶性缺血所致的、未伴发急性梗死的短暂性神经功能障碍。TIA 的诊断均是回忆性诊断。支持 TIA 诊断的临床特点有症状突然出现、发病时即出现最大神经功能缺损、符合血管分布的局灶性症状、发作时表现为神经功能缺损、可快速缓解。神经影像学检查有助于排除其他发作性疾病，而且神经影像学的发展，特别是弥散、灌注加权的 MRI，已经从根本上改变了对于 TIA 病理生理学的理解。治疗上目前常依据 ABCD2 评分来对 TIA 患者进行分层治疗。

传统"基于时间"的 TIA 概念起源于 20 世纪 50 年代，1956 年 Fisher 在第二次普林斯顿脑血管病会议上，认为 TIA 可以持续几小时，一般为 5 ~ 10 min；1964 年，Acheson 和 Hutchinson 支持使用 1 h 的时间界限；Marahel 建议使用 24 h 概念；1965 年，美国第四届脑血管病普林斯顿会议将 TIA 定义为"突然出现的局灶性或全脑神经功能障碍，持续时间不超过 24 h，且排除非血管源性原因"。美国国立卫生研究院（NIH）脑血管病分类于 1975 年采用了此定义。然而，随着现代影像学的进展，基于"时间和临床"的传统定义受到了诸多质疑。研究表明，大部分 TIA 患者的症状持续时间不超过 1 h。超过 1 h 的患者在 24 h 内可以恢复的概率很小，而且一些临床症状完全恢复的患者的影像学检查提示已经存在梗死。美国 TIA 工作组在 2002 年提出了新的 TIA 概念："由于局部脑或视网膜缺血引起的短暂性神经功能缺损发作，典型临床症状持续不超过 1 h，且在影像学上无急性脑梗死的证据"。2009 年 6 月，美国心脏病协会（AHA）/美国卒中协会（ASA）在 Stroke 杂志上发表指南，提出新的 TIA 定义：脑、脊髓或视网膜局灶性缺血所致的、未伴发急性梗死的短暂性神经功能障碍。在此定义下，症状持续的时间不再是关键，是否存在梗死才是 TIA 与脑卒中的区别所在。

纵观前后 3 次概念的修改，对 TIA 的认识已由关注其临床症状持续时间转变到关注其引起组织学损害过程。与 1965 年 TIA 的定义相比，2002 年的定义强调了症状持续时间多数在 1 h 内，并且增加了影像学是否有脑梗死的证据。2009 年最新的 TIA 定义则完全取消了对症状持续时间的限制，是否存在脑组织梗死是 TIA 和脑卒中的唯一区别，同时提示不论 TIA 的临床缺血过程持续多久，都有可能存在生物学终点。从 3 次定义的变化中不难看出，症状持续时间在诊断中的比重不断下降，从 24 h 到 1 h，直到现在笼统地描述为"短暂性神经功能缺损"；另外，积极提倡对 TIA 患者进行影像学检查以确认有无脑梗死并探讨其病因的重要性不断得到强化。

TIA 传统定义与新定义的区别见表 2-1。

表 2-1　TIA 传统定义与新定义比较

项目	传统定义	新定义
诊断依据	症状持续时间	是否有脑组织损伤
时间限定	症状持续时间是否超过了 24 h 或 1 h	无任何时间限定
预后评价	短暂缺血症状是良性的过程	短暂缺血症状可引起永久脑损伤
诊断途径	注重症状持续过程而非病理学证据	通过影像学手段评价脑损伤的程度及原因
干预	对急性脑缺血的干预比较消极	提倡对急性脑缺血的早期积极干预
病理界定	对缺血性脑损伤的界定模糊	更确切地反映是否存在缺血性脑组织损伤
TIA 与卒中的关系	与"心绞痛"和"心肌梗死"的关系不统一	与"心绞痛"和"心肌梗死"的关系一致

（一）病因和发病机制

目前短暂性脑缺血的病因和发病机制尚未完全明确。一般认为，TIA 病因和发病机制常分为 3 种类型：血流动力学型、微栓塞型和梗死型。

血流动力学型 TIA 是在动脉严重狭窄基础上血压波动导致的远端一过性脑供血不足引起的，血压低的时候发生 TIA，血压高的时候症状缓解，这种类型的 TIA 占很大一部分。

微栓塞型又分为心源性栓塞和动脉 - 动脉源性栓塞。动脉 - 动脉源性栓塞是由大动脉源性粥样硬化斑块破裂所致，斑块破裂后脱落的栓子会随血流移动，栓塞远端小动脉，如果栓塞后栓子很快发生自溶，即会出现一过性缺血发作。心源性栓塞型 TIA 的发病机制与心源性脑梗死相同，其发病基础主要是心脏来源的栓子进入脑动脉系统，引起血管阻塞，如栓子自溶，则形成心源性 TIA。微栓塞型与血流动力学 TIA 的临床鉴别要点，见表 2-2。

表 2-2　血流动力学型与微栓塞型 TIA 的临床鉴别要点

临床表现	血流动力学型	微栓塞型
发作频率	密集	稀疏
持续时间	短暂	较长
临床特点	刻板	多变

此外，随着神经影像技术的进展，国外有学者提出了梗死型 TIA 的概念，即临床表现为 TIA，但影像学上有脑梗死的证据。据此，将 TIA 分为 MRI 阳性 TIA 和 MRI 阴性 TIA，早期的磁共振弥散加权成像（DWI）检查发现，20% ~ 40% 临床上表现为 TIA 的患者存在梗死灶。对于这种情况到底应该怎样进行临床诊断，是脑梗死还是 TIA，目前尚不十分清楚，多数人接受了梗死型 TIA 这一概念。但根据 TIA 的新概念，只要出现梗死灶就不能诊断 TIA。

血管痉挛学说认为，在传统的观念中，血管痉挛学说是 TIA 的病因之一。但是目前没有资料支持血管痉挛学说。

（二）病理

有关 TIA 的病理研究较少，通常认为 TIA 不引起明显的病理损害。

二、临床表现

因为 TIA 是血管事件，所以其临床表现也符合血管分布区。前循环包括颈内动脉、大脑中动脉，大脑前动脉，以及血管分支。前循环 TIA 临床表现，见表 2-3。黑矇提示颈内动脉的分支眼动脉功能异常。感觉或运动功能障碍、伴有失语或失认，提示皮质受累。计算困难、左右混乱、书写困难，也提示皮质受累。相反，只有感觉或运动障碍，没有失语和失认时，提示皮质下小血管病。肢体抖动 TIA 是前循环 TIA 不常见的一种形式，是颈动脉闭塞性疾病和腔隙性梗死的先兆，被认为是前循环缺血的表现，表现为简单、不自主、粗大不规则的肢体摇摆动作或颤抖，可以只累及手臂，也可以累及手臂及腿，有时被误认为是抽搐。

表 2-3 前循环 TIA 的临床表现

动脉	穿支	症状
颈内动脉（ICA）	—	严重狭窄可以导致"肢体抖动型 TIA"和分水岭梗死（临床表现可有变异）± MCA 症状
大脑中动脉（MCA）	眼动脉	黑矇
	M$_1$：近端 MCA	左 M$_1$：完全性失语，右侧面部及上肢瘫痪重于下肢，右侧偏身感觉缺失，右侧同向性偏盲
		右 M$_1$：左侧忽略，左侧面部及上肢瘫痪重于下肢，左侧偏身感觉缺失，左侧同向性偏盲
	M$_2$ 上干分支	左 M$_2$ 上干：运动性失语，左侧面部及上肢瘫痪重于下肢
		右 M$_2$ 上干：左侧忽略，左侧面部及上肢瘫痪重于下肢
	M$_2$ 下干分支	左侧 M$_2$ 下干：感觉性失语，右侧偏身感觉缺失，轻微无力
		右侧 M$_2$ 下干：左侧偏身感觉缺失，轻微无力，对侧
大脑前动脉（ACA）	小血管病（腔隙性）	对侧偏瘫，下肢重于上肢和面部，失禁
	感觉运动综合征（丘脑内囊区域）	对侧运动和感觉缺失
	纯运动综合征（位置变异）	对侧偏瘫
	纯感觉综合征（位置变异）	对侧感觉缺失
	震颤性轻偏瘫综合征（位置变异）	对侧偏瘫，辨距困难（与无力不成比例）

后循环包括椎动脉、基底动脉、大脑后动脉，以及上述血管的分支。大约 20% 患者的大脑后动脉血流来自前循环。后循环 TIA 的临床表现，见表 2-4。脑神经症状、共济失调、头晕，以及交叉性症状（如一侧面部受累，对侧上肢和下肢受累）提示椎基底动脉疾病。

表 2-4 后循环 TIA 的临床表现

动脉	穿支	症状
椎动脉	延髓背外侧综合征（Wallenberg 综合征）	眩晕、恶心、呕吐、声音嘶哑、呃逆，同侧霍纳征，同侧辨距障碍，同侧面部痛觉和温度缺失，对侧上肢/下肢痛觉和温度觉缺失
大脑后动脉	皮质盲	对侧偏盲（伴有右侧同向性偏盲、失读，不伴有失写）
基底动脉	闭锁综合征（当基底动脉完全闭塞时）	症状多变，可包括最小意识状态、视幻觉、轴转运动障碍、交叉瘫、昏迷
小血管病（腔隙性）	Weber 综合征（中脑）	同侧动眼神经麻痹，对侧肢瘫
	Benedikt 综合征（中脑）	同侧动眼神经麻痹，对侧肢体震颤或辨距不良
	Claude 综合征（中脑）	同侧动眼神经麻痹，对侧无力，震颤和失认
	Millard-Gubler 综合征（脑桥）	同侧眼外展麻痹（展神经），同侧面肌瘫痪（面神经），对侧上肢和下肢瘫痪

既往所称的椎基底动脉供血不足（VBI）指后循环血流减少引起椎基底系统缺血或 TIA 引起的症状。通常，晕厥或眩晕症状不能归于 VBI。椎基底动脉供血不足很少仅出现 1 个症状或体征。VBI 也用于描述锁骨下动脉盗血综合征，由于在发出椎动脉前锁骨下动脉狭窄，导致椎动脉血流反流，引起缺血。椎基底动脉缺血和梗死最常见的原因是栓塞、动脉粥样硬化（尤其是起始部位）、小血管病（由于高血压）、椎动脉夹层（尤其是颅外段）。椎动脉在解剖上变异较大，可以只有 1 个，或者以 1 个为主。头部旋转引起的 1 个椎动脉闭塞的缺血症状，称为猎人弓综合征。

临床上易被误认为是 TIA 的症状如下。

（1）晕厥在美国急诊医师协会的临床策略中，被定义为一种临床综合征，表现为短暂的意识丧失和无法保持姿势紧张，无须通过药物治疗即可自行完全恢复。此定义与欧洲心脏病协会的定义类似，后者的定义为：一个短暂的自限性的意识丧失，通常导致跌倒。发病相对快速，随后的复苏是自发、完整和相对快速的。其基本机制是一个全脑的短暂性缺血。TIA 与之不同，其表现为脑或视网膜的缺血症状。一般来说，晕厥是短暂意识丧失，而无局灶性神经体征或症状，而 TIA 有短暂局灶性神经系统体征和症状，但通常没有意识丧失。需要指出的是，短暂脑缺血发作与晕厥不是 100% 互相排斥，在一项 242 例晕厥患者的研究中，有 5 例（2%）最后被诊断为 TIA。准确询问病史是必要的，缺少前驱症状（如轻度头晕、全身无力、意识丧失前有预判）以及出现脑干功能障碍，有助于 TIA 的诊断。

（2）头昏眼花、眩晕、平衡功能障碍（称为"头晕综合征"），在急诊中是常见的表现。头昏可以是脑干功能障碍的表现，但是不常见。有研究发现，头晕是唯一症状的患者中，只有 0.7% 的患者最终诊断为卒中或 TIA。因此，对于头晕患者，全面的神经科评估是必要的，包括步态的观察，确定有无共济失调。

（3）"跌倒发作"是旧名词，是一个突发事件，无预警地跌倒，可以伴有短暂的意识丧失。多数患者年龄较大，向前跌倒，膝盖和鼻部跌伤。"跌倒发作"原因不详，约 1/4 的患者是脑血管病或心脏的原因。

（4）短暂性全面遗忘症（TGA）偶尔会与 TIA 或卒中混淆。患者通常表现为在一段时间内的顺行性失忆，没有意识障碍或个性的改变。患者除了一再盘问周边的环境，在发作期间的其他行为是正常的。通常持续不到 24 h，但在发作后，对发作期间的记忆也无法恢复。发病机制包括颞叶癫痫、偏头痛、下丘脑缺血。最有力的证据似乎为单侧或双侧海马旁回的低灌注。

三、检查

（一）血液流变学检查
主要表现为全血黏度、血浆黏度、血细胞比容、纤维蛋白原及血小板聚集率等指标均增高。

（二）脑血管检查
如经颅多普勒检查、颈动脉 B 超检查、数字减影血管造影检查、MRA 检查等。

（三）颈椎检查
可选用颈椎 X 线摄片检查、颈椎 CT 扫描或颈椎 MRI 检查等。

（四）头颅 CT 扫描或 MRI 检查
观察颅内缺血情况，除外出血性疾病。

（五）心电图检查
主要是排除诊断。患者是否有房颤、频发期前收缩、陈旧心肌梗死、左室肥厚等。超声心动图检查是否存在心脏瓣膜病变，如风湿性瓣膜病、老年性瓣膜病。

四、诊断

TIA 的诊断多是回忆性诊断。症状持续时间越长，最后诊断为 TIA 的可能性越小。如症状持续几分钟时，在 24 h 内完全恢复从而诊断为 TIA 的可能性近 50%，但是当症状持续 2 h 以上，可能性只有 10%。

1. 支持 TIA 诊断的临床特点

（1）症状突然出现：通常患者或旁观者可以描述症状出现时他们在做什么，因为 TIA 发生时很少有患者会不确定症状何时开始。

（2）发病时即出现最大神经功能缺损：若患者症状为进展性或由身体的一部分扩散至其他部分，则更支持癫痫（若症状出现急骤，从几秒钟到 1 ~ 2 min）或偏头痛（若症状出现较缓慢，数分钟以上）

的诊断。

（3）符合血管分布的局灶性症状：脑循环的部分血供异常可以导致局灶性症状，而全面性神经功能障碍，如意识模糊（排除失语所致表达错误）、晕厥、全身麻木、双眼视物模糊及单纯的眩晕等症状很少见于 TIA 患者，除非伴有其他局灶性症状。

（4）发作时为神经功能缺损症状：典型的 TIA 常为"缺损"症状，即局灶性神经功能缺损，如单侧运动功能或感觉障碍，语言障碍或视野缺损。TIA 很少引起"阳性"症状，如刺痛感、肢体抽搐或视野中闪光感等。

（5）可快速缓解：大多数 TIA 症状在 60 min 内缓解，若症状超过 60 min 仍不缓解，则更可能为卒中。

TIA 是一个临床诊断，而脑影像学检查主要是用于排除卒中类似疾病。多种脑部疾病可以引起一过性神经系统症状，而这些疾病很难与 TIA 相区别。头颅 CT 可以有效地排除其中一些疾病，如硬膜下血肿和某些肿瘤等，而另外一些疾病，如多发性硬化、脑炎、缺氧性脑损伤等应用 MRI 可以更好地诊断。也有一些卒中类似疾病，如癫痫、代谢性脑病等无法通过脑影像学检查发现，需要通过病史与其他检查鉴别。

影像学技术的快速发展还对于理解 TIA 的病理生理过程贡献很大。现代 TIA 的神经影像评估目的是：①得到症状血管起源的直接（灌注不足或急性梗死）或间接（大血管狭窄）证据；②排除其他非血管起源；③确定基本血管机制（大血管粥样硬化、心源性栓塞、小血管腔隙），然后选择最佳治疗；④预后结果分类。

神经影像学的研究，特别是弥散灌注加权的 MRI，已经从根本上改变了对于 TIA 病理生理学的理解。在常规的临床实践中，MRI 可以明确病灶缺血而非其他导致患者缺陷的疾病过程，提高血管狭窄和 TIA 的诊断准确率，并且评估先前存在脑血管损伤的程度。因此，MRI 包括弥散序列，应该被考虑作为一种排查潜在 TIA 患者的优先诊断性检查，包括血管成像、心脏评估和实验室检查在内的其他检查方法应该参照急性卒中。

2. 鉴别诊断

TIA 主要与一些发作性的疾病相鉴别。

（1）部分性癫痫：特别是单纯部分发作，常表现为持续数秒至数分钟的肢体抽搐，从躯体的一处开始，并向周围扩展，多有脑电图异常，CT 或 MRI 检查可发现脑内局灶性病变。

（2）梅尼埃病：发作性眩晕、恶心、呕吐与椎基底动脉 TIA 相似，但每次发作持续时间往往超过 24 h，伴有耳鸣、耳阻塞感、听力减退等症状，除眼球震颤外，无其他神经系统定位体征。发病年龄多在 50 岁以下。

（3）心脏疾病：阿-斯综合征，严重心律失常，如室上性心动过速、室性心动过速、心房扑动、多源性室性期前收缩、病态窦房结综合征等，可因阵发性全脑供血不足出现头晕、晕倒和意识丧失，但常无神经系统局灶性症状和体征，心电图、超声心动图和 X 线检查常有异常发现。

（4）其他：颅内肿瘤、脓肿、慢性硬膜下血肿、脑内寄生虫等也可出现类似 TIA 发作症状，原发或继发性自主神经功能不全也可因血压或心律的急剧变化出现短暂性全脑供血不足，出现发作性意识障碍，应注意排除。

五、治疗

1. TIA 的早期治疗

在 TIA 发作后，应从最基本的治疗开始，恢复脑的供血不足，包括患者平卧位，不降压治疗，静脉补液等。在一项 69 例患者的试验中，利用 MRI 灌注影像学发现，1/3 存在灌注异常。改变头位的方法简单，但临床上常被忽视，利用 TCD 发现，头位从 30° 降到 0° 时，大脑中动脉血流速度可以增加 20%。在 TIA 急性期应慎重降压，因为此时脑的自动调节功能受损，脑的灌注，尤其是靠侧支循环代偿供血区域，直接依赖于全身血压。等渗液体的输入能保持足够的血容量。静脉补液时，需要注意患者的心脏功能，在没有已知的或可疑的心力衰竭时，可以先给予 500 mL 生理盐水，之后再以 100 ~ 150 mL/h 静脉滴注。

一旦确诊 TIA 后，应及时给予抗栓治疗。到目前为止，虽然缺乏随机对照试验证明在 TIA 的 24 ~ 48 h 给予抗栓治疗能够改善患者的预后，但由于缺血性卒中的研究较多，而二者的发病机制类似，因此把这些治疗方法外推至 TIA 是合理的。

但是，二者存在 2 个区别。首先，大的梗死发生脑出血的概率高，因此推测 TIA 患者的出血风险较少。其次，在早期，TIA 发生缺血性卒中的风险，较完全性卒中复发的风险要高，因此行介入治疗的效果可能更好。

不同的 TIA 患者发生卒中的风险不同，虽然缺乏足够的证据，但是考虑到资料有限，目前常依据不同评分系统来对 TIA 患者进行分层治疗。

1）《中国短暂性脑缺血发作专家共识》建议如下。

（1）积极评价危险分层、高危患者尽早收入院：有关预后的研究结果提示，TIA 患者的处理应越早越好。对于初发或频发的患者，症状持续时间 > 1 h，症状性颈内动脉狭窄 > 50%，明确有心脏来源的栓子（如心房颤动），已知的高凝状态，加利福尼亚评分或 ABCD 评分的高危患者，应尽早（48 h 内）收入院进一步评价、治疗。

（2）新发 TIA 应按"急症"处理：新近发生（48 h 内）的 TIA 预示短期内具有发生卒中的高度危险，应作为重要的急症处理。

（3）尽早完善各项相关检查：对于怀疑 TIA 患者首先应尽可能行磁共振弥散成像检查，明确是否为 TIA。TIA 患者应该通过快速急救通道（12 h 内）进行紧急评估和检查。如果头部 CT、心电图或颈动脉多普勒超声未在急诊完成，那么初始的评估应在 48 h 内完成。如果在急诊完成，且结果为阴性，可将全面评估的时间适当延长，以明确缺血发生的机制及随后的预防治疗。

2）《英国急性卒中和短暂性脑缺血发作的诊断与初始治疗指南》建议如下。

（1）对疑似 TIA 的患者（如 24 h 内就诊时无神经系统症状），应尽快采用已证实的评分系统，如 ABCD2 评分系统，确定再发卒中的风险。

（2）具有卒中高危风险的疑似 TIA（ABCD2 评分 ≥ 4 分）患者应：立即每天服用阿司匹林 300 mg；症状出现后 24 h 内行专科诊断和检查；一旦诊断明确，即行二级预防，包括寻找个体危险因素。

（3）尽管 ABCD2 评分 ≤ 3 分，频发 TIA（1 周内发作 2 次或更多）患者应按卒中高危险处理。

（4）具有卒中低危风险的疑似 TIA（ABCD2 评分 ≤ 3 分）患者应：立即每天服用阿司匹林 300 mg；尽快行专科诊断和检查，但应在症状发生后 1 周内；一旦诊断明确，即行二级预防，包括探讨个体风险因素。

（5）TIA 患者就诊来迟仍应该治疗（症状消失后 1 周以上），即使卒中风险很低。

3）AHA/ASA 指南建议如下。

如果患者在卒中发作 72 h 内并且有如下任何症状的患者建议入院：① ABCD2 评分 ≥ 3 分；② ABCD2 评分为 0 ~ 2 分，但不能确定诊断检查工作是否能在 2 d 之内完成的门诊患者；③ ABCD2 评分为 0 ~ 2 分，并且有其他证据提示患者卒中发作是由于局部病灶缺血造成的。

2. 二级预防

有关 TIA 后的治疗，见图 2-1。

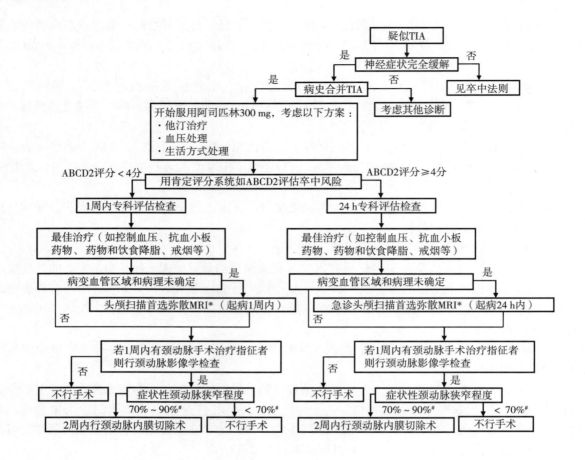

图 2-1 TIA 的治疗流程

注 * 如果是禁忌证，则选 CT 检查；# 根据欧洲颈动脉手术标准（ECST）。

（刘 佳）

第二节 脑梗死

一、概述

因脑动脉急性闭塞所致的脑组织坏死称为脑梗死。脑梗死不是一类同质性的疾病，因为导致脑梗死的疾病可以完全不相同，如心脏疾病、脑动脉自身疾病，以及血液系统疾病都可以导致脑梗死。因此，在脑梗死发生之前，心脏、脑动脉或血液系统已经有异常改变，尽早发现这些异常改变可更有效地采取预防卒中的措施。在急性脑梗死发生后，也要尽快采取相应检查进行病因学诊断，才能更好地进行急性期治疗和采取更适宜的二级预防措施。

（一）病因

1. 血管壁本身的病变

最常见的是动脉粥样硬化，且常伴有高血压、糖尿病、高脂血症等危险因素。其可导致各处脑动脉狭窄或闭塞性病变，但以大中型管径（≥500μm）的动脉受累为主，中国人的颅内动脉病变较颅外动脉病变更多见。其次为脑动脉壁炎症，如结核、梅毒、结缔组织病等。此外，先天性血管畸形、血管壁发育不良等也可引起脑梗死。动脉粥样硬化好发于大血管的分叉处和弯曲处，故脑血栓形成的好发部位为颈动脉的起始部和虹吸部、大脑中动脉起始部、椎动脉及基底动脉中下段等。当这些部位血管内膜上的斑块破裂后，血小板和纤维素等血液中有形成分随后黏附、聚集、沉积，形成血栓，而血栓脱落形成栓子，可阻塞远端动脉，导致脑梗死。脑动脉斑块也可造成管腔本身的明显狭窄或闭塞，引起灌注区域内的血液压力下降、血流速度减慢和血液黏度增加，进而产生局部脑区域供血减少或促进局部血栓形成，出现脑梗死症状。

2. 血液成分改变

真性红细胞增多症、高黏血症、高纤维蛋白原血症、血小板增多症、口服避孕药等均可致血栓形成。少数病例可有高水平的抗磷脂抗体、蛋白 C、蛋白 S 或抗血栓 III 缺乏伴发的高凝状态等。这些因素也可以造成脑动脉内的栓塞事件发生或原位脑动脉血栓形成。

3. 其他

药源性、外伤所致脑动脉夹层及极少数不明原因者。

（二）病理生理机制

1. 造成脑组织缺血损伤的血管壁及血管内病理

造成脑组织缺血损伤的血管壁及血管内病理改变包括动脉粥样硬化、小动脉玻璃样变（又称小动脉硬化）、其他原因的血管壁改变，以及血栓形成。颅外颈部动脉的粥样硬化好发于主动脉弓、颈内动脉起始处、椎动脉起始和锁骨下动脉起始处。颅内动脉粥样硬化好发于大脑中动脉、颈内动脉虹吸、椎动脉颅内段、基底动脉和大脑后动脉起始处。发出穿支的载体动脉的粥样斑块可堵塞穿支动脉。穿支动脉口也可发生微小粥样斑块，并会堵塞穿支动脉。高血压引起的脂质玻璃样变或纤维玻璃样变主要累及穿支动脉，造成中膜增生和纤维样物质沉积，致使原本很小的管腔更加狭窄。还可以有其他原因导致的血管壁改变，如外伤性或自发性血管壁撕裂引起的动脉夹层、动脉炎、肌纤维营养不良（内膜与中膜过度增生）、烟雾病（内膜层状增厚中层变薄）、感染等。

血栓形成发生在血管壁和血管内，损伤血管的表面可继发血栓形成，如上述提到的动脉粥样硬化性、动脉夹层、动脉炎、肌纤维营养不良、烟雾病、感染等所致的动脉病变处都可继发血栓形成；血管明显狭窄或收缩会继发血栓形成（极度狭窄处血流紊乱，可引起血流缓慢，尤其在系统性低灌注时，局部血流更加缓慢，更易导致血栓形成）；血管局部扩张也会导致血栓形成（局部扩张处血流缓慢）；凝血系统改变可继发血管内血栓形成（红细胞增多症、血小板增多症或全身高凝状态）。

动脉粥样硬化性血管损害是最常见的血管壁损害类型，其基本损害是大中型动脉内膜局部呈斑块状增厚，由于动脉内膜积聚的脂质外观呈黄色粥样，因此称为动脉粥样硬化。脑动脉粥样硬化的进展是一个动态的病理过程，从内中膜增厚、粥样斑块形成、血管重塑、斑块破裂、斑块表面或腔内血栓形成、斑块体积间断增加至最终形成重度狭窄。动脉粥样硬化斑块有稳定和易损斑块两种类型，易损斑块指的是将会变成"罪犯斑块"的斑块。颈动脉易损斑块的病理特点主要包括薄纤维冒大脂核、斑块表面溃疡、破裂、血栓形成、斑块内出血、炎症浸润等。管腔狭窄、大脂核，以及斑块内新生血管床形成可能是颅内动脉粥样易损斑块的病理特点。

2. 导致脑组织损伤的心脏病理

心脏的很多疾病都有导致脑栓塞的风险，临床上称为心源性栓塞或心源性卒中。心源性栓塞是来源于心脏的栓子或经过心脏异常分流的栓子随血流进入脑循环，阻塞脑动脉而导致梗死。这些可能已经存在的心脏疾病包括：①心律失常，特别是心房颤动和病态窦房结综合征；②心脏瓣膜疾病，特别是二尖瓣狭窄、人工心脏瓣膜、感染性心内膜炎和非细菌性心内膜炎；③心肌疾病或心内膜病，特别是心肌梗死、心内膜炎和扩张性心肌病；④心内病变，如黏液瘤、左心室室壁瘤、左心室附壁血栓；⑤右向左分流，特别是房间隔缺损和卵圆孔未闭，来源于深静脉的栓子可经此通道进入体循环，引起反常栓塞。

3. 导致脑组织缺血损伤的机制

导致脑组织缺血损伤的机制有栓塞及低灌注。栓塞可源于心脏（心源性）和动脉（动脉源性）。心脏的栓子脱落后，随血液循环进入脑动脉，栓塞了脑部的某一条或多条动脉，导致脑组织损伤。起源于大动脉的栓子，如主动脉弓、颅外颈部动脉、颅内大动脉的栓子，顺血流脱落到远端，堵塞脑部的一条或多条动脉，导致脑组织损伤。栓塞还可源于静脉系统，但静脉系统的血凝块常在心脏由右向左分流，例如房间隔缺损或卵圆孔未闭时才有可能入脑。由于栓塞而堵塞的脑动脉本身可以没有病变，如心源性栓塞堵塞了右侧大脑中动脉，导致大面积梗死，被栓塞的大脑中动脉本身没有病变。如颈内动脉或大脑中动脉粥样硬化斑块表面形成的血栓、斑块碎片、胆固醇结晶等脱落，堵塞了同侧大脑中动脉分支，导致该分支供血区梗死，被堵塞的这条大脑中动脉分支本身没有病变。还有一些比较少见的栓子，如空气、脂肪、肿瘤细胞等进入心脏然后栓塞到脑动脉。不同大小、性质和来源的栓子可堵塞不同动脉。源于心脏的大栓子可栓塞颅外大动脉，源于心脏或外周血管中形成的较小栓子，以及源于主动脉弓和颈动脉的较小栓子常栓塞颅内主干动脉和（或）其分支，如大脑中动脉、大脑前动脉、大脑后动脉、椎动脉和基底动脉。最常栓塞的动脉是大脑中动脉及其分支。源于颅内主干动脉，如大脑中动脉、椎动脉和基底动脉的较小栓子可栓塞其远端的分支动脉。更微小的栓子可栓塞小穿支动脉、眼动脉及视网膜动脉。

低灌注性脑缺血包括两种：一种是系统性低灌注，即全身灌注压下降，导致脑组织的血流减少，常见的原因为心脏泵衰竭（心肌梗死或严重心律失常）和低血压；另一种是颈部或颅内大动脉严重狭窄或闭塞后低灌注导致的脑缺血，动脉支配的交界区低灌注更明显，因此，低灌注梗死常发生在上述区域，称为分水岭梗死。

在动脉粥样硬化性狭窄导致脑梗死的发病机制中，斑块不稳定导致的动脉栓塞较单纯低灌注导致的梗死更常见。在一些发生在分水岭区的梗死灶还有可能是微小栓子栓塞与低灌注协同作用所致。

对于颈内动脉起始和椎动脉颅外段病变而言，斑块表面的血栓形成会加重狭窄程度，继而可能导致完全闭塞。颈动脉粥样硬化血栓形成性狭窄或闭塞有以下几个特点：①如果斑块碎片或血栓形成不脱落，而且 Willis 环侧支代偿良好的话，则不出现梗死灶；②如果斑块碎片或血栓形成不脱落，但 Willis 环侧支代偿不好，在血压下降等诱发血流灌注不足因素存在的情况下，可能会导致分水岭梗死；③如果斑块碎片或血栓形成，脱落至远端，则可能导致该动脉供血区域内各种梗死类型的发生，包括皮质、区域性梗死、分水岭区梗死或多发梗死。椎动脉病变梗死的发病机制类似颈内动脉颅外段。

对于颅内大动脉而言，如大脑中动脉，斑块表面形成的血栓会加重狭窄程度，继而可能导致完全闭塞。大脑中动脉粥样硬化血栓形成性狭窄或闭塞有以下几个特点：①如果斑块碎片或血栓不脱落，也没有堵塞穿支动脉，而且皮质软脑膜侧支代偿良好，供应穿支动脉区的新生侧支血管丰富，整个大脑中动脉供血区经历了长时间缺血耐受，因此，即使完全闭塞，在其供血区可以不出现梗死灶；②如果斑块碎片或血栓不脱落，也没有堵塞穿支动脉，但侧支代偿不够丰富，在血压下降等诱发血流灌注降低因素存在的情况下，可能会导致分水岭区梗死；③如果血栓形成堵塞穿支动脉口，则造成穿支动脉区梗死灶；④如果斑块碎片或血栓脱落到远端，则可能导致该动脉供血区域内各种梗死类型的发生，包括皮质、区域性梗死、分水岭区梗死或多发梗死。基底动脉病变梗死的发病机制类似大脑中动脉。

4. 脑组织缺血损伤的组织病理

（1）梗死灶病理改变：当局部脑组织血流下降时，受累脑组织能否存活取决于缺血的程度、持续时间和侧支循环的代偿能力。动物实验提供了以下脑缺血阈值：CBF 降至 $20 \, mL/(100 \, g \cdot min)$ 脑组织时脑电活动开始受到影响；降至 $10 \, mL/(100 \, g \cdot min)$ 脑组织以下时，细胞膜与细胞正常功能受到严重影响；降至 $5 \, mL/(100 \, g \cdot min)$ 脑组织以下时，神经元会在短时间内死亡。脑组织缺血后会发生一系列代谢改变，钾离子到细胞外，钙离子进入细胞内，并导致线粒体功能衰竭，缺氧导致的氧自由基生成可使细胞内或细胞膜中的脂肪酸发生过氧化。缺氧还会使葡萄糖发生无氧代谢，从而导致乳酸堆积而引起酸中毒，进一步损伤细胞的代谢功能。此外，缺血脑组织中兴奋性神经递质活性增高，加大细胞死亡风险。上述代谢改变引发恶性循环，最终使神经元损伤程度不断加重甚至死亡。当达到某一个阈值时，即使缺血脑组织得到富含氧气和葡萄糖的血液再灌注，缺血脑组织损伤也已不可逆。在某些情况下，缺血程度不足以引起神经元坏死，但有可能引起细胞凋亡。

某一动脉供血区血流量下降，发生脑缺血后，在供血区域内的不同部位缺血程度不同。血流量最低部位缺血损伤最严重，成为梗死核心。而在梗死核心的周围，由于侧支循环的存在和建立，血流量尽管已经降低到可能导致脑细胞膜电衰竭，但未达到神经元死亡的阈值，此区域称为"缺血半暗带"。

（2）影响缺血事件严重程度有以下因素：血管堵塞的速度、侧支代偿能力、责任动脉或被栓塞动脉内局部变化、血糖、血氧含量、全身灌注情况等。①如果血管闭塞（无论颅外还是颅内动脉）是逐渐缓慢形成的，则往往已建立丰富的侧支循环，接受其供血的脑组织可能不发生严重缺血。如果血管堵塞是突然的，尤其是颅内动脉突然堵塞，往往导致其供血区严重缺血。②Willis 环侧支代偿不足（先天发育不良或参与代偿的动脉有病变）、皮质软脑膜侧支建立不好，以及穿支小动脉代偿不足（侧支不足或小动脉玻璃样变）会影响缺血程度。③无论动脉壁（如动脉粥样硬化或动脉夹层）的血栓形成还是来自近心端（心源性或动脉源性）的血栓栓塞，都可能沿管腔向近端或远端进一步生长，尤其是血栓栓塞不会一直黏附于血管壁，血栓会溶解，如果顺血流继续脱落到远端，则造成更多血管床的缺血，进一步生长的血栓还有可能堵塞潜在的侧支部，加重缺血程度。管腔突然被堵塞还可能引起反应性血管痉挛，进一步加重狭窄程度。④高血糖会对缺血脑组织造成损伤，但低血糖也会增加脑细胞死亡的风险。⑤低氧血症可使脑损害加重。⑥全身灌注不足，如心力衰竭、低血容量，以及血黏度增高均可能降低脑血流量。

二、临床表现

从症候学角度出发，急性脑梗死可以导致运动障碍（如偏瘫）、语言功能障碍（包括各种类型的失语，以及构音障碍）、感觉异常、共济失调、头痛、眼动障碍、视物异常、眩晕、不自主运动、癫痫和意识障碍等。急性起病的上述症状需要警惕脑梗死的可能性。反复脑梗死或者慢性期患者可以出现痴呆、精神行为异常及步态异常等症状。

与其他非血管性疾病不同的是，脑梗死的临床表现多数符合血管分布区特点。以下分别从不同供血动脉梗死角度出发，以血管解剖综合征形式描述脑梗死的症状。

（一）大脑中动脉供血区梗死

1. 皮质支梗死

完全的皮质支闭塞典型表现为突发起病的偏侧面瘫及肢体瘫痪（上肢重、远端重）、偏身感觉障碍、优势半球可出现失语（混合型失语或者运动型失语）、格斯特曼综合征（左右失认、手指失认、失算和书写困难），非优势半球可出现视空间障碍。此外，可以出现对侧偏盲、象限盲或者凝视障碍等。根据受累分支不同，上述症状可以单独或合并出现。

2. 豆纹动脉梗死

豆纹动脉梗死也称深穿支动脉梗死，豆纹动脉主要的供血区域包括内囊前肢的上半部、整个内囊和放射冠的上半部、外囊、豆状核，以及尾状核头和体的上半部分。因此，相应的穿支闭塞可以导致以下腔隙综合征的表现，如纯运动偏瘫、偏身感觉运动障碍、构音障碍 – 手笨拙综合征、构音障碍 – 面瘫综合征，少见的还有失语、偏侧忽视，以及结构性失用等，后者有时与皮质支梗死不好鉴别，一般来说，出现这些症状往往提示病灶范围较大。如果病变位于尾状核，还可以出现舞蹈症等不自主运动。

（二）大脑前动脉供血区梗死

肢体瘫痪是 ACA 梗死最常见的症状，下肢突出，上肢症状相对轻，一般不出现面瘫。如果 ACA 的分支 Heubner 动脉梗死累及尾状核头、壳核，以及内囊前部时，临床症状也可以面瘫和上肢瘫痪突出，不同于常见的 ACA 梗死。还可出现偏身感觉异常，皮质分支受累可以表现出额叶的部分症状，如无动性缄默症、精神行为异常、遗忘、病理性抓握现象及言语障碍等，后者临床上因为无肢体瘫痪等症状，急性起病时常需要与脑炎等其他疾病鉴别。此外，ACA 梗死可以累及旁中央小叶，从而导致尿失禁或尿潴留。

（三）脉络膜前动脉梗死

起源及解剖走行和供血区域变异较大，常见供血区域包括视束、视放射、外侧膝状体、内囊后肢的后 2/3、苍白球，以及大脑脚的中 1/3 部分。另外也供应侧脑室后角旁的放射冠区域。经典的临床症状三联征包括偏瘫、偏身感觉障碍和同向偏盲，但是多数患者仅表现为上述症状的一部分，临床并无特异性，以不伴失语、意识改变等与 MCA 梗死鉴别。尽管不多见，有时还可以表现皮质受累的症状。多数脉络膜前动脉梗死临床仅表现单一的腔隙综合征。少见的症状包括偏瘫、对侧的上睑下垂、眼球上下视障碍等（累及中脑）。

（四）大脑后动脉及分支梗死

临床症状依赖于大脑后动脉（PCA）闭塞部位。PCA 起始部闭塞可以累及中脑、颞顶枕叶及丘脑，临床表现为不同程度的意识改变、不自主运动、动眼神经麻痹、对侧偏瘫、偏身感觉障碍和偏盲，后者如果单独出现似 MCA 梗死，临床需要鉴别。PCA 后交通动脉发出后远端闭塞时，临床常无偏瘫出现（因中脑未受累），以此与近端病变相鉴别。大脑后动脉远端闭塞累及皮质时最常见的症状是对侧视野缺损，多为同向偏盲，也可为象限盲，症状轻重取决于梗死范围，因黄斑区保留，故视力常不受累。双侧 PCA 梗死临床少见，表现为双侧颞枕叶症状，如皮质盲、言语障碍或认知行为异常等。

丘脑梗死临床常见，血供主要来源于 PCA。外侧丘脑梗死最常见（丘脑膝状体动脉梗死），临床常表现为：单纯对侧偏身感觉障碍，症状较轻；偏身感觉（包括深感觉）及运动障碍；症状广泛时可以同时出现异常运动，如舞蹈－手足徐动症及共济失调（累及锥体外系及小脑束），但是认知和行为能力相对保留。丘脑旁中央梗死（丘脑穿动脉供血）临床表现急性起病的意识障碍、精神异常及眼球垂直凝视障碍。脉络膜后动脉梗死常见的症状是累及外侧膝状体所致的视野缺损。

（五）椎基底动脉及其分支梗死

后循环梗死特征性的临床症状包括眼球垂直运动障碍、复视、脑神经症状及交叉瘫等。急性椎基底动脉闭塞可表现为意识障碍、四肢瘫痪、共济失调、高热及眩晕、呕吐等，临床出现上述症状时要高度警惕危及生命的后循环梗死可能。

1. 基底动脉穿支闭塞

基底动脉穿支闭塞可以出现中脑或脑桥梗死，中脑旁中央动脉梗死临床常出现动眼神经麻痹或者眼球垂直运动障碍，可表现以下综合征：① Weber 综合征，表现为同侧动眼神经麻痹和对侧肢体的偏瘫；② Claude 综合征，表现为同侧动眼神经麻痹和对侧小脑症状；③ Benedikt 综合征，表现为同侧动眼神经麻痹和对侧不自主运动（震颤或者舞蹈症）。脑桥旁中央梗死常累及皮质脊髓束、皮质－脑桥－小脑束，以及皮质－核束，临床表现包括构音障碍－手笨拙综合征、纯运动偏瘫、共济失调性偏瘫、凝视障碍（双眼凝视向偏瘫侧）等。

脑桥梗死可出现以下综合征：① Millard-Gubler 综合征，表现为同侧外展和面神经瘫痪，对侧偏瘫；② Foville 综合征，表现为同侧凝视麻痹、周围性面瘫和对侧偏瘫。针尖样瞳孔是脑桥病变特征性的体征。

2. 基底动脉尖端综合征

1980 年 Caplan 报道，基底动脉末端分出双侧小脑上动脉和大脑后动脉。基底动脉尖端综合征临床症状与累及部位（包括中脑、小脑上部、丘脑、颞叶内侧及枕叶）有关，可表现为眼球垂直运动障碍及瞳孔异常、动眼神经麻痹、核间性眼肌麻痹、意识水平下降、病变对侧偏盲或者皮质盲，以及严重的记忆障碍。临床上急性出现上述部分症状时，需要高度警惕基底动脉尖端综合征的可能性，及时诊断有利于及时治疗。

3. 小脑及其供血动脉梗死

小脑上动脉梗死常同时合并脑干受累，常见症状包括同侧辨距不良、同侧霍纳征、对侧偏身痛温觉减退及对侧滑车神经麻痹；小脑前下动脉供应脑桥背侧、小脑和小脑中脚等，其发生梗死时可表现为眩晕、呕吐、耳鸣和构音障碍，查体可发现同侧面瘫、听力减退、三叉神经感觉障碍、霍纳征、辨距不良和对侧躯干肢体痛温觉减退。小脑后下动脉闭塞综合征也称延髓背外侧综合征，临床最常见表现为眩晕、呕吐和眼球震颤（前庭神经核）、交叉性感觉障碍（三叉神经脊束核及交叉过来的脊髓丘脑束）、同侧霍纳征（下行的交感神经纤维受累）、饮水呛咳、吞咽困难和声音嘶哑（疑核）、同侧小脑性共济失调，但是临床常见的多为不全延髓背外侧综合征，因为小脑后下动脉解剖变异很多。

三、检查

（一）一般检查

血小板聚集率、凝血功能、血糖、血脂水平、肝肾功能等；心电图，胸部 X 线摄片。这些检查有助于明确患者的基本病情，部分检查结果还有助于病因的判断。

（二）特殊检查

主要包括脑结构影像评估、脑血管影像评估、脑灌注及功能检查等。

1. 脑结构影像检查

（1）头颅 CT：是最方便和常用的脑结构影像检查。在超早期阶段（发病 6 h 内），CT 可以发现一些细微的早期缺血改变，如大脑中动脉高密度征、皮质边缘（尤其是岛叶）以及豆状核区灰白质分界不明确和脑沟消失等。但是 CT 对超早期缺血性病变和皮质或皮质下小的梗死灶不敏感，尤其后颅窝的脑干和小脑梗死更难检出。大多数病例在发病 24 h 后 CT 可显示均匀片状的低密度梗死灶，但在发病 2～3 周内，由于病灶水肿消失，导致病灶与周围正常组织密度相当的"模糊效应"，CT 难以分辨梗死病灶。

（2）头颅 MRI：标准的 MRI 序列（T_1、T_2 和 FLATR 相）可清晰显示缺血性梗死、脑干和小脑梗死、静脉窦血栓形成等，但对发病几小时内的脑梗死不敏感。弥散加权成像（DWI）可以早期（发病 2 h 内）显示缺血组织的大小、部位，甚至可显示皮质下、脑干和小脑的小梗死灶。结合表观弥散系数（ADC），DWI 对早期梗死的诊断敏感性达到 88%～100%，特异性达到 95%～100%。

2. 脑血管影像学

（1）颈部血管超声和经颅多普勒（TCD）：目前脑血管超声检查为最常用的检测颅内外血管狭窄或闭塞、动脉粥样硬化斑块的无创手段，也可用于手术中微栓子的检测。目前颈动脉超声对颅外颈动脉狭窄的敏感度可达 80% 以上，特异度可超过 90%，而 TCD 对颅内动脉狭窄的敏感度也可达 70% 以上，特异度可超过 90%。但由于血管超声技术操作者主观性影响较大，且其准确性在总体上仍不及 MRA/CTA 及 DSA 等有创检查方法，因而目前的推荐意见认为脑血管超声检查（颈部血管超声和 TCD）可作为首选的脑血管病变筛查手段，但不宜将其结果作为血管干预治疗前的脑血管病变程度的唯一判定方法。

（2）磁共振血管成像（MRA）和计算机成像血管造影（CTA）：MRA 和 CTA 是对人体创伤较小的血管成像技术，其对人体有创的主要原因系均需要使用对比剂，CTA 尚有一定剂量的放射线。二者对脑血管病变的敏感度及特异度均较脑血管超声更高，因而可作为脑血管评估的可靠检查手段。

（3）数字减影血管造影（DSA）：脑动脉的 DSA 是评价颅内外动脉血管病变最准确的诊断手段，也是脑血管病变程度的金标准，因而其往往也是血管内干预前反映脑血管病变最可靠的依据。DSA 属于有创性检查，通常其致残及致死率不超过 1%。

3. 脑灌注检查和脑功能评定

（1）脑灌注检查的目的在于评估脑动脉血流在不同脑区域的分布情况，发病早期快速完成的灌注影像检查可区分核心梗死区和缺血半暗带区域，从而有助于选择再灌注治疗的合适病例，此外，其还有评估神经保护剂疗效、手术干预前评估等作用。目前临床上较常用的脑灌注检查方法有多模式 MRI/PWI、多模式 CT/CTP、SPECT 和 PET 等。

（2）脑功能评定：主要包括功能磁共振、脑电图等，以及对认知功能及情感状态等特殊脑功能的检查方法。

四、诊断

脑梗死的诊断主要依据临床表现和影像检查两方面。急性起病，迅速达高峰的局灶性神经功能缺损，后者符合血管分布特征，头部 CT 或 MRI（特别是 DWI）未见出血改变，或者出现典型的低密度责任病灶，除外其他疾病，基本可以诊断。头部磁共振 + 弥散加权成像（DWI）对于早期脑梗死的诊断具有特异性，即 DWI 显示病灶处高信号，相应的表观弥散系数（ADC）值减低的影像特征。因此，临床表现不典型，或疑诊后循环脑梗死时及时的 DWI 成像检查非常必要。

需要分析梗死灶类型及关注受累血管分布，并最终做出脑梗死的病因诊断。梗死灶类型：皮质梗死或区域性梗死、分水岭梗死和穿支动脉区梗死。梗死灶还应区分为单一或多发梗死。头部 CT 对皮质微小梗死灶，以及某些内分水岭区梗死灶不敏感，因此，头部 CT 仅发现穿支动脉区梗死灶，未必表示其他部位没有梗死灶，因为梗死灶类型和分布对于造成梗死灶的源头及最终的病因诊断很重要，需关注受累血管分布是否仅限于前循环、仅限于后循环或前后循环均累及。受累血管分布不同也往往有提示病变源头的价值。

　　脑梗死不是一种病，而是由多种疾病导致的综合征，因此，对于每一例脑梗死患者，都应尽可能找到导致卒中的病因。

五、治疗

（一）急性期的治疗

1. 一般治疗

　　卒中一般支持治疗的主要目的是尽量维持患者的内环境稳定，为卒中的特异性治疗和卒中康复创造条件。卒中的所有早期治疗可以在卒中单元中进行。目前认为，它是组织化卒中管理较好的形式。常规的一般治疗包括纠正低氧血症、及时处理心脏病变、积极控制感染和体温升高（> 38℃给予降温）、重视营养支持等。

　　卒中早期的高血压处理仍没有定论，普遍认为急骤降压有可能加重卒中。作为溶栓前准备，应使收缩压 < 180 mmHg、舒张压 < 100 mmHg。血压持续升高，收缩压 ≥ 200 mmHg 或舒张压 ≥ 110 mmHg，或伴有严重心功能不全、主动脉夹层、高血压脑病，可予以谨慎降压治疗，并严密观察血压变化，必要时可静脉使用短效药物，如拉贝洛尔、尼卡地平等。

　　约40%的患者存在脑卒中后高血糖，预后不良。在血糖 > 11.1 mmol/L 时给予胰岛素治疗。低血糖可直接导致脑缺血损伤和水肿加重，同样对预后不利。因此，血糖 < 2.8 mmol/L 时给予 10% ~ 20% 葡萄糖口服或注射治疗。

2. 溶栓治疗

　　从 1995 年美国 NINDS 实验开始，到 2008 年欧洲的 ECASS Ⅲ 研究，国际上多项随机、双盲、对照研究证实了超早期 t-PA 静脉溶栓治疗（0.9 mg/kg，最大剂量 90 mg，其中 10% 在最初 1 min 内静脉推注，其余持续滴注 1 h）的有效性，时间窗由 3 h 延长到了 4.5 h。我国"九五"攻关课题"急性缺血性脑卒中 6 h 内的尿激酶静脉溶栓治疗"证实了尿激酶（100 万 ~ 150 万 U，溶于生理盐水 100 ~ 200 mL，持续静脉滴注 30 min）的治疗作用，并已在国内广泛应用。在有条件的医院，介入动脉溶栓可以将 t-PA 的溶栓时间延长到 6 h，尽管这还需要更大规模的临床研究来验证。溶栓治疗的主要风险是颅内出血，约占 6%。溶栓适应证的严格把握有助于减少这一并发症。

3. 抗血小板治疗

　　多项大样本研究证实，脑卒中后 48 h 内口服阿司匹林（150 ~ 300 mg/d）的疗效。阿司匹林能显著降低随访期末的病死率或残疾率，减少复发，但会轻度增加症状性颅内出血的风险。对不能耐受阿司匹林者，可考虑选用氯吡格雷等抗血小板治疗。

4. 恶性大面积脑梗死的减压治疗

　　严重脑水肿和颅内压增高是急性重症脑梗死的常见并发症。对于发病 48 h 内、60 岁以下的恶性大脑中动脉梗死伴严重颅内压增高，外科减压术可以降低病死率和致残程度。对压迫脑干的大面积小脑梗死患者也可考虑积极外科干预。

5. 其他治疗

　　多项研究发现，抗凝治疗不能降低卒中病死率和致残率，但对于严重偏瘫的患者，抗凝治疗可以用于防治下肢静脉血栓形成和肺栓塞。有关降纤、扩容、神经保护、中医药的卒中治疗研究正在进行，但目前还没有足够的证据广泛应用于临床。

（二）卒中的二级预防

　　卒中的二级预防即卒中复发的预防，应该从急性期就开始实施。卒中二级预防的关键在于对卒中病因的诊断及危险因素的认识，针对不同病因，对不同复发风险的患者进行分层，制订出具有针对性的个体化治疗方案。

1. 危险因素控制

　　主要包括以下几项。①对于高血压患者，在参考高龄、基础血压、平时用药、可耐受性的情况下，降压目标一般应该达到 ≤ 140/90 mmHg，理想应达到 ≤ 130/80 mmHg；②糖尿病血糖控制的靶目标为糖化血红蛋白（HbA1c）＜6.5%，但对于高危2型糖尿病患者要注意血糖不能降得过低，以免增加病死率；③胆固醇水平升高或动脉粥样硬化性患者，应使用他汀类药物，目标低密度脂蛋白胆固醇（LDL-C）水平降至2.07 mmol/L（80 mg/dL）以下或使LDL-C下降幅度达到30%～40%；④戒烟、限酒、增加体育活动、改良生活方式。

2. 大动脉粥样硬化患者的非药物治疗

这种卒中是复发率最高的分型。尽管高危因素的药物控制可以降低该类卒中的复发，但是部分内科治疗无效的患者需要考虑介入或者外科干预治疗。主要包括：①症状性颈动脉狭窄70%～99%的患者，可考虑颈动脉内膜剥脱术（CEA），术后继续抗血小板治疗；②对于无条件做CEA时、有CEA禁忌或手术不能到达、CEA后早期再狭窄、放疗后狭窄可考虑行颈动脉支架置入术（CAS）。CAS术前给予氯吡格雷和阿司匹林联用，持续至术后至少1个月。

3. 心源性栓塞的抗栓治疗

心源性栓塞所致卒中的二级预防基础是抗凝，从传统的口服华法林到凝血酶抑制药，依从性好的患者可以将卒中复发的概率降低2/3。华法林的目标剂量是维持INR在2.0～3.0，而凝血酶抑制药则可以不必检查INR。对于不能接受抗凝治疗的患者，可以使用抗血小板治疗。

4. 非心源性卒中的抗栓治疗

大多数情况均给予抗血小板药物进行二级预防。药物的选择以单药治疗为主，氯吡格雷（75 mg/d）、阿司匹林（50～325 mg/d）都可以作为首选药物；有证据表明氯吡格雷优于阿司匹林，尤其对于高危患者获益更显著，但是会大幅度增加治疗花费。长期应用双重抗血小板药物（＞3个月），可能会增加出血风险，但对于有急性冠状动脉疾病（如不稳定型心绞痛，无Q波心肌梗死）或近期有支架成形术的患者，可以联合应用氯吡格雷和阿司匹林。

5. 其他特殊情况

一些卒中具有非常见的病因，此类患者需要根据具体病因学进行处理。动脉夹层患者发生缺血性卒中后，可以选择抗凝治疗或抗血小板治疗。常用抗凝治疗的方法为：静脉肝素，维持活化部分凝血酶时间（APTT）50～70 s或低分子肝素治疗；随后改为口服华法林抗凝治疗（INR 2.0～3.0），通常使用3～6个月。药物规范治疗后仍有复发的患者可以考虑血管内治疗或者外科手术治疗。

不明原因的缺血性卒中或TIA合并卵圆孔未闭的患者，多使用抗血小板治疗。如果合并存在下肢静脉血栓形成、房间隔瘤或者存在抗凝治疗的其他指征，如心房颤动、高凝状态，可以采用华法林治疗（目标INR 2.0～3.0）。

伴有高同型半胱氨酸血症（空腹血浆水平≥16 μmol/L）的卒中患者，每天给予维生素B$_6$、维生素B$_{12}$和叶酸口服，可以降低同型半胱氨酸水平。尽管降低同型半胱氨酸水平在卒中一级预防中的证据较充分，其是否可以降低卒中复发仍需进一步研究。

（三）康复

原则上在卒中稳定后48 h就可以由专业康复医师进行。有条件的医院可以在脑卒中早期阶段应用运动再学习方案来促进脑卒中运动功能恢复。亚急性期或者慢性期的卒中患者可以使用强制性运动疗法（CIMT）。减重步行训练可以用于脑卒中3个月后轻到中度步行障碍的患者。卒中后进行有效的康复能够减轻功能上的残疾，是脑卒中组织化管理中不可或缺的关键环节。

（刘　佳）

第三节　脑出血

一、概述

近年来我国脑卒中的发病人数不断增加，根据1991～2000年世界卫生组织中国多省市心血管病趋势及决定因素的人群监测（MONICA）方案对我国15组人群（每组包括10万人口）脑卒中事件的监测，脑出血年发病率由 20 世纪 90 年代初期的 98.5/10 万逐渐上升至 2000 年的 138.2/10 万，排除年龄增长因素，结果也十分惊人。

中国人出血性脑卒中的比例远高于欧美人群，据"九五"研究结果，中国人出血性脑卒中约占全部卒中的 32.9%，而在欧美人群中仅占 10% ~ 15%，其中自发性脑出血（SICH）是最为常见的出血性脑卒中类型，占出血性脑卒中总数的 70% ~ 80%，而且随着年龄的增长，发病率不断增高，与长期高血压及高龄患者脑血管淀粉样变有关。其中约 50% 为深部出血，35% 为脑叶出血，10% 为小脑内出血，6% 为脑干出血。

脑出血对社会生产力破坏极大，严重威胁人群的健康。其中自发性脑出血预后甚差，发病 30 d 内的病死率为 35% ~ 52%，且 50% 的死亡发生在发病 48 h 内。据美国对 67 000 例脑内出血患者的调查结果表明，发病 6 个月后仅 20% 的患者具有独立的生活能力。

（一）病因和发病机制

脑内出血的原因较多，最常见的是高血压，其他病因包括脑动脉粥样硬化、血液病（白血病、再生障碍性贫血、血小板减少性紫癜、血友病、红细胞增多症和镰状细胞病等），以及动脉瘤、动静脉畸形、Moyamoya 病、脑动脉炎、硬膜静脉窦血栓形成、夹层动脉瘤、脑梗死继发脑出血、抗凝或溶栓治疗等。脑淀粉样血管病是脑出血的罕见原因，本病在老年患者（平均年龄 70 岁）最常见，典型病例为多灶性脑叶出血。偶见原发性或转移性脑肿瘤性出血。伴发出血的肿瘤包括多形性胶质母细胞瘤、黑色素瘤、绒毛膜癌、肾细胞癌及支气管源性癌等。

长期慢性高血压会使脑血管发生一系列如下的病理变化。

1. 脑内小动脉玻璃样变、纤维素样坏死和动脉瘤形成

脑动脉的外膜和中膜在结构上较其他脏器血管的结构要薄弱，在长期血压逐渐升高的患者中，脑内小动脉可发生玻璃样变和纤维素样坏死，这些病变使脑动脉管壁内发育完好的内膜受到损伤，高血压可促使这种被损伤的小动脉内膜破裂，形成夹层动脉瘤，动脉瘤破裂即可引起出血。在慢性高血压时，小动脉上还可间断地发生直径约 1 mm 的微动脉瘤，这种动脉瘤是经薄弱的中层膨出的内膜。当血压骤然升高，微动脉瘤或纤维素样坏死的细小动脉直接破裂，引起出血性脑卒中。

2. 脑内小动脉痉挛

在高血压过程中，若平均动脉压迅速增高，可引起血管自动调节过强或不足，当血压超过自动调节上限且持续时间较长时，可导致弥散性血管痉挛，使进入微循环的血流量减少，引起毛细血管和神经元缺血，可使液体漏至细胞外间隙，发生脑水肿，同时毛细血管由于缺血、缺氧可导致破裂，发生点状出血，若病变广泛或呈多灶性，则可引起大片脑内出血。

（二）病理

1. 血肿扩大

血肿体积增大超过首次 CT 血肿体积的 33% 或 20 mL 为血肿扩大。血肿扩大是脑内出血病情进行性恶化的首要原因。血肿扩大的机制尚不明确，目前的观点是血肿扩大是由于血管已破裂部位的持续出血或再次出血，但有证据表明，血肿扩大可以是出血灶周围坏死和水肿组织内的继发性出血。这一观点与外形不规则的血肿更容易扩大的现象吻合，因为血肿形状不规则提示多根血管的活动性出血。

2. 血肿周围脑组织损伤

脑出血后血肿周围脑组织内存在复杂的病理生理变化过程，可引起血肿周围脑组织损伤和水肿形成。

（1）血肿周围脑组织缺血。脑出血后血肿周围脑组织局部血流量下降的原因有：①血肿直接压迫周围脑组织使血管床缩小；②血肿占位效应激活脑血流 – 容积自我调节系统，局部血流量下降；③血肿或血肿周围组织释放的血管活性物质引起血管痉挛等。该区域内的病理改变在一定时间内是可逆性的，如果能在此时间窗内给予适当的治疗措施，可使受损组织恢复功能，因此该区域称为血肿周边半影区或半暗带。

（2）血肿周围脑组织水肿：主要有间质性和细胞性两种。其产生原因分别为缺血性、渗透性、代谢

性和神经内分泌性。

缺血性水肿与机械压迫和血管活性物质异常升高有关。

血肿形成后很快开始溶解，血浆中的各种蛋白质、细胞膜性成分降解物，即由细胞内逸出的各种大分子物质，可经组织间隙向脑组织渗透，引起细胞外间隙的胶体渗透压升高，造成渗透性水肿。

血肿溶解可以释放细胞毒性物质，引起细胞代谢紊乱，最终导致细胞死亡或细胞水肿，主要有血红蛋白、自由基、蛋白酶等。蛋白酶中以凝血酶和基质金属蛋白酶（MMPs）最重要。凝血酶可诱发脑水肿形成，凝血酶抑制剂则可阻止凝血酶诱发脑水肿形成。脑内出血后 MMPs 活性增高，血管基质破坏增加，血脑屏障完整性破坏，通透性增加，引起血管源性水肿，使用 MMPs 抑制剂可减轻水肿。

高血压性脑内出血后血管升压素与心房利钠肽的水平失衡及由此产生的脑细胞体积调节障碍，也可能引起细胞或组织水肿。

（3）颅内压增高：脑内出血后因血肿的占位效应使颅内压增高，而且由于血肿压迫周围组织及血液中血管活性物质的释放引起的继发性脑缺血、脑水肿，可进一步使颅内压升高。

（三）病理改变

新鲜的脑出血标本可见出血侧半球肿胀、体积增大、脑回变宽、脑沟变浅。中线结构向病灶对侧移位，颅内压增高，病灶侧脑组织可疝出至大脑镰下或疝入小脑幕切迹。切面可见出血灶和病灶周围脑组织水肿、软化。镜下可分 3 期。

1. 出血期

可见大片新鲜的红细胞。出血灶边缘脑组织坏死、软化，神经细胞消失或呈局部缺血改变，常有多核细胞浸润。

2. 吸收期

出血后 24 ~ 36 h 即可出现胶质细胞增生，小胶质细胞及来自血管外膜的细胞形成格子细胞，少数格子细胞含有含铁血黄素。星形胶质细胞增生及肥胖变性。

3. 修复期

血液及坏死组织逐渐被清除，组织缺损部分由胶质细胞、胶质纤维及胶原纤维代替。

出血量小的可完全修复，出血量大的形成囊腔。血红蛋白代谢产物高铁血红蛋白长久残存于瘢痕组织中，呈现棕黄色。

二、临床表现

脑出血好发于 50 ~ 70 岁，男性略多见，多在冬、春季发病。患者多有原发性高血压史，在情绪激动或活动时易发生，发病前多无预兆，少数可有头痛、头晕、肢体麻木等前驱症状。临床症状常在数分钟到数小时内达到高峰，临床特点可因出血部位及出血量不同而各异。

（一）基底核内囊区出血

基底核内囊区是高血压颅内出血最常见的部位，约占全部脑内出血的 60%，该区域由众多动脉供血。

1. 前部型

前部型占 12% 左右，由 Heubner 返动脉供血（包括尾状核），主要累及尾状核头和（或）体（均称为尾状核出血），易破入侧脑室前角，严重者可同时累及第三、第四脑室，血肿可向后外侧延伸，损伤内囊前肢与壳核前部。

临床特征：严重头痛和明显的脑膜刺激症状，类似蛛网膜下腔出血，多无意识障碍，个别患者可出现病初一过性嗜睡。若血肿向后外侧延伸，累及内囊前肢和（或）壳核前部，可出现程度较轻的语言障碍、对侧偏身运动、感觉功能缺损，通常预后较好。无精神异常、眼球分离、凝视、眼震、癫痫发作等症状。约 50% 患者可完全恢复正常，70% 患者预后良好。

2. 中间型

中间型占 7% 左右，最为罕见，由内侧豆－纹动脉供血，血肿累及苍白球及壳核中部，可向后累及内囊膝部或向前外侧破入侧脑室。

临床特征：患者意识多不受影响，可有一过性嗜睡，但几天后恢复正常。该型出血虽病死率极低，但常导致较严重的失语和（或）偏身症状，无精神异常、眼球分离、患侧忽视、癫痫发作等症状。预后差，患者多留有较明显后遗症，50% 以上存在严重残障。

3. 后中间型

后中间型占 10% 左右，由脉络膜前动脉供血，通常位于内囊后肢前半部分，常向内囊膝部扩展，可导致壳核中部或丘脑外侧受压。若血肿较大，可破入第三、第四脑室并导致昏迷。

临床特征：多数患者意识清楚，50% 患者存在语言障碍，几乎所有患者均出现不同程度对侧面部、肢体运动障碍，60% 以上患者存在偏身感觉缺失。无精神异常、眼球分离、癫痫发作等症状。预后较中间型好，多数恢复良好，近 1/3 患者可遗留中、重度残障，几乎没有死亡病例。

4. 后外侧型

后外侧型是仅次于外侧型的常见基底核内囊区出血，所占比例近 20%，由外侧豆 – 纹动脉后内侧支供血，血肿位于豆状核后部的内囊区域，平均出血量 30 mL，最大可达 90 mL，血肿相对较大，主要向前侧延伸，累及颞叶峡部白质、壳核前部和（或）内囊区豆状核后部，少数可经前角破入侧脑室，严重者可同时累及蛛网膜下腔。

临床特征：多数患者意识清楚或仅有一过性意识障碍，出血量大者可有昏迷及瞳孔改变。30% 病例出现共轭凝视，80% 以上患者有语言障碍，几乎所有患者存在不同程度对侧面部、肢体感觉及运动障碍。脑疝时有瞳孔改变，无眼球分离。预后较差，20% 患者死亡，存活病例多遗留重度残障。

5. 外侧型

外侧型最为常见，占 40% 左右，虽该型出血多被当作壳核出血，但头颅 MRI 证实其为介于壳核和岛叶皮质之间的裂隙样出血，不直接累及壳核。由外侧豆 – 纹动脉的大部分外侧支供血，原发灶位于壳核外部和岛叶皮质，多为凸透镜形和卵圆形，平均出血量 20 mL，最大 80 mL。常向前外侧扩展，可向内经前角破入侧脑室。

临床特征：多数患者意识清楚或仅有轻度意识水平下降，血肿较大者可出现昏迷。优势半球出血患者多有失语，非优势半球出血患者近 50% 出现构音障碍。出血量大的患者可出现共轭凝视麻痹、瞳孔改变及癫痫发作。所有患者均存在不同程度偏身麻痹，60% 以上患者出现对侧偏身感觉障碍。50% 以上患者遗留中至重度残障，近 10% 患者死亡。

6. 大量出血型

发病率也较高，血肿占据全部或大部分的基底核内囊区域，血肿极大（最大 144 mL，平均 70 mL），仅偶尔尾状核及内囊前肢得以保留，以致不能找到原发出血部位。常向前外侧延伸，50% 以上破入侧脑室及第三、第四脑室，严重者可同时破入蛛网膜下腔。

临床特征：意识、言语障碍，中至重度偏身感觉、运动缺失几乎出现于所有患者，共轭凝视或眼位改变（眼球分离或固定）。血肿常导致中线移位并继发 Monro 孔梗阻导致对侧脑室扩张，严重者常在几分钟或几小时内出现枕骨大孔疝或颞叶沟回疝，从而引起意识水平进一步下降及四肢瘫痪和脑干损伤所致的眼动障碍等脑疝症状，甚至错过住院治疗时机。几乎所有患者均预后差，近 50% 患者死亡。

（二）丘脑出血

丘脑出血由丘脑膝状动脉和丘脑穿通动脉破裂所致，在脑出血中较常见，占全部脑出血的 15% ~ 24%，致残率、病死率均高，高龄、高血压是丘脑出血的主要因素，高脂血症、糖尿病、吸烟、饮酒是相关因素。

临床表现为突发对侧偏瘫、偏身感觉障碍，甚至偏盲等内囊性三偏症状，CT 扫描呈圆形、椭圆形或不规则形，边界比较清楚的高密度血肿影，意识障碍多见且较重，出血波及丘脑下部或破入第三脑室则出现昏迷加深、瞳孔缩小、去皮质强直等中线症状。

由于丘脑复杂的结构功能与毗邻关系，其临床表现复杂多样。如为小量出血或出血局限于丘脑内侧则症状较轻；丘脑中间腹侧核受累可出现运动性震颤、帕金森综合征表现；累及丘脑底核或纹状体可呈偏身舞蹈－投掷样运动。

（三）脑桥出血

脑桥出血约占全部脑内出血的10%，主要由基底动脉的脑桥支破裂出血引起，出血灶多位于脑桥基底与被盖部之间。

原发性脑桥出血患者中以大量出血型和基底被盖型病死率最高，但两者之间无明显差异，单侧被盖型病死率最低。在实际工作中要注意：①技术上采用薄层、小间隔扫描手段；②充分重视患者症状，特别是那些无法用CT特征来解释的脑桥损害症状，必要时可进行MRI扫描，以提高小病灶的检出率。

（四）中脑出血

中脑出血罕见，但应用CT及MRI检查并结合临床已可确诊，轻症表现为一侧或双侧动眼神经不全瘫痪或Weber综合征；重症表现为深昏迷，四肢弛缓性瘫痪，可迅速死亡。

（五）小脑出血

小脑出血多由小脑齿状核动脉破裂所致，约占脑出血的10%。自发性小脑出血的常见病因是高血压动脉硬化、脑血管畸形、脑动脉瘤、血液病及应用抗凝药，在成年人中，高血压动脉硬化是小脑出血的最常见原因，占50%～70%。

发病初期大多意识清楚或有轻度意识障碍，表现为眩晕、频繁呕吐、枕部剧烈疼痛和平衡障碍等，但无肢体瘫痪，这是其常见的临床特点；轻症者表现出一侧肢体笨拙、行动不稳、共济失调和眼球震颤，无瘫痪；两眼向病灶对侧凝视，吞咽及发音困难，四肢锥体束征，病侧或对侧瞳孔缩小、对光反应减弱，晚期瞳孔散大，中枢性呼吸障碍，最后因枕大孔疝死亡；暴发型则常突然昏迷，在数小时内迅速死亡。如出血量较大，病情迅速进展，发病时或发病后12～24 h出现昏迷及脑干受压征象，可有面神经麻痹、两眼凝视病灶对侧、肢体瘫痪及病理反射出现等。

由于小脑的代偿能力较强，小脑出血的临床征象变化多样，缺乏特异性，早期临床诊断较为困难，故临床上遇下列情况时应注意小脑出血的可能：①40岁以上并有原发性高血压史；②以眩晕、呕吐、头痛起病；③有眼震、共济失调、脑膜刺激征阳性；④发病后迅速或逐渐进入昏迷，伴瞳孔缩小、凝视、麻痹、双侧病理征、偏瘫或四肢瘫。

（六）脑叶出血

脑叶出血约占脑出血的10%，常由脑动静脉畸形、Moyamoya病、血管淀粉样病变、肿瘤等所致。出血以顶叶最常见，其次为颞叶、枕叶、额叶，也可有多发脑叶出血。常表现为头痛、呕吐、脑膜刺激征及出血脑叶的局灶定位症状，如额叶出血可有偏瘫、Broca失语、摸索等；颞叶可有Wernicke失语、精神症状；枕叶可有视野缺损；顶叶可有偏身感觉障碍、空间构象障碍。抽搐较其他部位出血常见，昏迷较少见；部分病例缺乏脑叶的定位症状。

（七）脑室出血

脑室出血占脑出血的3%～5%，由脑室内脉络丛动脉或室管膜下动脉破裂出血，血液直流入脑室内所致，又称原发性脑室出血。原发性脑室内出血最常见的部位是侧脑室，其次是第三和第四脑室，在中间罕见。目前未见有文献报道透明隔腔（第五脑室）内原发出血。

多数病例为小量脑室出血，常有头痛、呕吐、脑膜刺激征，一般无意识障碍及局灶性神经缺损症状，血性脑脊液（cerebrospinal fluid，CSF），酷似蛛网膜下腔出血，可完全恢复，预后良好。大量脑室出血造成脑室铸型或引起急性梗阻性脑积水未及时解除者，其临床过程符合传统描述的脑室出血表现：起病急骤，迅速出现昏迷、频繁呕吐、针尖样瞳孔、眼球分离斜视或浮动、四肢迟缓性瘫痪及去脑强直发作等，病情危笃，预后不良，多在24 h内死亡。而大多数原发性脑室出血不具备这些典型的表现。

由于原发性脑室出血没有脑实质损害或损害较轻，若无脑积水或及时解除，其预后要比继发性脑室出血好。与继发性脑室出血相比，原发性脑室出血有以下临床特点：高发年龄分布两极化；意识障碍较轻或无；可亚急性或慢性起病；定位体征不明显，即运动障碍轻或缺如，脑神经受累及瞳孔异常少见；多以认知功能障碍或精神症状为常见表现。

三、检查

（一）实验室检查

1. 脑脊液检查

诊断明确者，一般不做脑脊液检查，以防脑疝发生，但在无条件做脑 CT 扫描或脑 MRI 检查时，腰椎穿刺仍有一定诊断价值。脑出血后由于脑组织水肿，颅内压力一般较高，80% 患者在发病 6 h 后，脑脊液呈血性或黄色，但腰椎穿刺脑脊液清亮时，不能完全排除脑出血的可能，术前应给脱水剂降低颅内压，有颅内压增高或有脑疝的可能时，应禁忌做腰椎穿刺。

2. 血常规、尿常规和血糖检查

重症患者在急性期血常规检查可见白细胞计数升高，可有尿糖与蛋白尿阳性，脑出血急性期血糖增高由应激反应引起，血糖升高不仅直接反映机体代谢状态，而且反映病情的严重程度，血糖越高，应激性溃疡、脑疝、代谢性酸中毒、氮质血症等并发症发生率越高，预后越差。

（二）神经影像学检查

1. CT 检查

颅脑 CT 扫描可清楚显示出血部位、出血量大小、血肿形态、是否破入脑室，以及血肿周围有无低密度水肿带和占位效应等。病灶多呈圆形或卵圆形均匀高密度区，边界清楚，脑室大量积血时多呈高密度铸型，脑室扩大。1 周后血肿周围有环形增强，血肿吸收后呈低密度或囊性变。动态 CT 检查还可评价出血的进展情况。

2. MRI 和 MRA 检查

MRI 和 MRA 检查对发现结构异常，对检出脑干和小脑的出血灶和监测脑出血的演进过程优于 CT 扫描，对急性脑出血诊断不及 CT。

3. 数字减影脑血管造影（DSA）

可检出脑动脉瘤、脑动静脉畸形、Moyamoya 病和血管炎等。

4. 心电图检查

脑血管病患者因为脑 – 心综合征或心脏本身就有疾病，可有心脏功能和血管功能的改变。①传导阻滞：如 P–R 间期延长，结性心律或房室分离。②心律失常：房性或室性期前收缩。③缺血性改变：ST 段延长、下降，T 波改变。④其他：假性心肌梗死的心电图改变等。

5. 经颅多普勒超声（TCD）检查

TCD 检查有助判断颅内高压和脑死亡，当血肿 > 25 mL，TCD 显示颅内血流动力学不对称改变时，表示颅内压力不对称，搏动指数较平均血流速度更能反映颅内压力的不对称性。

（三）其他检查

其他检查包括血液生化、凝血功能和胸部 X 线摄片检查。外周白细胞和尿素氮水平可暂时升高，凝血活酶时间和部分凝血活酶时间异常提示有凝血功能障碍。

四、诊断

中老年患者在活动中或情绪激动时突然发病，迅速出现局灶性神经功能缺损症状，以及头痛、呕吐等颅内高压症状，应考虑脑出血的可能，结合头颅 CT 检查，可以迅速明确诊断。脑出血诊断主要依据如下。

（1）大多数为 50 岁以上，较长期的高血压动脉硬化病史。

（2）体力活动或情绪激动时突然发病，有头痛、呕吐、意识障碍等症状。

（3）发病快，在几分钟或几小时内出现肢体功能障碍及颅内压增高的症状。

（4）查体有神经系统定位体征。

（5）脑 CT 扫描检查可见脑内血肿呈高密度区域，对直径 > 1.5 cm 的血肿均可精确显示，可确定出血部位、血肿大小、是否破入脑室、有无脑水肿和脑疝形成，确诊以脑 CT 扫描见到出血病灶为准，CT 对脑出血几乎 100% 诊断。

（6）腰椎穿刺可见血性脑脊液，已很少根据脑脊液诊断脑出血。

五、治疗

脑出血病情凶险，经常有血压和颅内压升高，经常需要气管插管和辅助通气，所以脑出血患者的监测与管理应在重症监护室进行。

需要监测神经功能状态、脉搏、血压、体温和血氧饱和度。血氧饱和度 < 95%，需要吸氧；意识水平下降或气道阻塞时，应进行气道支持和辅助通气。

（一）血压的管理

脑出血急性期血压会明显升高，血压的升高会加剧脑出血量，增加死亡风险、神经功能恶化及残疾率，因此血压的控制尤为重要。脑出血急性期后，如无明显禁忌，建议良好控制血压，尤其对于出血位于高血压性血管病变部位者。脑出血急性期后，推荐的血压控制目标是 < 140/90 mmHg，合并糖尿病和慢性肾损害者 < 130/80 mmHg。脑出血急性期高血压的药物治疗，推荐的一线降压药物为口服卡托普利（6.25 ~ 12.5 mg），但是其作用短暂，且降压迅速。静脉用药的一线选择为半衰期短的降压药物。在美国和加拿大推荐使用静脉注射拉贝洛尔或者盐酸艾司洛尔、尼卡地平、依那普利。静脉注射乌拉地尔的应用也日益广泛。最后，必要时应用硝普钠，但是其主要不良反应有反射性心动过速、冠状动脉缺血、抗血小板活性、增高颅内压和降低脑灌注压。静脉注射治疗高血压需要对血压进行连续监测。

（二）血糖的管理

在脑出血后最初 24 h 内持续高血糖（ > 7.8 mmol/L）提示预后不良。血清葡萄糖 > 10 mmol/L 时，建议静脉滴注胰岛素治疗，并密切监测血糖浓度及调整胰岛素剂量，以避免发生低血糖。

（三）颅内压增高的治疗

颅内压增高、脑水肿和血肿占位效应都会使脑出血后的致残率和病死率升高。对于怀疑颅内压增高和意识水平持续下降的患者，需要进行连续有创颅内压监测，但是其应用价值是否优于临床和放射学监测仍未被证实。

对于脑出血后颅内压增高的治疗应当是一个平衡和逐步的过程。抬高床头、镇痛和镇静、应用渗透性利尿药（甘露醇和高张盐水）、经脑室导管引流脑脊液、过度通气，目前仍不推荐使用甾体激素。同步监测颅内压和血压，以使脑灌注压 > 70 mmHg。

（四）脑出血并发症预防和治疗

病情不严重的患者采取措施预防亚急性并发症，如吸入性肺炎、深静脉血栓形成和压力性溃疡等。脑出血患者临床稳定后，应进行早期活动和康复治疗。

发热：查找感染证据。治疗发热源，给发热的患者使用退热药以降低体温。

控制感染：应用适当的抗生素治疗脑出血后感染。不建议预防性应用抗生素。

预防深静脉血栓形成：有轻偏瘫或偏瘫患者使用间歇充气加压装置预防静脉血栓栓塞。如果脑出血停止，发病 3 ~ 4 d 后，可以考虑给偏瘫患者皮下注射低剂量低分子肝素或普通肝素治疗。

痫性发作：脑出血患者有临床痫性发作时，给予适当抗癫痫药物治疗；脑叶出血的患者在发病后立即短期预防性应用抗癫痫药，可能降低其早期痫性发作的风险。

（五）治疗凝血异常和纤维蛋白溶解引起的脑出血

使用鱼精蛋白逆转肝素引起的脑出血；华法林引起的脑出血，静脉给予维生素 K 以逆转华法林的效应，并给予凝血因子替代治疗；溶栓引起的脑出血使用凝血因子和血小板替代。合并严重凝血因子缺陷或严重血小板减少的患者，应该适当补充凝血因子或输注血小板。

（六）脑出血的外科治疗

外科治疗的意义：对于大多数脑出血患者而言，手术的作用尚不确定；对于有手术指征的脑出血患者，血肿的清除减少了血肿量，降低颅内压，提高了受损半球的灌注压及减少神经细胞毒性水肿。

外科治疗指征：小脑出血伴神经功能继续恶化或脑干受压或脑室梗阻引起脑积水，应尽快手术清除血肿；脑叶出血量超过 30 mL 且血肿距皮质表面 1 cm 以内者，可以考虑血肿清除术。

手术时机：超早期开颅术能改善功能结局或降低病死率。极早期开颅术可能使再出血的风险加大。严密监测病情，及时进行手术评估。

（刘　佳）

第四节　蛛网膜下腔出血

一、概述

蛛网膜下腔出血（SAH）是指脑底部或脑表面血管破裂后，血液流入蛛网膜下腔引起相应临床症状的一种卒中，又称原发性蛛网膜下腔出血。继发性蛛网膜下腔出血指脑实质内出血、脑室出血、硬膜外或硬膜下血管破裂流入蛛网膜下腔者。

该病症状严重程度与出血的速度、持续时间，以及出血量有关。动脉瘤的破裂引起动脉内的血液在压力作用下进入蛛网膜下腔。颅内压的突然增高可暂时抑制活动性出血，并引起严重头痛及呕吐。血液的缓慢渗出引起颅内压缓慢增高。蛛网膜下腔中的血液会刺激脑膜，导致头痛、畏光及颈强直。由于颅内压增高和脑膜受刺激，SAH患者会出现意识混乱、躁动，以及一过性或持续的意识水平下降。

SAH虽然只占脑卒中的5%，但该病的发病年龄较轻，在所有卒中造成的减寿中，它占1/4以上。动脉瘤性蛛网膜下腔出血的病死率约为50%。有10% ~ 15%的SAH患者死在家中或转运途中。大部分患者死于再出血，所以治疗首要的目的是闭塞动脉瘤。患者入院时一般情况较差，可能由多种原因造成，包括最初的出血、再出血形成血肿、急性脑积水或大面积的脑缺血。

（一）病因

凡能引起脑出血的病因均能引起本病。常见的病因如下。

1. 颅内动脉瘤

颅内动脉瘤占50% ~ 85%，好发于脑底动脉环的大动脉分支处，以该环的前半部较多见。

2. 脑血管畸形

主要是动静脉畸形，多见于青少年，占2%左右，动静脉畸形多位于大脑半球大脑中动脉分布区。

3. 脑底异常血管网病

脑底异常血管网病约占1%。

4. 其他

夹层动脉瘤、血管炎、颅内静脉系统血栓形成、结缔组织病、血液病、颅内肿瘤、凝血障碍性疾病、抗凝治疗并发症等。

蛛网膜下腔出血的危险因素主要是导致颅内动脉瘤破裂的因素，包括高血压、吸烟、大量饮酒、既往有动脉瘤破裂病史、动脉瘤体积较大、多发性动脉瘤等。与不吸烟者相比，吸烟者的动脉瘤体积更大，且更常出现多发性动脉瘤。

（二）发病机制

动脉瘤是动脉壁因局部病变（可因薄弱或结构破坏）而向外膨出，形成永久性的局限性扩张。动脉瘤的形成可能是由动脉壁先天性肌层缺陷或后天获得性内弹力层变性或两者联合作用导致。所以动脉瘤的发生一定程度上有遗传倾向和家族聚集性。在蛛网膜下腔出血患者的一级亲属中，约4%患有动脉瘤。但颅内动脉瘤不完全是先天异常造成的，相当一部分是后天生活中发展而来的，随着年龄增长，动脉壁的弹性逐渐减弱，在血流冲击等因素下向外突出，形成动脉瘤。

无论是动脉瘤破裂、动静脉畸形病变血管破裂还是血压突然增高使血管破裂等其他情况，均可导致血流入脑蛛网膜下腔，通过围绕在脑和脊髓周围的脑脊液迅速扩散，刺激脑膜，引起头痛和颈项强直等脑膜刺激征。血液进入蛛网膜下腔后还会使颅腔内容物增加，压力增高，并继发脑血管痉挛。后者系因出血后血凝块和围绕血管壁的纤维索的牵引（机械因素），血管壁平滑肌细胞间形成的神经肌肉接头产生广泛缺血性损害和水肿。另外，大量积血或凝血块沉积于颅底，部分凝集的红细胞还可堵塞蛛网膜绒毛间的小沟，使脑脊液回吸收被阻，因而可发生急性交通性脑积水或蛛网膜粘连，使颅内压急骤升高，进一步减少了脑血流量，加重了脑水肿，甚至导致脑疝形成。以上均可使患者病情稳定好转后，再次出现意识障碍或出现局限性神经症状。后交通动脉瘤的扩张、出血可压迫邻近动眼神经，产生不同程度的动眼神经麻痹（表现为眼球活动障碍）。也可能因血液刺激下丘脑，引起血糖升高、发热等内分泌和自主神经功能紊乱。

二、临床表现

（一）头痛

颅内囊状动脉瘤常常有危险性渗漏或称前哨出血——动脉瘤出现微小裂痕，血压增高时出血进入蛛网膜下腔，但出血只持续数秒。患者突然出现严重头痛，往往是枕部或颈部持续性疼痛。头痛往往持续 48 h 甚至更长时间。与偏头痛最大不同是患者出现突发头痛，且持续时间更长。在头痛强度达到最大之前只有短短几秒钟时间。头痛发生的同时往往伴有呕吐和活动的停止，以及意识水平的降低。偏头痛常常是搏动性的，疼痛在数分钟到数小时达到高峰。偏头痛伴随的恶心、呕吐通常只持续一段时间。前哨头痛往往持续数天至 1 周，在此期间，患者很少能从事正常活动。前哨出血经常被误诊为偏头痛、流感、高血压脑病、无菌性脑膜炎、颈部劳损，甚至胃肠炎。头痛、疲劳及呕吐很容易被误诊为食物中毒或急性胃肠功能紊乱。

（二）神经系统症状及体征

动脉瘤可以表现为邻近脑组织或脑神经受压。巨大动脉瘤尤其容易出现局部占位效应导致的症状及体征。巨大大脑中动脉瘤可引起癫痫、偏瘫或失语。颈内动脉颅内段（ICA）与后交通动脉（PCA）连接处的动脉瘤或小脑上动脉（SCA）的动脉瘤可压迫第Ⅲ对脑神经。巨大的 SCA 动脉瘤可压迫中脑的锥体束而引起对侧偏瘫（Weber 综合征）。动脉瘤的占位效应可引起展神经麻痹。在海绵窦内，动脉瘤可压迫第Ⅵ、第Ⅳ或第Ⅲ对脑神经，产生眼肌麻痹。基底动脉分叉处向前生长的动脉瘤可类似垂体肿瘤，引起视野缺损及垂体功能减退。基底动脉分叉处垂直生长的动脉瘤可产生遗忘综合征，合并第Ⅲ对脑神经麻痹、球部症状及四肢轻瘫。前交通动脉瘤患者出现下肢无力、谵妄，以及双侧 Babinski 征阳性。大脑中动脉瘤出现失语、轻偏瘫，以及病感缺失。大脑后动脉瘤出现同向性偏盲。眼动脉动脉瘤出现单眼视力障碍。

动脉瘤内可以形成栓子，脱离并栓塞远端动脉，引起卒中。Fisher 及其同事报道了 7 例由局部脑缺血造成的一过性神经功能缺损。这些患者都有囊状动脉瘤，可以解释症状，并且没有发现其他栓子来源。这些动脉瘤内的栓子脱落后堵塞了近端动脉。Sutherland 等发现巨大动脉瘤内存积有血小板，进一步肯定了这种栓塞的假说。

短暂性意识丧失是由动脉血突然进入蛛网膜下腔导致颅内压（ICP）迅速增高所致。ICP 增高，出血进入视神经鞘中，以及视网膜中心静脉压力增高会引起视网膜出血，通常出血位于玻璃体下。这种出血表现为从视盘向视网膜扩散的大面积出血。视盘水肿出现得比较晚。同侧或双侧的展神经麻痹同样很常见，反映了 ICP 增高。

三、检查

（一）CT 检查

怀疑蛛网膜下腔出血时首先做头颅 CT 检查，基底池中会出现广泛的高密度影。是否能发现出血依赖于蛛网膜下腔中的血量、检查距离发病的时间、仪器的分辨率及影像科医师的技术。发病第 1 天，CT 可以发现 95% 以上蛛网膜下腔出血患者蛛网膜下腔中有血液沉积，但是在接下来的几天中，随着脑脊液循环，血液被清除，阳性率逐渐降低。颅内动脉瘤破裂造成的出血可能不仅仅局限在蛛网膜池中，它们还可能在脑实质中、脑室中，有时还会出现在硬膜下腔。出血的模式通常提示动脉瘤的位置，但有时并不准确。前交通动脉（AComA）瘤破裂往往出现脑底部额叶下区域的出血，出血可扩散至前纵裂及胼胝体周池，通常会伴有额叶血肿或从终板到透明隔的中线部位血肿。出血还容易进入侧脑室。一侧颞叶血肿或聚集在外侧裂中的血压通常提示 MCA 动脉瘤。同是颅内血肿，其位置也可提示裂破动脉瘤的位置，这比单纯依赖出血位于蛛网膜池中的位置来判断更加准确。有时 CT 也会得出假阳性结果，尤其是弥漫性脑水肿的患者。这是因为脑水肿时蛛网膜下腔中的血管充血可造成蛛网膜下腔高密度影。由于少量的蛛网膜下腔中的血液很易被忽视，所以应该仔细阅读 CT 片。即使仔细阅片后仍然没有发现血液，也不能排除动脉瘤性蛛网膜下腔出血。就算在出血后 12 h 之内进行检查，使用先进的 CT 设备，仍有 2% 的假阴性。CT 显示正常不能排除 SAH；如果出血量少，CT 往往发现不了出血，尤其是 CT 在 24 ~ 72 h 以后才进行。

（二）MRI 检查

因为 CT 对于疑似蛛网膜下腔出血诊断的实用性及可操作性较高，所以很少有关于急性期使用 MRI 的研究。MRI 的操作不如 CT 方便，并且躁动的患者如果不接受麻醉，无法接受 MRI 检查，这都限制了 MRI 应用于蛛网膜下腔出血。MRI 在显示急性期蛛网膜下腔出血时没有 CT 敏感，但是血管畸形，尤其是海绵状血管瘤通常在 MRI 上显示清晰，为边界清晰的混杂信号。然而，这些有限的数据表明，在发病最初的数小时及数天内，质子像及 FLAIR 像与 CT 一样敏感。并且，在蛛网膜下腔出血发病数天到 40 d 时，MRI 发现血液的阳性率要优于 CT，此时，FLAIR 像及 T_2 像成为最敏感的检查技术。

（三）腰椎穿刺

仍然是对那些有明确病史但脑影像学检查阴性时必不可少的排除性检查。不能匆忙决定进行腰椎穿刺，也不能在不了解病情的情况下进行。一小部分患者（约 3%）出现突然头痛，但是 12 h 之内的头颅 CT 扫描正常，这部分患者脑脊液中可检出血红蛋白，随后的脑血管造影可明确诊断。因此，对任何突然出现头痛，而 CT 扫描正常的患者，应进行腰椎穿刺查脑脊液及测压。一旦决定进行腰椎穿刺，第 1 条规则就是至少要等到发病后 6 h（最好 12 h）进行。这是因为，如果过早采集脑脊液，就会得到血性脑脊液，很难区分这些血是真正由蛛网膜下腔出血引起的，还是由穿刺损伤造成的。如果是蛛网膜下腔出血，在这段时间内脑脊液中的红细胞会降解生成胆红素。脑脊液阳性结果可持续至少两周。三管试验（连续留取的脑脊液中红细胞的数量逐渐下降）是不可靠的。血性脑脊液留取后要立即离心，否则在试管中氧合血红蛋白会继续形成。蛛网膜下腔出血后脑脊液主要变化特点：①大量红细胞，第 1 管和最后 1 管中细胞数基本没有变化；②出血 4 ~ 5 h 上清液呈浅粉红色；③由于含铁血红素降解，离心后上清液变为深黄色（黄变）；④蛋白含量增加；⑤测压力增高；⑥脑脊液糖正常。

如果脑脊液清澈透明，就应该测定压力，这是因为突发头痛可能是颅内静脉血栓形成造成的。相反，脑脊液压力低说明存在自发性低颅压。因为脑膜炎（尤其是肺炎球菌脑膜炎）急性发病也可以表现为脑脊液清澈，所以应该进行细菌培养。如果上清液是黄色的，蛛网膜下腔出血的诊断基本可以成立。分光光度计法对 CT 阴性的可疑蛛网膜下腔出血的敏感性及特异性并不是很高，不足以作为确诊性诊断方法，但它仍旧是目前可用的方法。

（四）数字减影血管造影（DSA）

DSA 不仅可以发现蛛网膜下腔出血患者颅内一个或多个动脉瘤，还可以帮助确定动脉瘤与邻近动脉之间的解剖位置关系，有助于选择最佳治疗方案（填塞或夹闭）。对蛛网膜下腔出血的患者，应当进行选择性脑血管造影，以明确动脉瘤的存在和解剖特点。

发现动脉瘤的金标准是传统的 DSA，但是这项检查耗时长且有创。研究发现，蛛网膜下腔出血患者接受导管造影后的近期或远期并发症发生率为 1.8%，术中动脉瘤再破裂的风险为 1% ~ 2%。动脉造影后 6 h 内的破裂发生率为 5%。

由于血管痉挛是蛛网膜下腔出血的严重并发症之一，且出血后 3 ~ 5 d 开始出现，6 ~ 8 d 达到高峰，持续 2 ~ 3 周，所以我们提倡 3 d 之内进行血管造影检查，尽早发现并及时处理动脉瘤。这样做的好处不仅是为了早期处理动脉瘤，防止再出血的发生，同时在成功闭塞动脉瘤后，可以给予患者适度的扩容治疗；更为重要的是，严重血管痉挛可能使载瘤动脉显影不清，造影出现假阴性结果。

（五）MR 血管造影（MRA）及 CT 血管造影（CTA）

MRA 及 CTA 也用于蛛网膜下腔出血的临床评价。MRA 比较安全，但由于急性期的患者通常比较躁动或需要重症监护，所以急性期并不合适。研究表明，MRA 发现患者至少 1 个动脉瘤的敏感性为 69% ~ 100%。

CTA 是以螺旋 CT 技术为基础的。普通平扫 CT 确立蛛网膜下腔出血诊断后，就可立即获得 CTA。由于不需要使用动脉内导管技术，检查的创伤是很小的。与 MRA 相比，CTA 检查具有放射性，需要注射碘对比剂进行增强，但对那些病情危重的患者来说，该检查更易进行。数据在 1 min 内即可获得，经过后处理技术，可以产生类似血管造影的图像。最实用的技术是电影轴位显像加兴趣区的最大强度投射（MIP）。另外，由 CTA 获得的 MIP 可以在计算机屏幕上，在不同角度进行转动，这一点较传统血管造影有很大优势。CTA 的敏感性（与导管造影相比）为 85% ~ 98%。由于成像原理不同，CTA 还可发现传统血管造影所不能发现的动脉瘤。CTA 越来越多地用于发现破裂的动脉瘤，它已成为一项成熟的检查技术。毫无疑问，导管造影术仍然是术前评价脑动脉瘤的方法，CTA 及 MRA 仍然在不断改进。此外，对于 CT 上提示为后循环动脉瘤出血的患者，必须对两侧椎动脉造影后才能排除非动脉瘤，这是因为仅仅进行单侧椎动脉造影可能会漏掉小脑前下动脉或其他椎动脉分支上的动脉瘤。对可疑动脉瘤处进行三维成像（3D）可以发现常规方法不能发现的动脉瘤。当传统的血管造影不能及时进行时，可以考虑 MRA 和 CTA。

（六）经颅多普勒超声（TCD）

TCD 是监测脑血流动力学的一项良好的检查手段。TCD 可发现颅内血管起始段血流速度增快。这些血管包括颈内动脉、大脑中动脉、大脑前动脉、大脑后动脉、椎动脉，以及基底动脉。动脉管腔的减小可引起血流速度的增快。事实上，几乎所有 SAH 患者在发病后，脑底部的血管都会出现血流速度的增快，并且增快的程度和水平与血管痉挛所致临床表现的恶化及迟发型缺血有关。血流速度 > 120 cm/s 与造影显示的轻中度血管痉挛有关，> 200 cm/s 时，提示严重血管痉挛。但是，有些患者的血流速度超过 200 cm/s，都没有出现血管痉挛症状。所以，假阳性率还是较高的。Vora 等认为，只有在 MCA 血流速度较低（< 120 cm/s）或极高（> 200 cm/s）时，阴性预测值为 94%，阳性预测值为 87%（相对于血管造影或症状性血管痉挛来说）。他们认为中等程度的血流速度增高预测价值较小，不易区分。另外，该研究表明三高治疗在不引起血管痉挛的情况下也会使血流速度增快。一项回顾性研究比较了 TCD 的血流速度与氙 CT 测得的 CBF 之间的关系，以 31 mL/（mg·min）作为 CBF 下降的界点，研究发现，局部 CBF 增大时，TCD 记录到的血流速度较大。这些数据表明，近端血管的血流速度增加与血管反应性减小的血管血流速度增加有关。因此，血流速度的增加可能表示血流量代偿性增大，不一定意味着严重失代偿。不论是近端血管，还是远端血管的痉挛，没有发现血流速度代偿性增快。由此产生了假阴性结果。Okada 等比较了 TCD 与血管造影及脑循环时间，结果发现，TCD 在 MCA 与血管造影相比，诊断血管痉挛的敏感性为 84%，特异性为 89%。虽然 TCD 可能提示血管痉挛的发生，但 TCD 本身并不准确，这项技术的准确与否非常依赖于操作者的技术水平。

（七）其他影像学技术

单光子发射计算机扫描（SPECT）可以显示局部脑血流量的降低，也是一种有效的监测血管痉挛的方法。局部低灌注与 SAH 患者血管痉挛及迟发型脑梗死相关性良好。氙 CT 也可以定量显示局部脑血流。MR 弥散及灌注显像可以显示梗死区域和低灌注区域。以上这些技术及 CT 灌注扫描可能是监测 SAH 患者的有效方法。

四、诊断

突然发生的剧烈头痛、恶心、呕吐和脑膜刺激征阳性的患者，无局灶性神经缺损体征，伴或不伴意识障碍，应高度怀疑本病，结合 CT 证实脑池与蛛网膜下腔内有高密度征象可诊断为蛛网膜下腔出血。如果 CT 检查未发现异常或没有条件进行 CT 检查，可根据临床表现结合腰椎穿刺 CSF 呈均匀一致血性、压力增高等特点做出蛛网膜下腔出血的诊断。

五、治疗

（一）蛛网膜下腔出血的治疗总原则

一般内科治疗及特殊治疗（表 2-5）。

表 2-5　蛛网膜下腔出血患者的特殊治疗

治疗项目	证据水平
预防再出血	
抗纤溶药物预防继发性脑缺血	系统综述及另外一个临床试验发现该药可降低再出血风险，但不能改善临床结局
硫酸镁	系统综述表明可以改善临床结局
抗栓治疗	系统综述表明有改善临床结局的倾向
他汀类药物	系统综述表明有改善临床结局的倾向，但可导致更多的出血性并发症
腰椎穿刺脑脊液引流	两个 RCT 表明该治疗对治疗中期结局有较好影响，但没有大样本 RCT
脑池内注射纤溶药物	没有 RCT 进行
治疗继发性缺血	两个小样本 RCT 发现其对治疗中期结局有较好影响，但不能改善临床结局
诱导性高血压	
扩容	没有 RCT；只有病例报告及观察性研究，得出了相反的结论
经皮腔内血管成形术	没有 RCT；只有病例报告及观察性研究，得出了相反的结论
其他并发症治疗	
抗癫痫药物	没有证据表明预防性抗癫痫治疗可以降低癫痫的发生率或改善患者结局；观察性试验表明抗癫痫治疗的结局更差
类固醇皮质激素	几个小样本 RCT 没能发现其可改善临床结局，但其可增加高血糖的风险
低分子肝素 / 肝素类似物	RCT 没能显示该治疗可改善总体结局，但其可增加颅内出血并发症的风险

1. 护理

连续观察：格拉斯哥昏迷评分（GCS）、体温、心电图（ECG）监测、瞳孔、局灶性神经功能缺损。

2. 血压

除非血压极高，否则不要处理高血压。极高血压的界定要根据患者的个体情况来界定，考虑患者年龄、蛛网膜下腔出血发生之前的血压水平及心脏情况。

3. 液体及电解质

建立静脉通道，输液量从 3 L/d 开始（等张生理盐水）；放置导尿管；发热时适当补充液体，维持正常血容量；每天至少查 1 次电解质、血糖及白细胞计数。

4. 充分镇痛

对乙酰氨基酚 500 mg，每 3 ~ 4 h 1 次；在动脉瘤处理之前避免使用阿司匹林，对于严重疼痛，可使用可待因等药物。

5. 预防深静脉血栓形成及肺栓塞

可使用弹性袜或气囊间歇压迫装置，或两者联合使用。

（二）蛛网膜下腔出血的急诊治疗流程（图 2-2）

如果患者适合进行动脉瘤填塞术，且一般情况较好，可在全脑血管造影术后立即进行动脉瘤填塞术。如果患者不适合接受动脉瘤填塞术，且一般情况较好，可尽快行神经外科开颅手术。动脉瘤填塞术或开颅手术应在明确诊断后尽快进行，选择在 72 h 内实施手术的主要原因是防止血管痉挛和降低再出血风险。研究表明，发病后 3 ~ 5 d 开始出现血管痉挛。脑血管痉挛不但会导致患者神经功能恶化，还会影响血管造影的诊断，载瘤动脉痉挛会导致瘤体充盈不良，造成假阴性结果。另外，早期闭塞动脉瘤，可有效防止再出血发生，医师可停用止血药物，进行更为积极的液体治疗，也有利于血管痉挛的防治。

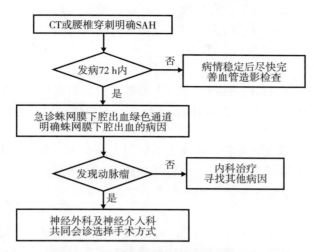

图2-2　蛛网膜下腔出血的急诊治疗流程

对于两种术式都适合的患者，首先根据我国国情，应首先评价医院本身的技术水平，外科手术及介入技术哪项技术更有优势，则选择有优势的手段，若两种技术水平相当，目前的观点认为，血管内介入治疗更好。

尽管过去的研究显示，蛛网膜下腔出血后早期手术与晚期手术相比，总的结局并无差异，但早期治疗可减少蛛网膜下腔出血后再出血的风险，新方法有可能增加早期动脉瘤治疗的有效性。动脉瘤的早期治疗是正确的。

不完全闭塞的动脉瘤仍有再出血的可能，所以不论是选用何种手术，都应复查造影，明确动脉瘤闭塞情况，一旦发现不全闭塞，应及时手术处理。

（三）一般内科治疗

1. 血压的管理

在出血发生的最初几天，血压通常是升高的，这种情况在临床状况较差的患者尤为常见。目前对此的解释为暂时克服增高的颅内压、保持脑血流量的调节机制。人们依然缺乏针对蛛网膜下腔出血后血压增高最佳治疗方案的证据。过于积极的降低血压可能会造成失去自动调节血流能力，导致脑组织的缺血损伤。但是，如果动脉瘤未得到处理，血压持续增高，又使再出血的风险增高。目前人们采取的治疗策略是避免使用降压药物，增加液体入量以降低缺血性卒中的风险。

因此，除非血压极高，应避免治疗高血压。由于每例患者的个体因素不同（年龄、先前血压及心脏情况），对"极"高血压没有既定的定义。平均动脉压得到适度降低（如降低25%）的做法是比较合理的。在降低血压之前，要看看患者的疼痛是否已得到处理，因为许多患者的血压可在适度镇痛后出现下降。

2. 液体管理

为了避免发生脑缺血，蛛网膜下腔出血后的液体管理应避免血浆容量的减少。虽然目前证据并不充分，但除非有心力衰竭等禁忌证，每天给予等渗生理盐水2.5 ~ 3.5 L比较合适。若患者通过胃肠获得营养液，通过静脉入液量就该相应减少。发热的患者液体量应适度增加。可留置导尿管，准确计算液体平衡情况。

3. 低钠血症

蛛网膜下腔出血后可出现高钠血症或低钠血症，低钠血症更为常见。大多数情况下，低钠血症是由尿钠排出过多或脑耗盐综合征导致，低钠血症往往会导致血容量减低，从而增加继发性脑缺血的风险。纠正蛛网膜下腔出血后的低钠血症实际上是纠正血容量不足。急性症状性低钠血症很少见，通常需要紧急使用高张盐水（1.8%或3.0%）。虽然对于慢性低钠及乙醇中毒、营养不良、肾衰竭或肝衰竭、器官移植引起的低钠，快速纠正低钠血症可能导致脑桥中央髓鞘溶解症，但是高张盐水治疗蛛网膜下腔出血后低钠血症还是比较安全的。生理盐水会引起负液平衡或尿钠过多的患者出现低钠血症。因为肾上腺皮质激素的作用（作用于远端小管，导致钠重吸收），所以理论上，氟氢化可的松可以防止负钠平衡、低血容量，进而预防缺血并发症，但目前研究不足以支持对蛛网膜下腔出血患者常规使用氟氢化可的松或氢化可的松。

4. 血糖的管理

高血糖的定义是血糖浓度 > 11.1 mmol/L，有 1/3 的患者会出现高血糖。血糖增高与患者入院时临床情况较差有关。高血糖是预后较差独立的危险因素，但纠正高血糖能否改善患者结局仍不明确。

5. 镇痛药

通常可使用对乙酰氨基酚等效果缓和的镇痛药物处理头痛；对于出血性疾病引起的头痛应尽量避免使用水杨酸类药物，这类患者可能要接受神经外科开颅夹闭术或脑室内引流术。如果疼痛严重，需要加用可待因，甚至还需要使用合成阿片制剂（如曲马多）缓解疼痛。

6. 发热

患者在发病最初的几小时通常会有轻度发热（不超过 38.5℃），这可能是由于蛛网膜下腔内炎症反应所致，患者的心率基本是正常的。入院时临床状况较差的患者及脑室内积血的患者更容易出现发热。发热是结局较差的独立危险因素。若体温超过 38.5℃ 或脉搏相应增高，应考虑感染。白细胞数增高不能区分感染或非感染性发热。

7. 深静脉血栓的预防

约 4% 的动脉瘤性蛛网膜下腔出血的患者会发生深静脉血栓形成（DVT）。皮下注射低分子肝素或肝素类似物可以预防 DVT。由于低分子肝素类似物可增加颅内出血风险，使用弹力袜是预防蛛网膜下腔出血患者 DVT 不错的方法，但该方法缺乏随机临床试验支持。加压弹力袜必须根据患者实际情况应用才有效。可以使用气囊对腿部静脉进行间歇加压预防 DVT，患者能够较好地耐受该类装置，同时也便于护理人员操作。联合使用气囊间歇加压装置和弹力袜可能对于治疗蛛网膜下腔出血患者也更加有优势。

8. 抗癫痫药物

患者是否预防性应用抗癫痫药物尚存争议。约 7% 的患者在发病之初发生痫性发作，但是痫性发作对患者预后的影响还不明确。另有 10% 的患者在疾病最初的几周发生癫痫，以抽动为主的癫痫发作的发生率为 0.2%。有 8% 的昏迷患者会发生无肢体抽动的癫痫发作，但是选择 EEG 作为指标本身过高估计了癫痫发生率。是否对所有患者或昏迷患者进行连续 EEG 监测尚未得出确切结论。连续记录的 EEG 花费很高，工作量大，也很容易出现误判。开颅术增加了痫性发作的风险，但目前的研究未能证实抗癫痫药能降低癫痫发生率或病死率。由于缺乏预防性抗癫痫药物的证据，以及该类药物可能造成的不良反应，目前不支持将抗癫痫药物用于预防治疗。

9. 心肺功能不全

患者即使入院时情况较好，还是有可能在出血发生的几个小时内发生肺水肿和心功能不全。心功能不全也可加重肺水肿。患者在急诊室或入院后很短时间内可出现低氧血症及低血压，导致意识水平的迅速下降。若患者在普通病房出现肺水肿及心室功能不全，应立即将其转入重症监护病房，进行机械通气，使用心脏正性肌力药物。是否进行呼气末正压通气尚存争议。

（四）预防再出血

未处理的破裂动脉瘤中，最初 24 h 内至少有 3% ~ 4% 的再出血风险，这一风险有可能更高，其中有很高的比例在初次发病后立即发生（2 ~ 12 h）。此后再出血风险第 1 个月是每天 1% ~ 2%，3 个月后的长期风险是每年 3%。因此，在怀疑蛛网膜下腔出血时，建议给予紧急评定和治疗。预防再出血的根本方法是尽早闭塞责任动脉瘤（开颅夹闭术或介入动脉瘤填塞术）。其他还有一些方法指南也是有推荐的。

1. 抗纤溶药物

氨甲环酸及 6– 氨基己酸是最常使用的两种抗纤溶药物。研究表明，抗纤溶药物的确降低了再出血的风险（$OR = 0.59$，$95\% CI$：$0.42 ~ 0.81$），但不能影响总体病死率（$OR = 0.99$，$95\% CI$：

0.79 ~ 1.24），也不能降低不良结局发生率（死亡、植物状态或严重残疾，*OR* = 1.12，95% *CI*：0.88 ~ 1.43）。对此的解释是虽然抗纤溶药物可降低再出血率，但缺血事件的风险增加了。尽管较早的研究认为，抗纤溶药的总效应是阴性的，但新近的证据提示，发病后短时间内进行抗纤溶治疗，在早期处理动脉瘤后，停用抗纤溶药，预防低血容量和血管痉挛。但这种方法的正确性需要进一步探讨。此外，在某些特殊情况下也可以考虑用抗纤溶药预防再出血，如患者血管痉挛的风险低和（或）不得不推迟手术。

2. 重组Ⅶ a因子

理论上说，激活的凝血因子有防止再出血的作用，但目前的证据不支持使用该药。

（五）预防继发性脑缺血

与颅外或颅内动脉闭塞导致的缺血性卒中不同，蛛网膜下腔出血后的脑缺血或脑梗死往往不局限于单一动脉或其分支的分布区。由于脑血管痉挛的高峰是在发病第 5 ~ 14 d，与继发性脑缺血的时间相一致，脑血管痉挛导致弥漫性脑缺血，会产生局灶或弥散性临床症状，并且 CT 及实践也会发现多发性缺血灶，所以目前认为脑血管痉挛是继发性脑缺血的主要原因。

1. 钙通道阻滞药

目前的证据表明，钙通道阻滞药可降低继发性脑缺血的发生率，并且有改善病死率的趋势。临床试验中主要使用的尼莫地平成为目前动脉瘤性蛛网膜下腔出血患者的标准治疗。若患者不能吞咽，可将尼莫地平药片碾碎后溶入生理盐水通过鼻饲管冲入胃中。药品制造商更加支持通过静脉途径应用尼莫地平，但这种方法较贵，且目前没有证据支持这种用法。除此之外，静脉应用尼卡地平不能改善患者预后。在神经外科开颅夹闭术的同时，可将钙通道阻滞药注入蛛网膜下腔，但是这种用法的有效性还有待证实。

2. 硫酸镁

超过 50% 的蛛网膜下腔出血患者有低镁血症，这与继发性脑缺血及不良结局有关。镁离子同时是电压依赖性钙通道的非竞争性拮抗药，并且对脑动脉有扩张作用。目前仅有 1 项试验对静脉使用尼莫地平及硫酸镁进行了比较，没有发现两者在预防继发性脑缺血方面有差异，但是该试验的样本量太小（104例患者），没能得出有意义的结论。

3. 阿司匹林及其他抗栓药物

几项研究发现血小板在蛛网膜下腔出血后 3 d 被激活。得出该结论的依据是血栓烷 B_2 水平增高，它是血栓烷 A_2 稳定的代谢产物，而血栓烷 A_2 可促进血小板激活及血管收缩。但目前的数据表明，抗栓药物不能显著降低继发出血性脑卒中的发生率及不良预后，且有增加颅内出血的风险，故不推荐使用抗血小板药物。

4. 他汀类药物

HMG-CoA 还原酶抑制药（他汀类药物）目前主要应用于降低 LDL-C 水平，但其同时有抗感染、免疫调节、抗血栓作用，并可作用于血管。目前他汀类药物用于蛛网膜下腔出血的证据还非常有限，但 1 项大样本的随机临床试验正在英国进行。

5. 腰椎穿刺置管外引流术及纤维溶解药物注射

这些治疗措施验证了脑血管痉挛增加继发性脑缺血及外渗血液造成血管痉挛的假说。由于目前尚无随机临床试验，不推荐将该治疗作为临床推荐。在脑池内注射纤维溶解药物以去除蛛网膜下腔内血液是一种积极的方法。使用微导管通过腰椎穿刺口置入，将尿激酶注入小脑延髓池。该方法可显著降低临床血管痉挛（首要结局，临床症状的恶化包括血管造影证实的血管痉挛）。患者的临床结局较好，但病死率没有下降。在这种治疗方法作为临床常规之前，需要样本量更大的研究将总体临床结局作为首要结局进行衡量。

（六）治疗继发性脑缺血

1. 诱导高血压及扩容

三高治疗，即高血容量（增加循环血浆量）、诱导产生动脉高血压、血液稀释。基本原理是通过增加血容量来增加心排血量，这样可以提高动脉血压，从而增加缺血区域的脑血流量（CBF）。增加局部血流量的方法是提高脑组织血液灌注量或降低血液黏滞度。如果进行积极的输液治疗时出现并发症，就应该使用肺动脉导管进行监测。有时仅通过扩容就可以达到提高血压的目的，但为了达到目标血压，还需要使用血管活性药物，如多巴胺或去氧肾上腺素。血液稀释是指将血细胞比容控制到30%～35%。从第一个观察性研究发表以来，有关诱导性高血压的随机临床试验仍然很少，但是根据病例报告及非对照研究的数据，许多内科医师对患者进行诱导性高血压及扩容，并且发现患者的病情出现好转。

对蛛网膜下腔出血患者可早期进行静脉内液体治疗，从而预防血容量不足及脑耗盐综合征。临床实践中，可联合使用晶体液及胶体液。在动脉瘤夹闭之前，血容量的扩充、血液的稀释，以及血压的升高要谨慎，要避免血压过度增高，避免再出血的风险。动脉瘤夹闭后即可积极进行三高治疗。一般情况下，最先使用生理盐水，根据患者的尿量调节滴数。如果患者入院时血细胞比容在40%以下，即应使用5% 白蛋白 500 mL，注射时间不少于 4 h。

对于目标血压值仍存在争议，其确定必须充分考虑患者的基础血压值。既往没有高血压的患者，收缩压要控制在 110 mmHg 以下；对于基础血压较高的患者，收缩压最高值应比基础水平低 20%。这种血压要一直维持到动脉瘤被处理之后。对血压的严格控制可预防再出血。

当然，三高治疗有其并发症。①颅内并发症：加重脑水肿，增加颅内压，动脉瘤再次出血。②颅外并发症：肺水肿的发生率为17%，尤其是使用较多晶体液进行扩容时；稀释性低钠血症（$Na^+ < 135$ mmol/L）发生率为3%；心肌梗死的发生率为2%。

2. 经皮腔内血管成形术及血管扩张药物

即便已经闭塞动脉瘤，也会出现经皮腔内血管成形术中血管破裂的发生率约为1%，其他并发症（如高灌注损伤）的发生率约为4%。综合考虑上述风险、高花费，以及缺乏对照组这些问题，目前经皮腔内血管成形术应该作为一种严格控制的试验性治疗措施。对于不设对照组的动脉内超选择动脉内注射药物可以改善患者预后的结果也应采取同样谨慎的态度。罂粟碱已成为一种治疗该病的常用药物，但不是所有研究结果都支持使用该药。动脉内注射米力农、维拉帕米或尼卡地平也可用于扩张血管，但目前尚不肯定这些药物是否能改善患者的临床预后。

（七）防治脑积水

对于 SAH 后慢性脑积水患者推荐进行临时或永久的 CSF 分流；对于出现意识下降的急性 SAH 患者，脑室底造口可能使患者获益。

（刘　佳）

第五节　颅内静脉血栓形成

一、概述

颅内静脉血栓形成（CVT）是由多种原因所致脑静脉回流受阻的一组脑血管疾病，包括颅内静脉窦血栓和静脉血栓形成，约占所有卒中事件的1%。本组疾病特点为病因复杂，发病形式多样，常亚急性或隐匿起病，临床表现缺乏特异性，诊断困难，易漏诊、误诊。

关于颅内静脉系统血栓形成的流行病学资料尚少，近年研究认为，各年龄组、男女均可患病。抗凝治疗可以降低病死率及严重致残率，早期诊断、及时治疗十分关键。尽管使用抗凝治疗，仍有6%～10%的病死率，使用肝素抗凝疗效不佳的患者需考虑局部抗凝治疗。

（一）流行病学特点

每年每百万人约 5 人发病，占所有卒中事件的 0.5%～1.0%。好发于年轻人和儿童，成年人患者中 75% 为妇女，超过 80% 患者预后良好。70%～85% 女性静脉窦血栓发生在育龄期。静脉窦受累分布情况见表 2-6。

表 2-6　静脉窦受累分布情况

血栓形成部位	发生率（%）
皮质静脉	17
矢状窦	62
直窦	18
Galen 静脉和脑内静脉	11
横窦	86
颈静脉	16

（二）解剖学特点

1. 脑静脉组成

（1）脑静脉窦（硬脑膜窦）：上矢状窦、下矢状窦、岩上窦、岩下窦、海绵窦、直窦、侧窦（横窦、乙状窦）、窦汇。

（2）脑静脉（深静脉、浅静脉）：分为浅静脉组和深静脉组。①浅静脉组，包括大脑上静脉、大脑中浅静脉、大脑下静脉；②深静脉组，包括大脑中深静脉、基底静脉、大脑内静脉、大脑大静脉。

2. 脑静脉室内血流方向

脑静脉窦内血流方向见图 2-3。

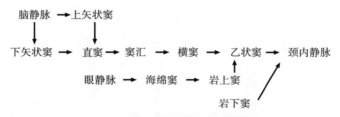

图 2-3　脑静脉窦内血流方向

（三）病因和发病机制

导致 CVT 的潜在原因很多，CVT 最常见的危险因素是血栓前状态（表 2-7）。

多中心多国家前瞻性研究（ISCVT）提示，34% 的患者具有遗传性或者获得性的血栓前状态，包括体内抗凝血蛋白缺乏，如抗凝血酶Ⅲ、蛋白 C、蛋白 S 缺乏，抗磷脂和抗心磷脂抗体的出现。V 因子 Leiden 基因突变导致活化的蛋白 C 抵抗是常见的遗传性血栓性疾病。白种人群中约有 2% 出现凝血酶原 G20210A 突变，可以导致凝血酶原水平轻度提高，与 CVT 发病相关。高同型半胱氨酸是深静脉血栓的重要因素，对 CVT 风险程度尚未明确。

妊娠期及产褥期是一过性血栓前状态最常见的原因，约 2% 妊娠相关卒中事件为 CVT。大多数 CVT 发生于妊娠晚期 3 个月或者产褥期。有研究报道，产妇年龄增长、剖宫产、高血压、感染或者妊娠剧吐都可能增加 CVT 风险。

在药物相关的 CVT 中，口服避孕药是最常见的原因。

国际静脉及静脉窦血栓研究（ISCVT）中，7.4% 的病例与癌症相关，故认为 CVT 更易发生于癌症患者，特别是血液系统肿瘤，可能与肿瘤的直接压迫或是侵犯静脉窦及癌症导致的高凝状态有关，当然化疗及激素类药物的治疗也起到一定作用。

有研究显示，仅有 8.2% 的患者为感染性因素所致，最常见于儿童患者。

其他均为少见情况，包括夜间阵发性血红蛋白尿、缺铁性贫血、血小板增多症、肝素诱导的血小板减少、血栓性血小板减少性紫癜、肾病综合征、炎症性肠病、系统性红斑狼疮、白塞综合征、机械性因素、硬膜外血斑、自发性低颅压，以及腰椎穿刺。

表 2-7 静脉窦血栓原因及危险因素

危险因素	患病率（%）
血栓前状态，如抗蛋白酶Ⅲ缺乏、蛋白 C 缺乏、蛋白 S 缺乏	34.1
抗磷脂抗体和抗心磷脂抗体，如活化蛋白 C 抵抗和 V 因子 Leiden 突变、Ⅱ 因子 G20210A 突变	5.9
高同型半胱氨酸血症	4.5
妊娠期及产褥期	21.0
口服避孕药	54.3
药物：雄激素，达那唑、锂剂、维生素 A、IVIG、迷幻药	7.5
肿瘤相关因素，如局部压迫、高凝状态、抗肿瘤药物（他莫昔芬、门冬酰胺酶）、感染、脑膜旁感染（耳、鼻窦、口腔、面及颈部）	7.4
机械性因素，如硬膜外血斑的并发症、自发性低颅压	4.5
腰椎穿刺	1.9
其他血液疾病，如夜间阵发性血红蛋白尿、缺铁性贫血	12.0
肾病综合征	0.6
红细胞增多症，血小板增多症	2.8
系统性疾病	7.2
系统性红斑狼疮	1.0
白塞综合征	1.0
炎症性肠病	1.6
甲状腺疾病	1.7
结节病	0.2
其他	1.7
未知因素	12.5

发病机制主要有两种：脑静脉闭塞引起局灶神经系统症状及静脉窦闭塞引起颅内高压。脑静脉闭塞可以导致静脉增粗扩张、局部脑组织水肿、静脉性梗死、缺血性神经元损伤及点状出血。出血可以扩大为大血肿。脑水肿主要为两种：细胞毒性水肿，由于缺血导致，损伤了能量依赖膜上的钠钾泵，导致细胞内水肿；血管源性水肿则因血 - 脑脊液屏障破坏，血浆渗入组织间隙。正常情况下，脑脊液通过脑室流入蛛网膜下腔，进而被上矢状窦吸收。静脉窦血栓形成导致静脉压增高，回吸收受阻，颅内高压形成，脑组织表面和脑室内同等受累，无脑积水发生。

（四）病理学特点

静脉窦内可见凝固血块和脓液，受损静脉窦引流区出现血管怒张、淤血和脑组织水肿。脑组织可见点状出血灶、出血性梗死或脑软化。病理生理上，静脉血栓闭塞增加静脉和毛细血管压，导致红细胞渗出，这是 CVT 经常出现出血性梗死的原因。当再通发生时，静脉压下降，阻止了进一步出血。感染性血栓时，感染可扩散到周围而引起局限性或弥漫性脑膜炎、脑脓肿或脑梗死。

二、临床表现

静脉窦血栓形成的临床症状取决于其受累范围、部位，以及血栓活性（表 2-8）。一个较大的原发性血栓常导致一系列神经系统症状，如头痛、颅内高压、癫痫、意识障碍等，而单独皮质静脉血栓的患者症状更加局限，如运动、感觉异常，局灶癫痫等。深静脉血栓罕见，常导致间脑水肿，类似于肿瘤或者丘脑出血。由于血栓和内源性纤溶同时发生，多数患者（65% ~ 70%）症状呈波动性，但 90% 和妊娠相关尤其是产褥期的患者呈急性病程。

表 2-8 动、静脉血栓的区别

血栓类型	血栓成分	起病形式	临床表现
动脉血栓	多为白色血栓	常突然起病	头痛，癫痫的发生率在脑静脉血栓中
静脉血栓	可为红色血栓或混合性血栓	起病形式多样，多呈渐进性	高于动脉

临床最常见而最无特异性的症状为头痛，占所有患者的 75% ~ 95%。头痛程度可不同，通常较重，头痛部位可为弥漫性或者局灶性，常随时间缓慢进展，几天后逐渐出现神经系统症状，可长至数周甚至数月，亦可如蛛网膜下腔出血般突发，其中 70% ~ 75% 出现在神经系统症状之前。局灶癫痫样症状远较动脉血栓常见，约占 40%，其中产褥期 CVT 更加常见。有前瞻性研究发现，入院时 CT 或者 MRI 提示脑实质损伤，如局灶脑水肿或者脑出血、脑梗死和感觉减退是早期癫痫症状的预警。在局灶癫痫中，Jackson 型最常见，40% 可出现发作后偏瘫。Todd 麻痹一旦出现于成年人，特别是累及双侧肢体，需要考虑到 CVT 的可能性。约 50% 抽搐呈自限性、局灶性，但是可泛化为危及生命的癫痫持续状态。

不同部位 CVT 临床表现不同。

上矢状窦血栓形成多为非感染性，常见于产后 1 ~ 3 周的产妇，妊娠期和口服避孕药的妇女，以及婴幼儿或老年人的严重脱水、全身消耗及恶病质等；或外伤、颅内脑膜瘤阻塞了上矢状窦。感染性血栓形成少见，可源于头皮及鼻窦感染，或继发于上矢状窦外伤，以及骨髓炎、硬膜或硬膜下感染扩散所致。患者常呈全身衰竭状态，首发症状多为头痛、恶心、呕吐、视盘水肿、复视和意识障碍等颅内压增高症状，可见水肿，可无局灶神经系统定位体征。婴幼儿可见喷射性呕吐、前后囟静脉怒张、颅缝分离。部分患者早期发生全身性或局灶性癫痫发作。部分患者出现神经系统局灶体征，大静脉受累，出现皮质及皮质下白质出血，导致相应的神经功能缺损。此时 CT 可见的直接征象是颅内静脉血栓密度增高形成的细绳征及三角征，非特异征象有出血、脑水肿、脑室变小、小脑幕静脉扩大。MRV 见到静脉窦内充盈缺损可以确诊。

海绵窦血栓形成常因眶部、鼻窦、上面部的化脓性感染或全身感染所致，非感染性血栓形成罕见，常见于肿瘤、外伤、动静脉畸形阻塞等。疾病初期累及一侧海绵窦，可通过环窦迅速波及对侧，一侧或两侧海绵窦血栓形成也可由其他硬膜窦感染扩散而来。海绵窦化脓性血栓形成起病急骤，伴高热、眼部疼痛及眶部压痛、剧烈头痛、恶心、呕吐和意识障碍。眼静脉回流受阻，使球结膜水肿、患眼突出、眼睑不能闭合和眼周软组织红肿。第 Ⅲ、Ⅳ、Ⅵ 对脑神经及 V$_1$、V$_2$ 可以累及，导致眼睑下垂、眼球运动受限和复视等，可发生角膜溃疡、瞳孔扩大、对光反射消失，有时因眼球突出而眼睑下垂不明显。视神经较少受累，视力正常或中度下降，眼底可见视盘水肿、周围有出血，可以并发脑膜炎及脑脓肿。若颈内动脉海绵窦段出现炎性改变和血栓形成，可有颈动脉触痛，对侧中枢性偏瘫及偏身感觉障碍。波及垂体可引起脓肿、坏死，导致水及电解质代谢紊乱。CSF 检查白细胞计数升高，如血栓形成进展快、脑深静脉或小脑静脉受累、化脓性栓子、患者昏迷及年龄过小或者过大均提示预后不良。

乙状窦血栓形成常由化脓性乳突炎或中耳炎引起，以婴幼儿最易受累。多急性起病，伴有发热、寒战及外周血白细胞计数升高。血栓形成延及上矢状窦或者对侧横窦时，出现进行性脑水肿和颅内压增高症状，如头痛、呕吐、复视、视盘水肿、头皮及乳突周围颈脉怒张、颈内静脉触痛、精神症状及不同程度的意识障碍等，多无神经系统定位体征，如颈静脉孔附近受累，可以导致颈静脉孔综合征，引起第 Ⅸ、Ⅹ、Ⅺ 对脑神经麻痹，表现为吞咽困难、饮水呛咳等。MRV 可见乙状窦部位充盈缺损，提示血栓形成。

下矢状窦、直窦、岩窦或大脑大静脉很少单独发生血栓，通常由上矢状窦、侧窦或者海绵窦血栓扩展累及。直窦血栓形成闭塞时导致大脑大静脉阻塞，病情严重，可造成大脑半球中央白质、基底核和侧脑室出血，颅内压急剧升高、昏迷、抽搐、去皮质强直发作等，患者很快死亡。而有时深静脉系统血栓、直窦及其分支血栓可导致双侧丘脑梗死，出现谵妄、记忆力丧失、缄默，甚至可以是唯一的症状。

年龄较大或年轻患者合并恶病质、恶性肿瘤、心脏疾病、肺栓塞或颅外静脉血栓时，临床上常出现易混淆的症状：亚急性脑病导致智能改变，全面性癫痫发作，意识模糊或其他意识障碍，其中

15% ~ 19% 的患者出现广泛血栓。

所有症状中，意识障碍是预后差的最主要因素。起始治疗时出现意识模糊或昏迷的患者 53% 死亡。有报道发现，所有意识清楚或仅轻度受损患者存活率为 100%。前瞻性研究发现，CVT 患者 35% ~ 50% 出现脑出血，出现脑出血也是预后差的重要因素。

三、检查

（一）实验室检查

指南推荐重视血液常规检查，包括总血细胞计数、化学成分、凝血酶原时间、活化部分凝血酶原时间（Ⅰ级推荐，C 级证据）。在初始临床评估中，对可能导致 CVT 的潜在凝血情况进行筛选，如口服避孕药、炎症性疾病、感染等（Ⅰ级推荐，C 级证据）。D- 二聚体结果正常提示 CVT 的可能性较小（Ⅱb 级推荐，B 级证据），但是如果临床高度怀疑 CVT，即使 D- 二聚体正常，也应该进行进一步评估。

（二）腰椎穿刺脑脊液检查

无特异性改变，主要是压力增高。40% ~ 50% 的患者脑脊液可以正常。除了颅内压增高，大多异常表现为蛋白增高、轻度淋巴细胞增多或混合细胞增多，少数合并蛛网膜下腔出血时可见红细胞或黄变。感染性血栓特别是败血症患者脑脊液中性白细胞数增多，做脑脊液涂片或培养可进一步明确病原菌。一般不做压颈试验，以免引起脑疝。仅当考虑侧窦血栓时，做以下两种压迫试验，结果可呈阳性。①压迫颈静脉，如果病变侧脑脊液压力不升高，而对侧迅速升高，则为 Tobey-Ayer 征阳性；②压迫病变对侧颈静脉时，可出现面部和头皮静脉扩张，即为 Crowe 征阳性。不全阻塞时，上述两征均阴性。

（三）影像学检查

影像学检查是 CVT 诊断中的重要手段，分为几个阶段：首先做 CT 或 MRI 平扫，其次行 CTV 或 MRV，最后选用 DSA；而对于病情稳定的患者，应在 3 ~ 6 个月后复查 CTV 或 MRV。

CT 平扫最常见（25% ~ 30%）直接征象是空三角征或者 Delta 征，如果早期病态窦房结综合征（SSS）后部未受累，则看不到此征象，而重叠也可以出现假三角征。最常见非特异征象包括局部或者全脑水肿（40% ~ 70%），镰和幕的致密性强化（20%），脑回增强（10% ~ 20%），局灶低密度（水肿或者静脉性梗死）和高密度区域提示出血性梗死（10% ~ 40%）。25% ~ 30% 的患者增强 CT 为正常，主要用于除外卒中、肿瘤或者脑脓肿等其他情况。静脉相造影可以提高诊断率至 95%，因其可显示海绵窦、下矢状窦和基底静脉，故优于 DSA。螺旋 CT 静脉造影出现静脉窦内充盈缺损，静脉窦壁增强，异常引流。MRV 是目前诊断和随访的最好工具。目前 DSA 已经被无创的 CTV 和 MRV 技术取代，仅用于无法确诊病例，以及罕见的单独皮质静脉血栓病例中。指南提示，临床怀疑 CVT 可选 CT 或 MRI 平扫，但 CT 或 MRI 阴性不能排除 CVT。当 CT 或 MRI 阴性时，或虽然 CT 或 MRI 提示 CVT 但想进一步明确 CVT 的程度时，应行静脉血管检查（CTV 或 MRV）（Ⅰ级推荐，C 级证据）；CVT 症状持续者、已开始治疗仍进行性加重者或临床症状提示血栓播散者，推荐早期行 CTV 或 MRV 检查（Ⅰ级推荐，C 级证据）；有 CVT 既往史，出现新发症状提示 CVT 复发者，推荐复查 CTV 或 MRV（Ⅰ级推荐，C 级证据）；梯度回波 T_2 敏感加权像与磁共振相结合，可提高 CVT 诊断的准确性（Ⅱa 级推荐，B 级证据）；临床高度怀疑 CVT 的患者，若 CTV、MRV 不能确诊，推荐选用脑血管造影（Ⅱa 级推荐，C 级证据）；对于病情稳定的患者，在确诊 3 ~ 6 个月后可复查 CTV 或 MRV，以评估阻塞的皮质静脉或静脉窦的再通情况（Ⅱa 级推荐，C 级证据）。

（四）经颅多普勒超声（TCD）

可检测静脉血流动力学和侧支旁路，但是检测为正常静脉流速时不能除外 CVT。未来 TCD 可用来检测病程中静脉血流动力学的变化。

四、诊断

虽然临床表现复杂多变，临床遇到脑叶出血而且原因不明者，或梗死病灶不符合脑动脉供血区分布者，应该行脑静脉系统的影像学检查（Ⅰ级推荐，C 级证据）。临床拟诊原发性颅内压增高的患者，推荐脑静脉系统的影像学检查，以排除 CVT（Ⅰ级推荐，C 级证据）；而对于非典型头痛患者也推荐行脑静脉系统的影像学检查，以排除 CVT（Ⅱa 级推荐，C 级证据）。从出现症状到诊断的时间约为 7 d。最敏感的是 MRI 及 MRV。T_1、T_2 WI 可见血栓呈高信号。信号强度取决于血栓的时间，病程前 5 d 及 1 个月后，T_1 WI 为等信号。鉴别诊断要与脑炎、感染性心内膜炎、中枢神经系统血管炎、脑脓肿、良性颅内压增高、颅内占位性病变、动脉性脑梗死及引起眼部症状的疾病等鉴别。最新指南的管理流程，见图 2-4。

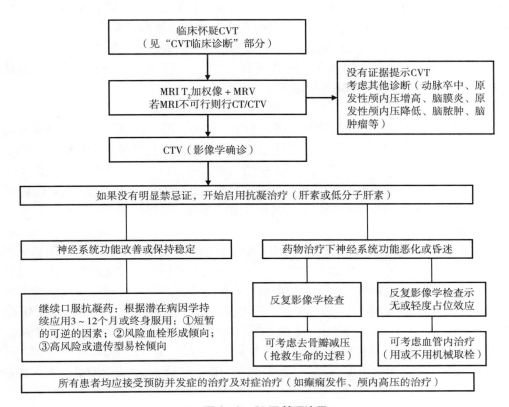

图 2-4　CVT 管理流程

五、治疗

目前临床随机对照试验推荐最佳治疗方法为抗凝（AC），可降低病死率及严重致残率，且不增加出血风险。与使用安慰剂治疗的对照组进行比较发现，使用肝素组患者全部康复，包括出血患者无新发出血，而使用安慰剂的对照组出血患者均死亡，并且 2 例治疗中新发出血。昏迷患者可能需要局部溶栓治疗，效果可能优于肝素。至今尚无溶栓标准。患者症状轻微，单一症状，可不治疗而痊愈，但缺乏可靠的预后标准，对于危及生命的状态是否使用有效安全的方案治疗难以抉择。

（一）抗凝

疾病确诊后应立即使用适当剂量的肝素治疗，每次 3 000 ～ 5 000 U。监测 APTT 需要至少达到 2 倍。持续静脉推注，从 1 000 ～ 1 200 U/h 开始，每 6 ～ 8 h 增加 100 ～ 200 U，直到 APTT 达到 2 倍。肝素治疗应持续到急性期症状缓解，如意识水平正常、意识混乱好转或头痛、局灶神经症状缺损改善。之后改口服华法林抗凝治疗，第 1 天 3 mg，之后连用 2 d 2 mg，复查 INR 调整为 2.0 ～ 3.0。在此期间仍需使用肝素，直到 INR 达有效范围。如果在此期间出现症状加重，需临时再次进行肝素治疗，不要停止口服抗凝药（AC）。如果临床症状持续加重，需停止口服 AC。如果孕期出现 CVT，避免口服 AC，因其可能存在潜在的致畸作用和引起胎盘功能不足，此时需使用静脉肝素，但胎盘功能不足导致的胎盘出血仍可能发生。虽然行抗凝治疗的患者在随访中少部分可复发，但是超过 40% 的患者可出现再通。

迟发性 CVT 患者推荐口服 AC 3 个月，与妊娠及口服避孕药有关的患者需口服 AC 3 ～ 6 个月，具有颅外静脉血栓或者遗传性易栓症如蛋白S和蛋白C缺乏的患者，口服AC 6～12个月；AT Ⅲ缺乏或者纯合性Ⅴ因子 Leiden 突变患者需考虑长期治疗。关于抗凝治疗疗程目前缺乏实验研究，药物应结合症状逐渐减量。

感染性CVT的AC治疗无系统性研究，提示治疗可降低患病率，但是对病死率无影响，目前尚未发现抗凝治疗致感染性CVT患者出血。

2011最新指南（以下简称指南）表明，CVT无论是否伴有颅内出血，均应立即使用抗凝药物，可选用肝素（需调整剂量）或低分子肝素（需根据体重确定剂量），之后用维生素K拮抗药抗凝（Ⅱa级推荐，B级证据）；在充分的抗凝治疗下，病情仍恶化者，可以考虑血管内介入治疗（Ⅱb级推荐，C级证据）。

脑静脉及静脉窦血栓形成（CVST）继发的颅内出血不是抗凝禁忌证，对于抗凝完全禁忌证的患者或抗凝初始剂量治疗失败的患者可以考虑血管内治疗。

（二）癫痫治疗

预防性使用抗癫痫药一直存有争议。部分学者认为应该使用，因CVT患者出现癫痫率很高。急性期所有癫痫均发生在12个月内，故ADE治疗应延长到1年。遗留癫痫比率低。指南提示，CVT患者合并癫痫发作并有脑实质损害者，推荐尽早足量给予抗癫痫药物治疗，以防进一步的癫痫发作（Ⅰ级推荐，B级证据）；CVT合并癫痫但无脑实质损害者，也应尽早抗癫痫治疗（Ⅱa级推荐，C级证据）；而对不合并癫痫的CVT患者，不推荐常规使用抗癫痫药物（Ⅲ级推荐，C级证据）。

（三）颅内压增高的处理

抗水肿治疗仅在20%患者中是必需的。可使用减少脑脊液生成的药物，不需通过限制水钠治疗脑水肿，因其可引起血流动力学异常。不推荐常规使用激素，因其对脑缺血疗效无可靠证据，却可能对血栓造成有害影响。严重患者出现脑疝时，由于单侧出血性梗死，需进行手术减压来挽救患者生命。出血性梗死组织不需切除，因其有恢复神经功能的可能。指南提示CVT患者颅内压增高时，密切观测患者视力，若存在视力下降，应紧急处理颅内高压（Ⅰ级推荐，C级证据）；颅压增高可用乙酰唑胺，若视力进行性下降，其他治疗如腰椎穿刺、视神经减压或分流术也是有效的（Ⅱa级推荐，C级证据）；严重占位效应导致的神经系统恶化者或颅内出血导致的难治性颅内高压者，可以考虑去骨瓣减压术（Ⅱb级推荐，C级证据）。

（四）感染的治疗

感染性CVT患者应积极进行抗感染治疗，而非感染性CVT的抗生素预防治疗是无益的。指南提示，CVT患者怀疑细菌感染时，应接受合理的抗生素治疗，必要时对化脓性物质进行手术引流（Ⅰ级推荐，C级证据）。

（五）其他治疗

CVT患者应收入卒中单元治疗，并需预防并发症的发生（Ⅱa级推荐，C级证据）。严重脱水及长期进食不好者，注意补足入量，维持水电解质平衡，给予全面的营养；CVT即使CT或MRI提示脑实质损害，也不推荐使用甾体药物，除非存在其他潜在疾病需要甾体药物治疗（Ⅲ级推荐，B级证据）。对血液系统疾病应予相应的治疗。

目前没有关于抗血小板药物的研究，但是较抗凝效果差，而代血浆及白蛋白的使用尚无系统的研究。

（六）特殊人群的治疗

1. 血栓前状态检验

包括蛋白C、蛋白S、抗凝血酶缺乏症、抗磷脂综合征、凝血酶原基因G20210A突变、凝血因子Ⅴ Leiden基因，有助于CVT患者的治疗。蛋白C、蛋白S、抗凝血酶缺乏症检测一般在抗凝治疗结束2～4周或以后才有意义，在急性期或使用华法林的患者，这种检验价值有限（Ⅱa级推荐，B级证据）。

继发性CVT患者（与短暂性危险因素有关），维生素K拮抗药可持续应用3～6个月，INR目标值为2.0～3.0（Ⅱb级推荐，C级证据）；而非继发性CVT患者，维生素K拮抗药可持续应用6～12个月，INR目标值为2.0～3.0（Ⅱb级推荐，C级证据）。

复发性CVT患者，CVT后静脉血栓栓塞者或初发CVT患者但伴有严重血栓形成倾向者（如凝血酶原基因 G20210A 纯合子、凝血因子 V Leiden 纯合子、联合血栓形成倾向及抗磷脂综合征等），可以考虑永久抗凝，INR 目标值 2.0 ~ 3.0（Ⅱb 级推荐，C 级证据）。

在高凝状态检验及 CVT 患者治疗方面，可请血栓方面的专业人士会诊（Ⅱb 级推荐，C 级证据）。

2. 妊娠期

妊娠期 CVT 中，足量、足疗程的低分子肝素治疗至关重要，整个妊娠期间应持续应用足量低分子肝素，产后低分子肝素或维生素 K 拮抗药应继续应用至少 6 周，INR 目标值为 2.0 ~ 3.0，总疗程至少 6 个月（Ⅰ级推荐，C 级证据）；既往有 CVT 病史的女性患者非妊娠禁忌，可推荐在妊娠前和产后预防性应用低分子肝素（Ⅱa 级推荐，C 级证据），而且由于存在潜在的病因，妊娠时应行进一步检查，并咨询血液学专家和（或）妇产科专家（Ⅱa 级推荐，B 级证据）；孕妇患有急性 CVT 时，应用全量的低分子肝素，而不应选用普通肝素（Ⅱa 级推荐，C 级证据）。

3. 儿童 CVT

儿童 CVT 是另外一个特殊人群，在补充液体、控制癫痫及颅内高压的同时，使用足疗程、足量低分子肝素，筛查可能的感染灶及其他病因，并对重症患儿实行脑电图监测。

指南具体提出 CVT 儿童患者的治疗应包括补充液体、控制癫痫发作，以及对颅内高压的治疗（Ⅰ级推荐，C 级证据）；严重或长期的颅内高压可能会导致视力丧失，应定期评估视力和视野，并有效控制颅内高压（Ⅰ级推荐，C 级证据）；急性 CVT 的婴儿，可以考虑低分子肝素持续应用 6 周到 3 个月（Ⅱb 级推荐，C 级证据）。出生 28 d 后诊断为急性 CVT 的儿童，即使有颅内出血，也应用足量低分子肝素治疗（Ⅱa 级推荐，C 级证据）；持续应用低分子肝素或口服维生素 K 拮抗药 3 ~ 6 个月（Ⅱa 级推荐，C 级证据）。儿童患者血管内介入的有效性和安全性尚不确定，只有在充分的抗凝治疗下，神经系统仍进行性恶化的患者，并经过严格筛选，才考虑血管内介入治疗（Ⅱb 级推荐，C 级证据）。

所有的 CVT 儿童患者，推荐在确诊 1 周后重复行神经影像学检查，包括静脉成像，以监测初始血栓的播散情况，以及新发脑梗死或出血情况（Ⅰ级推荐，C 级证据）；所有急性 CVT 儿童患者，初始抗凝治疗开始以后，应在治疗后最初 1 周行 CT 或 MRI 扫描，以监测新发颅内出血情况（Ⅱa 级推荐，C 级证据）；同时进行易栓倾向检查，明确可能造成栓塞复发的潜在凝血异常，此检查可能会影响治疗决策（Ⅱb 级推荐，B 级证据）；CVT 儿童患者应行血培养及鼻窦 X 摄线片以确定有无潜在的感染（Ⅱb 级推荐，B 级证据）；鉴于 CVT 儿童患者癫痫发作的可能性较大，意识丧失或机械通气患者可以考虑行持续脑电监测（Ⅱb 级推荐，C 级证据）。

（刘　佳）

第六节　三叉神经痛

一、概述

三叉神经痛是以三叉神经分布范围内反复发作、阵发性剧烈疼痛、不伴三叉神经功能破坏表现的一种疾病。临床上有原发性和继发性 2 种，原发性者发病机制尚不明确，继发性者多半为肿瘤所致，血管畸形、动脉瘤、蛛网膜炎、多发性硬化等也可引起。它是一种单纯性面部疼痛症，局部无发红肿胀，以半侧面部疼痛最为常见。好发于中年女性，起病突然，常以口-耳-鼻-眶区剧烈如刀割或电击样疼痛为主要临床特征。

（一）流行病学特点

据统计，成年及老年人是发病的主要群体，发病年龄一般在 28 ~ 89 岁，其中 40 岁以上占 70% ~ 80%，高峰年龄在 48 ~ 59 岁，女性比男性更容易得三叉神经痛。

（二）病因和病理

1. 局部刺激

在三叉神经所支配的组织器官发生了炎性病灶（如鼻旁窦炎、牙源性炎症等）或外伤性病灶的长期慢性刺激，致使神经发炎、纤维化，半月神经中毒的综合作用，使分布在三叉神经上的滋养血管发生功能障碍、痉挛。

2. 局部压迫

任何一段受到各种原因的压迫或牵拉都会引起神经痛。

二、临床表现

（一）疼痛部位

右侧多于左侧，疼痛由面部、口腔或下颌的某一点开始扩散到三叉神经某一支或多支，以第二支、第三支发病最为常见，第一支者少见。其疼痛范围绝对不超越面部中线，也不超过三叉神经分布区域。偶尔有双侧三叉神经痛者，占 3%。

（二）疼痛性质

如刀割、针刺、撕裂、烧灼或电击样剧烈难忍的疼痛，甚至痛不欲生。

（三）疼痛的规律

三叉神经痛的发作常无预兆，而疼痛发作一般有规律。每次疼痛发作时间由仅持续数秒到 2 min 骤然停止。初期起病时发作次数较少，间歇期长，数分钟、数小时不等，随病情发展，发作逐渐频繁，间歇期逐渐缩短，疼痛也逐渐加重而剧烈。夜晚疼痛发作减少。诱发因素：说话、吃饭、洗脸、剃须、刷牙，以及风吹等均可诱发疼痛发作，以致患者精神萎靡不振，行动谨小慎微，甚至不敢洗脸、刷牙、进食，说话也很小心，唯恐引起发作。

（四）扳机点

扳机点又称"触发点"，常位于上唇、鼻翼、齿龈、口角、舌、眉等处。轻触或刺激扳机点可激发疼痛发作。

（五）表情和颜面部变化

发作时常突然停止说话、进食等活动，疼痛侧面部可呈现痉挛，即"痛性痉挛"，皱眉咬牙、张口掩目或用手掌用力揉搓颜面，以致局部皮肤粗糙、增厚、眉毛脱落、结膜充血、流泪及流涎。表情呈精神紧张、焦虑状态。

三、检查

对疑有继发性三叉神经痛者应做进一步检查，如脑脊液、颅底拍摄 X 线片、鼻咽部活检、空气造影及放射性核素检查，必要时行葡萄糖耐量试验，以排除糖尿病性神经病变的可能。

四、诊断

三叉神经痛可分为原发性（症状性）三叉神经痛和继发性三叉神经痛两大类，其中原发性三叉神经痛较常见。

原发性三叉神经痛是指具有临床症状，但应用各种检查未发现与发病有关的器质性病变。

继发性三叉神经痛除有临床症状，同时临床及影像学检查可发现器质性疾病，如肿瘤、炎症、血管畸形等。继发性三叉神经痛多见于 40 岁以下中、青年人，通常没有扳机点，诱发因素不明显，疼痛常呈持续性，部分患者可发现与原发性疾病有关的其他表现。脑部 CT、MRI、鼻咽部活组织检查等有助于诊断。

五、治疗

（一）药物治疗

1. 卡马西平

卡马西平又称酰胺咪嗪，为三叉神经痛首选药物。常用初服剂量为 100 mg，每天 2 ~ 3 次，必要时可加量至 200 mg，直到疼痛停止（最大剂量不应超过每天 1 000 mg），以后逐渐减少，确定最小有效量，作为维持剂量服用。孕妇忌服。治疗前应做全血细胞计数检查，且需注意可能发生的骨髓造血功能抑制和肝损害，不良反应可有嗜睡、恶心、呕吐、眩晕、皮疹、共济失调等。

2. 加巴喷丁

卡马西平效果不满意时可加用或单用加巴喷丁，常用剂量为每天 900 ～ 1 800 mg。

3. 苯妥英钠

常用量为 0.1 g，每天 3 ～ 4 次，每天以 0.6 g 为限。如出现头晕、步态不稳、眼球震颤等中毒反应，应减量至中毒反应消失为止，如仍有效，即以此为维持量。如效果不显，可与氯丙嗪 12.5 mg 合用，以增强疗效。或山莨菪碱注射液 10 mg，每天 2 次，肌内注射。

4. 巴氯芬

5 ～ 10 mg，每天 2 次开始，剂量视患者反应而定。

5. 阿米替林

阿米替林常用量为 12.5 mg，每天 2 ～ 3 次，或每晚 50 mg。

6. 七叶莲（野木瓜）注射液

每支 2 mL，相当于生药 5 g；或片剂，每片含干浸膏 0.4 g，相当于生药 5 g。注射液每次 4 mL，每天 2 ～ 3 次，肌内注射，待疼痛减轻后改用口服药，每次 3 片，每天 4 次，连续服用。

（二）封闭治疗

三叉神经封闭是注药于神经分支或半月节上，使之破坏以阻断其传导作用，使注射区面部感觉消失，从而获得止痛效果。此疗法一般用于服药无效或不适宜手术治疗者。外周支封闭，在缺医少药地区，可用 1% 普鲁卡因或丁卡因，按三叉神经通路各外周支局部封闭。半月节封闭，一般用纯乙醇注射于疼痛的神经支或其分支。本法操作简易安全，缺点是疗效不持久，近年来逐渐被射频治疗所代替。本法有引起出血、角膜炎、失明等严重并发症的可能。

（三）手术治疗

在药物治疗无效的情况下可行手术治疗，有多种术式。

1. 经皮手术

射频电流经皮选择性热凝术治疗三叉神经痛，已取得满意的治疗效果，该术可选择性破坏三叉神经的痛觉纤维，基本不损害触觉纤维，因此可得到消除疼痛而保持触觉的效果。此法简便，疗效好，适应证广，并发症少，优于其他手术治疗，因此成为普遍选用的手术疗法。其他还有经皮甘油半月节后根阻断术、经皮球囊微血管减压术。

2. 伽马刀手术

手术风险相对较小，需 3 ～ 13 周后起效，也有复发病例。

3. 经颅微血管减压术

开颅暴露三叉神经根，确定血管瓣与神经交叉压迫部位，用 Teflon 补片减压。有一定的风险，适合于年轻患者，尤其是第 1 支或所有 3 支均受累者。

以上所有手术后的患者有可能仍然需要服用药物。

（刘　佳）

第七节　脑脓肿

一、概述

颅内脓肿，为少见的、严重的、可危及生命的感染。据报道，美国每年有 1 500 ～ 2 500 例发病。多数病例发生于 40 岁以前，中位年龄为 30 ～ 40 岁。患病率随着艾滋病和器官移植增多而增加。脑脓肿常见相关危险因素包括发绀型先天性心脏病、肺部异常，如动静脉瘘、邻近结构感染（如中耳炎、牙科感染、乳突炎、鼻窦炎），以及颅骨外伤或手术，很少继发于脑膜炎。

1980 年以前，来自邻近结构的直接播散是最常见的病原，但目前血源性传播更常见。直接播散导致的脓肿通常为孤立的，血行播散的脓肿通常为多发。高达25%的病例培养可以是无菌的。

免疫缺陷的患者，包括移植和艾滋病患者，有较高的真菌感染发生率，如弓形体病、诺卡菌、念珠菌、李斯特菌和曲霉菌。IgM不能通过胎盘，因此婴儿发生革兰阴性菌感染的概率较高。

二、临床表现

脑脓肿的症状主要由其大小和位置所致。虽然脓腔可能更为明显，但相关的血管源性水肿通常是产生症状的重要因素。症状还可与ICP升高相关，如恶心、呕吐、头痛、嗜睡。最常见症状为2周内的头痛，可发生于75%的患者。其他局灶性神经系统征象可根据脓肿的部位不同而不同。

三、检查

CT和MRI已成为诊断脑脓肿最主要的影像学方法，较典型的表现为囊壁光滑的环形强化占位灶，周围伴不同程度水肿。但也有肿瘤坏死后表现为环形强化占位，与脑脓肿不易区分。另外，脑脓肿也可有不典型影像学表现，如脓肿壁不规则、脓腔较小，加之患者临床症状不典型，造成脑脓肿误诊误治。近年来，磁共振弥散加权成像（DWI）和磁共振波谱分析检查（MRS）的临床应用为脑脓肿的诊断、鉴别诊断和治疗提供帮助。

四、检查

DWI是现今能在活体组织中进行水分子扩散测量的方法，基于脑脓肿和囊性肿瘤内囊液的性质不同，可以检测囊液中水分子的弥散受限程度，对两者进行区分。脑脓肿腔内是炎性黏性液体，水分子弥散受限，在DWI上一般呈明显高信号，表观为弥散系数（ADC）值低，ADC图呈低信号；脑肿瘤坏死囊变区以浆液为主，水分子弥散相对自由，在DWI上呈低信号，ADC值增高，ADC图呈高信号。

针对脑脓肿与囊性肿瘤的病理性质不同，MRS可通过对囊液、囊壁及其周围组织的检测，鉴别脑脓肿与囊肿。在MRS检测中，包膜期脑脓肿的坏死中心胞质氨基酸和乳酸（LAC）水平升高，同时伴有或不伴有醋酸和琥珀酸的增高。因在脑肿瘤中也可检测到乳酸信号而无氨基酸，故氨基酸（缬氨酸、亮氨酸和异亮氨酸）是诊断脑脓肿的关键性标志。但如果脑脓肿或肿瘤的囊腔较小，囊壁不厚，周围肿瘤组织浸润不明显，MRS检测将受限。因此，只有在囊腔相对较大、囊壁不规则且较厚时，MRS对鉴别有一定帮助。

五、治疗

脑脓肿一度被认为是紧急外科手术急症，而CT和MR的出现使早期发现脑脓肿成为可能，并提供了一种准确的无创技术跟踪病变。如果在脑炎阶段开始治疗，仅仅内科治疗即可能成功（尽管许多病变在使用抗生素后将形成包膜）。小的脓肿（建议界限值为＜3cm），在症状少于2周时，经过第1周的抗生素治疗后有证据显示分离到的致病原改善，则主张内科治疗。

外科手术干预（包括吸引术、立体定位吸引、颅骨切开术和切除）脑脓肿，可用于诊断和治疗。

如果脓肿破裂入脑室，发病率和病死率显著增加。定向抽吸具有多重优势，可仅在局部麻醉下通过一个钻孔安全地进行。因为抗真菌药物的穿透性差，开颅手术通常用于颅后窝脓肿、多发损伤、留有异物的创伤性脓肿。因早期和晚期癫痫的发病率较高，大多数病例预防性应用抗惊厥药物。甾体可减少抗生素的效用，因此选择性用于因占位效应和水肿导致神经系统缺失或将形成疝的患者。抗生素应用是脑脓肿治疗的重要组成部分；初始抗生素治疗方案应包括万古霉素（直到MRSA排除），加上第三代头孢菌素，加下列之一：甲硝唑或氯霉素，创伤后的脓肿可口服利福平。培养结果回报后，可根据具体病原体调整抗生素。即使CT扫描仍异常，静脉滴注抗生素也可在6～8周停止；新生血管形成和增生需要较长时间才能消退（CT扫描上需6～9个月，MRI需更长的时间）。

如果手术已切除脓肿和包膜，静脉注射抗生素治疗的时间可能会缩短。

（刘　佳）

第八节 脑蛛网膜炎

一、概述

脑蛛网膜炎为颅内非化脓性感染性疾病，好发于中青年。其病变主要是局限或弥漫的蛛网膜与软脑膜的慢性反应性炎症，蛛网膜增厚、粘连。因此，脑蛛网膜炎又称浆液性脑膜炎、局限性粘连性蛛网膜炎、假性脑瘤和良性颅内压增高症。

脑蛛网膜炎的病因复杂，种类繁多，可达数十种，有些原因尚不明。

（一）感染

1. 颅内感染

可由细菌、真菌、病毒和各种寄生虫病等引起，其中最常见为结核性感染。

2. 颅脑邻近病灶感染

脑蛛网膜炎与局灶感染关系密切，如蝶窦、额窦等的感染灶易引起视交叉部位的蛛网膜炎，中耳炎与乳突炎易引起颅后窝蛛网膜炎，尚有扁桃体炎、上呼吸道感染等也可引起蛛网膜炎。

3. 全身感染

可由感冒、风湿热、盆腔炎、败血症等引起，其中以感冒常见。

（二）颅内原发病灶并发症

如脱髓鞘疾病、脑血管硬化等血管病变，以及脑表浅肿瘤。

（三）鞘内注射某些药物

如抗生素、抗肿瘤药物、对比剂、麻醉剂等均可引起蛛网膜炎。蛛网膜炎的病理改变为局限或多发的蛛网膜和软脑膜粘连和增厚，部分脑组织、脑血管、室管膜和脉络丛也可有不同程度的炎症改变。

（四）其他

颅脑损伤、颅脑手术后等。

二、临床表现

患者发病可呈急性、亚急性和慢性过程，急性、亚急性的患者可有不同程度的发热、全身不适及脑膜刺激征等症状，一般较快即转入慢性期，也有急性期不明显，呈慢性起病者。根据蛛网膜被侵犯部位不同，临床表现也不同。常被侵犯的部位为颅后窝、视交叉及大脑半球凸面。

（一）颅后窝蛛网膜炎

颅后窝蛛网膜炎很常见，约占 1/3，可分为 3 型。

1. 中线型

中线型最常见，侵犯枕大池区，粘连阻塞第四脑室正中孔、外侧孔或枕骨大孔，引起梗阻性脑积水，导致颅内压增高征，病程发展快，少有缓解，一般病情较重。

2. 小脑凸面型

小脑凸面型病程较缓慢，可达 1～3 年，表现慢性颅内压增高征及小脑征。

3. 桥小脑角型

桥小脑角型病程较缓慢，可长达数年，表现为病变侧 V、VI、VII 等脑神经功能障碍，如累及颈静脉孔区，可出现病变侧颈静脉孔综合征，即同侧舌咽神经、迷走神经及副神经受累。

（二）视交叉区蛛网膜炎

视交叉区蛛网膜炎是颅底蛛网膜炎最常见的受累部位，常以慢性头痛发病，病情有反复，可因感冒、鼻窦炎、劳累过度、饮酒等原因而发作，主要侵犯视神经（颅内段及视交叉周围），导致视神经缺血、变性、萎缩，出现视力、视野障碍等改变，有时可出现其他脑神经，如嗅神经、动眼神经、滑车神经、展神经及三叉神经受累，并出现相应征象，偶有丘脑及垂体功能受累。

（三）大脑半球凸面蛛网膜炎

病变发展慢，有反复，可长达数月或数年，主要累及大脑半球凸面及外侧裂，主要表现为头痛、精神症状及癫痫发作。无或轻度偏瘫、偏侧感觉障碍及失语等。

（四）混合型

以上各型蛛网膜炎可混合存在，如大脑凸面、颅底和环池等也广泛粘连，引起交通性脑积水，主要表现为颅内压增高征，局灶症状可不明显。

三、检查

（一）腰椎穿刺

早期压力可正常，多数患者脑脊液压力有轻度升高，有脑积水者压力多显著增高。急性期脑脊液细胞数多稍有增加（50×10^9/L 以下），以淋巴细胞为主，慢性期可正常。蛋白定量可稍增高。

（二）颅骨 X 线摄片

可显示慢性颅内压增高征或正常。

（三）CT 扫描

可显示局部囊性低密度改变，脑室系统缩小。正常或一致性扩大。通过扫描，可排除其他颅内占位性病变。

（四）MRI 扫描

对颅底、颅后窝显示较 CT 更清晰，并能排除其他颅内占位性病变。

四、诊断

根据病史、体征及实验室检查可做出诊断。同时与以下疾病鉴别。

（一）颅后窝中线型蛛网膜炎

颅后窝中线肿瘤包括小脑蚓部肿瘤、第四脑室肿瘤，儿童多见，常为恶性髓母细胞瘤，症状发展快，病情严重，可出现脑干受压征及双侧锥体束征。

（二）桥小脑角蛛网膜炎

该区肿瘤多为听神经瘤，此外尚有脑膜瘤及表皮样囊肿。如听神经瘤及脑膜瘤，早期出现听神经损害症状，随后出现面神经、三叉神经及小脑损害症状。表皮样囊肿早期多出现三叉神经痛的症状。颅骨 X 线摄片，听神经瘤可出现内听道口破坏与扩大，脑膜瘤可有岩骨破坏及钙化。CT 或 MRI 扫描可确定诊断。

（三）神经交叉部位蛛网膜炎

该区常见肿瘤为垂体腺瘤及颅咽管瘤。垂体腺瘤大多数早期出现内分泌障碍，眼底及视野改变比较典型，颅咽管瘤多见于儿童，X 线平片鞍上可有钙化。该区尚有鞍结节脑膜瘤，表现为视神经慢性受压的视力减退和视野障碍，后期出现原发性视神经萎缩。这些病变经 CT 和 MRI 扫描可做鉴别。

（四）大脑半球凸面蛛网膜炎

该病需与大脑半球表浅胶质瘤、转移瘤等病变相鉴别，这些病变大多数可通过 CT 或 MRI 扫描做出明确诊断。

五、治疗

（一）非手术治疗

早期或急性期病例先采用各种药物或措施进行综合治疗，目的在于控制蛛网膜炎症、松解炎性粘连和降低颅内压力，对原发感染病灶进行治疗。

1. 抗生素

抗生素对非特异性蛛网膜炎不是特效的，用于治疗可能存在于颅内或身体其他部位的隐性或显性细菌性感染，特别在蛛网膜炎活动期时，有一定疗效。

2. 肾上腺皮质激素

肾上腺皮质激素对防治蛛网膜粘连和炎症有较好疗效，初期应用效果好。用药期间注意补钾。如1个疗程有效，必要时可重复使用。

3. 降低颅内压力

降低颅内压力可用20%的甘露醇、甘果糖、利尿药等。

4. 其他药物

其他药物如神经营养药和血管扩张剂等。

（二）手术治疗

1. 颅后窝探查术

对中线型蛛网膜炎有第四脑室正中孔和小脑延髓池粘连者，可行剥离切除，使正中孔开放，必要时可行下蚓部切开，吸除部分脑实质，保证正中孔通畅。如枕大池广泛粘连，无法剥离，可试行第四脑室－枕大池下方置管分流，或先行枕肌下减压术，最后再行脑室腹腔分流术。对脑桥小脑角和小脑半球的蛛网膜粘连和囊肿，可行剥离切除，术后结合激素的应用及腰椎穿刺，有一定效果。

2. 视交叉部位探查术

经非手术治疗效果不佳或病情恶化者，可开颅行粘连及囊肿分离、切除绞窄性纤维带和压迫神经的囊肿，最好在显微镜下施行手术，以免伤及神经和微血管，可有一定的疗效。术后仍需综合治疗，包括腰椎穿刺。

3. 幕上开颅探查

对大脑凸面的蛛网膜炎经过长期综合治疗，症状仍不缓解，并有进行性颅内压增高，甚至有视力减退者，可开颅分离粘连及切除囊肿，去骨瓣减压，以缓解颅内压力。

4. 脑室－腹腔分流术

对不同部位的弥漫性蛛网膜炎导致梗阻或交通性脑积水明显者，均可行脑室－腹腔分流术，并结合综合治疗。

（刘　佳）

第九节　面神经炎

一、概述

面神经炎是单神经炎之一种。面神经炎即指茎乳突孔内面神经的急性非化脓性炎症，以周围神经麻痹为特征，故又称周围性面瘫，或称贝尔（Bell）麻痹。病因尚未明确，病毒感染可能性最大，或可能是局部营养神经的血管因受冷而发生痉挛，导致神经缺血、水肿、压迫而致病。可见于任何年龄，但以20～40岁的青壮年为多见，男性多于女性。任何季节皆可发病，起病急骤，以一侧面部口眼歪斜为主要临床特征。

特发性面神经瘫痪由于骨性面神经管仅能容纳面神经通过，面神经一旦发生炎性水肿，必然导致面神经受风寒病毒感染（如带状疱疹）和自主神经功能不稳等，从而引起局部神经营养血管痉挛，导致神经缺血水肿。面神经炎早期病理改变为神经水肿和脱髓鞘，严重者可出现轴索变性。

二、临床表现

多表现为病侧面部表情肌瘫痪，前额皱纹消失、眼裂扩大、鼻唇沟平坦、口角下垂。在微笑或露齿动作时，口角下坠及面部歪斜更为明显。病侧不能做皱额、蹙眉、闭目、鼓气和噘嘴等动作。鼓腮和吹口哨时，因患侧口唇不能闭合而漏气。进食时，食物残渣常滞留于病侧的齿颊间隙内，并常有口水自该侧淌下。由于泪点随下睑外翻，使泪液不能按正常引流而外溢。

面神经炎引起的面瘫绝大多数为一侧性，且以右侧多见，多数患者往往于清晨洗脸、漱口时突然发现一侧面颊动作不灵、口角歪斜。部分患者可有舌前 2/3 味觉障碍，听觉过敏等。

外伤引起的周围性面神经炎可分为早发性（损伤后立即出现面瘫）和迟发性（伤后 5 ～ 7 d 出现面瘫）两种。依据伤后面瘫发生的迟早、程度、电兴奋和肌电图检查，可评估面神经损伤的程度，以判断预后。

三、检查

（一）静止检查

1. 茎乳突

检查茎乳突是否疼痛或一侧颞部、面部是否疼痛。

2. 额部

检查额部皮肤皱纹是否相同、变浅或消失，眉目外侧是否对称、下垂。

3. 眼

检查眼裂的大小，两侧是否对称、变小或变大，上眼睑是否下垂，下眼睑是否外翻，眼睑是否抽搐、肿胀，眼结膜是否充血，是否有流泪、干涩、酸、胀的症状。

4. 耳

检查是否有耳鸣、耳闷、听力下降或过敏。

5. 面颊

检查鼻唇沟是否变浅、消失或加深；面颊部是否对称、平坦、增厚或抽搐；面部是否感觉发紧、僵硬、麻木或萎缩。

6. 口

检查口角是否对称、下垂、上提或抽搐；口唇是否肿胀，人中是否偏斜。

7. 舌

检查味觉是否受累。

（二）运动检查

1. 抬眉运动

检查额枕肌运动功能。重度患者额部平坦，皱纹一般消失或明显变浅，眉目外侧明显下垂。

2. 皱眉

检查皱眉肌是否能运动，两侧眉运动幅度是否一致。

3. 闭眼

闭眼时应注意患侧的口角有无提口角运动，患侧能否闭严及闭合的程度。

4. 耸鼻

观察压鼻肌是否有皱纹，两侧上唇运动幅度是否相同。

5. 示齿

注意观察两侧口角运动幅度，口裂是否变形，上下牙齿暴露的数目及高度。

6. 努嘴

注意观察口角两侧至人中的距离是否相同，努嘴的形状是否对称。

7. 鼓腮

主要检查口轮匝肌的运动功能。

四、诊断

（一）症状

急性起病，病前多有受风寒或上呼吸道感染的病史，或患侧耳内、乳突部位疼痛。常于晨起发现面部僵硬感，面颊动作不灵，口角歪斜，唾液自口角外流，食物存积于齿颊间，舌前部味觉减退，或听觉过敏。

（二）体征

患侧额纹消失，眼裂扩大，眼睑闭合不全，鼻唇沟平坦；皱额、蹙眉、鼓腮、示齿及吹口哨均受限制，面部歪向健侧；乳突常有压痛。

（三）发病

在起病前 1 ~ 3 d，部分患者有同侧乳突耳区疼痛，起病后 10 ~ 30 d 开始自行恢复，75% 患者可基本恢复正常，部分面部瘫痪者，早期开始恢复，以后进展慢。面神经麻痹恢复不完全者，可发生瘫痪肌肉挛缩，面肌抽搐或联带运动。

五、治疗

（一）药物治疗

（1）给予维生素 C、B 族维生素口服，或维生素 B_{12} 肌内注射；地巴唑 10 mg，每天 3 次。

（2）短期激素治疗：泼尼松 10 mg，每天 3 次，连用 5 ~ 7 d；或泼尼松每天 20 ~ 50 mg，口服，7 ~ 10 d 为 1 个疗程。

（3）阿昔洛韦 0.2 g，每天 4 ~ 5 次口服，急性期也可静脉滴注。

（二）手术治疗

神经功能恢复无能者，可行面神经修复术，如面神经 – 副神经、面神经 – 膈神经吻合术或面神经管减压术等。

（刘　佳）

第十节　面肌痉挛

一、概述

面肌痉挛（HFS）又称面肌抽搐，以一侧面肌阵发性不自主抽动为表现。发病率约为 64/10 万。

（一）流行病学特点

面肌痉挛多见于 40 ~ 60 岁的中老年女性中，是典型的成年人疾病，但有年轻化趋势。

（二）病因

1. 血管因素

1875 年 Schulitze 等报道了 1 例 HFS 患者行尸检时发现其面神经部位存在有"樱桃"大小的基底动脉瘤。目前已知有 80% ~ 90% 的 HFS 是由于面神经出脑干区存在血管压迫所致。临床资料表明，在导致 HFS 的血管因素中以小脑前下动脉（AICA）及小脑后下动脉（PICA）为主，而小脑上动脉（SCA）较少见。SCA 发自于基底动脉与大脑后动脉交界处，走行较为恒定，而 PICA 和 AICA 则相对变异较大，因而易形成血管袢或异位压迫到面神经；另外，迷路上动脉及其他变异的大动脉，如椎动脉、基底动脉亦可能对面神经形成压迫，导致 HFS。以往认为，HFS 是由于动脉的搏动性压迫所致，研究表明，单一静脉血管压迫面神经时亦可导致 HFS，且上述血管可两者同时对面神经形成压迫，这在一定程度上影响到 HFS 手术的预后。

2. 非血管因素

脑桥小脑角（CPA）的非血管占位性病变，如肉芽肿、肿瘤和囊肿等因素亦可产生 HFS。其原因可能是由于：①占位导致正常血管移位，Singh 等报道了 1 例脑桥小脑角（CPA）表皮样囊肿使 AICA 移位，压迫到面神经，导致 HFS；②占位对面神经的直接压迫；③占位本身异常血管的影响，如动静脉畸形、脑膜瘤、动脉瘤等，另外，颅后窝的一些占位性病变也可导致 HFS，如罕见的中间神经的雪旺细胞瘤压迫面神经导致的 HFS。Hirano 报道 1 例小脑血肿的患者其首发症状为 HFS。在年轻患者中，局部的蛛网膜增厚可能是产生 HFS 的主要原因之一，而一些先天性疾病，如 Arnold–Chiari 畸形及先天性蛛网膜囊肿偶可发生 HFS。

3. 其他因素

面神经的出脑干区存在压迫因素是 HFS 产生的主要原因，且大多数学者在进行脑桥小脑角手术时观察到，面神经出脑干区以外区域存在血管压迫并不产生 HFS。而 Kuroki 等在动物模型中观察到，面神经出脑干区以外区域的面神经脱髓鞘病变，其肌电图可表现为类似 HFS 的改变。Mar-tinelli 也报道了 1 例面神经周围支损伤后可出现 HFS。关于面神经出脑干区以外的部位存在压迫因素是否导致 HFS，尚需进一步的探讨。

4. 遗传因素

此外，HFS 也可见于一些全身性疾病，如多发性硬化。家族性 HFS 迄今仅有几例报道，其机制尚不明了，推测可能与遗传有关。

二、临床表现

原发性 HFS 多数在中年以后发病，女性较多。病程初期多为一侧眼轮匝肌阵发性不自主的抽搐，逐渐缓慢扩展至一侧面部的其他面肌，口角肌肉的抽搐最易为人注意，严重者甚至可累及同侧的颈阔肌，但额肌较少累及。抽搐的程度轻重不等，为阵发性、快速、不规律的抽搐。初起抽搐较轻，持续仅几秒，以后逐渐可长达数分钟或更长，而间歇时间逐渐缩短，抽搐逐渐频繁加重。严重者呈强直性，致同侧眼不能睁开，口角向同侧歪斜，无法说话，常因疲倦、精神紧张、自主运动而加剧，但不能自行模仿或控制其发作。一次抽搐短则数秒，长至 10 余分钟，间歇期长短不定，患者感到心烦意乱，无法正常工作或学习，严重影响着患者的身心健康。入眠后多数抽搐停止。双侧面肌痉挛者甚少见。若有，往往是两侧先后起病，多一侧抽搐停止后，另一侧再发作，而且抽搐一侧轻，另一侧重，双侧同时发病、同时抽搐者未见报道。少数患者于抽搐时伴有面部轻度疼痛，个别病例可伴有同侧头痛、耳鸣。

三、检查

（一）体格检查

1. 一般情况

良好。

2. 神经系统检查

可见一侧面肌阵发性不自主抽搐，无其他阳性体征。

（二）进一步检查项目

在必要时可行下列检查。

1. 肌电图

可见肌纤维震颤和肌束震颤波。

2. 脑电图检查

结果正常。

3. 颅脑 MRI 检查

极少数患者的颅脑 MRI 可以发现小血管对面神经的压迫。

四、诊断和鉴别诊断

（一）诊断

一侧面肌阵发性抽动、无神经系统阳性体征可以诊断。

（二）鉴别诊断

1. 继发性 HFS

炎症、肿瘤、血管性疾病、外伤等均可出现 HFS，但常伴有其他神经系统阳性体征，不难鉴别，颅脑 CT 或 MRI 检查可以帮助明确诊断。

2. 部分运动性发作癫痫

面肌抽搐幅度较大，多伴有头颈、肢体的抽搐。脑电图可有癫痫波发放，颅脑 CT 或 MRI 可有阳性发现。

3. 特发性眼睑痉挛–口下颌肌张力障碍综合征（Meige 综合征）

Meige 综合征多见于老年女性，双侧眼睑痉挛，伴有口舌、面肌、下颌和颈部的肌张力障碍。

4. 舞蹈病

可出现双侧性面肌抽动，伴有躯干、四肢的不自主运动。

5. 习惯性面肌抽搐

习惯性面肌抽搐多见于儿童和青少年，为短暂的面肌收缩，常为双侧，可由意志力短时控制，发病和精神因素有关。肌电图和脑电图正常。

6. 功能性眼睑痉挛

功能性眼睑痉挛多见于中年以上女性，局限于双侧的眼睑，不累及下半面部。

五、治疗

（一）治疗原则

消除痉挛，病因治疗。

（二）治疗计划

1. 药物治疗

可用抗癫痫药或镇静药，如卡马西平，开始时每次 0.1 g，每天 2 ～ 3 次，口服，逐渐增加剂量，最大量不能超过 1.2 g/d；巴氯芬，开始时每次 5 mg，每天 2 ～ 3 次，口服，以后逐渐增加剂量至 30 ～ 40 mg/d，最大量不超过 80 mg/d；氯硝西泮，0.5 ～ 6.0 mg/d；维生素 B_{12}，每次 500 μg，每天 3 次，口服，可酌情选用。

2. A 型肉毒毒素（BTXA）注射治疗

本法是目前最安全有效的治疗方法。BTXA 作用于局部胆碱能神经末梢的突触前膜，抑制乙酰胆碱囊泡的释放，减弱肌肉收缩力，缓解肌肉痉挛。根据受累的肌肉可注射于眼轮匝肌、颊肌、颧肌、口轮匝肌、颏肌等，不良反应有注射侧面瘫、视蒙、暴露性角膜炎等。疗效可维持 3 ～ 6 个月，复发可重复注射。

3. 面神经梳理术

通过手术对茎乳孔内的面神经主干进行梳理，可缓解症状，但有不同程度的面瘫，数月后可能复发。

4. 面神经阻滞

可用乙醇、维生素 B_1 等对面神经主干或分支注射以缓解症状。伴有面瘫，复发后可重复治疗。

5. 微血管减压术

通过手术将面神经和相接触的微血管隔开以解除症状，并发症有面瘫、听力下降等。

（三）治疗方案的选择

对于早期症状轻的患者可先予药物治疗，效果欠佳时可用 BTXA 局部注射治疗，无禁忌者也可考虑手术治疗。

（四）病程观察及处理

定期复诊，记录治疗前后痉挛强度分级评分（0 级，无痉挛；1 级，外部刺激引起次数增多；2 级，轻度，眼睑、面肌轻微颤动，无功能障碍；3 级，中度，痉挛明显，有轻微功能障碍；4 级，重度，严重痉挛和功能障碍，如行走困难、不能阅读等）。根据评分变化，评估疗效。

（刘 佳）

第十一节 舌咽神经痛

一、概述

舌咽神经痛是一种出现于舌咽神经分布区的阵发性剧烈疼痛。疼痛的性质与三叉神经痛相似，本病远较三叉神经痛少见，为1：（70～85）。

（一）流行病学特点

舌咽神经痛的发病率并不高，每10万人中有0.7～0.8例。任何年龄都可发病，50岁以上多见，没有明显性别差异。

（二）病因和发病机制

原发性舌咽神经痛的病因迄今不明。可能为舌咽及迷走神经的脱髓鞘性病变引起舌咽神经的传入冲动与迷走神经之间发生"短路"所致，以致轻微的触觉刺激即可通过短路传入中枢，中枢传出的脉冲也可通过短路再传入中枢，这些脉冲达到一定总和时，即可激发上神经节及岩神经节、神经根而产生剧烈疼痛。近年来，神经血管减压术的开展，发现舌咽神经痛患者椎动脉或小脑后下动脉压迫于舌咽及迷走神经上，解除压迫后症状缓解，这些患者的舌咽神经痛可能与血管压迫有关。造成舌咽神经根部受压的原因可能有多种情况，除血管因素外，还与小脑脑桥角周围的慢性炎症刺激，致蛛网膜炎性改变逐渐增厚，使血管与神经根相互紧靠，促成神经受压的过程有关。因为神经根部受增厚蛛网膜的粘连，动脉血管也受其粘连发生异位而固定于神经根部敏感区，致使神经受压而缺乏缓冲余地，引起神经的脱髓鞘改变。

继发性原因可能是小脑脑桥角或咽喉部肿瘤、颈部外伤、茎突过长、茎突舌骨韧带骨化等压迫刺激舌咽神经而诱发。

二、临床表现

根据发病原因的不同，舌咽神经痛同样也可以分为原发性舌咽神经痛和继发性舌咽神经痛两种。

（一）原发性舌咽神经痛

原发性舌咽神经痛的病因仍不明确，可能是神经脱鞘所致。其临床表现特点如下。

1. 疼痛

发生在一侧舌根、咽喉、扁桃体、耳根部及下颌后部，有时以耳根部疼痛为主要表现。

2. 发作情况和疼痛性质

同三叉神经痛，疼痛通常骤然发作、突然停止，每次发作持续时间多为数秒或数十秒，一般不超过2 min。呈刀割、针刺、撕裂、烧灼、电击样剧烈疼痛。

3. 诱发因素

常于吞咽、说话、咳嗽或打哈欠时诱发疼痛。

4. 扳机点

往往有扳机点，部位多在咽后壁、扁桃体、舌根等处，少数可在外耳道。

5. 其他症状

吞咽动作常会诱发疼痛发作，虽然发作间歇期无任何异常，但惧怕诱发疼痛而不敢进食，患者常有消瘦、脱水、喉部痉挛感、心律不齐及低血压性晕厥等症状。

临床上多见的舌咽神经痛多半是属于原发性舌咽神经痛，暂时止痛效果不佳。

（二）继发性舌咽神经痛

某些小脑脑桥角肿瘤、蛛网膜炎、血管性疾病、鼻咽部肿瘤或茎突过长症等均可激惹舌咽神经而引起舌咽神经分部区域的疼痛，称为继发性舌咽神经痛。

三、检查

神经系统检查多无异常发现。舌根部、扁桃体窝部可有扳机点。

四、诊断

根据疼痛发作的性质和特点不难做出本病的临床诊断。有时为了进一步明确诊断，可刺激扁桃体窝的扳机点，观察其能否诱发疼痛；或用1%丁卡因喷雾咽后壁、扁桃体窝等处，如能遏止发作，则可以证实诊断。如果经喷雾上述药物后，舌咽处的疼痛虽然消失，但耳痛却仍然保留，则可封闭颈静脉孔，若能收效，说明不仅为舌咽神经痛，而且有迷走神经的耳后支参与。

临床表现呈持续性疼痛或有神经系统阳性体征的患者，应考虑为继发性舌咽神经痛，需要进一步检查以明确病因。

五、治疗

（一）药物治疗

卡马西平为最常用的药物，苯妥英钠也常用来治疗舌咽神经痛，其他的镇静止痛药物（地西泮、曲马多）及传统中草药对该病也有一定的疗效。有研究发现，N–甲基–D–天冬氨酸（NMDA）受体在舌咽神经痛的发病机制中起一定作用，所以NMDA受体阻滞剂可有效地减轻疼痛，如氯胺酮。也有学者报道加巴喷丁可升高中枢神经系统5–HT水平，抑制痛觉，同时参与NMDA受体的调制，在神经病理性疼痛中发挥作用。这些药物为舌咽神经痛的药物治疗开辟了一个新领域。

（二）封闭疗法

维生素B_{12}和地塞米松等周围神经封闭偶有良效。有学者用95%乙醇或5%酚甘油于颈静脉孔处行舌咽神经封闭。但舌咽神经与颈内动脉、静脉、迷走神经、副神经等相邻，封闭时易损伤周围神经血管，故应慎用。

（三）手术治疗

对发作频繁或疼痛剧烈者，若保守治疗无效，可考虑手术治疗。常用的手术方式有以下几种。

1. 微血管减压术（MVD）

国内外学者行血管减压术治疗本病收到了良好的效果，因此，有学者认为采用神经血管减压术是最佳治疗方案，可保留神经功能，避免了神经切断术所致的病侧咽部干燥、感觉消失和复发的弊端。

2. 经颅外入路舌咽神经切断术

术后复发率较高，建议对不能耐受开颅的患者可试用这种方法。

3. 经颅舌咽神经切断术

如术中探查没有明显的血管压迫神经，则可选用舌咽神经切断术。

4. 经皮穿刺射频热凝术

在CT引导下可大大减少其并发症的发生。另外，舌咽神经传入纤维在脑桥处加入了三叉神经的下支，开颅在此毁损可阻止舌咽神经痛的传导通路。

（刘　佳）

第十二节　前庭神经元炎

一、概述

前庭神经元炎又称为病毒性迷路炎、流行性神经迷路炎或急性迷路炎。常发生于上呼吸道感染后数天之内，临床特征为急性起病的眩晕、恶心、呕吐、眼球震颤和姿势不平衡。炎症仅局限于前庭系统，耳蜗和中枢神经系统均属正常，是一种不伴有听力障碍的眩晕病。

（一）病因和发病机制

病因目前仍不明确，通常认为，前庭神经元炎患者发病前常有感染病史。Shimizu 等在 57 例前庭神经元炎病例中测定血清各种病毒抗体水平，26 例显示病毒抗体效价升高达 4 倍以上，故推断此病与病毒感染有直接关系。Chen 等研究认为前庭神经元炎主要影响前庭神经上部，其支配水平半规管和前垂直半规管，而后垂直半规管和球囊的功能受前庭神经下部支配而不受影响。Goebel 等以解剖标本作研究认为，前庭神经上部的骨道相对较长，其与小动脉通过相对狭窄的通道，使前庭神经上部更易受到侵袭，并可能起迷路缺血性损害。

另外，有报道认为，前庭神经遭受血管压迫或蛛网膜粘连，甚至可因内听道狭窄引起前庭神经缺氧变性而发病。Schuknecht 等认为，糖尿病可引起前庭神经元变性萎缩，导致眩晕反复发作。

（二）病理生理

病理学研究显示，一些前庭神经元炎患者前庭神经切断后，可发现前庭神经有孤立或散在的退行性病变和再生现象，神经纤维减少，节细胞空泡形成，神经内胶原沉积物增加。

二、临床表现

（1）本病多发生于中年人，两性发病率无明显差异。

（2）起病突然，病前有发热、上呼吸道感染或泌尿道感染病史，多为腮腺炎、麻疹及带状疱疹病毒引起。

（3）临床表现以眩晕最突出，头部转动时眩晕加剧，多于晚上睡醒时突然发作眩晕，数小时达到高峰，伴有恶心、呕吐，可持续数天或数周，多无耳鸣、耳聋，也有报道约 30% 病例有耳蜗症状；严重者倾倒、恶心、呕吐、面色苍白。可以一家数人患病，亦有集体发病呈小流行现象。该病一般可以自愈，可能为仅有一次的发作，或在过了 12 ~ 18 个月后有几次后续发作；每次后续发作都不太严重，持续时间较短。

（4）病初有明显的自发性眼震，多为水平性和旋转性，快相向健侧。

（5）前庭功能检查显示单侧或双侧反应减弱，部分病例痊愈后前庭功能恢复正常。

三、检查

（一）眼震电图（ENG）检查

可以客观记录前庭功能丧失的情况，但 ENG 并非必要，因在急性期自发性眼震等客观体征有助于病变定侧，患者也难于耐受检查。

（二）听力检查

可行听力检查以排除听力损害。

（三）头颅核磁共振（MRI）检查

特别要注意内听道检查以排除其他诊断的可能性，如桥小脑角肿瘤、脑干出血或梗死。必要时行增强扫描。

四、诊断

可根据感染后突然起病，剧烈眩晕，站立不稳，头部活动时加重，不伴耳鸣、耳聋而进行诊断。前庭功能检查显示单侧或双侧反应减弱，无耳蜗功能障碍；无其他神经系统异常症状、体征；预后良好可诊断。

五、治疗

临床治疗原则是急性期的对症治疗、皮质激素治疗和尽早行前庭康复治疗。一项小规模的对照研究发现，治疗前庭神经炎皮质激素比安慰剂更有效。最近的一项临床研究比较了甲泼尼龙、阿昔洛韦和甲泼尼龙＋阿昔洛韦 3 种治疗方法的疗效，结果表明，甲泼尼龙可明显改善前庭神经炎的症状，抗病毒药物无效，两者联合无助于提高疗效。

临床常用治疗方法如下。

（一）一般治疗

卧床休息，避免头、颈部活动和声、光刺激。

（二）对症处理

对于前庭损害而产生的眩晕症状应给予镇静、安定剂，眩晕、呕吐剧烈者可肌内注射盐酸异丙嗪 12.5 ～ 25.0 mg 或地西泮 10 ～ 20 mg，每 4 ～ 6 h 1 次。症状缓解不明显者，可酌情重复上述治疗。对长时间呕吐者，必要时行静脉补液和输注电解质以作补充和支持治疗。

（三）甾体皮质激素

可用地塞米松 10 ～ 15 mg/d，7 ～ 10 d；或服泼尼松 1 mg/（kg·d），顿服或分 2 次口服，连续 5 d，以后 7 ～ 10 d 内逐渐减量。注意补钾、补钙、保护胃黏膜。

（四）前庭康复治疗

前庭神经元炎的恢复往往需要数周的时间，患者越早开始前庭康复锻炼，功能恢复就越快、越完全。前庭康复锻炼的目的是加速前庭康复的进程，并改善最终的康复水平。前庭康复计划一般包括前庭 – 眼反射的眼动训练和前庭 – 脊髓反射的平衡训练。早期眼震存在，患者应尝试抑制各方向的凝视眼震。眼震消失后，开始头 – 眼协调练习。患者应尝试平衡练习和步态练习。症状好转后，应增加运动中的头动练习，开始慢，逐渐加快。前庭康复锻炼每天至少 2 次，每次数分钟，只要患者能够耐受，应尽可能多进行锻炼，并少用抗晕药物。

（刘　佳）

第十三节　前庭蜗神经疾病

前庭蜗神经包括蜗神经和前庭神经。

一、蜗神经疾病

（一）病因

各种急、慢性迷路炎，药物中毒（链霉素、新霉素、庆大霉素等），颞骨、内耳外伤，噪声，听神经炎，脑膜炎，蛛网膜炎，脑桥小脑角肿瘤，脑桥病变，动脉硬化症，神经衰弱，遗传因素和全身性疾病（贫血和高血压等）等。

（二）临床表现

最常见的症状是耳鸣、听觉过敏和耳聋（听力减退或丧失）。根据耳鸣和耳聋的特点可鉴别传导性和神经性。低音调耳鸣（轰轰、嗡嗡似雷声、飞机声）通常是传导器的病变。高音调耳鸣（吱吱声、蝉鸣声、鸟叫声）常为感音器的病变。神经性耳聋听力障碍的共同特点是以高音频率为主，气导大于骨导，Weber 试验偏向健侧。

（三）治疗

首先是病因治疗。其他对症治疗包括应用 B 族维生素、血管扩张药物及能量合剂等。还可行针灸治疗，严重听力障碍者应佩戴助听器。

二、前庭神经疾病

前庭神经的功能是调节机体平衡和对各种加速度的反应。当前庭功能受到异常刺激和功能障碍时，可出现一系列的症状和体征。

（一）病因

迷路炎、内耳眩晕病、迷路动脉血液供应障碍及药物中毒；脑桥小脑角肿瘤和脑桥小脑角蛛网膜炎；听神经炎和前庭神经元炎；各种原因所致的脑干病变；心血管系统的病变等。

（二）临床表现

1. 眩晕

患者感觉自身或外界物体旋转或晃动（或称为运动幻觉）常伴有眼球震颤和共济失调，以及迷走神经的刺激症状如，面色苍白、恶心和呕吐、出汗及血压、脉搏的变化，严重时可出现晕厥。

2. 眼球震颤

通常为自发性眼球震颤，由快相和慢相组成，快相代表眼球震颤的方向。前庭周围性眼球震颤多为水平性，而且伴有明显的眩晕，闭眼后症状并不能减轻。

3. 自发性肢体偏斜

自发性肢体偏斜表现为站立不稳或向一侧倾倒。肢体偏斜的方向与前庭周围神经病变侧和眼球震颤的慢相是一致的。而前庭中枢性损害三者的方向是不定的。

（三）治疗

1. 病因治疗

根据不同的病因采取针对性的治疗，如为肿瘤，应行手术切除；炎症则进行抗感染；缺血性病变用扩张血管药物等。

2. 对症治疗

（1）常规剂量的各种安定剂和镇静剂。

（2）常规剂量的抗组胺类药物，如盐酸苯海拉明、氯苯那敏（氨苯那敏）、异丙嗪等。

（3）伴有严重呕吐的患者可肌内注射东莨菪碱 0.3 mg 或阿托品 0.5 mg。

（4）维生素、谷维素等。

（刘　佳）

第十四节　多发脑神经损害

一、概述

多发脑神经损害是指单侧或双侧、同时或先后两条以上脑神经受损而出现功能障碍。解剖部位的关系和病变部位的不同组合成多发脑神经损害的综合征。

病因是多种多样的，如炎症性疾病、感染后免疫功能障碍、脱髓鞘疾病、肿瘤、中毒、外伤、代谢性疾病等。

二、临床表现

受损脑神经的不同组合形成不同的综合征。

（一）福斯特－肯尼迪综合征

嗅、视神经受损，表现为病侧嗅觉丧失、视神经萎缩，对侧视乳盘水肿。多见于嗅沟脑膜瘤或额叶底部肿瘤。

（二）海绵窦综合征

动眼神经、滑车神经、展神经和三叉神经眼支受损，表现为病侧眼球固定、眼睑下垂、瞳孔散大、直接与间接对光反射和调节反射消失，眼和额部麻木疼痛，角膜反射减弱或消失，眼睑和球结膜水肿及眼球突出。见于感染、海绵窦血栓形成、海绵窦肉芽肿、动静脉瘘或动脉瘤等。

（三）眶上裂综合征

动眼神经、滑车神经、展神经和三叉神经眼支受损，表现为病侧眼球固定、上睑下垂、瞳孔散大、光反射和调节反射消失，眼裂以上皮肤感觉减退，角膜反射减弱或消失，眼球突出。见于眶上裂骨折、骨膜炎或邻近肿瘤等。

（四）眶尖综合征

视神经、动眼神经、滑车神经、展神经和三叉神经眼支受损，表现为眶上裂综合征＋视力障碍。见于眶尖骨折、炎症或肿瘤等。

（五）岩骨尖综合征

三叉神经和展神经受损，表现为病侧眼球外展不能、复视，颜面部疼痛。见于乳突炎、中耳炎、肿瘤或外伤等。

（六）小脑脑桥角综合征

三叉神经、展神经、面神经、听神经受损，病变大时可以累及脑干、小脑或后组脑神经。表现为病侧颜面部感觉减退、角膜反射减弱或消失、周围性面瘫、听力下降、眼震、眩晕和平衡障碍、小脑性共济失调。最多见于听神经瘤，还可见于炎症、血管瘤等。

（七）Avellis 综合征

迷走神经和副神经受损，表现为声音嘶哑、吞咽困难、病侧咽反射消失、向对侧转颈无力、病侧耸肩无力。见于局部肿瘤、炎症、血管病或外伤等。

（八）Jackson 综合征

迷走神经、副神经和舌下神经受损，表现为声音嘶哑、吞咽困难、病侧咽反射消失、向对侧转颈无力、病侧耸肩无力、病侧舌肌瘫痪、伸舌偏向病侧。见于局部肿瘤、炎症、血管病或外伤等。

（九）Tapia 综合征

迷走神经和舌下神经（结状神经节以下的末梢）受损，表现为声音嘶哑、病侧舌肌瘫痪、伸舌偏向病侧。多见于局部外伤。

（十）颈静脉孔综合征

舌咽神经、迷走神经和副神经受损，表现为病侧声带和咽部肌肉麻痹，出现声嘶、吞咽困难、咽反射消失，向对侧转颈无力、病侧耸肩无力。见于局部肿瘤、炎症等。

（十一）枕髁－颈静脉综合征

舌咽神经、迷走神经、副神经和舌下神经受损，表现为病侧 Vernet 综合征＋舌肌瘫痪和萎缩。见于颅底枪弹伤、局部炎症、肿瘤等。

（十二）腮腺后间隙综合征

舌咽神经、迷走神经、副神经和舌下神经受损，表现同 Collet-Sicard 综合征，可有同侧霍纳征。见于局部肿瘤、炎症、外伤等。

三、检查

局部 X 线摄片、颅脑 CT 或 MRI 检查，必要时行脑脊液检查，有助于了解病变部位、范围、性质和病因。

四、诊断

根据临床症状和体征，明确受损的脑神经范围，结合病史和相应的检查以做出诊断，并尽量进行病因诊断。

五、治疗

针对病因治疗：感染要抗感染治疗；肿瘤、外伤或血管瘤可以选择手术治疗；脱髓鞘性疾病可予糖皮质激素治疗；代谢性疾病要重视原发病的治疗。

（刘　佳）

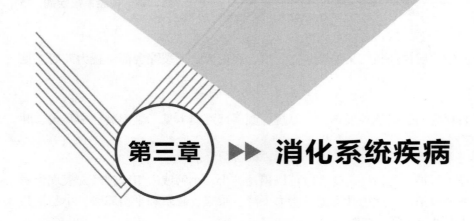

第三章 ▶▶ 消化系统疾病

第一节 胃食管反流病

一、概述

胃食管反流病（GERD）是指过多的胃、十二指肠内容物异常反流入食管引起的胃灼热等症状，并可导致食管炎和咽、喉、气管等食管以外的组织损害。胃食管反流病是一种十分常见的消化道疾病，在人群中发病率很高，即使是健康人在不当饮食后，有时也会出现胃灼热和反酸的现象，严重困扰着人们的工作和学习。

随着现代生活质量的提高，饮食结构发生了变化，肥胖人群随之增加，这也会导致胃食管反流病的发生率增高。我国1999年在北京、上海两地进行的流行病学调查显示，发病率为8.97%，且有逐年升高趋势。虽然我国对胃食管反流病了解较晚，但是它对人们生活质量造成的负面影响已经超过心脏病，而且每年以超过15%的速度在增长。目前已经证明胃食管反流病是导致食管腺癌的罪魁祸首之一，而且食管腺癌的发病率增加幅度位居所有肿瘤的第1位，因此，及时预防、治疗本病对于积极预防食管腺癌具有重要意义。

（一）病因

1906年，美国病理学家Tileston认为可能存在贲门功能失调现象。1946年，英国胸外科医师Allison发现膈疝在反流病发生中起重要作用。20多年后，人们才认识到下食管括约肌功能失调、一过性下食管括约肌松弛增多等可能起着更为重要的作用。现在，人们已认识到反流病是多因素造成的消化道动力障碍性疾病，主要发病机制是抗反流防御机制减弱和反流物对食管黏膜攻击作用的结果。

1. 食管抗反流防御机制减弱

（1）抗反流屏障：是指食管和胃交接的解剖结构，包括食管下括约肌（LES）、膈肌脚、膈食管韧带、食管胃底尖的锐角等，其各部分结构和功能上的缺陷均可造成胃食管反流，其中最主要的是LES的功能状态。LES是指食管末端3~4 cm长的环形肌束。正常人静息LES压为1.33~4.00 kPa，LES结构受到破坏可使LES压下降，如贲门失弛缓症手术后易并发反流性食管炎。一些因素可导致LES压降低，如某些激素（如缩胆囊素、胰升糖素、血管活性肠肽等）、食物（如高脂肪、巧克力等）、药物（如钙通道阻滞药、毛花苷C）等。一过性LES松弛是指非吞咽情况下LES自发性松弛，其松弛时间明显长于吞咽时LES松弛时间，它是正常人生理性胃食管反流的主要原因，也是LES静息压正常的GERD患者的主要发病机制。

（2）食管清除作用：在正常情况下，一旦发生胃食管反流，大部分反流物通过1~2次食管自发和继发性蠕动性收缩将食管内容物排入胃内，即容量清除，是食管廓清的主要方式，余有唾液缓慢中和。故食管蠕动和唾液产生异常也常参与GERD的致病作用。食管裂孔疝可引起胃食管反流，并降低食管对酸的清除，可导致GERD。

（3）食管黏膜屏障：反流物进入食管后，可凭借食管上皮表面黏液、不移动水层和表面 HCO_3^-、复层鳞状上皮等构成的屏障，以及黏膜下丰富的血液供应构成的后上皮屏障，发挥其抗反流物中的某些物质（主要是胃酸、胃蛋白酶，其次为十二指肠反流入胃的胆盐和胰酶）对食管黏膜损伤的作用。故导致食管黏膜屏障作用下降的因素，如长期吸烟、饮酒，以及抑郁等，将使食管不能抵御反流物的损害。

2. 反流物对食管黏膜攻击作用

反流物刺激和损害食管黏膜，与其质和量有关，也与反流物接触黏膜的时间、部位有关。胃酸与胃蛋白酶是反流物中损害食管黏膜的主要成分。胆汁反流重，其非结合胆盐和胰酶是主要的攻击因子。

（二）病理

胃食管反流病和反流性食管炎在宏观上是一个概念，但是程度上不一样。胃食管反流是一种现象，导致反酸、胃灼热等症状，但对黏膜没有损伤，这就是症状性反流。有些人不仅有症状，还有黏膜的损伤，这就叫反流性食管炎。无论是症状，还是反流性食管炎，都称为食管反流病。有反流性食管炎的胃食管反流病患者，其病理组织学基本改变可有：复层鳞状上皮细胞层增生，黏膜固有层乳头向上皮腔面延长；固有层内炎症细胞主要是中性粒细胞浸润；糜烂及溃疡；胃食管连接处以上出现 Barrett 食管改变。内镜下不同程度的食管炎则表现为水肿、潮红、糜烂、溃疡、增厚转白、瘢痕狭窄。

Barrett 食管是指食管与胃交界的齿状线 2 cm 以上出现柱状上皮替代鳞状上皮。组织学表现为特殊型柱状上皮、贲门型上皮或胃底型上皮。内镜下典型表现为，正常情况呈现均匀粉红带灰白的食管黏膜，出现橘红色的胃黏膜，分布可为环形、舌形或岛状。

二、临床表现

胃食管反流病的临床表现轻重不一，主要的临床症状是反酸、胃灼热、胸骨后疼痛，但有的患者表现为食管以外的症状，而忽视了对本病的诊断。

（一）胃灼热

胃灼热是反流性食管炎的最常见症状，约 50% 的患者有此症状。胃灼热是指胸骨后或剑突下烧灼感，常在餐后 1 h 出现，饮酒、甜食、浓茶、咖啡可诱发；肢体前屈、卧位或腹压增高时加重，可向颈部放射。胃灼热是由于酸反流刺激了食管深层上皮感觉神经末梢所致。

（二）胸骨后疼痛

疼痛常发生在胸骨后或剑突下，向胸部、后背、肩、颈、下颌、耳和上肢放射，此时酷似心绞痛。部分患者不伴有胃灼热、反酸症状，给临床诊断带来了一定困难。

（三）反胃

胃食管反流病患者大多有此症状，胃内容物在无恶心和不用力情况下涌入口腔。空腹时反胃为酸性胃液反流，称为反酸，但此时也可有胆汁和胰液溢出。

（四）吞咽困难和吞咽疼痛

部分患者有吞咽困难，可能由于食管痉挛或食管动力障碍所致，症状呈间歇性。进食固体或液体食物时均可发作。与情绪波动有关。少数患者因食管瘢痕形成而狭窄，吞咽困难呈进行性加重。有食管重度糜烂或并发食管溃疡的患者可见吞咽疼痛。

（五）其他

部分胃食管反流病患者可有食管外的组织损害。如咽部不适、有特异感、阻塞感，称为癔球症，是由酸反流引起上食管括约肌压力升高所致。反流物刺激咽部引起咽炎、声嘶。反流物吸入气管和肺，可反复发生肺炎，甚至出现肺间质纤维化；反流引起的哮喘无季节性，常在夜间发生。婴儿和儿童因反复胃食管反流可继发呼吸道感染，并发缺铁性贫血和发育障碍。因此，在反流症状不明显时，可因治疗不当而延误病情。

三、检查

（一）内镜检查

内镜检查是诊断反流性食管炎最准确的方法，并能判断反流性食管炎的严重程度和有无并发症，结合活检可与其他原因引起的食管炎和其他食管病变（如食管癌等）做鉴别。内镜下无反流性食管炎不能排除胃食管反流病。

根据内镜下所见食管黏膜的损害程度进行反流性食管炎分级，有利于病情判断及指导治疗。目前国外采用洛杉矶分级法：正常，食管黏膜没有破损；1 级，1 个或 1 个以上食管黏膜破损，长径小于 5 mm。2 级，1 个或 1 个以上黏膜破损，长径大于 5 mm，但没有融合性病变；3 级，黏膜破损有融合，但小于 75% 的食管周径；4 级，黏膜破损融合，至少达到 75% 的食管周径。

（二）食管 pH 监测

目前已被公认为诊断胃食管反流病的重要诊断方法，已广泛应用于临床并成为诊断胃食管反流性疾病的"金标准"。应用便携式 pH 记录仪在生理状态下对患者进行 24 h 食管 pH 连续监测，可提供食管是否存在过度酸反流的客观证据，有助于鉴别胸痛与反流的关系。

常用的观察指标：24 h 内 pH < 4 的总百分时间、pH < 4 的次数、持续 5 min 以上的反流次数，以及最长反流时间等指标。但要注意在行该项检查前 3 d 应停用抑酸药与促胃肠动力的药物。

（三）钡餐检查

食管吞钡检查能发现部分食管病变，如食管溃疡或狭窄，但也可能会遗漏一些浅表溃疡和糜烂。气钡双重造影对反流性食管病的诊断特异性很高，但敏感性较差，有报道认为可能有高达 80% 的反流性食管病患者被遗漏，但因其方法简单易行，设备及技术要求均不高，很多基层医院仍在广泛使用。

（四）食管胆汁动态监测

以往对胃食管反流病的研究集中于酸反流，若同时在食管中监测酸与胆红素，发现有相当部分的患者同时伴有胆汁反流。动物实验证明，胆汁酸造成食管黏膜的损伤远超过单纯胃酸的损害作用。但胆汁酸对入食管黏膜的损伤作用尚有争议。监测食管内胆汁含量可得到十二指肠胃食管反流的频率和量。现有的 24 h 胆汁监测仪可得到胆汁反流的次数、长时间反流次数、最长反流时间和吸收值不低于 0.14 的总时间及其百分比，从而对胃食管反流病做出正确的评价。

有学者对 50 例反流性食管炎患者进行食管 24 h pH 及胆汁联合测定，结果发现单纯酸反流占 30%，单纯胆汁反流占 6%，混合反流占 58%，说明酸和胆汁反流共同参与食管黏膜的损伤，且混合反流发生的比例越高食管损伤程度越重。

（五）食管测压

可测定 LES 的长度和部位、LES 压、LES 松弛压、食管体部压力及食管上括约肌压力等。LES 静息压为 1.3 ~ 4.0 kPa，如 LES 压低于 0.8 kPa，易导致反流。当胃食管反流病内科治疗效果不好时可作为辅助性诊断方法。

（六）核素检查

用放射性核素标记液体，显示在平卧位及腹部加压时有无过多的核素胃食管反流。

（七）激发试验

最常用的食管激发试验为 Bemstein 试验，即酸灌注试验。此试验对于确定食管反流与非典型胸痛之间的关系具有一定价值。此试验可评估食管对酸的敏感性，确定患者的症状是否与反流相关，检查阴性不能排除反流的存在，亦不能区别不同程度的反流。由于其观察时间较短，故敏感性较低。随着 24 h 食管 pH 监测的应用日益广泛，临床上仅在无条件进行 24 h pH 监测时才采用激发试验。

GERD 是一种上消化道运动、功能紊乱性疾病，近几年人们才对其有较深刻的认识和了解。不少医师，尤其是基层医师对其仍认识不足，故易按常见疾病进行诊治，加之本病临床表现极不典型，初次接诊的医师未想到本病而易造成误诊误治。对每例患者的病史询问不全面、不详细，同时又未能对查体、实验室检查、特殊检查结果进行综合分析，从而不能抓住可疑之处进一步检查，只是急于进行"症状治疗"，如此也必然造成误诊。

因此，为防止误诊的发生，临床医师全面正确掌握 GERD 的知识是避免和减少误诊误治的关键。多种因素可引起 GERD，如 LES 张力降低、一过性 LES 松弛、食管裂孔疝、食管清除反流胃内容物能力降低、胃排空延迟药物、食管本身的病变及其他因素的影响等。GERD 患者由于胃及十二指肠内容物反流入食管，对食管黏膜刺激作用加强，从而导致食管及食管外组织损伤。其主要临床表现有：①咽部异物感、声音嘶哑、胃灼热、反酸、哮喘、胸部不适及胸骨后疼痛，重者可因食管溃疡形成而发生呕血、便血；②由于食管瘢痕形成或发生 Barrett 食管、食管腺癌而出现吞咽困难；③一些患者常以胸痛为主要症状，其胸痛特点酷似心绞痛发作，服硝酸甘油不能完全缓解，且常在夜间发生，故易误诊为变异性心绞痛；④部分患者由于反流的食管内容物吸入气管（多在夜间）而出现咳嗽、肺部感染及支气管哮喘。有报道 50% 的患者有非心脏病性胸痛，78% 的患者发生慢性声嘶，82% 的患者有哮喘，抗 GERD 药物或手术治疗后呼吸道症状可改善。GERD 常和食管裂孔疝同时存在，不少学者还认为 GERD 引起的食管改变在其修复过程中可发生 Barrett 食管，故有较高的癌变率，但也有学者认为 Barrett 食管患者不会癌变。

GERD 的诊断依据如下。①有明确的胃食管反流症状。②内镜检查有典型的反流性食管炎表现，其可分为 4 级：Ⅰ级，呈现孤立糜烂灶、红斑和（或）渗出；Ⅱ级，散在糜烂和溃疡；Ⅲ级，糜烂和溃疡累及食管全周，未见狭窄；Ⅳ级，食管慢性溃疡或损伤，食管纤维化狭窄、短食管、柱状上皮化生。③钡餐造影、食管 pH 监测、食管测压，尤其是后两者对内镜表现不典型、临床高度怀疑 GERD 者的诊断十分重要，而 24 h 食管 pH 监测被人们称为诊断 GERD 的金标准（最重要者为 24 h 内 pH < 4 的总时间）。④对高度怀疑 GERD 者，如无客观条件进行检查或检查后仍不能确诊时可行诊断性治疗，用强有力的质子泵抑制药如奥美拉唑治疗，1 ~ 2 周后症状消失，即可确诊。

四、诊断

胃食管反流临床表现复杂且缺乏特异性，仅凭临床表现难以区分生理性胃食管反流或病理性胃食管反流。目前必须采用综合诊断技术。凡临床发现不明原因反复呕吐、咽下困难、反复发作的慢性呼吸道感染、难治性哮喘、生长发育迟缓、反复出现窒息、呼吸暂停等症状时，都应考虑到胃食管反流存在的可能性，必须针对不同情况，选择必要的辅助检查，以明确诊断。

五、治疗

可以根据病情轻重酌情采取药物治疗、外科治疗、内镜治疗几类方法。目前关于本病的药物治疗主要是应用抑酸剂，包括最强的质子泵抑制药奥美拉唑、兰索拉唑等，有食管炎者应首先选用质子泵抑制类药物，正规疗程应达到 8 周或以上，宜合用胃肠动力药物。轻、中度患者可以选择廉价的 H_2 受体拮抗药，常能控制症状的发生。但是中、重度患者药物治疗存在用药有效、停药易复发、长期服药存在不良反应及费用昂贵等问题。对于药物治疗无效的患者适宜选择外科治疗，包括腹腔镜下治疗。但其也属于有创治疗，仅适用于部分严重患者合并有严重食管裂孔疝的患者。内镜下治疗是近几年开展的新技术，较药物治疗、传统的外科及腹腔镜治疗有其独到的优势，很可能成为中、重度胃食管反流病治疗的主要方法。

（一）一般治疗

生活方式的改变应作为治疗的基本措施。抬高床头 15 ~ 20 cm 是简单而有效的方法，这样可在睡眠时利用重力作用加强酸清除能力，减少夜间反流。反流性食管炎患者应少食多餐，低脂少渣饮食，避免进食刺激性食物。肥胖者应减低体重。避免弯腰，减少胃、食管反流，防止恶心、呕吐。有 1/4 的患者经上述一般治疗后症状可获改善。

（二）药物治疗

如果通过改变生活方式不能改善反流症状者，应开始系统的药物治疗。治疗目的为减少反流，缓解症状，降低反流物质对黏膜的损害，增强食管黏膜抗反流防御功能，达到治愈食管炎、防止复发、预防和治疗重要并发症的作用。

1. H₂ 受体拮抗药（H₂RA）

H₂RA 是目前临床治疗胃食管反流病的主要药物。西咪替丁，400 mg，每天 2 次；或 800 mg，每晚 1 次。雷尼替丁，每次 150 mg，每天 2 次。法莫替丁，每次 20 mg，每天 2 次等。H₂RA 能减少 24 h 胃酸分泌 50% ~ 70%，减轻反流物对食管的刺激。适用于轻、中症患者，2 次服药疗效优于 1 次服药，同一种药物大剂量优于小剂量，但随着剂量加大，不良反应也增加。一般疗程为 8 ~ 12 周。

2. 质子泵抑制药（PPI）

奥美拉唑，每次 20 mg，每天 1 ~ 2 次。兰索拉唑，每次 30 mg，每天 1 次。泮托拉唑，每次 20 mg，每天 1 ~ 2 次。埃索美拉唑，每次 40 mg，每天 1 次。雷贝拉唑，每次 20 mg，每天 1 ~ 2 次。质子泵抑制药有很强的抑酸作用，疗效优于 H₂ 受体拮抗药，适用于中、重度反流性食管病患者，可与促胃肠动力药联合应用。疗程为 8 ~ 12 周。

3. 促动力药

胃食管反流病是一种动力障碍性疾病，常存在食管、胃运动功能异常，在上述药物治疗无效时，可应用促动力药。

促动力药治疗胃食管反流的疗效与 H₂ 受体拮抗药相似，但对于伴随腹胀、嗳气等动力障碍症状者效果明显优于抑酸剂。目前临床主要用药如甲氧氯普胺、多潘立酮、西沙必利、左舒必利、红霉素等，可与抑酸剂联合应用。2 ~ 3 级食管炎患者经西咪替丁 1 g/d 联合西沙必利 40 mg/d 治疗 12 周后，症状的缓解及食管炎的愈合均较单用西咪替丁为佳。长时间的 pH 监测显示，联用西沙必利和雷尼替丁能有效地减少反流总数、直立位反流及餐后反流，减少 GERD 的复发。

4. 黏膜保护剂

硫糖铝作为一种局部作用制剂，能通过黏附于食管黏膜表面，提供物理屏障，抵御反流的胃内容物，对胃酸有温和的缓冲作用，但不影响胃酸或胃蛋白酶的分泌，对 LES 压力没有影响。硫糖铝每次 1 g，每天 4 次服用，对胃食管反流病症状的控制和食管炎的愈合与标准剂量的 H₂ 受体拮抗药的疗效相似。但有学者认为，硫糖铝对胃食管反流病无效。铝碳酸镁能结合反流的胆酸，减少其对黏膜的损伤，并能作为物理屏障黏附于黏膜表面，现已在临床广泛使用。

5. 维持治疗

胃食管反流病具有慢性、复发性的特点，故应进行长期维持治疗，以避免反复发作及由此引起的并发症。上述药物均可作为维持治疗长期使用，其中质子泵抑制药疗效肯定。维持治疗应注重个体化，根据患者的反应，选择适合个体的药物和剂量。质子泵抑制药长期应用应注意抑酸后对胃动力及胃内细菌增生的影响。

（三）手术治疗

凡长期服药无效或须终身服药者，或不能耐受扩张者，或须反复扩张者都可以考虑行外科手术治疗。

（四）内镜治疗

内镜治疗主要有内镜下缝合治疗、内镜下射频治疗、内镜下注射治疗。内镜下注射治疗是在内镜直视下将一种有机物注射入贲门口四周或下食管括约肌内，该方法于 2003 年通过美国 FDA 批准，是目前最简便的介入治疗方法。这些新技术主要特点为经胃镜于食管或胃腔内进行治疗，创伤小、术程短、方便、安全性好，初步的疗效较高，并术后易修改，一般不影响再次内镜治疗。但各项技术开展时间均较短，手术方式、长期疗效、随机对照等仍在研究总结之中。

（朴荣利）

第二节　慢性胃炎

一、概述

慢性胃炎是由各种病因引起的胃黏膜慢性炎症。根据新悉尼胃炎系统和我国 2006 年颁布的《中国慢性胃炎共识意见》标准，由内镜及病理组织学变化，将慢性胃炎分为非萎缩性（浅表性）胃炎及萎缩性胃炎两大基本类型和一些特殊类型胃炎。

（一）流行病学特点

幽门螺旋杆菌（Hp）感染为慢性非萎缩性胃炎的主要病因。大致上说来，慢性非萎缩性胃炎发病率与 Hp 感染情况相平行，慢性非萎缩性胃炎流行情况因不同国家、不同地区 Hp 感染情况而异。一般 Hp 感染率发展中国家高于发达国家，感染率随年龄增加而升高。我国属 Hp 高感染率国家，估计人群中 Hp 感染率为 40% ~ 70%。慢性萎缩性胃炎是原因不明的慢性胃炎，在我国是一种常见病、多发病，在慢性胃炎中占 10% ~ 20%。

（二）病因

1. 慢性非萎缩性胃炎的常见病因

（1）Hp 感染：Hp 感染是慢性非萎缩性胃炎最主要的病因，两者的关系符合 Koch 提出的确定病原体为感染性疾病病因的 4 项基本要求，即该病原体存在于该病的患者中，病原体的分布与体内病变分布一致，清除病原体后疾病可好转，在动物模型中该病原体可诱发与人相似的疾病。

研究表明，80% ~ 95% 的慢性活动性胃炎患者胃黏膜中有 Hp 感染，5% ~ 20% 的 Hp 阴性率反映了慢性胃炎病因的多样性；Hp 相关胃炎者，Hp 胃内分布与炎症分布一致；根除 Hp 可使胃黏膜炎症消退，一般中性粒细胞消退较快，但淋巴细胞、浆细胞消退需要较长时间；志愿者和动物模型中已证实 Hp 感染可引起胃炎。

Hp 感染引起的慢性非萎缩性胃炎中，胃窦为主的全胃炎患者胃酸分泌可增加，十二指肠溃疡发生的危险度较高；而胃体为主的全胃炎患者胃溃疡和胃癌发生的危险性增加。

（2）胆汁和其他碱性肠液反流：幽门括约肌功能不全时，含胆汁和胰液的十二指肠液反流入胃，可削弱胃黏膜屏障功能，使胃黏膜遭到消化液作用，产生炎症、糜烂、出血和上皮化生等病变。

（3）其他外源因素：酗酒、服用非甾体抗炎药（NSAID）等药物、某些刺激性食物等均可反复损伤胃黏膜。这类因素均可各自或与 Hp 感染协同作用而引起或加重胃黏膜慢性炎症。

2. 慢性萎缩性胃炎的主要病因

1973 年 Strickland 将慢性萎缩性胃炎分为 A、B 两型，A 型是胃体弥漫萎缩，导致胃酸分泌下降，影响维生素 B_{12} 及内因子的吸收，因此常合并恶性贫血，与自身免疫有关；B 型在胃窦部，少数人可发展成胃癌，与幽门螺旋杆菌、化学损伤（胆汁反流、非皮质激素抗炎药、吸烟、酗酒等）有关，我国 80% 以上的属于第二类。

胃内攻击因子与防御修复因子失衡是慢性萎缩性胃炎发生的根本原因。具体病因与慢性非萎缩性胃炎相似。包括 Hp 感染，长期饮浓茶、烈酒、咖啡，进食过热、过冷、过于粗糙的食物，可导致胃黏膜的反复损伤；长期大量服用非甾体消炎药如阿司匹林、吲哚美辛等可抑制胃黏膜前列腺素的合成，破坏黏膜屏障；烟草中的尼古丁不仅影响胃黏膜的血液循环，还可导致幽门括约肌功能紊乱，造成胆汁反流；各种原因的胆汁反流均可破坏黏膜屏障造成胃黏膜慢性炎症改变。比较特殊的是壁细胞抗原和抗体结合形成免疫复合体，在补体参与下，破坏壁细胞；胃黏膜营养因子（如促胃激素、表皮生长因子等）缺乏；心力衰竭、动脉硬化、肝硬化合并门脉高压、糖尿病、甲状腺病、慢性肾上腺皮质功能减退、尿毒症、干燥综合征、胃血流量不足，以及精神因素等均可导致胃黏膜萎缩。

（三）病理生理和病理

1. 病理生理

（1）Hp 感染：Hp 感染途径为粪 - 口或口 - 口途径，其外壁靠黏附素而紧贴胃上皮细胞。

Hp 感染的持续存在，致使腺体破坏，最终发展成为萎缩性胃炎。而感染 Hp 后胃炎的严重程度则除了与细菌本身有关外，还决定于患者机体情况和外界环境。如带有空泡毒素（VacA）和细胞毒相关基因（CagA）者，胃黏膜损伤明显较重。患者的免疫应答反应强弱、其胃酸的分泌情况、血型、民族和年龄差异等也影响胃黏膜炎症程度。此外，患者饮食情况也有一定作用。

（2）自身免疫机制：既往研究早已证明，以胃体萎缩为主的 A 型萎缩性胃炎患者血清中，存在壁细胞抗体（PCA）和内因子抗体（IFA）。前者的抗原是壁细胞分泌小管微绒毛膜上的质子泵（H^+-K^+-ATP

酶），它破坏壁细胞而使胃酸分泌减少。而 IFA 则对抗内因子（壁细胞分泌的一种糖蛋白），使食物中的维生素 B_{12} 无法与后者结合被末端回肠吸收，最后引起维生素 B_{12} 吸收不良，甚至导致恶性贫血。IFA 具有特异性，几乎仅见于胃萎缩伴恶性贫血者。

造成胃酸和内因子分泌减少或丧失，恶性贫血是 A 型萎缩性胃炎的终末阶段，是自身免疫性胃炎最严重的标志。当泌酸腺完全萎缩时称为胃萎缩。

另外，近年发现 Hp 感染者中也存在自身免疫反应，其血清抗体能与宿主胃黏膜上皮，以及黏液起交叉反应，如菌体 Lewis X 和 Lewis Y 抗原。

（3）外源损伤因素破坏胃黏膜屏障：碱性十二指肠液反流等，可减弱胃黏膜屏障功能，致使胃腔内 H^+ 通过损害的屏障反弥散入胃黏膜内，使炎症不易消散。长期慢性炎症又加重屏障功能的减退，如此恶性循环，使慢性胃炎久治不愈。

（4）生理因素和胃黏膜营养因子缺乏：萎缩性变化和肠化生等皆与衰老相关，而炎症细胞浸润程度与年龄关系不大。这主要是老年人的退行性变，包括胃黏膜小血管扭曲，小动脉壁玻璃样变性，管腔狭窄，导致黏膜营养不良、分泌功能下降。

研究表明，某些胃黏膜营养因子（促胃激素、表皮生长因子等）缺乏或胃黏膜感觉神经终器对这些因子不敏感可引起胃黏膜萎缩。如手术后残胃炎原因之一是 G 细胞数量减少，而引起促胃液素营养作用减弱。

（5）遗传因素：萎缩性胃炎、低酸或无酸、维生素 B_{12} 吸收不良的患病率和 PCA、IFA 的阳性率很高，提示可能有遗传因素的影响。

2. 病理

慢性胃炎病理变化是由胃黏膜损伤和修复过程所引起。病理组织学的描述包括活动性慢性炎症、萎缩和化生及异型增生等。此外，在慢性炎症过程中，胃黏膜也有反应性增生变化，如胃小凹上皮过形成、黏膜肌增厚、淋巴滤泡形成、纤维组织和腺管增生等。

近几年对于慢性胃炎尤其是慢性萎缩性胃炎的病理组织学有不少新的研究进展。以下结合 2006 年 9 月中华医学会消化病学分会的《全国第二次慢性胃炎共识会议》中制订的慢性胃炎诊治的共识意见，论述以下关键进展问题。

（1）萎缩的定义：1996 年新悉尼系统把萎缩定义为"腺体的丧失"，这是模糊而易导致歧义的定义，反映了当时肠化是否属于萎缩，病理学家间有不同认识。其后国际上一个病理学家的自由组织——萎缩联谊会（Atrophy Club 2000）进行了 3 次研讨会，并在 2002 年发表了对萎缩的新分类，12 位作者中有 8 位也曾是悉尼系统的执笔者，故此意见可认为是悉尼系统的补充和发展，有很高权威性。

萎缩联谊会把萎缩新定义为"萎缩是胃固有腺体的丧失"，将萎缩分为 3 种情况：无萎缩、未确定萎缩和萎缩，进而将萎缩分 2 个类型：非化生性萎缩和化生性萎缩。前者特点是腺体丧失伴有黏膜固有层中的纤维化或纤维肌增生；后者是胃黏膜腺体被化生的腺体所替换。这两类萎缩的程度分级仍用最初悉尼系统标准和新悉尼系统的模拟评分图，分为 4 级，即无、轻度、中度和重度萎缩。国际的萎缩新定义对我国来说不是新的，我国学者早年就认为"肠化或假幽门腺化生不是胃固有腺体，因此尽管胃腺体数量未减少，但也属萎缩"，并在全国第一届慢性胃炎共识会议做了说明。

对于上述第二个问题，答案是肯定的。这是因为多灶性萎缩性胃炎的胃黏膜萎缩呈灶状分布，即使活检块数少，只要病理活检发现有萎缩，就可诊断为萎缩性胃炎。在此次全国慢性胃炎共识意见中强调，需注意取材于糜烂或溃疡边缘的组织易存在萎缩，但不能简单地视为萎缩性胃炎。此外，活检组织太浅、组织包埋方向不当等因素均可影响萎缩的判断。

"未确定萎缩"是国际新提出的观点，认为黏膜层炎症很明显时，单核细胞密集浸润造成腺体被取代、移植或隐匿，以致难以判断这些"看来似乎丧失"的腺体是否真正丧失，此时暂先诊断为"未确定萎缩"，最后诊断延期到炎症明显消退（大部分在 Hp 根除治疗 3～6 个月后），再取活检时做出。对萎缩的诊断采取了比较谨慎的态度。

目前，我国共识意见并未采用此概念。因为：①炎症明显时腺体被破坏、数量减少，在这个时点上，病理按照萎缩的定义可以诊断为萎缩，非病理不能；②一般临床希望活检后有病理结论，病理如不做诊断，会出现临床难出诊断、对治疗效果无法评价的情况。尤其在临床研究上，设立此诊断项会使治疗前、后失去相当一部分统计资料。慢性胃炎是个动态过程，炎症可以有两个结局：完全修复和不完全修复（纤维化和肠化），炎症明显期病理无责任预言今后趋向哪个结局。可以预料对萎缩采用的诊断标准不一，治疗有效率也会存在差异，采用"未确定萎缩"的研究课题，因为事先去除了一部分可逆的萎缩，萎缩的可逆性就低。

（2）肠化分型的临床意义与价值：AB-PAS 和 HID-AB 黏液染色能区分肠化亚型，然而，肠化分型的意义并未明了。传统观念认为，肠化亚型中的小肠型和完全型肠化无明显癌前病变意义，而大肠型肠化的胃癌发生危险性增高，从而引起临床的重视。支持肠化分型有意义的学者认为，化生是细胞表型的一种非肿瘤性改变，通常在长期不利环境作用下出现。这种表型改变可以是干细胞内出现体细胞突变的结果，或是表现遗传修饰的变化导致后代细胞向不同方向分化的结果。胃内肠化生部位发现很多遗传改变，这些改变甚至可出现在异型增生前。他们认为肠化生中不完全型结肠型者，具有大多数遗传学改变，有发生胃癌的危险性。但近年越来越多的临床资料显示其预测胃癌价值有限而更强调重视肠化范围，肠化分布范围越广，其发生胃癌的危险性越高。10 多年来罕有从大肠型肠化随访发展成癌的报道。另外，从病理检测的实际情况看，肠化以混合型多见，大肠型肠化的检出率与活检块数有密切关系，即活检块数越多，大肠型肠化检出率越高。客观地讲，该型肠化生的遗传学改变和胃不典型增生（上皮内瘤）的改变相似。因此，对肠化分型的临床意义和价值的争论仍未有定论。

（3）关于异型增生：异型增生（上皮内瘤变）是重要的胃癌癌前病变。分为轻度和重度（或低级别和高级别）两级。异型增生和上皮内瘤变是同义词，后者是 WHO 国际癌症研究协会推荐使用的术语。

（4）萎缩和肠化发生过程是否存在不可逆转点：胃黏膜萎缩的产生主要有两种途径：一是干细胞区室和（或）腺体被破坏；二是选择性破坏特定的上皮细胞而保留干细胞。这两种途径在慢性 Hp 感染中均可发生。

萎缩与肠化的逆转报道已经不在少数，但是否所有病患均有逆转可能，是否在萎缩的发生与发展过程中存在某一不可逆转点，这一转折点是否可能为肠化生，这些尚待进一步研究。已明确 Hp 感染可诱发慢性胃炎，经历慢性炎症 – 萎缩 – 肠化 – 异型增生等多个步骤最终发展至胃癌（Correa 模式）。可否通过根除 Hp 来降低胃癌发生危险性始终是近年来关注的热点。多数研究表明，根除 Hp 可防止胃黏膜萎缩和肠化的进一步发展，但萎缩、肠化是否能得到逆转尚待更多研究证实。

Mera 和 Correa 等报道了一项长达 12 年的大型前瞻性随机对照研究，纳入 795 例具有胃癌前病变的成人患者，随机给予他们抗 Hp 治疗和（或）抗氧化治疗。他们观察到萎缩黏膜在 Hp 根除后持续保持阴性 12 年后可以完全消退，而肠化黏膜也有逐渐消退的趋向，但可能需要随访更为长时间，他们认为通过抗 Hp 治疗来进行胃癌的化学预防是可行的策略。

但是，部分学者认为在考虑萎缩的可逆性时，需区分缺失腺体的恢复和腺体内特定细胞的再生。在后一种情况下，干细胞区室被保留，去除有害因素可使壁细胞和主细胞再生，并完全恢复腺体功能。当腺体及干细胞被完全破坏后，腺体的恢复只能由周围未被破坏的腺窝单元来完成。

当萎缩伴有肠化生时，逆转机会进一步减小。如果肠化生是对不利因素的适应性反应，而且不利因素可以被确定和去除，此时肠化生有可能逆转。但是，肠化生还有很多其他原因，如胆汁反流、高盐饮食、乙醇。这意味着即使在 Hp 感染个体，感染以外的其他因素亦可以引发或加速化生的发生。如果肠化生是稳定的干细胞内体细胞突变的结果，则改变黏膜的环境也许不能使肠化生逆转。

1992 ～ 2002 年发表的 34 篇文献，根治 Hp 后萎缩可逆和无好转的基本各占一半，主要由于萎缩诊断标准、随访时间和间隔长短、活检取材部位和数量不统一所造成。建议今后制订统一随访方案，联合各医疗单位合作研究，使能得到大宗病例的统计资料。根治 Hp 可以产生某些有益效应，如消除炎症，消除活性氧所致的 DNA 损伤，缩短细胞更新周期，提高低胃酸者的泌酸量，并逐步恢复胃液维生素 C 的分泌。在预防胃癌方面，这些已被证实的结果可能比希望萎缩和肠化生逆转重要得多。

实际上，国际著名学者对有否此不可逆转点也有争论。如美国的 Correa 教授并不认同它的存在，而英国 Aberdeen 大学的 Emad Munir El-Omar 教授则强烈认为，在异型增生发展至胃癌的过程中有某个节点，越过此则基本处于不可逆转阶段，但迄今为止尚未明确此点的确切位置。

二、临床表现

流行病学研究表明，多数慢性非萎缩性胃炎患者无任何症状。少数患者可有上腹痛或不适、上腹胀、早饱、嗳气、恶心等非特异性消化不良症状。某些慢性萎缩性胃炎患者可有腹上区灼痛、胀痛、钝痛或胀闷，且以餐后为著，食欲缺乏、恶心、嗳气、便秘或腹泻等症状。内镜检查和胃黏膜组织学检查结果与慢性胃炎患者症状的相关分析表明，患者的症状缺乏特异性，且症状的有无及严重程度与内镜所见及组织学分级并无肯定的相关性。

伴有胃黏膜糜烂者，可有少量或大量上消化道出血，长期少量出血可引起缺铁性贫血。胃体萎缩性胃炎可出现恶性贫血，常有全身衰弱、疲软、神情淡漠、隐性黄疸，消化道症状一般较少。体征多不明显，有时上腹轻压痛，胃体胃炎严重时可有舌炎和贫血。慢性萎缩性胃炎的临床表现不仅缺乏特异性，而且与病变程度并不完全一致。

三、检查

（一）胃镜及活组织检查

1. 胃镜检查

随着内镜器械的长足发展，内镜观察更加清晰。内镜下慢性非萎缩性胃炎可见红斑（点状、片状、条状）、黏膜粗糙不平、出血点（斑）、黏膜水肿及渗出等基本表现，尚可见糜烂及胆汁反流。萎缩性胃炎则主要表现为黏膜色泽白，不同程度的皱襞变平或消失。在不过度充气状态下，可透见血管纹，轻度萎缩时见到模糊的血管，重度时看到明显血管分支。内镜下肠化黏膜呈灰白色颗粒状小隆起，重者贴近观察有绒毛状变化；肠化也可以呈平坦或凹陷外观。如果喷洒亚甲蓝色素，肠化区可能出现被染上蓝色，非肠化黏膜不着色。

胃黏膜血管脆性增加可致黏膜下出血，谓之壁内出血，表现为水肿或充血胃黏膜上见点状、斑状或线状出血，可多发、新鲜和陈旧性出血相混杂。如观察到黑色附着物，常提示糜烂等致出血。

值得注意的是，少数 Hp 感染性胃炎可有胃体部皱襞肥厚，甚至宽度达到 5 mm 以上，且在适当充气后皱襞不能展平，用活检钳将黏膜提起时可见帐篷征，这是和恶性浸润性病变鉴别点之一。

2. 病理组织学检查

萎缩的确诊依赖于病理组织学检查。萎缩的肉眼与病理之间的符合率仅为 38% ~ 78%，这与萎缩或肠化甚至 Hp 的分布都是非均匀的，或者说多灶性萎缩性胃炎的胃黏膜萎缩呈灶状分布有关。当然，只要病理活检发现有萎缩，就可诊断为萎缩性胃炎。但如果未能发现萎缩，却不能轻易排除之。如果不取足够多的标本或者内镜医师并未在病变最重部位（这也需要内镜医师的经验）活检，则势必可能遗漏病灶。反之，当在糜烂或溃疡边缘的组织活检时，即使病理发现了萎缩，却不能简单地视为萎缩性胃炎，这是因为活检组织太浅、组织包埋方向不当等因素均可影响萎缩的判断。此外，根除 Hp 可使胃黏膜活动性炎症消退，慢性炎症程度减轻。一些因素可影响结果的判断，如：①活检部位的差异；② Hp 感染时胃黏膜大量炎症细胞浸润，形如萎缩；但根除 Hp 后胃黏膜炎症细胞消退，黏膜萎缩、肠化可望恢复。然而在胃镜活检取材多少问题上，病理学家的要求与内镜医师出现了矛盾，从病理组织学观点来看，5 块或更多则有利于组织学的准确判断；然而，就内镜医师而言，考虑到患者的医疗费用，主张 2 ~ 3 块即可。

（二）Hp 检测

活组织病理学检查时可同时检测 Hp，并可在内镜检查时多取 1 块组织做快呋塞米素酶检查以增加诊断的可靠性。其他检查 Hp 的方法包括：①胃黏膜直接涂片或组织切片，然后以革兰（Gram）染色或吉姆萨（Giemsa）染色或沃森－斯塔里（Warthin-Starry）银染色（经典方法），甚至 HE 染色；免疫组化染色则有助于检测球形 Hp；②细菌培养为金标准，需特殊培养基和微需氧环境，培养时间 3 ~ 7 d，阳性率可能不高但特异性高，且可做药物敏感试验；③血清 Hp 抗体测定，多在流行病学调查时用；④尿素呼吸试验，是一种非侵入性诊断法，口服 ^{13}C 或 ^{14}C 标记的尿素后，检测患者呼气中的 $^{13}CO_2$ 或 $^{14}CO_2$ 量，结果准确；⑤多聚酶联反应法（PCR 法），能特异地检出不同来源标本中的 Hp。

根除 Hp 治疗后，可在胃镜复查时重复上述检查，亦可采用非侵入性检查手段，如 ^{13}C 或 ^{14}C 尿素呼气试验、粪便 Hp 抗原检测及血清学检查。应注意，近期使用抗生素、质子泵抑制药、铋剂等药物，因有暂时抑制 Hp 作用，会使上述检查（血清学检查除外）呈假阴性。

（三）X 线钡剂检查

主要是可很好地显示胃黏膜相的气钡双重造影。对于萎缩性胃炎，常可见胃皱襞相对平坦和减少。但依靠 X 线诊断慢性胃炎的价值不如胃镜和病理组织学。

（四）实验室检查

1. 胃酸分泌功能测定

非萎缩性胃炎胃酸分泌常正常，有时可以增高。萎缩性胃炎病变局限于胃窦时，胃酸可正常或低酸，低酸是由于泌酸细胞数量减少和 H^+ 向胃壁反弥散所致。测定基础胃液分泌量（BAO）及注射组胺或五肽促胃液素后测定最大泌酸量（MAO）和高峰泌酸量（PAO）以判断胃泌酸功能，有助于萎缩性胃炎的诊断及指导临床治疗。A 型慢性萎缩性胃炎患者多无酸或低酸，B 型慢性萎缩性胃炎患者可正常或低酸，往往在给予酸分泌刺激药后，亦不见胃液和胃酸分泌。

2. 胃蛋白酶原（PG）测定

胃体黏膜萎缩时血清 PG Ⅰ 水平及 PG Ⅰ/Ⅱ 比例下降，严重时可伴餐后血清 G-17 水平升高；胃窦黏膜萎缩时餐后血清 G-17 水平下降，严重时可伴 PG Ⅰ 水平及 PG Ⅰ/Ⅱ 比例下降。然而，这主要是一种统计学上的差异（图 3-1）。

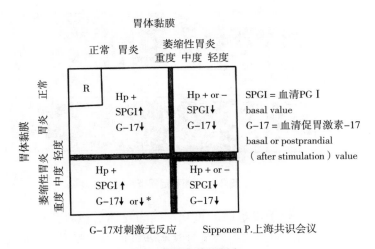

图 3-1 胃蛋白酶原测定

日本学者发现无症状胃癌患者，PG 85% 阳性，PG Ⅰ 或比值降低者，推荐进一步胃镜检查，以检出伴有萎缩性胃炎的胃癌。该试剂盒用于诊断萎缩性胃炎和判断胃癌倾向在欧洲国家应用要多于我国。

3. 血清促胃液素测定

如果以放射免疫法检测血清促胃液素，则正常值应低于 100 pg/mL。慢性萎缩性胃炎胃体为主者，因壁细胞分泌胃酸缺乏、反馈性的 G 细胞分泌促胃液素增多，致促胃液素中度升高。特别是当伴有恶性贫血时，该值可达 1 000 pg/mL 或更高。注意此时要与促胃液素瘤相鉴别，后者是高胃酸分泌。慢性萎缩性胃炎以胃窦为主时，空腹血清促胃液素正常或降低。

4. 自身抗体

血清 PCA 和 IFA 阳性对诊断慢性胃体萎缩性胃炎有帮助，尽管血清 IFA 阳性率较低，但胃液中 IFA 阳性，则十分有助于恶性贫血的诊断。

5. 血清维生素 B_{12} 浓度和维生素 B_{12} 吸收试验

慢性胃体萎缩性胃炎时，维生素 B_{12} 缺乏，常低于 200 ng/L。维生素 B_{12} 吸收试验（Schilling 试验）能检测维生素 B_{12} 在末端回肠吸收情况，且可与回盲部疾病和严重肾功能障碍相鉴别。同时服用 ^{58}Co 和 ^{57}Co（加有内因子）标记的氰钴素胶囊，此后收集 24 h 尿液。如两者排出率均大于 10% 则正常，若尿中 ^{58}Co 排出率低于 10%，而 ^{57}Co 的排出率正常，则常提示恶性贫血；而二者均降低者，常是回盲部疾病或是肾衰竭患者。

四、诊断

鉴于多数慢性胃炎患者无任何症状，或即使有症状也缺乏特异性，且缺乏特异性体征，因此根据症状和体征难以做出慢性胃炎的正确诊断。慢性胃炎的确诊主要依赖于内镜检查和胃黏膜活检组织学检查，尤其是后者的诊断价值更大。

按照悉尼胃炎标准要求，完整的诊断应包括病因、部位和形态学 3 方面。例如，诊断为"胃窦为主慢性活动性 Hp 胃炎""NSAID 相关性胃炎"。当胃窦和胃体炎症程度相差 2 级或以上时，加上"显著"修饰词，如"慢性（活动性）胃炎，胃窦显著"。当然这些诊断结论最好是在病理报告后给出，实际的临床工作中，胃镜医师可根据胃镜下表现给予初步诊断。病理诊断则主要根据新悉尼胃炎系统（图 3-2）。

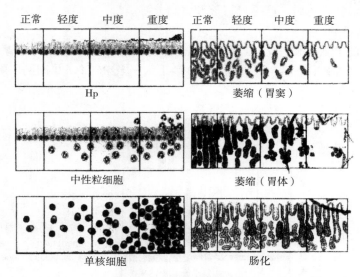

图 3-2 新悉尼胃炎系统

对于自身免疫性胃炎诊断，要予以足够的重视。因为胃体活检者甚少，或者很少开展 PCA 和 IFA 的检测，诊断该病者很少。为此，如果遇到以全身衰弱和贫血为主要表现，而上消化道症状往往不明显者，应做血清促胃液素测定和（或）胃液分析，异常者进一步做维生素 B_{12} 吸收试验，进行血清维生素 B_{12} 浓度测定可获确诊。注意不能仅仅凭活检组织学诊断本病，特别在标本数少时，这是因为 Hp 感染性胃炎后期，胃窦肠化，Hp 上移，胃体炎症变得显著，可与自身免疫性胃炎表现相重叠，但后者胃窦黏膜的变化很轻微。另外淋巴细胞性胃炎也可出现类似情况，而其并无泌酸腺萎缩。

A 型、B 型萎缩性胃炎特点如下（表 3-1）。

表 3-1 A 型和 B 型慢性萎缩性胃炎的鉴别

项目		A 型慢性萎缩性胃炎	B 型慢性萎缩性胃炎
部位	胃窦	正常	萎缩
	胃体	弥漫性萎缩	多发性
血清胃泌素		明显升高	不定，可以降低或不变
胃酸分泌		降低	降低或正常

项目	A 型慢性萎缩性胃炎	B 型慢性萎缩性胃炎
自身免疫抗体（内因子抗体和壁细胞抗体）阳性率	90%	10%
恶性贫血发生率	90%	10%
可能的病因	自身免疫，遗传因素	幽门螺杆菌，化学损伤

五、治疗

慢性非萎缩性胃炎的治疗目的是缓解消化不良症状和改善胃黏膜炎症。治疗应尽可能针对病因，遵循个体化原则。消化不良症状的处理与功能性消化不良相同。无症状、Hp 阴性的非萎缩性胃炎无须特殊治疗。

（一）一般治疗

慢性萎缩性胃炎患者，不论其病因如何，均应戒烟、忌酒，避免使用损害胃黏膜的药物，如 NSAID 等，以及避免对胃黏膜有刺激性的食物和饮品，如过于酸、甜、咸、辛辣和过热、过冷食物，浓茶、咖啡等，饮食宜规律，少吃油炸、烟熏、腌制食物，不食腐烂变质的食物，多吃新鲜蔬菜和水果，所食食品要新鲜并富于营养，保证有足够的蛋白质、维生素（如维生素 C 和叶酸等）及铁质摄入，精神上乐观，生活要规律。

（二）针对病因或发病机制的治疗

1. 根除 Hp

慢性非萎缩性胃炎的主要症状为消化不良，其症状应归属于功能性消化不良范畴。目前国内外均推荐对 Hp 阳性的功能性消化不良行根除治疗。因此，有消化不良症状的 Hp 阳性慢性非萎缩性胃炎患者均应根除 Hp。另外，如果伴有胃黏膜糜烂，也该根除 Hp。大量研究结果表明，根除 Hp 可使胃黏膜组织学得到改善；对预防消化性溃疡和胃癌等有重要意义；对改善或消除消化不良症状具有费用 – 疗效比优势。

2. 保护胃黏膜

关于胃黏膜屏障功能的研究由来已久。1964 年，美国密歇根大学 Horace Willard Davenport 博士提出"胃黏膜具有阻止 H^+ 自胃腔向黏膜内扩散的屏障作用"。1975 年，美国的 ARobert 博士发现前列腺素可明显防止或减轻 NSAID 和应激等对胃黏膜的损伤，其效果呈剂量依赖性，从而提出细胞保护的概念。1996 年，加拿大的 Wallace 教授较全面阐述了胃黏膜屏障，根据解剖和功能将胃黏膜的防御修复分为 5 个层次——黏液 – 碳酸氢盐屏障、单层柱状上皮屏障、胃黏膜血流量、免疫细胞 – 炎症反应和修复重建因子作用等。至关重要的上皮屏障主要包括：胃上皮细胞顶膜能抵御高浓度酸、胃上皮细胞之间紧密连接、胃上皮抗原递呈，免疫探及并限制潜在有害物质，并且它们大约每 72 h 完全更新 1 次。这说明它起着关键作用。

近年来，有关前列腺素和胃黏膜血流量等成为胃黏膜保护领域的研究热点。这与 NSAID 的广泛应用带来的不良反应日益引起学者的重视有关。美国加州大学戴维斯分校的 Tarnawski 教授的研究显示，前列腺素保护胃黏膜抵抗致溃疡及致坏死因素损害的机制不仅是抑制胃酸分泌。当然，表皮生长因子（EGF）、成纤维生长因子（bFGF）和血管内皮生长因子（VEGF）及热休克蛋白等也都是重要的黏膜保护因子，在抵御黏膜损害中起重要作用。

然而，当机体遇到有害因素强烈攻击时，仅依靠自身的防御修复能力是不够的，强化黏膜防卫能力，促进黏膜的修复是治疗胃黏膜损伤的重要环节之一。具有保护和增强胃黏膜防御功能或者防止胃黏膜屏障受到损害的一类药物统称为胃黏膜保护药，包括铝碳酸镁、硫糖铝、胶体铋剂、地诺前列酮、替普瑞酮、吉法酯、谷氨酰胺类、瑞巴派特等药物。另外，吉法酯增加胃黏膜更新，提高细胞再生能力，增强胃黏膜对胃酸的抵抗能力，达到保护胃黏膜作用。

3. 抑制胆汁反流

促动力药如多潘立酮可防止或减少胆汁反流；胃黏膜保护药，特别是有结合胆酸作用的铝碳酸镁制剂可增强胃黏膜屏障、结合胆酸，从而减轻或消除胆汁反流所致的胃黏膜损害。考来烯胺可络合反流至胃内的胆盐，防止胆汁酸破坏胃黏膜屏障，方法为每次 3 ~ 4 g，每天 3 ~ 4 次。

（三）对症处理

消化不良症状的治疗由于临床症状与慢性非萎缩性胃炎之间并不存在明确关系，因此症状治疗事实上属于功能性消化不良的经验性治疗。慢性胃炎伴胆汁反流者可应用促动力药（如多潘立酮）和（或）有结合胆酸作用的胃黏膜保护药（如铝碳酸镁制剂）。

（1）有胃黏膜糜烂和（或）以反酸、上腹痛等症状为主者，可根据病情或症状严重程度选用抗酸药、H_2 受体拮抗药或质子泵抑制药（PPI）。

（2）促动力药如多潘立酮、马来酸曲美布汀、莫沙必利、盐酸伊托必利主要用于上腹饱胀、恶心或呕吐等为主要症状者。

（3）胃黏膜保护药如硫糖铝、瑞巴派特、替普瑞酮、吉法酯、依卡倍特适用于有胆汁反流、胃黏膜损害和（或）症状明显者。

（4）抗抑郁药或抗焦虑治疗：可用于有明显精神因素的慢性胃炎伴消化不良症状患者，同时应予耐心解释或心理治疗。

（5）助消化治疗：对于伴有腹胀、食欲缺乏等消化不良症状而无明显上述胃灼热、反酸、上腹饥饿痛症状者，可选用含有胃酶、胰酶和肠酶等复合酶制剂治疗。

（6）其他对症治疗：包括解痉止痛、止吐、改善贫血等。

（7）对于贫血，若为缺铁所致，应补充铁剂。大细胞贫血者根据维生素 B_{12} 或叶酸缺乏分别给予补充。

（朴荣利）

第三节　消化性溃疡

一、概述

消化性溃疡（PU）是指在各种致病因子的作用下，黏膜发生的炎症与坏死性病变，病变深达黏膜肌层，常发生于胃酸分泌有关的消化道黏膜，其中以胃、十二指肠最为常见，包括胃溃疡（GU）及十二指肠溃疡（DU），是一种常见病、多发病，总发病率占人口总数的 10% ~ 20%，但在不同国家、地区，其发病率有较大差异。20 ~ 50 岁为高发年龄，10 岁以下、60 岁以上较少见。男女比例为（2 ~ 5）：1，PU 与 GU 比例为 3：1。

PU 病的发病机制主要与胃、十二指肠黏膜的损害因素和黏膜自身防御 – 修复因素之间失平衡有关。黏膜防御因子包括黏液 – 碳酸氢盐屏障、黏膜屏障、黏膜血流、细胞更新、前列腺素、表皮生长因子等。黏膜损害因素包括胃酸、胃蛋白酶、促胃液素、幽门螺杆菌（Hp）感染、乙醇、胆汁酸、吸烟、磷脂酰胆碱、非甾体抗炎药等。正常情况下，防御因子与损害因素处于平衡状态，因此不发生溃疡病。当防御因子减弱或损害因素增强，这种平衡被打破，易发生 GU 或 PU。

GU 和 DU 在发病机制上有所不同，前者主要是自身防御 – 修复因素的减弱，而后者主要是侵袭因素的增强。近 20 年的研究和临床资料充分证明了幽门螺杆菌感染是 PU 的主要病因，但最终形成均由于胃酸和胃蛋白酶自身消化所致。

（一）胃酸在 PU 病的发病中的重要作用

1910 年 Schwartz 提出"无酸、无溃疡"的概念，这是对消化性溃疡病因认识的起点，也是消化性溃疡治疗的理论基础之一，是现代医学对 PU 认识的第 1 次飞跃。PU 的最终形成是由于胃酸 – 胃蛋白酶自身消化所致，而胃蛋白酶的活性受到胃酸制约，胃酸的存在是溃疡发生的决定因素。许多 PU 患者都存在基础酸排量（BAO）、夜间酸分泌、五肽促胃液素刺激的最大酸排量、十二指肠酸负荷等增高的情况。GU 患者往往存在胃排空障碍，食物在胃内潴留，促进胃窦部分分泌促胃液素，从而引起胃酸分泌增加。

（二）幽门螺杆菌感染为 PU 病最重要的发病原因之一

幽门螺杆菌（Hp）感染是损害胃、十二指肠黏膜屏障导致 PU 形成的最常见病因。1983 年，Warren、Marshall 发现并提出"无 Hp、无溃疡"，成为现代医学对 PU 认识的第 2 次飞跃。1990 年悉尼会议命名为 Hp。1994 年洛杉矶会议明确 Hp 为致病菌。其致病能力取决于引起组织损伤的毒力因子、宿主遗传易感性和环境因素。消化性溃疡患者中 Hp 感染率高，Hp 是慢性胃窦炎主要病因，几乎所有 DU 均有慢性胃窦炎，大多数 GU 是在慢性胃窦炎基础上发生的。大量临床研究已证实，90% 以上的 PU，80% ~ 90% 的 GU 患者存在 Hp 感染，而根除 Hp 后，溃疡复发率明显下降。由此认为 Hp 感染是导致 PU 病的主要病因之一。

Hp 的毒力包括空泡毒素（VacA）蛋白、细胞毒素相关基因（CagA）蛋白、鞭毛的动力、黏附因子、脂多糖、尿素酶、蛋白水解酶、磷脂酶 A 和过氧化氢酶等。Hp 依靠其毒力因子的作用，在胃型黏膜（胃黏膜和有胃窦化生的十二指肠黏膜）定居繁殖，诱发局部炎症和免疫反应，损害局部黏膜的防御 – 修复机制，同时也可通过侵袭因素的增强而致病。不同部位的 Hp 感染引起溃疡的机制有所不同。在以胃窦部感染为主的患者中，Hp 通过抑制 D 细胞活性，从而导致高促胃液素血症，引起胃酸分泌增加。同时，Hp 也可直接作用于肠嗜铬样细胞（ECL 细胞），后者释放组胺，引起壁细胞分泌增加，这种胃窦部的高酸状态易诱发 PU。在以胃体部感染为主的患者中，Hp 直接作用于泌酸细胞，引起胃酸分泌减少，过低的胃酸状态易诱发胃腺癌。Hp 感染者中仅 15% 发生消化性溃疡病，说明除细菌毒力外，遗传易感性也发挥一定的作用，研究发现，一些细胞因子的遗传多态性与 Hp 感染引发的 PU 病密切相关。

（三）NSAID 是 PU 病的主要致病因素之一

阿司匹林等 NSAID 应用日趋广泛，常作用于抗感染镇痛、风湿性疾病、骨关节炎、心血管疾病等，然而其具有多种不良反应。流行病学调查显示，在服用 NSAID 的人群中，15% ~ 30% 可患 PU 病，其中 GU 发生率为 12% ~ 30%，DU 发生率为 2% ~ 19%。NSAID 使溃疡出血、穿孔等并发症发生的危险性增加 4 ~ 6 倍，而老年人中，PU 病及并发症发生率和病死率均与 NSAID 有关。NSAID 溃疡发生的危险性除与所服的 NSAID 种类、剂量大小、疗程长短有关外，还与患者年龄（> 60 岁）、Hp 感染、吸烟及合并使用糖皮质激素药物或抗凝剂、伴心血管疾病或肾病等因素有关。

（四）其他

药物，如糖皮质激素药物、抗肿瘤药物和抗凝药的使用也诱发 PU 病，也是上消化道出血不可忽视的原因之一。遗传因素、精神因素（应激、焦虑等）、胃十二指肠运动异常（PU 时胃排空加快，GU 时胃排空延缓和十二指肠 – 胃反流），吸烟等因素在 PU 病的发展中也起一定的作用。

二、临床表现

典型的 PU 有慢性、周期性、节律性上腹痛的特点：①慢性过程呈反复发作，病史可达几年，甚至十几年；②发作呈周期性、季节性（秋季、冬春之交发病），可因精神情绪不良或服 NSAID 诱发；③发作时上腹痛呈节律性。中上腹痛、反酸是 PU 病的典型症状。

腹痛发生与餐后时间的关系认为是鉴别 DU 与 GU 病的临床依据。

GU 的疼痛特点为："进食→疼痛→舒适"。

十二指肠壶腹部溃疡的特点为："疼痛→进食→舒适"，"疼痛→进食→缓解"及"夜间痛"是 PU 的重要诊断线索。PU 体征缺乏特异性。

三、检查

（一）胃镜检查及胃黏膜活组织检查

胃镜检查与 X 线钡餐检查可相互补充，胃镜检查是 PU 检查的金标准。内镜检查多为圆或椭圆形、直径小于 1 cm、边缘整齐的溃疡，底部充满灰黄色或白色渗出物，周围黏膜充血、水肿，皱襞向溃疡集中。胃镜检查过程中应注意溃疡的部位、形态、大小、深度、病期及溃疡周围黏膜的情况，可发现 X 检查难以发现的表浅溃疡及愈合期溃疡，并可对溃疡进行分期（活动期、愈合期、瘢痕期），结合直视下黏膜活检及刷检，对判断溃疡的良、恶性有较大的价值。

1. 活动期（A）

A₁ 期，溃疡的苔厚而污秽，周围黏膜肿胀，无黏膜皱襞集中。A₂ 期，溃疡苔厚而清洁，溃疡四周出现上皮再生所形成的红晕，周围黏膜肿胀而逐渐消失，开始出现向溃疡集中的黏膜皱襞。

2. 愈合期（H）

愈合期的特征为溃疡苔变薄，溃疡缩小，四周有上皮再生形成的红晕，并有黏膜皱襞向溃疡集中，H₁ 期与 H₂ 期的区别在于后者溃疡已接近完全愈合，但仍有少许薄白苔残留。

3. 瘢痕期（S）

S₁ 期，溃疡苔消失，中央充血，瘢痕呈红色，又称红色瘢痕期。S₂ 期，红色完全消失，又称白色瘢痕期，是溃疡治疗理想的愈合指标。必须指出，溃疡形态的改变对病变性质的鉴别都没有绝对界限。因此，对 GU 应常规进行活组织检查，对不典型或难愈合溃疡，要分析其原因，必要时行超声内镜检查或黏膜大块活检，以明确诊断。

（二）X 线钡餐检查

适用于对胃镜检查有禁忌或不愿意接受胃镜检查者（在 PU 的诊断中，对于良、恶性溃疡鉴别诊断的准确性方面，胃镜检查优于 X 线钡餐检查）。直接征象 – 龛影；间接征象 – 局部压痛，十二指肠壶腹部激惹，球部畸形，胃大弯侧痉挛性切迹。

（三）Hp 感染的检测

对消化性溃疡患者鼓励常规进行尿素酶试验或核素标记 C 呼气等试验，以明确是否存在 Hp 感染。其他检测方法包括血清抗 Hp 抗体检查、聚合酶链反应（PCR）测定 Hp-DNA、细菌培养（金标准）。

（四）胃液分析和血清促胃液素测定

疑有佐林格 – 埃利森（Zollinger-Ellison）综合征时做鉴别诊断用。

四、诊断

消化性溃疡的诊断主要依靠急诊内镜检查，其特征是溃疡多发生于高位胃体，呈多发性浅表性不规则的溃疡，直径在 0.5 ~ 1.0 cm，甚至更大。溃疡愈合后不留瘢痕。

五、治疗

（一）治疗目的

1. 近期目标

缓解症状。

2. 阶段性目标（DU 6 周；GU 8 周）

溃疡愈合，强调治疗后胃镜复查。

3. 中长期目标

预防并发症。

4. 预防复发

3 种维持治疗方案（正规维持治疗、间断全剂量治疗、按需短程治疗）。

（二）西药治疗

PU 是自愈性疾病，在针对可能的病因进行治疗同时，要注意饮食、休息等一般治疗。在 PU 活动期要注意休息，减少不必要的活动，避免刺激性饮食，但无须少量多餐，每天正餐即可。

PU 的内科治疗主要是药物治疗。目前治疗 PU 是在传统的酸中和、酸抑制、保护并促进溃疡面愈合、调节胃动力等基础上与抗菌药物联用。近年来，随着医疗科技工作者对胃壁细胞的泌酸功能和胃黏膜防御功能的深入研究，近 10 年来，新型胃酸抑制药不断出现，如 H₂ 受体拮抗药、PPI（奥美拉唑、兰索拉唑、泮托拉唑、雷贝拉唑等）等，几乎所有的 PU（恶性溃疡除外）都可经药物治愈。对单纯的溃疡来说，作用于壁细胞的抗胃酸分泌药和防御因子增强药已成为治疗的主要药物；而对由 Hp 感染引起的 PU，则必须同时应用抗 Hp 药物。

1. 抗酸药

目前，公认胃内 pH 维持在 3.5 ~ 4.0 是满意的溃疡愈合环境和必备的治疗条件。因此，抑制胃酸分泌，提高胃内 pH，是 PU 治疗的基础。抗酸药可以和盐酸作用生成盐和水，从而使胃酸度减低。目前常使用含铝、碳酸钙及碳酸镁的复方制剂。有研究表明，含铝等的抗酸剂能保护胃黏膜免受各种攻击因子的损伤，使胃黏膜释放前列腺素增加，从而起到促使溃疡愈合的作用。抗酸剂目前主要用作溃疡治疗的辅助用药。

2. H₂ 受体拮抗药（H₂RA）

H₂RA 有助于缓解 PU 所致腹痛、反酸等症状，促进溃疡愈合。H₂RA 可以特异性地与壁细胞膜上的 H₂ 受体结合而阻断组胺与 H₂ 受体结合，从而发挥较强的抑制胃壁细胞分泌盐酸的作用，能拮抗促胃液素和乙酰胆碱受体刺激的胃酸分泌，对应激性溃疡和上消化道出血也有明显疗效。目前应用于临床的共有三代 H₂RA，即第一代的西咪替丁，第二代的雷尼替丁，第三代的法莫替丁、罗沙替丁、尼扎替丁等。不同的 H₂RA 抑制胃酸的程度不同。H₂RA 治疗溃疡最初主张分次口服，近年来则多主张睡前一次服用，疗效与前者相仿，这是因为夜间胃酸分泌多，与 PU 的发生有重要关系，从而能发挥最大效果，且这种夜间适度抑酸，干扰胃肠生理功能较小，不影响患者的正常生活。H₂RA 治疗溃疡，其溃疡愈合率低于 PPI，内镜下溃疡愈合率在 65% ~ 85%。H₂RA 的不良反应较小，发生率小于 3%。不良反应有白细胞减少，GPT 增高，男性性功能障碍和乳房增大，以及困倦、迟钝、定向障碍、幻觉、躁动等精神症状。其中第二代、第三代相对第一代 H₂RA 的不良反应要小得多。

3. 质子泵抑制药（PPI）

PPI 是治疗酸相关性溃疡的首选药物。其特点为作用快、持续时间长、抑酸效果好。与 H₂RA 相比较，PPI 通过抑制胃酸的最后分泌过程，抑制胃酸作用更强，可使溃疡愈合时间缩短 1/3 ~ 1/2。PPI 为苯并咪唑的衍生物，能迅速穿过胃壁细胞膜，聚集在强酸性分泌小管中，转化为次磺胺类化合物，后者可与壁细胞分泌小管和囊泡内 H^+-K^+-ATP 酶（又称质子泵）结合，使其不可逆地失去活性，使壁细胞内的 H^+ 不能移到胃腔中，从而阻滞胃酸的最后分泌过程。胃内酸度降低与溃疡愈合有直接的关系。如果抑制胃酸分泌，使胃内 pH 升高大于 3，每天维持 18 ~ 20 h，则可使几乎所有 PU 在 4 周内愈合。PU 病治疗通常采用标准剂量的 PPI，每天 1 次，早餐前半小时服药。治疗 PU 疗程为 4 周，GU 为 6 ~ 8 周，通常内镜下溃疡愈合率均在 90% 以上。PPI 与抗 Hp 抗生素联合应用，可明显提高 Hp 的根治率。PPI 发展较快，其第一代 PPI（奥美拉唑）药动学和药效学存在一定的缺陷。奥美拉唑的血药浓度与给药剂量呈非线性关系，在不同患者中具有明显差异，导致了该药对不同患者临床抑酸疗效的差异。给药时间、食物和抗酸药的存在均对第一代 PPI 的药效影响较明显。而第二代 PPI（兰索拉唑、尼扎拉唑）和第三代 PPI（雷贝拉唑）这方面的影响较小。另外，第一代 PPI 起效较慢，只有在多次给药后才能发挥最大的抑酸作用。此外，还存在着某些局限性，如促进愈合和症状缓解作用不稳定、胃排空延迟、壁细胞肿胀及给药后有明显的胃酸高峰等，影响了相关疾病的治疗效果。

近年来问世的新一代 PPI（雷贝拉唑），已在不同程度上克服了原有同类产品的某些缺陷。其主要特点有：①临床抑酸效果好；②抑酸作用起效快；③昼夜均可维持较高的抑酸水平；④疗效确切，个体差异小；⑤与其他药物之间无相互影响；⑥不良反应小。新一代 PPI 与第一代 PPI 比较，能够更强、更快地发挥抑酸作用。

对 NSAID 溃疡的预防及治疗应首选 PPI，通过它高效抑制胃酸分泌作用，显著改善患者的胃肠道症状、预防消化道出血、提高胃黏膜对 NSAID 的耐受性等，并能促进溃疡愈合。PPI 疗程与剂量同消化性溃疡病。H₂RA 仅能预防 NSAID PU 的发生，但不能预防 NSAID GU 的发生。

PPI 治疗中存在的问题：①长期抑酸导致黏膜增生旺盛，有可能发展为高促胃液素血症；②动物实验有可能发生类癌样变，但对人类的影响如何尚不明确；③长期应用可使胃处于无酸状态，有利于胃内细菌繁殖，有亚硝酸铵等致癌物质增加的危险；④治疗原则是恢复胃的正常功能，过度抑酸可使胃处于非生理状态，因此认为，使用 PPI 治疗一般疗程不宜太长，剂量不宜太大。此外，类似药物还有泮托拉唑、拉贝拉唑等。

4. 根除 Hp 的药物治疗

根除 Hp 应为 PU 病的基本治疗，它是溃疡愈合及预防复发的有效防治措施。Hp 与 PU 的发生及预后密切相关，且有证据显示 Hp 感染与胃体、胃窦腺癌相关联。对 Hp 阳性的胃及 PU，无论是初发还是复发，应全部接受 Hp 的根除治疗。理想的 Hp 根除方案应符合安全、有效（根除率超过 90%）、简便、经济的标准。目前推荐的各类根除 Hp 治疗方案中最常用的是以 PPI 为基础的三联治疗方案（PPI、阿莫西林、克拉霉素），3 种药物均采用常规剂量，疗程 7 ~ 14 d。Hp 根除率在 70% ~ 90%，为提高根除率，在治疗 PU 时建议采用 10 d 疗法。1994 年 4 月，中华医学会消化病学会 Hp 专题共识会的推荐方案如下。

（1）质子泵抑制药（PPI）+ 两种抗生素：① PPI 标准剂量 + 克拉霉素 0.5 g + 阿莫西林 1.0 g，均每天 2 次 ×1 周；② PPI 标准剂量 + 阿莫西林 1.0 g + 甲硝唑 0.4 g，均每天 2 次 ×1 周；③ PPI 标准剂量 + 克拉霉素 0.25 g + 甲硝唑 0.4 g，均每天 2 次 ×1 周。

（2）铋剂 + 两种抗生素：①铋剂标准剂量 + 阿莫西林 0.5 g + 甲硝唑 0.4 g，均每天 2 次 ×1 周；②铋剂标准剂量 + 四环素 0.5 g + 甲硝唑 0.4 g，均每天 2 次 ×1 周；③铋剂标准剂量 + 克拉霉素 0.25 g + 甲硝唑 0.4 g，均每天 2 次 ×1 周。

（3）其他方案：雷尼替丁枸橼酸钠（RBC）0.4 g 替代推荐方案。① PPI 或 H_2 受体拮抗药（H_2 RA）或 PPI + 推荐方案；②组成四联疗法，疗程 1 周。

近年来，Hp 耐药率迅速上升，甲硝唑为 30% 以上，克拉霉素为 5% ~ 10%，常导致 Hp 清除失败。对于首次根除失败者，应采用二线、三线方案进行治疗。二线、三线方案常用四联疗法，可根据既往用药情况并联合药敏试验，采取补救治疗措施 PPI + 2 种抗生素（如呋喃唑酮、左氧氟沙星等）。

2007 年 8 月，中华医学会消化病学会 Hp 学组"第三次全国幽门螺杆菌感染若干问题共识意见"。会议推荐治疗方案以桐城的共识意见为基础，借鉴了 2005 年欧洲 Maastricht 的意见，并且许多方案是以我国的多中心随机研究为依据，方案的制订严格遵照循证医学的原则，加入了近年来 Hp 研究新进展，如鉴于甲硝唑耐药率普遍增高，PPI 三联疗法随着时间的变迁 Hp 的根除率越来越低，为了达到一个理想的 Hp 根除率，防止继发耐药，建议 PPI 三联 + 铋剂的四联疗法可以用于一线治疗。推荐在补救治疗中加入呋喃唑酮、喹诺酮类抗生素，对于反复治疗失败的患者建议进行药物敏感试验。

采用序贯疗法治疗 Hp 感染具有疗效高、耐受性和依从性好等优点。目前推荐的序贯疗法为 10 d：前 5 d，PPI + 阿莫西林，后 5 d，PPI + 克拉霉素 + 替硝唑；或前 5 d，PPI + 克拉霉素，后 5 d，PPI + 阿莫西林 + 呋喃唑酮。据报道，序贯疗法有效率达 90% 以上，且对耐药菌株根除率较其他方案为高。但对序贯疗法国内仍需积累更多的临床经验。

5. 黏膜保护剂

PU 的愈合质量，要求愈合溃疡的瘢痕较厚，黏膜腺体结构较为正常，腺体间结缔组织较少。良好的愈合质量是预防溃疡复发的重要先决条件之一。为保证消化性溃疡的愈合质量，在根除 Hp 和抑酸的同时应给予黏膜保护剂，此类药物多有中和胃酸和促进黏膜自身防御 – 修复因素的作用。联合应用黏膜保护剂可提高 PU 病的愈合质量，有助于减少溃疡的复发率。主要有硫糖铝、铝碳酸镁、胶体铋、麦滋林、替普瑞酮和前列腺素类等药物。

（1）硫糖铝：是一种含有 8 个硫酸根的蔗糖铝盐，其主要作用是口服后在酸性环境中，离子化形成硫酸蔗糖复合阴离子，紧密黏附在溃疡基底带正电荷的坏死组织的蛋白上，形成一层保护膜，阻止胃酸和胃蛋白酶对溃疡的消化作用。与胆盐和胃蛋白酶结合，降低其对黏膜的损伤作用，促进黏液和碳酸氢盐的分泌，增加黏液屏障，促进局部前列腺素的合成和释放，增加表皮生长因子的分泌，改善黏膜血流而起到保护黏膜的作用。常用剂量为每次 10 mL，每天 3 次，餐前口服。长期服用可出现便秘。

（2）铝碳酸镁：可覆盖溃疡形成保护膜、增加碳酸氢盐及黏液糖蛋白分泌、促进前列腺素释放、增加胃黏膜血流、清除氧自由基系统、增加表皮生长因子（EGF）及碱性成纤维细胞生长因子（bFGF）释放，该药物尚有抗酸及吸附胆汁酸盐的作用，更适合伴有胆汁反流的患者。

（3）胶体铋：枸橼酸铋钾（CBS）是氢氧化铋和枸橼酸的络合盐。其主要作用是在酸性环境下形成不溶性铋盐，覆盖于溃疡表面，阻断胃酸、胃蛋白酶的侵袭作用，促进前列腺素的合成并延缓其降解，刺激黏液和碳酸氢盐的分泌并增加黏膜血流量，可使表皮生长因子聚集于溃疡部位，促进愈合，杀灭 Hp。因 CBS 含有铋剂，不宜长期服用。

（4）麦滋林：有效成分为 L-谷氨酰胺，是从甘蓝中分离出的氨基酸，作用为促进前列腺素合成、营养胃黏膜，促进细胞增生。不良反应偶有谷丙转氨酶（GPT）升高、颜面潮红、便秘、腹泻等。

（5）替普瑞酮：为萜的衍生物，作用为促进胃黏液分泌，促进黏液糖蛋白及磷脂的合成、促进前列腺素合成、改善胃黏膜血流量，有时可引起便秘、腹泻、肝脏 GPT 升高、胆固醇升高、头痛等。

6. 药物维持治疗

PU 维持治疗的目的是：①预防和减少复发；②有效地控制或改善症状；③预防出现并发症。有临床观察提示，十二指肠壶腹部溃疡经抗溃疡药物短期治疗后，给予或不给予持续性维持治疗，溃疡复发率差别很大。在药物选择上，凡是对溃疡病治疗有效的药物均可用于维持治疗。

而最常用的为 H$_2$ 受体拮抗药及 PPI 维持治疗方式为：①连续性维持治疗，即溃疡愈合后每天半量服药；②间歇全程给药，即出现症状给予 4 ~ 8 周的全量治疗；③症状性自我疗法，症状出现时给药，症状消失即停药。以连续性维持治疗疗法最常用。根除 Hp 后，溃疡复发率显著低于单用抑酸剂治疗组和未根除治疗组，提示 Hp 是导致溃疡复发的主要因素，其中包括未进行 Hp 根除治疗和根除治疗后 Hp 再次转为阳性，后者包括再燃和再感染两种可能。近年来多项研究表明，再燃可能是 Hp 感染复发的主要因素，应对 Hp 再次进行根除治疗。长期服用 NSAID 是导致消化性溃疡病复发的另一重要因素，如因原发的病情需要不能停药者，可更换环氧合酶（COX）-2 抑制药，并同时服用 PPI。

7. NSAID 溃疡的治疗

对 NSAID 溃疡的预防及治疗应首选 PPI，通过它高效抑制胃酸分泌作用，显著改善患者的胃肠道症状、预防消化道出血、提高胃黏膜对 NSAID 的耐受性等，并能促进溃疡愈合。PPI 疗程与剂量同消化性溃疡病。H$_2$RA 仅能预防 NSAID PU 的发生，但不能预防 NSAID GU 的发生。

（朴荣利）

第四节　肝硬化

一、概述

肝硬化是一种常见的由不同病因引起的慢性、进行性、弥漫性肝病。是在肝细胞广泛变性和坏死基础上产生肝纤维组织弥漫性增生，并形成再生结节和假小叶，导致正常肝小叶结构和血管解剖的破坏。病变逐渐进展，晚期出现肝衰竭、门脉高压和多种并发症，是严重和不可逆的肝疾病。

（一）流行病学特点

在我国，肝硬化是消化系统的常见病，年发病率为 17/10 万，多见于 20 ~ 50 岁男性，其中城市男性 50 ~ 60 岁的患者病死率高达 112/10 万。我国肝硬化患者多以乙肝病毒感染所致。

（二）病因

引起肝硬化的病因很多，可分为病毒性肝炎肝硬化、乙醇性肝硬化、代谢性肝硬化、胆汁淤积性肝硬化、肝静脉回流受阻性肝硬化、自身免疫性肝硬化、毒物和药物性肝硬化、营养不良性肝硬化、隐源性肝硬化等。

1. 病毒性肝炎

目前在中国，病毒性肝炎尤其是慢性乙型、丙型肝炎，是引起门静脉性肝硬化的主要因素。

2. 乙醇中毒

长期大量酗酒是引起肝硬化的因素之一。

3. 营养障碍

多数学者承认营养不良可降低肝细胞对有毒和传染因素的抵抗力，而成为肝硬化的间接病因。

4. 工业毒物或药物

长期或反复地接触含砷杀虫剂、四氯化碳、黄磷、氯仿等，或长期使用某些药物，如双醋酚汀、异烟肼、辛可芬、四环素、甲氨蝶呤、甲基多巴，可产生中毒性或药物性肝炎，进而导致肝硬化。黄曲霉素也可使肝细胞发生中毒损害，引起肝硬化。

5. 循环障碍

慢性充血性心力衰竭、慢性缩窄性心包炎可使肝内长期淤血缺氧，引起肝细胞坏死和纤维化，称为淤血性肝硬化，也称为心源性肝硬化。

6. 代谢障碍

如血色病和肝豆状核变性（又称 Wilson 病）等。

7. 胆汁淤积

肝外胆管阻塞或肝内胆汁淤积时高浓度的胆红素对肝细胞有损害作用，久之可发生肝硬化，肝内胆汁淤积所致者称原发胆汁性肝硬化，由肝外胆管阻塞所致者称继发性胆汁性肝硬化。

8. 血吸虫病

血吸虫病时，由于虫卵在汇管区刺激结缔组织增生成为血吸虫病性肝纤维化，可引起显著的门静脉高压，亦称为血吸虫病性肝硬化。

9. 原因不明

部分肝硬化原因不明，称为隐源性肝硬化。

二、临床表现

起病常隐匿，早期可无特异性症状、体征，根据是否出现黄疸、腹腔积液等临床表现和食管静脉出血、肝性脑病等并发症，可将肝硬化分为代偿期和失代偿期。

（一）代偿期肝硬化

代偿期肝硬化患者无特异性症状。常在体检或手术中发现。可有食欲缺乏、乏力、消化不良、腹泻等非特异性症状。临床表现同慢性肝炎，鉴别常需依赖肝病理。

（二）失代偿期肝硬化

1. 症状

食欲缺乏，有时伴恶心、呕吐、乏力、腹胀、腹痛，常表现为肝区隐痛、腹泻、体重减轻，可出现牙龈、鼻腔出血，皮肤黏膜紫斑或出血点，女性常有月经过多等出血倾向。内分泌系统失调：男性有性功能减退，男性乳房发育，女性常有闭经及不孕；糖尿病发病率增加，表现为高血糖、糖耐量试验异常、高胰岛素血症和外周性胰岛素抵抗。进展性肝硬化伴严重肝细胞功能衰竭患者常发生低血糖。出现昼夜颠倒、嗜睡、兴奋等神经、精神症状。

2. 体征

常呈慢性病容，面色黧黑，面部有毛细血管扩张、口角炎等。皮肤表现常见蜘蛛痣、肝掌，可出现男性乳房发育，胸、腹壁皮下静脉可显露或曲张，甚至脐周静脉突起形成水母头状，静脉可听到静脉杂音。黄疸常提示病程已达到中期，随着病变进展而加重。1/3 患者常有不规则发热，与病情活动及感染有关。腹腔积液、肝性胸腔积液、下肢水肿常发生在晚期患者。肝在早期肿大，晚期坚硬缩小，肋下常不易触及。35% ~ 50% 患者有脾大，常为中度，少数重度。

三、检查

（一）血常规检查

代偿期多在正常范围。失代偿期，由于出血、营养不良、脾功能亢进，可发生轻重不等的贫血。有感染时白细胞可增多，脾功能亢进者白细胞和血小板均减少。

（二）尿常规检查

一般在正常范围，乙型肝炎肝硬化合并乙肝相关性肾炎时尿蛋白阳性。胆汁淤积引起的黄疸尿胆红素阳性，尿胆原阴性。肝细胞损伤引起的黄疸，尿胆原也增加。

（三）粪常规检查

消化道出血时出现肉眼可见的黑便，门脉高压性胃病引起的慢性出血，大便隐血试验阳性。

（四）肝功能试验

1. 血清胆红素

失代偿期可出现结合胆红素和总胆红素升高，胆红素的持续升高是预后不良的重要指标。

2. 蛋白质代谢

在肝功能明显减退时，清蛋白合成减少。肝硬化时常有球蛋白升高，蛋白电泳也可显示清蛋白降低，γ 球蛋白显著增高和 β 球蛋白轻度升高。

3. 凝血酶原时间

晚期肝硬化及肝细胞损害时凝血酶原时间明显延长，如用维生素 K 后不能纠正，更说明有功能的肝细胞减少。

4. 血清酶学检查

（1）谷丙转氨酶（ALT）和谷草转氨酶（AST）：肝细胞受损时，ALT 升高，肝细胞坏死时，AST 升高；肝硬化患者这两种转氨酶不一定升高，但肝硬化活动时可升高；乙醇性肝硬化患者 AST/ALT $\geq$ 2。

（2）γ–GT：90% 肝硬化患者可升高，尤其以原发性胆汁性肝硬化（PBC）和乙醇性肝硬化升高更明显，合并肝癌时明显升高。

（3）AKP（ALP）：70% 的肝硬化患者可升高，并发肝癌时常明显升高。

5. 反映肝纤维化的血清学指标

（1）Ⅲ型前胶原氨基末端肽（PⅢP）：测定血清中 PⅢP 可以间接了解肝脏胶原的合成代谢。肝硬化活动时，PⅢP 升高。

（2）Ⅳ型胶原：肝纤维化时Ⅳ型胶原升高，两者相关性优于其他指标。

（3）玻璃酸：肝硬化患者血清玻璃酸升高。

（4）层粘连蛋白：与肝纤维化有良好的相关性。

6. 脂肪代谢

代偿期患者，血中胆固醇正常或偏低，失代偿期总胆固醇特别是胆固醇酯明显降低。

7. 定量肝功能试验

（1）吲哚菁试验（ICG）：检测肝细胞对染料清除情况以反映肝细胞储备功能，是临床初筛肝病患者较有价值和实用的试验。

（2）利多卡因代谢产物生成试验（MEGX）：本试验反映肝细胞代谢功能，能预测患者预后。

（五）血清免疫学检查

1. 甲胎蛋白（AFP）

肝硬化活动时，AFP 可升高。并发原发性肝癌时明显升高，如转氨酶正常而 AFP 持续升高，须怀疑原发性肝癌。

2. 病毒性肝炎标记的测定

疑似肝硬化者须测定乙、丙、丁型肝炎标记以明确病因。肝硬化有活动时应做甲、乙、丙、丁、戊型标记及 CMV、EB 病毒抗体测定，以明确有无重叠感染。

3. 抗体

血清抗线粒体抗体、抗平滑肌抗体、抗核抗体，前者在 PBC 患者中的阳性率为 90%，后两者阳性提示自身免疫性肝病。

（六）影像学检查

1. 超声检查

B 超检查可发现肝表面不光滑或凹凸不平，肝叶比例失调，多呈右叶萎缩和左叶、尾叶增大，肝实质回声不均匀增强，肝静脉管腔狭窄、粗细不等。门脉高压症声像图改变，表现为脾大、门静脉扩张和门腔侧支开放，部分患者还可探及腹腔积液。多普勒检查可发现门腔侧支开放、门静脉血流速率降低和门静脉血流倒逆等改变。

2. CT 检查

CT 表现为肝叶比例失调、肝裂增宽和肝门区扩大，肝脏密度高低不均。还可见脾大、门静脉扩张和腹腔积液等门脉高压症表现。

3. 放射性核素显像

^{99m}Tc 一经直肠放射性核素扫描测定的心 / 肝比值能间接反映门静脉高压和门体分流程度，对诊断有一定意义，正常值为 0.26。肝硬化患者一般在 0.6 以上，伴门脉高压者常 > 1。

4. 上消化道钡剂检查

本检查可发现食管及胃底静脉曲张征象，食管静脉曲张呈蚀状或蚯蚓状充盈缺损，胃底静脉曲张呈菊花样缺损。但诊断的敏感性不如胃镜检查。

（七）特殊检查

1. 胃镜检查

本检查可直接观察并确定食管及胃底有无静脉曲张，了解其曲张程度和范围，并可确定有无门脉高压性胃病。

2. 腹腔镜检查

本检查可见肝表面高低不平，有大小不等的结节和纤维间隔，边缘锐利不规则，包膜增厚，脾大，圆韧带血管充血和腹膜血管曲张。

3. 肝活组织检查

本检查对肝硬化，特别是早期肝硬化的确定诊断和明确病因有重要价值。

4. 门静脉测压

经颈静脉测定肝静脉楔入压，以及肝静脉游离压，两者差为肝静脉压力梯度（HVPG），可代表门静脉压力。正常值 0.7 ~ 0.8 kPa（5 ~ 6 mmHg），肝硬化门脉高压患者一般为 2.7 kPa（20 mmHg），食管静脉曲张及出血者均 > 1.6 kPa（12 mmHg），腹腔积液者均 > 1.1 kPa（8 mmHg）。门静脉压力的测定是评价降门脉压力药物疗效的金标准。

5. 腹腔积液检查

检查腹腔积液的性质，包括颜色、比重、蛋白含量、细胞分类、腺苷脱氨酶（ADA）、血与腹腔积液 LDH、细菌培养及内毒素测定。还应测定血清 – 腹腔积液清蛋白梯度（SAAG），如 > 11 g/L，提示门静脉高压。

四、诊断

失代偿期肝硬化诊断不难，肝硬化的早期诊断较困难。

（一）代偿期

慢性肝炎病史及症状可供参考。如有典型蜘蛛痣、肝掌应高度怀疑。肝质地较硬或不平滑及（或）脾大 > 2 cm，质硬，而无其他原因解释，是诊断早期肝硬化的依据。肝功能可以正常。蛋白电泳或可异常，单氨氧化酶、血清 P Ⅲ P 升高有助诊断。必要时肝穿病理检查或腹腔镜检查以利确诊。

（二）失代偿期

症状、体征、化验皆有较显著的表现，如腹腔积液、食管静脉曲张。明显脾大、有脾功能亢进及各项肝功能检查异常等，不难诊断。但有时需与其他疾病鉴别。

五、治疗

（一）一般治疗

代偿期患者可参加轻体力工作，失代偿期，尤其出现并发症的患者需卧床休息。营养疗法对于降低肝硬化患者特别是营养不良患者病残率及病死率有作用。应给予富含维生素、易消化的食物，严禁饮酒。可食瘦肉、河鱼、豆制品、牛奶、豆浆、蔬菜和水果。食管静脉曲张者应禁食坚硬粗糙食物。

（二）药物治疗

目前尚无肯定有效的逆转肝硬化的药物。活血化瘀、软坚散结的中药，如丹参、桃仁提取物、虫草菌丝，以及丹参、黄芪为主的复方和甘草酸制剂均可用于早期肝硬化的抗纤维化治疗，并已取得一定疗效。

（三）腹腔积液治疗

1. 寻找诱发因素

新近出现腹腔积液或腹腔积液量显著增加时首先要寻找诱发因素，例如，过多摄入钠盐、用利尿药依从性不好、重复感染、肝功能损害加重、门静脉血栓形成、原发性肝癌等，找到诱发因素后，可做相应处理。

2. 控制水和钠盐的摄入

对有轻度钠潴留、尿钠排泄 > 25 μmol/d、肾功能正常、新近出现腹腔积液者，钠的摄入量限制在800 mg（2 g NaCl）可达到钠的负平衡而使腹腔积液减少。应用利尿药时，可适度放开钠摄入，中、重度钠潴留者理论上应限钠 < 20 mmol/d。低钠血症（血钠 < 125 mmol/L）患者，应限制水的摄入（800 ~ 1 000 mL/d）。

3. 利尿药的应用

经限钠饮食和卧床休息腹腔积液仍不消退者须应用利尿药，利尿药选用醛固酮拮抗药——螺内酯100 mg/d 加上袢利尿药呋塞米 40 mg/d 作为起始剂量，服药后 7 d 起调整剂量，体重减轻 < 1.5 kg/ 周应增加利尿药量，直到螺内酯 400 mg/d、呋塞米 160 mg/d。利尿药也不应过量使用，一般而言，对于有腹腔积液并有外周水肿者用利尿药后体重下降不能 < 1 g/d，仅有腹腔积液者，体重下降不能 > 0.5 g/d。利尿药的不良反应有水电解质紊乱、肾衰竭、肝性脑病、男性乳房发育等。如出现肝性脑病、低钠血症（血钠 < 120 mmol/L），肌酐 > 120 mmol/L 时应停用利尿药。

4. 提高血浆胶体渗透压

低蛋白血症患者，每周定期输注清蛋白、血浆，可提高血浆胶体渗透压，促进腹腔积液消退。

5. 治疗难治性大量腹腔积液患者

如无其他并发症（肝性脑病、上消化道出血、感染）、肝储备功能为 Child A、B 级，无出血倾向（凝血酶原时间 > 40%，血小板计数 > 40×10^9/L）可于 1 ~ 2 h 内抽排腹腔积液 4 ~ 6 L，同时补充人血清蛋白 6 ~ 8 g/L 腹腔积液，以维持有效血容量，防止血液循环紊乱。一次排放后仍有腹腔积液者可重复进行，该方法腹腔积液消除率达 96.5%。排放腹腔积液后，用螺内酯维持治疗者腹腔积液再出现率明显低于不用者。

6. 自身腹腔积液浓缩回输

在严格无菌情况下，将腹腔积液尽可能多地抽到无菌输液器，经特殊装置，去除腹腔积液中水分及小分子毒性物质，回收腹腔积液中清蛋白等成分，通过外周静脉回输给患者，一般可浓缩 7 ~ 10 倍。

（四）并发症的治疗

胃底食管静脉破裂出血是肝硬化严重并发症和死亡的主要原因，应予以积极抢救。措施如下。①密切监测生命体征及出血情况，必要时输血，用缩血管药物，降门脉压力，从而达到止血效果。常用药物为神经垂体素（VP）0.4 U/min 静脉滴注，有心血管疾病者禁用，合并使用硝酸甘油（舌下含化或静脉滴注）可减少不良反应，增加降门脉压力作用。生长抑素、奥曲肽止血率较高，不良反应较少。②气囊压迫术，使用三腔管对胃底和食管下段作气囊填塞。常用于药物止血失败者。这项暂时止血措施，可为急救治疗赢得时间，应在止血后 12 h 内转入内镜治疗。③内镜治疗，经过抗休克和药物治疗血流动力学稳定者，应立即送去做急症内镜，以明确上消化道出血原因及部位。如果仅有食管静脉曲张，还在活动性出血者，应予以内镜下注射硬化剂止血，止血成功率 90%，明显优于单纯用药治疗者。如果已无活动性出血，可对食管中下段曲张的静脉用皮圈进行套扎。如果是胃底静脉出血，宜注射组织黏合剂。④急症手术，上述急症治疗后仍出血不止，患者肝脏储备功能为 Child-pugh A 级者可行断流术。⑤介入治疗，上述患者如无手术条件，可行经颈静脉肝内门静脉内支架分流术（TIPS）作为救命的措施。术后门脉压力下降，止血效果好，但易发生肝性脑病和支架堵塞。

（朴荣利）

第五节　功能性胃肠病

一、功能性消化不良

（一）概述

功能性消化不良（FD）为一组持续或反复发作的腹上区疼痛或不适的消化不良症状，包括上腹胀痛、餐后饱胀、嗳气、早饱、腹痛、畏食、恶心、呕吐等，经生化、内镜和影像学检查排除了器质性疾病的临床综合征，是临床上最常见的一种功能性胃肠病，几乎每个人一生中都有过消化不良症状，只是持续时间长短和对生活质量影响的程度不同而已。国内最新资料表明，采用罗马Ⅲ诊断标准对消化专科门诊连续就诊消化不良的患者进行问卷调查，发现符合罗马Ⅲ诊断标准者占就诊患者的28.52%，占接受胃镜检查患者的7.20%。FD的病因和发病机制尚未完全阐明，可能是多种因素综合作用的结果。目前认为其发病机制与胃肠运动功能障碍、内脏高敏感性、胃酸分泌、幽门螺杆菌感染、精神心理因素等有关，而内脏运动及感觉异常可能起主导作用，是FD的主要病理生理学基础。

（二）诊断

1. 临床表现

FD的临床症状无特异性，主要有上消化道症状，包括上腹痛、腹胀、早饱、嗳气、恶心、呕吐、反酸、胃灼热、畏食等，以上症状多因人而异，常以其中某一种或一组症状为主，在病程中，这些症状及其严重程度多发生改变。起病缓慢，病程长短不一，症状常呈持续或反复发作，也可相当一段时间无任何症状，可因饮食、精神因素和应激等诱发，多数无明显诱因。腹胀为FD最常见的症状，多数患者发生于餐后或进餐加重腹胀程度，早饱、嗳气也较常见。上腹痛也是FD的常见症状，上腹痛无规律性，可表现为弥散或烧灼样疼痛。少数可伴胃灼热、反酸症状，但经内镜及24 h食管pH检测，不能诊断为胃食管反流病。恶心、呕吐不常见，一般见于胃排空明显延迟的患者，呕吐多为干呕或呕出当餐胃内食物。有的还可伴有腹泻等下消化道症状。还有不少患者同时合并精神症状，如焦虑、抑郁、失眠、注意力不集中等。

2. 诊断标准

依据FD罗马Ⅲ诊断标准，FD患者临床表现个体差异大，罗马Ⅲ标准根据患者的主要症状特点及其与症状相关的病理生理学机制，以及症状的模式，将FD分为两个亚型，即餐后不适综合征（PDS）和上腹痛综合征（EPS），临床上两个亚型常有重叠，有时难以区分，但通过分型对不同亚型的病理生理机制的理解将对选择治疗有一定的帮助，在FD诊断中，还要注意FD与胃食管反流病和肠易激综合征（IBS）等其他功能性胃肠病的重叠。

FD的罗马Ⅲ诊断标准必须包括：①以下1项或多项，餐后饱胀，早饱感，上腹痛，上腹烧灼感；②无可以解释上述症状的结构性疾病的证据（包括胃镜检查），诊断前症状出现至少6个月，且近3个月符合以上诊断标准。

PDS诊断标准必须符合以下1项或2项：①正常进食后出现餐后饱胀不适，每周至少发生数次；②早饱，阻碍正常进食，每周至少发生数次。诊断前症状出现至少6个月，近3个月症状符合以上标准。支持诊断标准是可能存在上腹胀气或餐后恶心或过度嗳气。可能同时存在EPS。

上腹痛综合征（EPS）诊断标准必须符合以下所有条件：①至少中等程度的腹上区疼痛或烧灼感，每周至少发生1次；②疼痛呈间断性；③疼痛非全腹性，不位于腹部其他部位或胸部；④排便或排气不能缓解症状；⑤不符合胆囊或奥迪括约肌功能障碍的诊断标准。诊断前症状出现至少6个月，近3个月症状符合以上标准。支持诊断标准是疼痛可为烧灼样，但无胸骨后痛。疼痛可由进餐诱发或缓解，但可能发生于禁食期间。可能同时存在餐后不适综合征（PDS）。

（三）鉴别诊断

鉴别诊断见图 3-3。

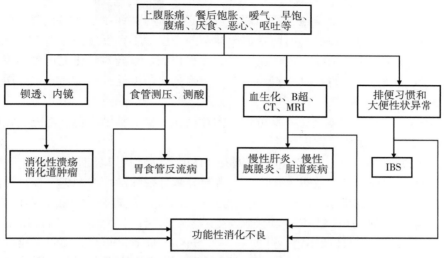

图 3-3　功能性消化不良鉴别诊断

（四）治疗

FD 的治疗措施以对症治疗为主，目的在于缓解或消除症状，改善患者生活质量。

2007 年指南对 FD 治疗提出规范化治疗意见，指出 FD 的治疗策略应依据其可能存在的病理生理学异常进行整体调节，选择个体化的治疗方案。

经验治疗适用于 40 岁以下、无报警征象、无明显精神心理障碍的患者。与进餐相关的消化不良，即 PDS 者可首先用促动力药或合用抑酸药；与进餐无关的消化不良或酸相关性消化不良，即 EPS 者可选用抑酸药或合用促动力药。经验治疗时间一般为 2 ～ 4 周。无效者应行进一步检查，明确诊断后有针对性地进行治疗。

1. 药物治疗

（1）抗酸药：抗酸剂如氢氧化铝、铝碳酸镁等可减轻症状，但疗效不及抑酸药，铝碳酸镁除抗酸外，还能吸附胆汁，伴有胆汁反流患者可选用。

（2）抑酸药：目前广泛应用于 FD 的治疗，适用于非进餐相关的消化不良中以上腹痛、烧灼感为主要症状者。常用抑酸药包括 H_2 受体拮抗药（H_2RA）和质子泵抑制药（PPI）两大类。H_2RA 常用药物有西咪替丁 400 mg，每天 2 ～ 3 次；雷尼替丁 150 mg，每天 2 次；法莫替丁 20 mg，每天 2 次，早、晚餐后服，或 40 mg 每晚睡前服；罗沙替丁 75 mg，每天 2 次；尼扎替丁 300 mg 睡前服。不同的 H_2 受体拮抗药抑制胃酸的强度各不相同，西咪替丁最弱，雷尼替丁和罗沙替丁比西咪替丁强 5 ～ 10 倍，法莫替丁较雷尼替丁强 7.5 倍。这类药主要经肝脏代谢，肾脏排出，因此，肝肾功能损害者应减量，75 岁以上老人服用药物剂量应减少。PPI 常用药物有奥美拉唑 20 mg，每天 2 次；兰索拉唑 30 mg，每天 1 次；雷贝拉唑 10 mg，每天 1 次；泮托拉唑 40 mg，每天 1 次；埃索美拉唑 20 mg，每天 1 次。

（3）促动力药：促动力药可明显改善与进餐相关的上腹症状，如上腹饱胀、早饱等。常用的促动力药包括多巴胺受体拮抗药、$5-HT_4$ 受体激动药及多离子通道调节剂等。多巴胺受体拮抗药常用药物有甲氧氯普胺 5 ～ 10 mg，每天 3 次，饭前 30 min 服；多潘立酮 10 mg，每天 3 次，饭前 30 min 服；伊托必利 50 mg，每天 3 次口服。甲氧氯普胺可阻断延髓催吐化学敏感区的多巴胺受体而具有强大的中枢镇吐作用，还可以增加胃肠道平滑肌对乙酰胆碱的敏感性，从而促进胃运动功能，提高静止状态时胃肠道括约肌的张力，增加食管下端括约肌张力，防止胃内容物反流，增强胃和食管的蠕动，促进胃排空，以及幽门和十二指肠的扩张，加速食物通过。主要的不良反应见于中枢神经系统，如头晕、嗜睡、倦怠、泌乳等，用量过大时，会出现锥体外系反应，表现为肌肉震颤、斜颈、发音困难、共济失调等。多潘立酮为选择性外周多巴胺 D_2 受体拮抗药，可增加食管下端括约肌的张力，增加胃运动，促进胃排空，止吐。其不良反应轻，不引起锥体外系症状，偶有流涎、惊厥、平衡失调、泌乳现象。伊托必利通过拮抗多巴胺 D_2 受体和抑制乙酰胆碱酯酶活性起作用，可增加胃的内源性乙酰胆碱，促进胃排空。$5-HT_4$ 受体激动药常用药物为莫沙必利 5 mg，每天 3 次，口服。莫沙必利选择性作用于上消化道，促进胃排空，目前未见心脏严重不良反应的报道，但对 $5-HT_4$ 受体激动药的心血管不良反应仍应引起重视。多离子通道调节剂为马来酸曲美布汀，常用量 100 ~ 200 mg，每天 3 次口服。该药对消化道运动的兴奋和抑制具有双向调节作用，不良反应轻微。红霉素具有胃动素作用，静脉给药可促进胃排空，主要用于胃轻瘫的治疗，不推荐作为 FD 治疗的首选药物。

（4）助消化药：消化酶和微生态制剂可作为治疗消化不良的辅助用药。复方消化酶、益生菌制剂可改善与进餐相关的腹胀、食欲缺乏等症状。

（5）根除幽门螺杆菌治疗：根除 Hp 可使部分 FD 患者症状得以长期改善，对合并 Hp 感染的 FD 患者，应用抑酸、促动力剂治疗无效时，建议向患者充分解释根除治疗的利弊，征得患者同意后给予根除Hp 治疗。根除 Hp 治疗可使部分 FD 患者的症状得到长期改善，使胃黏膜炎症得到消退，而长期胃黏膜炎症则是消化性溃疡、胃黏膜萎缩 / 肠化生和胃癌发生的基础病变，根除 Hp 可预防胃癌前病变进一步发展。

根据 2005 年欧洲幽门螺杆菌小组召开的第 3 次 Maastricht Ⅲ 共识会议意见，推荐在初级医疗中实施"检测和治疗"策略，即对年龄 < 45 岁、有持续消化不良症状的成人患者应用非侵入性试验（尿素呼气试验、粪便抗原试验）检测 Hp，对 Hp 阳性者进行根除治疗。包含 PPI、阿莫西林、克拉霉素或甲硝唑，每天 2 次给药的三联疗法仍推荐作为首选疗法。包含铋剂的四联疗法，如可获得铋剂，也被推荐作为首选治疗选择。补救治疗应结合药敏试验结果。

对 PPI（标准剂量，每天 2 次），克拉霉素（500 mg，每天 2 次），阿莫西林（1 000 mg，每天 2次）或甲硝唑 400 mg 或 500 mg 每天 2 次组成的方案，疗程 14 d 比 7 d 更有效，在克拉霉素耐药率低于15% ~ 20% 的地区，仍推荐 PPI 联合应用克拉霉素、阿莫西林 / 甲硝唑的三联短程疗法作为一线治疗方案。其中 PPI 联合克拉霉素和甲硝唑方案应当在人群甲硝唑耐药率低于 40% 时才可应用，含铋剂四联治疗除了作为二线方案使用外，还可作为可供选择的一线方案。除了药敏试验外，对于三线治疗不做特别推荐。喹诺酮类（左氧氟沙星、利福霉素、利福布汀）抗生素与 PPI 和阿莫西林合用作为一线疗法，而不是作为补救的治疗，被评估认为有较高的根除率，但利福布汀是一种选择分枝杆菌耐药的抗生素，必须谨慎使用。

（6）黏膜保护药：FD 发病原因中可能涉及胃黏膜防御功能减弱，作为辅助治疗，常用的胃黏膜保护药有硫糖铝、胶体铋、前列腺素 E、复方谷氨酰胺等，联合抑酸药可提高疗效。硫糖铝餐前 1 h 和睡前各服 1.0 g，肾功不全者不宜久服。枸橼酸铋钾一次剂量 5 mL，加水至 20 mL 或胶囊 120 mg，每天 4次，于每餐前 30 min 和睡前 1 次口服，不宜久服，最长 8 周，老年人及肾功能障碍者慎用。已用于临床的人工合成的前列腺素为米索前列醇，常用剂量 200 mg，每天 4 次，主要不良反应为腹泻和子宫收缩，孕妇忌服。复方谷氨酰胺，常用量 0.67 g，每天 3 次，剂量可随年龄与症状适当增减。

2. 精神心理治疗

抗焦虑、抑郁药对 FD 有一定的疗效，对抑酸和促动力药治疗无效，且伴有明显精神心理障碍的患者，可选用三环类抗抑郁药或 $5-HT_4$ 再摄取抑制药；除药物治疗外，行为治疗、认知疗法及心理干预等可能对这类患者也有益。精神心理治疗不但可以缓解症状，还可提高患者的生活质量。

3. 外科手术

经过长期内科治疗无效的严重患者，可考虑外科手术。一般采用胃大部切除术、幽门成形术和胃空肠吻合术。

二、肠易激综合征

肠易激综合征（IBS）属于胃肠功能紊乱性疾病，是一组包括腹痛、腹胀、排便习惯和大便性状异常、黏液便，持续存在或间歇发作，而又缺乏形态学和生化学异常改变可以解释的综合征。其特征是肠道功能的易激性。其病因和发病机制还不完全清楚。本综合征的曾用名有过敏性结肠炎、结肠痉挛、黏液性结肠炎、易激结肠等，近年统一命名为肠易激综合征。

IBS 是十分常见的疾病。据西方国家统计，IBS 在门诊患者中的频率，每年每千人中有 10.6 人，居门诊就诊人数的第 7 位。其他一些调查资料显示，欧美人群的患病率为 7.1% ~ 13.6%，我国尚缺少系统的流行病学调查资料，据报道的患病率也大致在此范围。

（一）病因和发病机制

IBS 的确切病因尚不明了，虽然进行了许多研究，但至今还没有一种令人信服的解释。有些研究认为 IBS 是由食物中某些物质引起的，而另一些研究则支持 IBS 是一种感染或动力紊乱，还有一些研究认为 IBS 是一种心理上的疾病，与精神心理因素有关。

1. 某些肠道刺激因素

在某些情况下，存在于肠内的一些因素，如食物及参与消化过程的内源性物质可引起肠道功能的改变。在临床工作中，也常观察到 IBS 患者常有因进食生冷食物而诱发，或在发病前曾多次患过痢疾等病。潘国宗等在北京地区做的流行病学调查资料也提示，患过痢疾等肠道疾病，在 IBS 患者中远比非 IBS 人群高。

2. 动力紊乱

早在 20 世纪 60 年代，W. Cumming 就研究了 IBS 患者的结肠动力，并认为便秘时动力指数（收缩频率乘以收缩幅度）增加，因而使得排便受阻并引起腹痛。还有研究报道，IBS 时除结肠外，小肠也有功能失调，小肠对于应激的分泌和运动反应似与正常人不同，但这些研究都未能充分地用于 IBS 的诊断，也无法解释 IBS 症状产生的机制。总之，IBS 患者小肠与大肠都有对多种刺激呈现过度反应的倾向，这些刺激包括药物、应激、气囊扩张，甚至进食，对进食的过度反应可能代表了夸大的胃结肠反射。IBS 多种多样的特征，仍有待于用肠道动力异常做出解释。

3. 精神、神经因素

现代神经生理学的知识认为，IBS 患者的肠道对于张力和多种刺激的敏感性增加。这究竟是由于肠壁神经丛及其感受器或传入神经通路上的问题，还是中枢神经系统对肠道的调节异常，尚有待于进一步阐明。近年来，对于精神刺激和心理因素对于肠道运动功能的影响有许多研究，研究发现某些紧急情况可促发 IBS，如急性疾患、工作量骤增、家庭纠纷或亲朋好友猝死。进一步研究发现，精神紧张可以改变肠道的移行性复合运动（MMC）；精神刺激对 IBS 患者比正常人更易引起肠动力紊乱。潘国宗等研究发现，IBS 患者精神心理异常明显高于普通人，因此，有学者认为 IBS 属于心身疾病类的胃肠病。

综上所述，IBS 的本质是有争议的，其为一种多因素决定的症候群，病因涉及生物学、社会心理学和肠动力异常等，有待于进一步研究阐明。

（二）临床表现

起病隐匿，多数患者在青少年期至成年期发病。症状反复发作或慢性迁延。全身健康状况不受影响。

肠易激综合征的临床类型大致可归纳为 3 种：①以运动障碍为主要表现；②以分泌障碍为主要表现；③混合表现。

以结肠运动障碍为主要表现者较多见，其典型症状有：①腹痛或腹部不适；②大便不正常，包括排便频率改变，粪便坚硬、稀软或水样，伴有排便急迫、排便未净和排便费力的感觉；③腹胀、肠鸣、肛门排气多。起病一般缓慢模糊，腹痛无定处，多诉在中腹或下腹。由于降结肠或乙状结肠痉挛，左下腹常有阵发性肠绞痛，腹痛的出现和时间虽不很规则，但一般多在早餐后发作，因进食或持续冷饮而加重，似与胃结肠反射亢进有关。腹痛在排便、排气或灌肠后缓解，在入睡后消失。腹痛常伴有排便次数增加、腹胀和排便不畅感。结肠持续痉挛时，推进性蠕动减弱则引起痛性便秘，过去称此为痉挛性结肠。高位或冗长的结肠脾曲痉挛所致的腹痛主要位于左肋缘下腋前线附近，可放射至胸骨下及左上臂，在脾曲内用膨胀的气囊可以复制相似的腹痛，此症候称为脾曲综合征。

以分泌功能障碍为主要表现的病例较少见。患者腹痛不明显，但有经常或间歇性腹泻，粪呈糊状，含大量黏液，有时呈黏液管型，粪质很少，粪便镜检大致正常。过去被误称为"黏液性结肠炎"。如禁食 3 d，腹泻症状可消失。

另一种是上述两者的混合型，便秘与腹泻不规则地间歇交替出现。

虽然腹痛和腹泻等症状严重地影响日常劳动和生活，但患者一般情况良好，无体重减轻。患者除腹痛外，还可有上腹不适、饱胀、嗳气、恶心等消化不良症状，且常有心悸、气短、胸闷、面红、手足多汗、多尿等自主神经不平衡的表现。女性常有痛经。胃肠道 X 线摄片检查显示运动加速，结肠袋形加深，张力增强，有时因结肠痉挛显著，降结肠以下呈线样阴影。结肠镜检所见的肠黏膜基本正常。

（三）辅助检查

1. 实验室检查

粪便呈水样便、软便或硬块，可有黏液，无其他异常。

2. X 线钡灌肠检查

X 线钡灌肠检查常无异常发现。少数病例因肠管痉挛，出现"线征"。其他非特异性的表现可有结肠袋加深或增多等。

3. 乙状结肠镜或纤维结肠镜检查

肉眼观察黏膜无异常，活检也无异常。但在插镜时可引起痉挛、疼痛，或在充气时引起疼痛。如疑有脾区综合征，可在检查时慢慢注入 100 ~ 200 mL 气体，然后迅速将镜拔出，嘱患者坐起，在 5 ~ 10 min 后即可出现左上腹痛，向左肩放射，这可作为脾区综合征的客观指征。

（四）诊断

诊断 IBS 的关键是证明其无器质性疾病。IBS 的诊断依然是采用排除法。因此，对所有 IBS 患者首先应通过详细的病史询问、全面的体格检查，以及各种临床生化测试，以排除重要的胃肠道疾病。必要时可应用钡剂灌肠和内镜检查，目前还没有"权威性"的 IBS 诊断标准。在 1986 年成都召开的全国慢性腹泻学术讨论会上，与会专家制定了适合我国国情的 IBS 诊断标准。

（1）以腹痛、腹胀、腹泻及便秘为主诉，伴有全身神经官能症状。

（2）一般情况良好，无消瘦和发热，系统体检仅发现腹部压痛。

（3）多次粪常规及培养（至少 3 次）均为阴性，粪隐血试验阴性。

（4）X 线钡剂灌肠检查无阳性发现，或结肠有激惹征象。

（5）纤维结肠镜示部分患者运动亢进，无明显黏膜异常，组织学检查基本正常。

（6）血、尿常规正常，红细胞沉降率正常。

（7）无痢疾、血吸虫等寄生虫病史，试验治疗无效。

当前国际上对 IBS 诊断标准引用较多的是 1988 年在罗马国际会议上提出的所谓"罗马标准"。

同样，应用罗马标准诊断 IBS，除在症状上要符合外，更重要的是还需排除器质性病变。

（五）治疗

IBS 治疗的目的：①缓解腹痛；②调整大便习惯。

腹痛、腹泻及腹胀为主者，应仔细了解其饮食史。摄入乳糖、果糖或山梨醇可诱发腹泻，因为乳糖不耐受的发病率很高，需做乳糖耐受试验或给予无乳糖饮食做实验性治疗。若无特殊，可短期用地芬诺酯或洛哌丁胺。钙通道阻滞药可作为二线药物供选用，有时考来烯胺对难治性腹泻有效。避免进食豆类食物，以减少产气。对腹痛明显的患者，还可使用催眠治疗或心理治疗。

便秘为主者，增加食物中纤维素的含量，如每天达 20 g，可增加大便次数，并能减少疼痛发作次数及程度。要了解食物中的纤维素含量。麦麸中含戊糖的多糖较胡萝卜、甘蓝或苹果为多，含有戊糖的多糖对水分控制具有较强作用。

总之，IBS 的治疗选择是有限的，应将心理治疗和药物治疗结合起来。

（朴荣利）

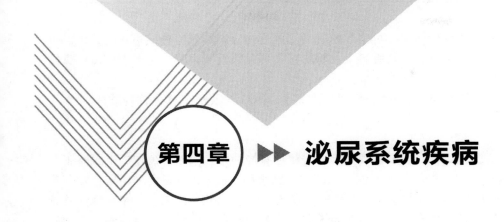

第四章 ▶▶ 泌尿系统疾病

第一节 下尿路感染

一、概述

膀胱炎常伴有尿道炎，统称为下尿路感染，占尿路感染总数的 50% ～ 70%，许多泌尿系统疾病可引起膀胱炎，而泌尿系统外的疾病，如生殖器官炎症、胃肠道疾病和神经系统损害等，也可使膀胱受累。

正常膀胱不易被细菌侵犯，因膀胱黏膜表面有黏液素，可黏附细菌，便于白细胞吞噬。细菌很少能通过血液侵入膀胱，同时尿道内、外括约肌也能阻挡细菌从尿道上行到膀胱。尿液经常不断地从输尿管进入膀胱，再经膀胱排出体外，这种冲洗和稀释作用，使膀胱内不容易发生感染。若尿液 pH < 6，尿素含量高，尿液渗透压偏高，也可以抑制细菌繁殖。

下尿路感染是指膀胱和尿道由细菌感染引发的炎症病变，又有膀胱炎、尿道炎之称。膀胱炎又分为急性膀胱炎和复发性膀胱炎。绝大多数是由革兰阴性菌引致，女性发生率是男性的 10 倍。

（一）流行病学特点

有资料显示，性生活活跃的年轻女性膀胱炎的发生率最高；有 25% ～ 35% 的 20 ～ 40 岁女性有过至少 1 次的尿路感染发作。研究显示，非复杂性膀胱炎在尿路解剖正常的健康女性的复发率是 27% ～ 44%；复发性膀胱炎更多发生于健康年轻女性，其近 50% 的非复杂性尿路感染在 1 年内可发生复发性尿路感染。有研究报道，复发性感染中膀胱炎与肾盂肾炎的患病率之比为（18 ～ 29）∶1。

成年男性，除非存在易感因素，一般极少发生尿路感染，直到 50 岁以后，因前列腺肥大的发生率高，才有较高的尿路感染患病率，约为 7%。总的来说，男性尿路感染的发病率远较女性低，男女之比约为 1∶8。

膀胱炎占尿路感染的 60%，只有尿路局部表现，无全身感染症状。常有白细胞尿，约 30% 有血尿。大肠埃希菌占 75%，葡萄球菌占 15%。

（二）病因和发病机制

膀胱炎由多种因素引起：①膀胱内在因素，如膀胱内有结石、异物、肿瘤和留置导尿管等，破坏了膀胱黏膜防御能力，有利于细菌的侵犯；②膀胱颈部以下的尿路梗阻，引起排尿障碍，失去了尿液冲洗作用，残余尿则成为细菌生长的良好培养基；③神经系统损害，如神经系统疾病或者盆腔广泛手术（子宫或者直肠切除术）后，损伤支配膀胱的神经，造成排尿困难而引起感染。

膀胱感染的途径以上行性最常见，患病率女性高于男性，因女性尿道短，常被邻近阴道和肛门的内容物所污染。尿道口解剖异常，如尿道口后缘有隆起的处女膜（称为处女膜伞）阻挡或者尿道末端纤维环相对狭窄，这些梗阻因素可引起尿道膀胱反流；女性尿道口与阴道过于靠近，位于处女膜环的前缘（称为尿道处女膜融合）易受污染。新婚期性交可诱发膀胱炎，因性交时尿道口受压内陷或者损伤，尿道远端 1/3 处的细菌被挤入膀胱；也可能因性激素的变化，引起阴道和尿道黏膜防疫机制障碍而导致膀胱炎。男性前列腺精囊炎、女性尿道旁腺体炎亦可引起膀胱炎。尿道内应用器械检查或治疗时，细菌可随之进入膀胱。下行性感染是指膀胱炎继发于肾脏感染。膀胱感染可由邻近器官感染经淋巴传播或直接蔓延所引起。

膀胱炎可分为细菌性和非细菌性两种。细菌性者以大肠埃希菌属最为常见，其次是葡萄球菌。

二、临床表现

急性膀胱炎可突然发生或者缓慢发生，主要表现为排尿时尿道有烧灼感、尿频、夜尿、下腹坠胀及排尿困难，往往伴尿急，严重时类似尿失禁。尿浑浊、尿液中有脓细胞，有 1/3 患者出现血尿，常在排尿终末明显。耻骨上膀胱区有轻度压痛。少数患者可有腰痛、发热（通常不超过 38℃）。单纯急性膀胱炎，无全身症状，不发热，女性患者急性膀胱炎发生在新婚期，称为"蜜月膀胱炎"。急性膀胱炎的病程较短，如及时治疗，症状多在 1 周左右消失。40% 膀胱炎为自限性，在 7 ~ 10 d 可自愈。膀胱炎治愈后可再发。再发的 80% 以上是重新感染。男性再发的原因多是因为存在慢性细菌性前列腺炎或者前列腺增生症。慢性膀胱炎有轻度的膀胱刺激症状，但经常反复发作。

三、检查

（一）一般检查

1. 尿常规检查

一般来说，尿常规可作为门诊尿路感染的初步检查。肉眼观察尿色可清或浑浊，可有腐败气味，极少数患者（< 5%）可有肉眼血尿；尿蛋白多为阴性或微量，如尿蛋白量较大，应注意有无肾小球疾病；镜下血尿见于 40% ~ 60% 的急性尿路感染患者，尿红细胞数多为 2 ~ 10 个 /HP。对尿路感染诊断有较大意义的为白细胞尿（脓尿），指离心后尿沉渣镜检白细胞 > 5 个 /HP，是尿路感染诊断的一个较为敏感的指标。

2. 尿细菌学检查

尿细菌学检查是诊断尿路感染的关键性手段。真性细菌尿和有意义细菌尿的含义略有不同，凡是清洁中段尿定量细菌培养 ≥ 10^5/mL 均可称为有意义的细菌尿，真性细菌尿则除此之外，还要求确实排除了假阳性的可能，而且要求临床上有尿路感染的症状，如无症状者，则要求连续培养 2 次，且菌落计数均 ≥ 10^5/mL，而且 2 次菌种相同。

尿标本可取自清洁中段尿、导尿和膀胱穿刺尿，在门诊一般进行清洁中段尿定量培养。留取中段尿时必须注意操作的规范性，避免因操作问题导致结果的误差。

对尿细菌培养的结果判断，必须结合临床表现，有时需要反复多次进行检查，假阳性结果的原因主要有：①中段尿收集不规范，尿液被粪便、白带等污染；②尿标本在室温放置超过 1 h 才接种；③接种和检验技术上的误差等。

假阴性结果可见于：①患者在近 2 周内曾用过抗生素；②尿液在膀胱内停留不足 6 h，细菌没有足够的时间繁殖；③收集中段尿时，消毒液不慎混入尿标本内；④饮水太多，尿液内细菌被稀释；⑤感染灶与尿路不通，如血源性肾盂肾炎的早期或尿路梗阻时，这种情况罕见；⑥有些尿路感染的排菌可为间歇性；⑦某些特殊细菌，如腐生寄生菌等引起的尿路感染，尿含菌量可 < 10^5/mL。

3. 尿白细胞排泄率

尿白细胞排泄率是较准确检测脓尿的方法，多采用 1 h 尿细胞计数法，白细胞 > 30 万 /h 为阳性，20 万 ~ 30 万 /h 者为可疑，应结合临床判断。

4. 血常规检查

急性肾盂肾炎患者，血白细胞计数可轻或中度增加，中性粒细胞也常增多，有核左移。红细胞沉降率可加快。

5. 肾功能检查

急性肾盂肾炎可有尿浓缩功能障碍，于治疗后多可恢复。急性膀胱炎时，通常也无上述改变。

6. 血生化检查

普通尿路感染的血生化检查多无明显异常。生化检查主要是排除一些引起尿路感染易发的代谢性疾病，如糖尿病、高尿酸血症、高钙血症和低钾血症等。

（二）特殊检查

一般情况下，普通的尿路感染经上述检查基本可以诊断。如果检查结果对诊断没有帮助或有可疑，或者已经诊断尿路感染且经过正规治疗后尿路感染仍然存在，则必须进行进一步检查，以寻找尿路复杂因素。

1. 膀胱穿刺尿细菌培养

如果连续 2 次清洁中段尿培养结果可疑，则可以考虑进行膀胱穿刺尿细菌培养。其他适应证还有：①疑为厌氧菌尿路感染；②中段尿结果是混合感染，但高度怀疑结果不可靠时；③临床上高度怀疑尿路感染，但尿含菌量低者；④高度怀疑尿路感染，而无条件做细菌定量培养时，可用膀胱穿刺尿定性培养来诊断。

2. X 线检查

尿路 X 线检查的主要目的是了解尿路情况，及时发现引起尿路感染反复发作的不利因素，如结石、梗阻、反流、畸形等。有些因素经适当的内或外科处理可以纠正。在女性，其适应证为再发性尿路感染或急性尿路感染经 7 ~ 10 d 抗菌治疗无效者。对于首次发作的急性女性尿路感染患者，一般不需要进行尿路 X 线检查。对于男性尿路感染患者，无论是初发还是复发，均应进行尿路 X 线检查，以排除尿路解剖和功能上的异常。X 线检查项目包括腹部 X 线平片、静脉肾盂造影、排尿期膀胱尿管造影等，必要时进行逆行肾盂造影。一般来说，在尿路感染急性期，不宜做静脉肾盂造影及逆行肾盂造影。

3. B 超和（或）CT 检查

尿路 B 超检查的目的与 X 线检查是一致的，尤其适用于急性期尿路感染患者。如 X 线和 B 超检查均不能明确病变的性质，可考虑进行 CT 检查，CT 检查对细小病变的分辨率高于 B 超。

4. 其他病原体的培养和分离

虽然 95% 以上的尿路感染是由革兰阴性杆菌所引起的，但真菌、病毒、衣原体、支原体等都可引起尿路感染。因此，对于临床上高度怀疑尿路感染但多次细菌培养均呈阴性者，应考虑进行其他病原体的培养或病毒的分离。

（三）尿路感染定位诊断方法

通过尿培养可以诊断尿路感染，真性菌尿表明尿路细菌感染存在，但并不能区别细菌是来自上尿路（肾盂肾炎）还是下尿路（膀胱炎），由于肾盂肾炎与膀胱炎的治疗及预后不同，因此，应用尿路感染的定位诊断方法对两者进行鉴别，具有重要的临床意义。

1. 临床表现定位

患者的临床症状有助于定位诊断，如有寒战、发热（＞ 38.5℃）、腰痛、肾区叩痛和（或）压痛等症状者，常为急性肾盂肾炎的特征。此外，在临床治愈后，重新感染者，常为膀胱炎（重新感染是在治疗后细菌已消失，但停止治疗后与前次不同的致病菌重新引起感染，一般于停药 6 周后发生）；复发者，则常为肾盂肾炎（复发是指在治疗后细菌尿消失，但停药 6 周内复发，致病菌与前次相同）。一般来说，仅根据临床表现来进行定位常不够准确，因为上尿路感染与下尿路感染的临床症状多有重叠。

2. 实验室检查定位

主要有以下数种方法。

（1）输尿管导管法：是一种直接的定位方法。通过膀胱镜插入输尿管导管，收集尿标本培养（Stamey 法）。该法不仅诊断准确性高，而且可以区分是哪一侧肾脏感染。膀胱镜检查是创伤性检查方法，患者比较痛苦，操作复杂，临床上不能作为常规定位检查手段，目前仅偶用于需做患侧肾切除术，术前定位确定是哪一侧肾脏发生了感染。

（2）膀胱冲洗后尿培养法：也是一种直接的定位方法。该法比较简便和准确，近年常用。该方法与输尿管导尿法所得结果基本相符。

（3）静脉肾盂造影（IVP）：急性肾盂肾炎时 IVP 一般无异常发现或仅显示肾影稍大。对于慢性肾盂肾炎患者行 IVP 检查的概率虽高，但是阳性率不高。IVP 对肾脏感染的诊断敏感性比较低。

（4）肾图：尿路感染肾图检查既可正常也可异常。肾图异常提示尿路感染或其基础病变在肾内，通过检查可了解病变的程度、部位及何处损伤较重等。

（5）肾显像：枸橼酸镓-67 静脉注入 24 h 后，正常肾区应基本无放射性物质存留，当发生肾盂肾炎、间质性肾炎等时可以有肾内局部或弥散的放射性物质异常存留。急性肾盂肾炎的显像阳性率可达85%，但特异性不高，恶性肿瘤、急性肾小管坏死、急性肾衰竭、血管炎、结节病、淀粉样变等也可以有异常存留。一般不采用这种方法进行诊断。只有当尿培养阳性时，才采用该方法对肾内炎症病变进行定位。反复尿路感染，特别对小儿，肾图、肾显像和膀胱输尿管反流检查有助于了解有无泌尿系畸形、梗阻或尿液反流等病因的存在。

其他检查包括：抗体包裹细菌检查、尿酶测定〔尿 β_2 微球蛋白测定、Tamm–Horsfall（TH）蛋白及抗体测定〕、尿渗透压测定等。

四、诊断

（一）尿路感染

从无症状的菌尿到各种类型的尿路感染，其临床表现多种多样，轻重不一，上、下尿路感染的临床表现常有重叠，一旦确诊为尿路感染，应尽可能明确感染部位。1985 年，第二届全国肾脏病学术会议确立的尿路感染的诊断标准为：①清洁中段尿（要求尿停留在膀胱中 4～6 h 或以上）细菌定量培养，菌落数 $\geq 10^5$/mL；②清洁离心中段尿沉渣白细胞数超过 10 个 /HP，或有尿路感染症状者。具备上述①②可以确诊。若无②，则应该再行尿菌落数计数复查，如仍 $\geq 10^5$/mL，且两次细菌相同者，可以确诊；③膀胱穿刺尿培养，如细菌阳性（不论菌落数多少），也可以确诊；④尿菌培养计数有困难者，可用治疗前清晨清洁中段尿（尿停留膀胱 4～6 h 或以上）正规方法的离心尿沉渣革兰染色找细菌，如果细菌超过 1 个 / 油镜视野，结合临床尿路感染症状，也可确诊；⑤尿细菌数 $\geq 10^5$/mL 者，应复查，如果仍 $\geq 10^5$/mL，应结合临床表现进行诊断或行膀胱穿刺尿培养确诊。

（二）尿路感染的定位

可以根据患者的临床表现和对治疗的反应判断。上尿路感染通常发热 38.5℃以上，有寒战、明显腰痛、肾区叩痛和（或）压痛及毒血症症状。下尿路感染主要表现为膀胱刺激症状，即尿频、尿急、尿痛、白细胞尿，偶有血尿，甚至肉眼血尿和膀胱区不适。用单剂量抗生素治疗尿路感染患者，膀胱炎可全部治愈，治疗失败者多数为肾盂肾炎。1985 年第二届全国肾脏病学术会议通过的上、下尿路感染的鉴别标准为：①尿抗体包裹细菌检查阳性多为肾盂肾炎，阴性者多为膀胱炎；②膀胱灭菌后的尿标本细菌培养阳性者为肾盂肾炎，阴性者多为膀胱炎；③参考临床症状，发热 38.5℃以上或者存在腰痛、肾区压痛及尿中有白细胞管型者多为肾盂肾炎（多在停药 6 周后复发）；④经治疗后，仍有肾功能损害且能排除其他原因所致者，或肾盂造影有异常改变者为肾盂肾炎。

五、治疗

急性膀胱炎患者，需要卧床休息，多饮水，避免刺激性食物。热水坐浴可改善会阴部血液循环，减轻症状。用碳酸氢钠或者枸橼酸钾等碱性药物碱化尿液，以缓解膀胱痉挛。根据致病菌属，选用合适的抗菌药物。经治疗后，病情一般可迅速好转，尿中脓细胞消失，细菌培养转阴。单纯膀胱炎国外提倡单次剂量或者 3 d 疗程，避免不必要地长期服用抗生素而引起耐药菌产生，但要加强预防复发的措施。治疗主要用以下方法。

（一）单剂抗菌疗法

大多数膀胱炎患者经大剂量单剂抗菌治疗后 1～2 d，尿菌就会转阴，因此，目前国内、外学者均推荐用单剂抗生素治疗无复杂因素存在的膀胱炎。通常用磺胺甲硝唑（SMZ）2.0 g、甲氧苄啶（TMP）0.4 g、碳酸氢钠 1.0 g，顿服（简称 STS 单剂）。此外，也有报道用卡那霉素 1.0 g 肌内注射或阿莫西林

1.0 g 顿服治疗膀胱炎。单剂疗法的优点是：①方法简便，患者易于接受；②对绝大部分尿路感染有效；③医疗费用低；④极少发生药物不良反应；⑤极少产生耐药菌株，并且有助于尿路感染的定位诊断。如无明显发热、腰痛，而以膀胱刺激征为主要表现的尿路感染，单剂抗菌疗法是较佳的选择方案，但必须于治疗后追踪 6 周，如有复发，则多为肾盂肾炎，应给予抗菌药 2 ~ 6 周。复发患者多数在停药 1 周后复发。单剂疗法不适用于妊娠妇女、糖尿病患者、机体免疫力低下者、复杂性尿路感染（即尿路有器质性或功能性梗阻因素）及上尿路感染患者。此外，男性患者也不宜应用此疗法。

（二）3 d 抗菌疗法

据国外报道，采用 STS（即成年人每次口服 SMZ 1.0 g、TMP 0.2 g 及碳酸氢钠 1.0 g，每天 2 次）、阿莫西林或诺氟沙星 3 d 疗法对膀胱炎的治愈率与较长疗程治疗相似，但不良反应少。其适应证、禁忌证与单剂抗菌疗法相同。国内也有报道，对于首次发生的下尿路感染可给予单剂疗法，对有多次尿路感染发作者，应给予 3 d 疗法，后者对于预防再发有帮助。

应该指出的是，从现有的资料来看，3 d 疗法总体优于单剂疗法，不管是甲氧苄啶 + 磺胺甲硝唑还是喹诺酮类，只要对致病菌敏感，两种疗法清除膀胱内感染的效果是相同的。但是单剂疗法在清除阴道和肠道内的致病菌方面就明显不如 3 d 疗法有效，这就是单剂疗法容易复发的重要原因。

短程疗法主要用于治疗表浅黏膜感染。因此，短程疗法不能用于以下高度怀疑深部组织感染的患者，如男性尿路感染患者（怀疑前列腺炎者）、肾盂肾炎患者、留置尿管的患者、高度怀疑耐药菌感染的患者。

（三）女性急性非复杂性膀胱炎的处理

健康妇女以急性非复杂性膀胱炎常见，病原体明确，病原体对药物较敏感。短程疗法为不良反应少，效果好，效价比高，可减少实验室检查和就诊率。对有尿频、尿痛（无阴道炎证据）的患者首先选择短程疗法。如果已经留取尿标本，可以进行白细胞酯酶测定，敏感性为 75% ~ 96%。完成疗程后，如果患者没有症状，无须进一步处理。如果患者仍有症状，应做尿常规和细菌培养。如果患者有症状，尿常规和细菌培养阴性，无明确的微生物病原体存在，应注意尿路局部损伤、个人卫生、对某些物质如衣服染料过敏，以及妇科疾病的因素。如果患者有脓尿而无菌尿，考虑衣原体感染，尤其是性生活活跃、有多个性伴侣的女性。如果经过短程疗法后患者有症状性菌尿（非耐药菌株），应考虑隐匿性肾感染，须行长程治疗，初始 14 d，如有必要，可延长。如果是非耐药菌株，氟喹诺酮类或甲氧苄啶 + 磺胺甲硝唑是有效的药物。

（杨忠宝）

第二节　急性肾盂肾炎

一、概述

急性肾盂肾炎是指肾盂黏膜及肾实质的急性感染性疾病，主要由大肠埃希菌引起。多为急性起病，临床症状短期内出现，其病情轻重不一。有些患者可能有明显的诱因，所以在采集病史的时候应注意询问其近期有无尿路器械使用史（包括膀胱镜检查、逆行肾盂造影、导尿和留置尿管等），妇科检查史等。肾盂肾炎多由上行感染所致，故多伴有膀胱炎，患者出现尿频、尿急、尿痛等尿路刺激症状。尿液浑浊，偶有血尿。全身症状包括寒战、发热，体温可达 38℃以上，疲乏无力、食欲减退，可有恶心、呕吐，或有腹痛。局部体征一侧或两侧肾区疼痛，脊肋区有叩击痛及压痛。原有糖尿病或尿路梗阻者并发急性肾盂肾炎，可发生急性肾乳头坏死，患者除有败血症样严重全身症状及血尿、脓尿之外，有时由于坏死乳头脱落引起肾绞痛，部分患者还可出现少尿、尿闭及急性肾衰竭。

（一）流行病学特点

急性肾盂肾炎发病率无确切报道，美国和韩国估计女性每年的发病率分别为 0.276% 和 0.367%。以人口为基数，加拿大曼尼托巴省统计 1989 ~ 1992 年急性肾盂肾炎患者住院率，任何年龄组急性肾盂肾炎住院率为 10.9/10 000（女性人群），＞ 60 岁年龄组则为 175/10 000（女性人群）；所有年龄组的男性急性肾盂肾炎住院率为 3.3/10 000。

成年男性，除非存在易感因素，一般极少发生尿路感染。直到 50 岁以后，因前列腺肥大的发生率高，才有较高的尿路感染发病率，约为 7%。总的来说，男性尿路感染的患病率远较女性低，约为 1∶8。

（二）病因和发病机制

肾盂肾炎是由各种病原微生物感染直接引起肾盂黏膜和肾实质的炎症。主要为非特殊性细菌，其中以大肠埃希菌为最多，占 60% ~ 80%，其次为变形杆菌、葡萄球菌、粪链球菌、少数为铜绿假单胞菌；偶尔为真菌、原虫、衣原体或病毒感染。

绝大多数尿路感染由细菌上行感染引起，即细菌经尿道上行至膀胱，乃至肾盂引起感染。细菌进入膀胱后，有 30% ~ 50% 可经输尿管上行引起肾盂肾炎。有些学者认为，某些致病菌的纤毛可附着于尿道黏膜而上行至肾盂。致病菌反流至肾盂后，可从肾盂通过肾乳头的贝利尼（Bellini）管，沿着集合管上行播散由于肾髓质血流供应较少，加上高渗和含氨浓度高，影响了吞噬细胞和补体的活力，局部的杀菌功能较差，故细菌容易在肾髓质生长，造成感染。

机体对细菌入侵尿路有一系列的防卫机制，如尿路的冲洗作用，膀胱天然的黏膜防御机制，尿液及其成分的抗菌活性，男性前列腺液具有抗革兰阴性杆菌的作用，尿道括约肌的天然屏障作用，当这些自身的防卫功能受到损伤后会增加发生肾盂肾炎的机会。

一些常见的易感因素也会增加肾盂肾炎的发生，如尿路梗阻、膀胱输尿管反流及其他尿路畸形和结构异常、尿路器械的使用、妊娠、近期使用免疫抑制药等。

二、临床表现

常发生于育龄妇女，临床表现有两组症状群：①泌尿系统症状，包括尿频、尿急、尿痛等膀胱刺激征，腰痛和（或）下腹部痛、肋脊角及输尿管点压痛，肾区压痛和叩痛；②全身感染的症状，如寒战、发热、头痛、恶心、呕吐、食欲下降等，常伴有血白细胞计数升高和红细胞沉降率增快。一般无高血压和氮质血症。必须指出，有些肾盂肾炎患者的临床表现与膀胱炎相似，且两者的临床症状多有重叠，故仅凭临床表现很难鉴别，需进一步做定位检查方能确认。

不典型尿路感染的临床表现可多样化，较常见的有以下几种：①以全身急性感染症状为主，如寒战、发热、恶心、呕吐等为主要表现，而尿路局部症状，如尿频、排尿困难、腰痛等不明显，易误诊为感冒、伤寒、败血症等；②尿路症状不明显，而主要表现为急性腹痛和胃肠功能紊乱的症状，易误诊为阑尾炎、胆囊炎、急性胃炎等；③以血尿、轻度发热和腰痛等为主要表现，易误诊为肾结核；④无明显的尿路症状，仅表现为背痛或腰痛；⑤少数人表现为肾绞痛、血尿，易误诊为尿路结石；⑥完全无临床症状，但尿细菌定量培养，菌落 ≥ 10^5/mL，常见于青年女性、尿路器械检查后或原有慢性肾脏疾病并发尿路感染者。

三、检查

（一）尿常规检查

1. 肉眼观察

肾盂肾炎时尿色可清或浑浊，可有腐败气味，极少数患者呈现肉眼血尿。

2. 镜下检查

40% ~ 60% 的患者有镜下血尿，多数患者红细胞 2 ~ 10 个/HP，少数见镜下多量红细胞，常见白细胞尿（即脓尿），离心后尿沉渣镜下 ＞ 5 个/HP，急性期常呈白细胞满视野，若见到白细胞管型则为肾盂肾炎的诊断提供了一个重要的依据。目前，国内有用血细胞计数盘检查清洁不离心尿，以 ≥ 8/mm^3 为脓尿。

3. 尿蛋白含量

肾盂肾炎时尿蛋白定性检查为微量（±），定量检查 1.0 g/24 h 左右，一般不超过 2.0 g/24 h。

（二）尿细菌定量培养

尿细菌定量培养是确定有无尿路感染的重要指标，只要条件许可，均应采用中段尿做细菌定量培养。

（三）尿涂片镜检细菌法

（1）不离心沉淀尿涂片镜检细菌法。

（2）尿沉渣涂片镜检细菌法。

（四）尿化学检查

此法简便易行，但是阳性率低，价值有限，不能代替尿细菌定量培养。

（五）尿白细胞排泄率

尿白细胞排泄率是较准确地测定白细胞尿的方法。

（六）血常规检查

急性期白细胞计数和中性粒细胞可增高，慢性期红细胞计数和血红蛋白可轻度降低。

（七）血清学检查

较有临床意义的有下列几种方法：①免疫荧光技术检查抗体包裹细菌（ACB）；②鉴定尿细菌的血清型；③ Tatom-Horsefall（TH）蛋白及抗体测定；④尿 β_2 微球蛋白（β_2-MG）测定。

（八）肾功能检查

急性肾盂肾炎偶有尿浓缩功能障碍，于治疗后多可恢复，慢性肾盂肾炎可出现持续性肾功能损害：①肾浓缩功能减退，如夜尿增多，晨尿渗透浓度降低；②肾酸化功能减退，如晨尿 pH 增高，尿 HCO_3^- 增多，尿 NH_4 减少等；③肾小球滤过功能减退，如内生肌酐清除率降低，血尿素氮、肌酐增高等。

（九）X 线检查

腹部平片可因肾周围脓肿而肾外形不清，静脉尿路造影可发现肾盏显影延缓和肾盂显影减弱，可显示尿路梗阻，肾或输尿管畸形、结石、异物、肿瘤等原发病变。

（十）CT 和 B 超检查

1. CT 检查

患侧肾外形肿大，并可见楔形强化降低区，从集合系统向肾包膜放射，病灶可单发或多发。

2. B 超检查

显示肾皮质髓质境界不清，并有比正常回声偏低的区域，还可确定有无梗阻、结石等。

四、诊断

根据病因、临床表现和各项检查确诊。

五、治疗

急性肾盂肾炎常累及肾实质，有发生菌血症的危险性，应选用在尿液及血液中均有较高浓度的抗菌药物。对于轻、中度患者可通过口服给药。对发热超过 38.5℃、肋脊角压痛、血白细胞升高等或出现严重的全身中毒症状、疑有脓毒症者，首先应予以胃肠外给药（静脉滴注或肌内注射），在退热 72 h 后，再改用口服抗菌药物（喹诺酮类、第二代或第三代头孢菌素类等）完成 2 周疗程，疗程结束后，如尿菌仍阳性，此时应参考药敏试验选用有效的和强有力的抗生素，治疗 4～6 周。其治疗原则是：①控制或预防全身脓毒症的发生；②消灭侵入的致病菌；③预防再发。

（杨忠宝）

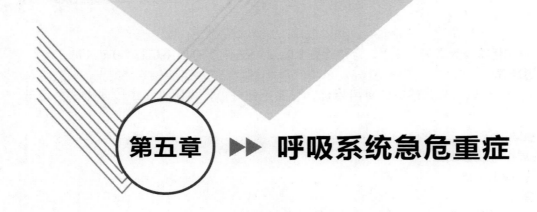

第五章 ▶▶ 呼吸系统急危重症

第一节 急性呼吸窘迫综合征

一、概述

急性呼吸窘迫综合征（ARDS）是患者原来心肺功能正常，由肺外或肺内造成的急性肺损伤（ALI）引起的以急性呼吸窘迫和严重低氧血症为主要表现的一种急性呼吸衰竭，是至今发病率、病死率均极高的危重症，共同的病理变化有肺血管内皮和肺泡的损害、透明膜形成、顺应性降低、肺微血管阻塞和栓塞、肺间质水肿及后继其他病变。ALI 为一个急性发作的炎症综合征，ARDS 是病程中最严重的阶段，所有 ARDS 的患者均有 ALI，但 ALI 的患者不一定是 ARDS。1967 年 Ashbaugh 等报道了 12 例表现为呼吸窘迫、严重低氧血症为特征的"成人呼吸窘迫综合征（ARDS）"，以后世界各地对 ARDS 进行了大量的实验和临床研究。1992 年，在西班牙巴塞罗那召开的 ARDS 欧美联席专题讨论会上，提出此病可发生于各年龄组的人群，提出 ARDS 的"A"由成人改为急性。本病发病急骤，发展迅猛，病情进展后可危及患者生命，病死率高达 50% 以上，常死于多脏器功能衰竭（MOF），故必须及时处理。

本病的诱发因素很多，发病机制尚未充分了解。

（一）病因

1. 严重感染

严重感染包括肺部及肺外的细菌、病毒、真菌等所致的感染，感染灶所产生的各种有害物质，如内毒素、5- 羟色胺、溶酶体、凝血酶及激肽系统的激活产物直接破坏毛细血管壁或形成微血栓等，造成肺组织破坏。

2. 严重创伤

（1）肺内损伤：如肺挫伤、呼吸道烧伤、侵蚀性烟尘等有毒气体的吸入、胃内容物的误吸、溺水、肺冲击伤、放射性肺炎、氧中毒等。

（2）肺外损伤：大面积烧伤或创伤，特别是并发休克和（或）感染者可诱发 ARDS。

（3）大手术后：如体外循环术后、大血管手术或其他大手术后可发生 ARDS。

3. 休克

休克时由于肺循环血量不足、酸中毒及产生的血管活性物质，如组胺、5- 羟色胺、缓激肽、儿茶酚胺、细菌毒素等作用于血管壁，可增加其通透性，损伤肺泡 Ⅱ 型细胞，影响肺泡表面活性物质的形成，从而导致肺顺应性减退、肺泡萎缩和肺不张。

4. 肺循环栓塞

输血中微小凝块、库血中变性血小板、蛋白质沉淀物等易沉积于肺毛细血管中，形成肺栓塞。骨折后发生肺循环脂肪栓塞及 DIC 均可造成肺血管微血栓形成及组织细胞的损伤。

5. 输液过快、过量

正常的细胞间质与血浆的水含量之比为 4 : 1，大量快速补液在血浆被稀释后促使血管内液外渗，产生肺间质水肿。

6. 氧中毒

氧在细胞内代谢产生一种超氧化物阴离子（即氧自由基），氧自由基具有很强的毒性，与过氧化氢合成羟基（即羟自由基），则毒性更甚，它们能破坏细胞膜、改变蛋白质和 DNA 的结构，从而损害细胞，特别是较长时间吸入高浓度氧更易发生。

7. 吸入有毒气体

如吸入 NO_2、NH_3、Cl_2、SO_2、光气、醛类、烟雾等；氮氧化物、有机氟、镉等中毒均可导致 ARDS。

8. 误吸

误吸胃内容物、淡水、海水、糖水等，约 1/3 发生 ARDS。

9. 药物过量

巴比妥类、水杨酸、氢氯噻嗪、秋水仙碱、利妥特灵、阿糖胞苷、海洛因、美沙酮、丙氧酚、硫酸镁、间羟舒喘宁、酚丙宁、链激酶、荧光素等应用过量。

10. 代谢紊乱

肝功能衰竭、尿毒症、糖尿病酮症酸中毒、急性胰腺炎。

11. 血液系统疾病

大量输血、体外循环、弥散性血管内凝血（DIC）等。

12. 其他

子痫早期、隐球菌血症、颅内压增高、淋巴瘤、空气或羊水栓塞、肠梗阻。

（二）发病机制

ARDS 的共同基础是肺泡－毛细血管的急性损伤。其机制迄今未完全阐明，常与多种因素有关，且错综复杂，互为影响。其途径可为通过吸入有害气体或酸性胃内容物（pH < 2.5）直接损害肺泡和毛细血管，使血管通透性增加；严重肺挫伤可使肺泡和肺脏小血管破裂，肺间质和肺内出血；因长骨骨折，脂肪栓塞于肺毛细血管，被肺脂肪蛋白酶转化为游离脂肪酸，可破坏血管内膜，灭活肺表面活性物质。

近年来的研究表明，机体发生创伤、感染、组织坏死和组织缺血灌注时，被激活的效应细胞，如巨噬细胞（MΦ）、多核白细胞（PMN）、PCEC、PC-Ⅱ 和血小板等一经启动，便失去控制，对细胞因子和炎症介质呈失控性释放，引发全身炎症反应综合征（SIRS），继而并发多器官功能障碍（MOD），ARDS 即是多器官功能障碍在肺部的具体体现。ARDS 的发生和发展，与多种炎症介质的综合作用密切相关。

1. 前炎症反应细胞因子（PIC）与巨噬细胞（MΦ）

目前认为 PIC 包括 TNF-α、IL-1、IL-2、血小板活化因子（PAF）、IFN-γ 和 PLA-2 等，其中主要为 TNF-α。TNF-α 在感染性休克、多器官功能障碍综合征（MODS）发病机制中起重要的作用，内毒素是诱导 TNF-α 产生的最强烈的激动剂。MΦ 为多功能细胞，主要来自骨髓内单核细胞，在机体的防御中起重要作用。多种炎症介质与 MΦ 作用，损伤肺泡毛细血管膜，使其通透性增加，发生渗透性肺水肿。

2. 二次打击学说与瀑布效应

1985 年 Deitch 提出严重创伤、烧伤、严重感染、大手术、脓毒败血症休克、肠道细菌移位、失血后再灌注、大量输血、输液等均可构成第 1 次打击，使机体免疫细胞处于被激活状态，如再出现第 2 次打击，即使程度并不严重，也可引起失控的过度炎症反应。首先 MΦ 被激活，并大量释放 PIC，然后又激活 MΦ、PMN 等效应细胞，并释放大量炎症介质，再激活补体、凝血和纤溶系统，产生瀑布效应，形成恶性循环，引发 ARDS，此时机体处于高代谢状态、高动力循环状态及失控的过度炎症反应状态。氧自由基是重要的炎症介质之一，MΦ 和 PMN 等细胞被激活后，可释放大量氧自由基，而氧自由基又可使

MΦ 和 PMN 在炎症区聚集、激活，并释放溶酶体酶等，损伤血管内皮细胞，形成恶性循环。PAF 是一种与花生四烯酸（AA）代谢密切相关的脂质性介质，可激活 PMN 并释放氧自由基、AAM 和溶酶体酶等炎症介质，并呈逐级放大效应，出现瀑布样连锁反应，引发 MODS 和 ARDS。

3. 氧供（DO_2）与氧耗（VO_2）

DO_2 表示代谢增强或灌注不足时血液循环的代偿能力，VO_2 表示组织摄取的氧量，是检测患者高代谢率最可靠的指标。生理条件下，氧动力学呈氧供非依赖性 VO_2，即血液通过组织时，依靠增加氧的摄取以代偿之。但在病理条件下，如严重休克、感染、创伤等，由于血液的再分配，病区的血流量锐减，出现氧供依赖性 VO_2，由于失代偿而出现组织摄氧障碍，发生缺氧，ARDS 患者的微循环和细胞线粒体功能损伤，DO_2 与 VO_2 必然发生障碍；ARDS 发生高代谢状态时，VO_2 随 DO_2 的升高而升高，DO_2 不能满足需要，导致组织灌注不足、氧运输和氧摄取障碍，此时即使 DO_2 正常或增加，仍然发生氧供依赖性 VO_2。

4. 肠黏膜屏障衰竭与细菌移位

胃肠黏膜的完整性是分隔机体内外环境、使机体免受细胞和毒素侵袭的天然免疫学屏障。创伤、休克、应激、缺血再灌注和禁食等均可导致胃肠黏膜损伤，引起炎症反应，形成持续性刺激，造成胃肠黏膜屏障衰竭与细菌移位。其结果为内毒素吸收，激活效应细胞与释放大量的炎症介质，引发全身炎症反应综合征和 ARDS。

5. 肺表面活性物质减少

高浓度氧、光气、氮氧化物、细菌内毒素及游离脂肪酸等，可直接损伤肺泡 II 型细胞，另外，肺微栓塞使合成肺表面活性物质（PS）的前体物质和能量供应不足，合成 PS 减少，大量血浆成分渗入肺泡腔，可使 PS 乳化，形成不溶性钙皂而失去活性，多种血浆蛋白可抑制 PS 功能，大量炎症细胞释放糖脂，抑制 PS 功能，弹性蛋白酶与磷脂酶 A_2 破坏 PS，故 PS 明显减少，且失去活性，致使肺泡陷闭，大量血浆渗入肺泡内，出现肺泡水肿和透明膜形成。

二、临床表现

肺刚受损的数小时内，患者仅有原发病表现而无呼吸系统症状，随后突感气促、呼吸频数并呈进行性加快，呼吸频率大于 30 次/分，危重者可达 60 次/分，缺氧症状明显，患者烦躁不安、心率增快、口唇及指甲发绀。由于明显低氧血症，引起过度通气，导致呼吸性碱中毒。缺氧症状用一般氧疗难以改善，亦不能用其他原发心肺疾病解释。伴有肺部感染时，可出现畏寒、发热、胸膜反应及少量胸腔积液。早期可无肺部体征，后期可闻及哮鸣音、水泡音或管状呼吸音。病情继续恶化、呼吸肌疲劳，导致通气不足、二氧化碳潴留，产生混合性酸中毒，患者出现极度呼吸困难和严重发绀，伴有神经、精神症状，如嗜睡、谵妄、昏迷等。最终发生循环障碍、肾功能不全、心脏停搏。

三、检查

（一）血气分析

（1）PaO_2 呈进行性下降，当吸入氧浓度达 60% 时，$PaO_2 < 8.0$ kPa（60 mmHg）。

（2）PaO_2 增大，其正常参考值：$PaO_2 < 2$ kPa（15 mmHg），年长者 < 4 kPa（30 mmHg），吸入氧浓度为 30% 时 < 9.3 kPa（70 mmHg），吸纯氧时 < 13.3 kPa（100 mmHg）。

（3）$PaO_2/FiO_2 < 26.7$ kPa（200 mmHg）。

（4）发病早期 $PaCO_2$ 常降低，晚期 $PaCO_2$ 升高。

（二）胸部 X 线摄片检查

肺部的 X 线征象较临床症状出现晚。已有明显的呼吸急促和发绀时，胸部 X 线摄片仍常无异常发现，发病 12 ~ 24 h 后，双肺可见斑片状阴影、边缘模糊。随着病情进展，融合为大片状实变影像，其中可见支气管充气征。疾病后期，X 线表现为双肺弥漫性阴影，呈白肺改变或有小脓肿影，有时伴气胸或纵隔气肿。应用高分辨 CT 检查，可早期发现淡的肺野浓度增加、点状影、不规则血管影等。病情的严重程度与肺部 X 线所见不平行为其重要特征之一。

（三）肺功能检查

动态测定肺容量和肺活量、残气量、功能残气量，随病情加重均减少，肺顺应性降低。

（四）放射性核素检查

以放射性核素标记，计算血浆蛋白积聚指数，ARDS 患者明显增高（达 1.5×10^3 次／分），对早期预报有意义。

（五）血流动力学监测

通过置入四腔漂浮导管，测定并计算出平均肺动脉压增高 > 2.67 kPa，肺动脉压与肺毛细血管楔嵌压差（PAP–PCWP）增加 > 0.67 kPa。

（六）支气管肺泡灌洗液检查

肺表面活性物质明显降低，花生四烯酸代谢产物，如白三烯 B_4、C_4 及 PAF 等增高。

四、诊断

1967 年 Ashbaugh 提出 ARDS 的定义后，1994 年美欧联席会议"AECC 定义"、2007 年我国《急性肺损伤／急性呼吸窘迫综合征诊断与治疗指南（2006）》，以及 2012 年"柏林定义"等，都是 ARDS 诊断逐渐发展的体现。

目前，国际多采用"柏林定义"对 ARDS 做出诊断及严重程度分层。ARDS 的柏林定义如下。

（一）起病时间

已知临床病因后 1 周之内或新发／原有呼吸症状加重。

（二）胸部影像

即胸部 X 线摄片或 CT 扫描，可见双侧阴影，且不能完全用胸腔积液解释，肺叶／肺萎陷，结节。

（三）肺水肿

其原因不能通过心力衰竭或水负荷增多来解释的呼吸衰竭，如果没有危险因素，就需要客观评估排除静水压水肿。

（四）缺氧程度

1. 轻度

200 mmHg < PaO_2/FiO_2 ≤ 300 mmHg，PEEP 或 CPAP ≥ 5 cmH_2O，轻度 ARDS 组中可能采用无创通气。

2. 中度

100 mmHg < PaO_2/FiO_2 ≤ 200 mmHg，PEEP ≥ 5 cmH_2O。

3. 重度

PaO_2/FiO_2 ≤ 100 mmHg，PEEP ≥ 5 cmH_2O。

此外，急性呼吸窘迫综合征患者诊疗过程中，常出现呼吸机相关性肺炎、呼吸机相关肺损伤、深静脉血栓形成、机械通气困难脱机、肺间质纤维化等。

五、治疗

（一）去除病因

ARDS 常继发于各种急性原发伤病，及时有效地去除原发病、阻断致病环节，是防治 ARDS 的根本性策略，尤其是抗休克、抗感染等尤为重要。

（二）监护与护理

严密监测体温、脉搏、呼吸、血压等，特别要随时观察患者的意识、呼吸状态，鼓励患者咳嗽、排痰，维持水、电解质及酸碱平衡，重视患者的营养支持。

（三）纠正低氧血症

克服进行性肺泡萎缩是抢救成功的关键。随着对 ARDS 病理生理特征的认识，引起近年来对 ARDS

通气的重大改变，提出了肺保护与肺复张通气策略。

1. ARDS 的保护性通气策略

保证基本组织氧合的同时，保护肺组织以尽量减轻肺损伤是 ARDS 患者的通气目标。

（1）"允许性高碳酸血症（PHC）"和小潮气量通气：PHC 是采用小潮气量（4 ~ 7 mL/kg），允许动脉血二氧化碳分压一定程度增高，最好控制在 70 ~ 80 mmHg 以内。一般认为，如果二氧化碳潴留是逐渐产生的，pH > 7.2 时，可通过肾脏部分代偿，患者能较好耐受。当 pH < 7.2 时，为避免酸中毒引起的严重不良反应，主张适当补充碳酸氢钠。

PHC 的治疗作用：ARDS 患者实施 PHC 时，血流动力学改变主要表现为心排血量和氧输送量显著增加，体血管阻力显著降低，肺血管阻力降低或不变，肺动脉嵌顿压和中心静脉压增加或无明显改变。心排血量增加是 PHC 最显著的血流动力学特征，因为：①高碳酸血症引起外周血管扩张，使左室后负荷降低；②潮气量降低使胸膜腔内压降低，二氧化碳增加使儿茶酚胺释放增加，引起容量血管收缩，均使静脉回流增加，右心室前负荷增加；③潮气量降低使吸气末肺容积降低，可引起肺血管阻力降低，右心室后负荷降低和心排血量增加。PHC 能降低 ARDS 患者的气道峰值压力、平均气道压、分钟通气量及吸气末平台压，避免肺泡过度膨胀，具有肺保护作用。气压伤的本质是容积伤，与肺泡跨壁压过高有关。

PHC 的禁忌证：高碳酸血症的主要危害是脑水肿、抑制心肌收缩力、舒张血管、增加交感活性和诱发心律失常等。因此，颅内压增高、缺血性心脏病或严重的左心功能不全患者应慎用。

（2）应用最佳呼气末正压通气（PEEP）和高、低拐点：机械通气时的吸气正压使肺泡扩张，增加肺泡通气量和换气面积，PEEP 可防止肺泡的萎陷，亦可使部分萎陷的肺泡复张，使整个呼吸全过程的气道内压力均为正压，减少动、静脉分流，改善缺氧。

需用多大量的 PEEP：理论上讲，足够量的正压（30 ~ 35 cmH_2O）可使所有萎陷的肺泡复张，但正压对脆弱的肺组织结构（如 ARDS 等）可造成破坏，有研究表明，当气道内平均压超过 20 cmH_2O 时，循环中促炎介质可增加数 10 倍，且直接干扰循环，一般来讲，患者肺能较好地耐受 15 ~ 20 cmH_2O 的 PEEP，再高则是危险的。

（3）压力限制或压力支持通气：动物实验表明，气道峰值压力过高会导致急性肺损伤，表现为肺透明膜形成、粒细胞浸润、肺泡 - 毛细血管屏障受损，通透性增加。使用压力限制通气易于人机同步，提供的吸气流量为减速波形，有利于气体交换和增加氧合，更重要的是可精确调节肺膨胀所需的压力和吸气时间，控制气道峰值压力，保护 ARDS 患者的气道压不会超过设定的吸气压力，避免高位转折点的出现。最近一组随机前瞻性试验表明，压力限制通气组比容量控制通气组更能增进肺顺应性改善，降低病死率。

（4）肺保护性通气策略的局限性：肺保护性通气策略的提出反映了 ARDS 机械通气的重大变革。但它仍存在不可避免的局限性。Thorens 等在研究中发现，当 ARDS 患者的分钟通气量由（13.5 ± 6.1）L/min 降至（8.2 ± 4.1）L/min 时，动脉血氧饱和度低于 90%，低氧血症明显恶化，二氧化碳分压和肺内分流增加。可见，肺保护性通气策略不利于改善患者的氧合，其主要原因是采用小潮气量和较低压力通气时，塌陷的肺泡难以复张，导致动脉血和肺泡内二氧化碳分压升高和氧分压降低，影响了肺内气体交换，低氧血症加重。因此，要采用有效的方法促进塌陷肺泡复张，增加能参与通气的肺泡数量。

2. ARDS 的肺复张策略

肺复张策略可使塌陷肺泡最大限度复张并保持其开放，以增加肺容积，改善氧合和肺顺应性，它是肺保护性通气策略必要的补充。主要有以下几种。

（1）叹息：叹息即为正常生理情况下的深呼吸，有利于促进塌陷的肺泡复张。机械通气时，早期叹息设置为双倍的潮气量和吸气时间，对于 ARDS 患者，可间断地采用叹息，使气道平台压达到 45 cmH_2O，使患者的动脉血氧分压显著增加，二氧化碳分压和肺内分流率显著降低，呼气末肺容积增加。因此，叹息可有效短暂促进塌陷肺泡复张，改善患者的低氧血症。

（2）间断应用高水平 PEEP：在容量控制通气时，间断应用高水平 PEEP 可使气道平台压增加，也能促进肺泡复张。有学者在机械通气治疗 ARDS 患者时，每隔 30 s 应用高水平 PEEP 通气 2 次，可以增加患者的动脉血氧分压，降低肺内分流率。间断应用高水平 PEEP 虽然能使塌陷的肺泡复张，改善患者的氧合，但不能保持肺泡的稳定状态，作用也不持久。

（3）控制性肺膨胀（SI）：SI 是一种促使不张的肺复张和增加肺容积的新方法，由叹息发展而来。即在呼气开始时，给予足够压力（30 ~ 45 cmH$_2$O），让塌陷肺泡充分开放，并持续一定时间（20 ~ 30 s），使病变程度不一的肺泡之间达到平衡，气道压力保持在 SI 的压力水平。SI 结束后，恢复到 SI 应用前的通气模式，通过 SI 复张的塌陷肺泡，在相当时间内能够继续维持复张状态，SI 导致的氧合改善也就能够维持较长时间。改善氧合是 SI 对 ARDS 患者最突出的治疗作用。研究表明，给予 1 次 SI，其疗效可保持 4 h 以上。SI 能显著增加肺容积，改善肺顺应性，减少气压伤的发生。目前的动物实验及临床研究表明，在 SI 的屏气过程中，患者会出现一过性血压和心率下降或增高，中心静脉压和肺动脉嵌顿压增高，心排血量降低，动脉血氧饱和度轻度降低。因此，在实施 SI 时，应充分注意到 SI 可能导致患者血流动力学和低氧血症一过性恶化，对危重患者有可能造成不良影响。

（4）俯卧位通气：传统通气方式为仰卧位，此时肺静水压沿腹至背侧垂直轴逐渐增加，使基底部肺区带发生压迫性不张，另外心脏的重力作用、腹腔内脏对膈肌的压迫也加重基底部肺区带的不张。1976 年发现，俯卧位通气能改善 ALI 患者的氧合，此法最近用于临床。俯卧位通气可利用翻身床、翻身器或人工徒手操作，使患者在俯卧位进行机械通气。

俯卧位通气的禁忌证为：血流动力学不稳定、颅内压增高、急性出血、脊柱损伤、骨科手术、近期腹部手术、妊娠等不宜采用俯卧位通气。

（四）改善微循环，降低肺动脉高压，维护心功能

如出现血管痉挛、微血栓、DIC 等情况时，可选用如下药物。

（1）糖皮质激素：宜采用早期、大剂量、短疗程（小于 1 周）疗法，这类药有以下积极作用：①抗感染，加速肺水肿的吸收；②缓解支气管痉挛；③减轻脂肪栓塞或吸入性肺炎的局部反应；④休克时，防止白细胞附着于肺毛细血管床，防止释放溶蛋白酶，保护肺组织；⑤增加肺表面活性物质的分泌，保持肺泡的稳定性；⑥抑制后期的肺纤维化等。早期大量使用可减少毛细血管膜的损伤，疗程宜短，可用甲泼尼龙，起始量 800 ~ 1 500 mg，或地塞米松，起始量 60 ~ 100 mg，分次静脉注射，连续应用 48 ~ 72 h。

（2）肝素：用于治疗有高凝倾向、血流缓慢的病例，可减轻和防止肺微循环内微血栓的形成，以预防 DIC 的发生，对改善局部及全身循环有益，对有出血倾向的病例，包括创伤后 ARDS 应慎重考虑。用药前后应监测血小板和凝血功能等。

（3）血管扩张药：如山莨菪碱、东莨菪碱等的应用可改善周围循环，提高氧的输送及弥散，有利于纠正或减轻组织缺氧，疗效较好。

（五）消除肺间质水肿，限制入水量，控制输液量

由于输液不当，液体可继续渗漏入肺间质、肺泡内，易使肺水肿加重，但需维持体液平衡，保证血容量足够，血压基本稳定。在 ARDS 早期，补液应以晶体液为主，每天输液量以不超过 1 500 mL 为宜。利尿剂的应用可提高动脉血氧分压，减轻肺间质水肿。在病情后期，对于伴有低蛋白血症的患者，利尿后血浆容量不足时可酌情输注血浆白蛋白或血浆，以提高血浆渗透压。

（六）控制感染

脓毒血症是 ARDS 的常见病因，且 ARDS 发生后又易并发肺、泌尿系统等部位的感染，故抗菌治疗是必需的，严重感染时应选用广谱抗生素，根据病情选用强效抗生素。

（七）肺泡表面活性物质（PS）

外源性 PS 治疗新生儿呼吸窘迫综合征已取得较好疗效，用于成人 ARDS 疗效不一，有一定不良反应，鉴于 PS 价格昂贵，目前临床广泛应用有一定困难。超氧化物歧化酶（SOD）、前列腺 E$_2$、γ - 干扰素等临床应用还在探索中。

（八）其他

注意患者血浆渗量变化，防治各种并发症及院内感染的发生等。新近开展的一氧化氮（NO）、液体通气治疗，已取得较好疗效。对体外膜肺（ECMO）、血管腔内氧合器（IVOX）等方法正在进行探索改进。

（杨铁柱）

第二节　急性肺栓塞

一、概述

肺栓塞（PE）是以各种栓子堵塞肺动脉系统为其发病原因的一组疾病或临床综合征的总称，包括肺血栓栓塞症、脂肪栓塞综合征、空气栓塞等。而肺血栓栓塞症为肺栓塞的最常见类型，占肺栓塞的绝大多数。在欧美国家肺栓塞的发病率很高，美国每年大约有 65 万的新发患者，国内关于肺栓塞发病率的流行病学资料尚不完备，但近年肺栓塞的发病有明显增多的趋势，应该引起足够的重视。

绝大多数患者存在肺栓塞的易发因素，仅 6% 找不到诱因。

（一）血栓形成

肺血栓栓塞常是静脉系统的血栓堵塞肺动脉所引起的疾病，栓子通常来源于深静脉。据统计，有静脉血栓的患者，肺栓塞的发生率为 52.0% ～ 79.4%。在肺栓塞的血栓中，90% 来自下腔静脉系统，而来自上腔静脉和右心者仅占 10%。静脉血栓的好发部位是静脉瓣和静脉窦，特别是深静脉，如腓静脉、髂静脉、股静脉、盆腔静脉丛等。静脉血栓形成的原因可能与血流淤滞、血液高凝状态和静脉内皮损伤等因素有关。因此，创伤、手术、长期卧床、静脉曲张和静脉炎、肥胖、糖尿病、长期口服避孕药物或其他引起凝血机制亢进的因素，容易诱发静脉血栓的形成。静脉血栓脱落的原因不十分清楚，可能与静脉内压力急剧升高或静脉血流突然增多等有关。血栓性静脉炎在活动期，栓子比较松软，易于脱落。脱落的血栓迅速通过大静脉、右心到达肺动脉而发生肺栓塞。

（二）心肺疾病

心肺疾病是肺动脉栓塞的主要危险因素。在肺栓塞患者中约有 40% 合并有心肺疾病，特别是心房颤动、心力衰竭和亚急性细菌性心内膜炎者发病率较高。风湿性心脏病、动脉硬化性心脏病、肺源性心脏病也容易合并肺栓塞。栓子的来源以右心腔血栓最多见，少数也来源于静脉系统。

（三）肿瘤

恶性肿瘤患者易并发肺栓塞的原因可能与凝血机制异常有关。胰腺、肺、胃肠、泌尿系肿瘤均易合并肺栓塞。肺栓塞有时先于肿瘤发现，成为肿瘤存在的信号。

（四）妊娠和分娩

孕妇肺栓塞的发生率比同龄未孕妇女高 7 倍，尤以产后和剖宫产术后发生率最高。妊娠时腹腔内压增加和激素松弛血管平滑肌及盆腔静脉受压可引起静脉血流缓慢，改变血液流变学特性，加重静脉血栓形成。此外，妊娠期凝血因子和血小板增加，血浆素原 - 血浆素溶解系统活性降低。这些改变对血栓形成起到了促进作用。

（五）其他

大面积烧伤和软组织创伤也可并发肺栓塞，可能因受伤组织释放的某些物质损伤肺血管内皮，引起了多发性肺微血栓形成。没有明显的促发因素时，还应考虑到遗传性抗凝血素减少或纤维蛋白溶酶原激活抑制剂增加等因素。

二、临床表现

肺栓塞的临床表现多种多样，主要取决于栓子的大小、堵塞的肺段数、发生的速度及患者的基础心肺功能储备状况。包括以下几种类型。①猝死型：在发病后 1 h 内死亡，有大块血栓堵塞肺动脉，出现所谓"断流征"，使血液循环难以维持所致。②急性肺心病型：突然发生呼吸困难，有濒死感，低血压、休克、发绀、肢端湿冷、右心衰竭。③肺梗死型：突然气短、胸痛、咯血及胸膜摩擦音或胸腔积液。④不能解释的呼吸困难：栓塞面积相对较小，无效腔增加。⑤慢性栓塞性肺动脉高压：起病缓慢，发现较晚，主要表现为肺动脉高压、右心功能不全，病情呈持续性、进行性。

（一）症状

1. 呼吸困难

呼吸困难占 80% ~ 90%，为肺栓塞最常见的症状，表现为活动后呼吸困难，在肺栓塞面积较小时，活动后呼吸困难可能是肺栓塞的唯一的症状。

2. 胸痛

胸痛占 65% ~ 88%，为胸膜痛或心绞痛的表现。胸膜痛提示可能有肺梗死存在。而当有较大的栓子栓塞时，可出现剧烈的胸骨后疼痛，向肩及胸部放散，酷似心绞痛发作。

3. 咳嗽

20% ~ 37% 的患者出现干咳，或有少量白痰，有时伴有喘息。

4. 咯血

一般为小量的鲜红色血，数天后可变成暗红色，发生率为 25% ~ 30%。

5. 晕厥

晕厥占 13% 左右，是由大面积肺栓塞引起的脑供血不足，也可能是慢性栓塞性肺动脉高压的唯一或最早出现的症状，常伴有低血压、右心衰竭和低氧血症。

6. 其他

约有半数患者出现惊恐，发生原因尚不明确，可能与胸痛或低氧血症有关。巨大肺栓塞时可引起休克，常伴有烦躁、恶心、呕吐、出冷汗等。有典型肺梗死的胸膜性疼痛、呼吸困难和咯血三联征者不足 1/3。

（二）体征

没有特异性提示肺栓塞的阳性体征，因而经常将肺栓塞的阳性体征误认为是其他心肺疾病的体征。

1. 一般体征

约半数患者出现发热，为肺梗死或肺出血、血管炎引起，多为低热，可持续 1 周左右，如果合并肺部感染时也可以出现高热；70% 的患者出现呼吸急促；由于肺内分流，可以出现发绀；40% 有心动过速；当有大块肺栓塞时可出现低血压。

2. 呼吸系统

当出现一侧肺叶或全肺栓塞时，可出现气管向患侧移位，叩诊浊音，肺部可听到哮鸣音和干湿啰音及肺血管杂音，发生肺梗死时，部分患者可出现胸膜摩擦音及胸腔积液的相应体征。

3. 心脏血管系统

可以出现肺动脉高压及右心功能不全的相应体征，如肺动脉瓣区第二心音亢进（$P_2 > A_2$）；肺动脉瓣区及三尖瓣区可闻及收缩期反流性杂音，也可听到右心性房性奔马律和室性奔马律。右心衰竭时可出现颈静脉充盈、搏动增强，第二心音变为正常或呈固定性分裂，肝脏增大、肝颈静脉回流征阳性和下肢水肿。

下肢深静脉血栓的检出对肺栓塞有重要的提示作用。双下肢检查常见单侧或双侧肿胀，多不对称，常伴有压痛、浅静脉曲张，病史长者可出现色素沉着。

三、检查

（一）实验室检查

（1）血常规检查：白细胞增多，但很少超过 1.5×10^9/L。

（2）红细胞沉降率增快。

（3）血清胆红素增高，以间接胆红素升高为主。

（4）血清酶学（包括乳酸脱氢酶、AST 等）同步增高，但肌酸磷酸激酶（CPK）不高。

（5）D- 二聚体（D-Dimer，DD）：为特异性的纤维蛋白降解产物。D- 二聚体敏感性和特异性取决于所用的检测方法。用酶联免疫吸附法（ELISA）检测证明及诊断肺栓塞的敏感性为 97%。通常以 500 μg/L 作为分界值，当 DD 低于此值时，可以除外肺栓塞或深部静脉血栓（DVT）。但是，DD 的检测存在假阳性结果，在其他如感染和恶性肿瘤等病理状态下，DD 也可以升高。用 DD 诊断肺栓塞的特异性仅为 45%，因此，DD 只能用来作为除外肺栓塞的指标，而不能作为肺栓塞或 DVT 的确诊指标。

（6）血气检查：患者可出现低氧血症和低碳酸血症，肺泡动脉氧分压差 $[P(A-a)O_2]$ 增加，但血气正常也不能排除肺栓塞。$PaO_2 < 50$ mmHg，提示肺栓塞面积较大。$P(A-a)O_2$ 的计算公式为：$P(A-a)O_2 = 150 - 1.5 \times PaCO_2 - PaO_2$，正常值为 5 ~ 15 mmHg。

（二）特殊检查

1. 心电图检查

心电图的常见表现为动态出现 $S_I Q_{III} T_{III}$ 征（即肢体导联 I 导出现 S 波，III 导出现 Q 波和 T 波倒置）及 V_1、V_2 T 波倒置、肺性 P 波及完全或不完全性右束支传导阻滞。

2. 胸部 X 线摄片检查

常见 X 线征象为栓塞区域的肺纹理减少及局限性透过度增加。肺梗死时可见肺梗死阴影，多呈楔形，凸向肺门，底边朝向胸膜，也可呈带状、球状、半球状及肺不张影。另外，可以出现肺动脉高压症，即右下肺动脉干增粗及残根现象。急性肺心病时可见右心增大征。

3. 放射性核素肺扫描

放射性核素肺扫描是安全、无创的诊断肺栓塞的方法。肺栓塞者肺灌注扫描的典型表现是呈肺段分布的灌注缺损。肺灌注扫描的敏感性高，一般内径大于 3 mm 的肺血管堵塞时，肺扫描的结果可全部异常。然而，肺灌注扫描的特异性不高，许多疾病也可引起肺灌注缺损，导致假阳性结果。另外，对于小血管的栓塞，肺灌注扫描也可出现假阴性的结果。因而，必须结合临床，才能对缺损的意义做出全面的判断，提高诊断的准确性。为提高肺栓塞的诊断率，可将肺通气扫描和灌注扫描结合分析，如果通气扫描正常而灌注扫描呈典型改变，可诊断肺栓塞；如肺扫描既无通气区，也无血流灌注，可见于肺梗死和其他任何肺脏本身的疾病，如需进一步明确肺梗死诊断时，可行肺动脉造影检查。

4. 心脏超声检查

对于肺栓塞，超声诊断的直接依据是检出肺动脉内栓子。位于主肺动脉或左、右肺动脉内的血栓可被超声检出，对于存在左、右肺动脉以远的血栓则无法显示。超声检查主要通过检出肺栓塞所造成的血流动力学改变提供诊断信息。急性肺栓塞通常有以下发现。①心腔内径及容量改变：右心增大，尤以右心室增大显著，发生率在 67% ~ 100%，左心室减小，RV/LV 的比值明显增大，该比值越高，提示肺血管床减少的面积越大。②室间隔运动异常：表现为与左心室后壁的同向运动，并随着呼吸的加深变化幅度增大。③三尖瓣环扩张伴少至中量的三尖瓣反流。④肺动脉高压：如患者既往无肺部疾病史，出现急性心肺功能异常时，检出上述异常应高度怀疑急性肺栓塞。

5. CT 及 MRI 检查

螺旋 CT 可直接显示肺血管，属于非创伤性检查，比经食管和经胸部的超声心动图具有更高的敏感性和特异性，目前正日益普及。其诊断段或以上的肺动脉栓塞的敏感性为 75% ~ 100%，特异性为 76% ~ 100%。但尚不能可靠地诊断段以下的肺动脉栓塞。直接征象可见肺动脉半月形或环形充盈缺损或完全梗阻，间接征象包括主肺动脉扩张或左右肺动脉扩张、血管断面细小缺支、肺梗死灶或胸膜改变等。有人认为，螺旋 CT 应完全替代肺通气灌注扫描并成为有肺栓塞症状患者的首选检查方法。当 CT 检查有禁忌证时，MRI 检查可以作为替代方法。

6. 肺动脉造影

选择性肺动脉造影可提供绝大部分肺血管性疾病的定性、定位诊断和鉴别诊断的证据，是目前临床诊断肺栓塞的最佳确诊方法。它不仅可明确诊断，还可显示病变部位、范围、程度和肺循环的某些功能状态。肺动脉造影常见的征象有：①肺动脉及其分支充盈缺损，诊断价值最高；②栓子堵塞造成的肺动脉截断现象；③肺动脉堵塞引起的肺野无血流灌注，不对称的血管纹理减少，肺透过度增强；④栓塞部位出现"剪枝征"；⑤栓子不完全堵塞时，可见肺动脉分支充盈和排空延迟。

肺动脉造影检查属有创性检查方法，有一定的危险性，且价格昂贵，适用于临床高度怀疑肺栓塞，而灌注扫描不能明确做出诊断及需要鉴别肺栓塞还是肺血管其他病变者。对临床诊断清楚、拟采用内科保守治疗的患者，造影并非必要。

四、诊断

肺栓塞的临床误诊、漏诊率相当高，国外尸检发现肺栓塞的漏诊率为 67%，国内外医院资料显示，院外误诊率为 79%。究其原因主要是对肺栓塞的诊断意识不强，认为肺栓塞是少见甚至是罕见病，很少将它作为诊断和鉴别诊断内容。减少误诊、漏诊的首要条件是提高对肺栓塞的认识，当临床发现以下情况时，应高度疑诊肺栓塞，需进一步做相应检查以确诊：①劳力性呼吸困难；②原有疾病发生突然变化，呼吸困难加重或外伤后呼吸困难、胸痛、咯血；③发作性晕厥；④不能解释的休克；⑤低热、红细胞沉降率增快、黄疸、发绀等；⑥胸部 X 线摄片显示肺野有圆形或楔形阴影；⑦肺扫描有血流灌注缺损；⑧有发生肺栓塞的基础疾病，如下肢无力、静脉曲张、不对称性下肢水肿和血栓性静脉炎。

五、治疗

治疗措施的选择取决于病情的严重性，包括一般治疗、抗凝、溶栓和外科治疗。

（一）一般治疗

对突然发病者，应予急救处理。

（1）吸氧，纠正低氧血症。

（2）剧烈胸痛时，可给予麻醉性止痛药哌替啶或吗啡。

（3）血流动力学不稳定、低血压或休克时，宜监测中心静脉压（CVP），给以输液、多巴胺或间羟胺；纠正右心衰竭；控制心律失常。

（4）用阿托品或山莨菪碱预防和解除肺血管和冠状动脉反射性痉挛。

（二）抗凝治疗

当临床高度疑似或诊断为 PE，无抗凝的绝对禁忌证时，应立即开始抗凝治疗，其可以引发血栓溶解，使肺灌注改善；减少静脉血栓，防止 PE 复发；使栓块快速消散，防止慢性血管闭塞发展，减少或防止肺动脉高压的发生。抗凝方法如下。

1. 肝素

肝素持续静脉滴注，先给负荷量 100 ~ 200 U/kg 静脉注射，后连续静脉滴注 1 000 U/h 左右，使部分凝血活酶时间（APTT）和凝血时间保持在正常对照的 1.5 ~ 2.5 倍。根据监测的凝血指标，随时调整肝素剂量；如应用肝素并发出血时，可暂中断肝素数小时；若出血明显，可用等量的鱼精蛋白对抗肝素的作用。待出血停止后再用小剂量肝素治疗，使 APTT 维持在治疗范围的下限。使用肝素也可采取间歇静脉注射或间歇皮下注射给药法。一般使用 5 ~ 7 d。

2. 低分子肝素

0.4 mL，每天 2 次，皮下注射。

3. 常用口服抗凝剂

醋硝香豆素片，首剂 2 ~ 4 mg，维持量 1 ~ 2 mg/d；华法林，首剂 10 ~ 20 mg，次日 5 ~ 10 mg，维持量 2.5 ~ 5 mg/d。由于口服抗凝药需 1 ~ 2 d 后才发挥抗凝作用，故应与肝素重叠 1 ~ 2 d。需监测凝血酶原时间，使其延长到正常对照的 1.5 ~ 2.5 倍。

（三）溶栓治疗

溶栓治疗（TT），即使用溶栓制剂溶解静脉血栓和肺栓子，恢复阻塞的血液循环。

1. 适应证

（1）确诊为急性 PE，经肺通气 / 灌注扫描显示灌注缺损 3 个肺段以上。

（2）临床出现呼吸困难、胸痛、晕厥、休克等血流动力学不稳定者。

（3）年龄一般不超过 70 岁。

（4）发病后 3 周以内。

（5）近 2 周内无活动性出血及外伤史，近 2 个月内无脑卒中及颅内手术。

2. 溶栓制剂

目前临床使用的溶栓制剂有以下几种。

（1）尿激酶（UK）：一般宜先给负荷量 4 400 U/kg，10 min 内静脉输入，维持量为每小时 4 400 U/kg 静脉滴注，连用 1 ~ 2 d；或用 UK 50 万 U/d，静脉滴注 5 ~ 7 d。

（2）链激酶（SK）：负荷量 25 万 U，30 min 内静脉输入，后以 10 万 U/h，静脉滴注，连用 1 ~ 2 d。

（3）重组组织型纤溶酶原激活剂（rt-PA）：首次量 50 mg，多数病例可溶栓成功，少数需再增加剂量。

（4）新溶栓制剂：有乙酰化纤维蛋白溶酶原 – 链激酶激活剂复合物（APSAC）、重组链激酶（r-SK）重组葡激酶（r-SAK）等，已在临床应用。

（5）肺动脉内 TT：对濒危状态患者，有条件时可通过 Swan-Ganz 导管，把溶栓药物直接滴入肺动脉，使阻塞的血管通畅。

3. 并发症

主要是出血，其发生率为 18% ~ 27%，有创性监测时还要增高。在 TT 前后，应监测血小板、凝血酶原时间、部分凝血活酶时间等，警惕出血的发生。

（四）外科治疗

1. 肺栓子切除术

适用于：①血栓在主肺动脉或左右肺动脉处，肺血管堵塞 50% 以上；②抗凝及（或）TT 失败或有禁忌证；③经治疗，患者仍有休克、严重低血氧者。使用跨静脉导管或外科行栓子切除术，可明显降低 PE 的病死率。

2. 腔静脉阻断术

用于预防下肢或盆腔静脉的血栓再次脱落进入肺循环。方法有：①下腔静脉伞式过滤器，即从颈内静脉或股静脉插入，直至下腔静脉远端，敞开伞式过滤器，使下腔静脉部分阻塞，把 3 mm 以上的血栓留滞；②下腔静脉折叠术，采用缝合线间隔缝合或塑料夹使下腔静脉折叠。这两种方法均可能有并发症。

（杨铁柱）

第三节　重症哮喘

一、概述

支气管哮喘（简称哮喘）是常见的慢性呼吸道疾病之一，近年来其患病率在全球范围内有逐年增加的趋势。参照全球哮喘防治创议（GINA）和我国 2008 年版支气管哮喘防治指南，将其定义重新修订为：哮喘是由多种细胞，包括气道的炎症细胞和结构细胞（如嗜酸性粒细胞、肥大细胞、T 细胞、中性粒细胞、平滑肌细胞、气道上皮细胞等）和细胞组分参与的气道慢性炎症性疾病。这种慢性炎症导致气道高反应性，通常出现广泛多变的可逆性气流受限，并引起反复发作性的喘息、气急、胸闷或咳嗽等症状，常在夜间和（或）清晨发作、加剧，多数患者可自行缓解或经治疗缓解。如果哮喘急性发作，虽经积极吸入糖皮质激素（≤ 1 000 μg/d）和应用长效 β_2 受体激动药或茶碱类药物治疗数小时，病情不缓解或继续恶化；或哮喘呈暴发性发作，哮喘发作后短时间内即进入危重状态，则称为重症哮喘。如病情不能得到有效控制，可迅速发展为呼吸衰竭而危及生命，故需住院治疗。

（一）病因

哮喘的病因还不十分清楚，目前认为同时受遗传因素和环境因素的双重影响。

（二）发病机制

哮喘的发病机制不完全清楚，可能是免疫－炎症反应、神经机制和气道高反应性及其之间的相互作用。重症哮喘目前已经基本明确的发病因素主要有以下几种。

1. 诱发因素的持续存在

诱发因素的持续存在使机体持续地产生抗原－抗体反应，发生气道炎症、气道高反应性和支气管痉挛，在此基础上，支气管黏膜充血水肿、大量黏液分泌并形成黏液栓，阻塞气道。

2. 呼吸道感染

细菌、病毒及支原体等的感染可引起支气管黏膜充血肿胀及分泌物增加，加重气道阻塞；某些微生物及其代谢产物还可以作为抗原引起免疫－炎症反应，使气道高反应性加重。

3. 糖皮质激素使用不当

长期使用糖皮质激素常常伴有下丘脑－垂体－肾上腺皮质轴功能抑制，突然减量或停用，可造成体内糖皮质激素水平的突然降低，造成哮喘的恶化。

4. 脱水、痰液黏稠、电解质紊乱

哮喘急性发作时，呼吸道丢失水分增加、多汗，造成机体脱水，痰液黏稠不易咳出而阻塞大小气道，加重呼吸困难，同时由于低氧血症可使无氧酵解增加，酸性代谢产物增加，合并代谢性酸中毒，使病情进一步加重。

5. 精神心理因素

许多学者提出，心理社会因素通过对中枢神经、内分泌和免疫系统的作用而导致哮喘发作，是使支气管哮喘发病率和病死率升高的一个重要因素。

（三）病理生理

重症哮喘的支气管黏膜充血水肿、分泌物增多甚至形成黏液栓及气道平滑肌的痉挛导致呼吸道阻力在吸气和呼气时均明显升高，小气道阻塞，肺泡过度充气，肺内残气量增加，加重吸气肌肉的负荷，降低肺的顺应性，内源性呼气末正压（PEEPi）增大，导致吸气功耗增大。小气道阻塞，肺泡过度充气，相应区域毛细血管的灌注减低，引起肺泡通气血流比例（V/Q）失调，患者常出现低氧血症，多数患者表现为过度通气，通常 $PaCO_2$ 降低，若 $PaCO_2$ 正常或升高，应警惕呼吸衰竭的可能性或是否已经发生了呼吸衰竭。重症哮喘患者，若气道阻塞不迅速解除，潮气量将进行性下降，最终将会发生呼吸衰竭。哮喘发作持续不缓解，也可能出现血液循环的紊乱。

二、临床表现

（一）症状

重症哮喘患者常出现极度严重的呼气性呼吸困难、被迫采取坐位或端坐呼吸，干咳或咳大量白色泡沫痰，不能讲话、紧张、焦虑、恐惧、大汗淋漓。

（二）体征

患者常出现呼吸浅快，呼吸频率 > 30 次 / 分，可有三凹征，呼气期两肺满布哮鸣音，也可哮鸣音不出现，即所谓的"寂静胸"，心率增快（ > 120 次 / 分），可有血压下降，部分患者出现奇脉、胸腹反常运动、意识障碍，甚至昏迷。

三、检查

（一）痰液检查

哮喘患者痰涂片显微镜下可见到较多嗜酸性粒细胞、脱落的上皮细胞。

（二）呼吸功能检查

哮喘发作时，呼气流速指标均显著下降，第 1 秒用力呼气容积（FEV_1）、第 1 秒用力呼气容积占用力肺活量百分率（FEV$_1$/FVC%，即 1 秒率）及呼气峰值流速（PEF）均减少。肺容量指标可见用力肺活量减少、残气量增加、功能残气量和肺总量增加，残气占肺总量百分比增高。大多数成人哮喘患者呼气峰值流速 < 50% 预计值则提示重症发作，呼气峰值流速 < 33% 预计值提示危重或致命性发作，需做血气分析检查以监测病情。

（三）血气分析

由于气道阻塞且通气分布不均，通气血流比例失衡，大多数重症哮喘患者有低氧血症，PaO$_2$ < 8.0 kPa（60 mmHg），少数患者 PaO$_2$ < 6.0 kPa（45 mmHg），过度通气可使 PaCO$_2$ 降低，pH 上升，表现为呼吸性碱中毒；若病情进一步发展，气道阻塞严重，可有缺氧及 CO$_2$ 潴留，PaCO$_2$ 上升，血 pH 下降，出现呼吸性酸中毒；若缺氧明显，可合并代谢性酸中毒。PaCO$_2$ 正常往往是哮喘恶化的指标，高碳酸血症是哮喘危重的表现，需给予足够的重视。

（四）胸部 X 线摄片检查

早期哮喘发作时可见两肺透亮度增强，呈过度充气状态，并发呼吸道感染时可见肺纹理增加及炎性浸润阴影。重症哮喘要注意气胸、纵隔气肿及肺不张等并发症的存在。

（五）心电图检查

重症哮喘患者心电图常表现为窦性心动过速、电轴右偏，偶见肺性 P 波。

四、诊断

（一）哮喘的诊断标准

（1）反复发作喘息、气急、胸闷或咳嗽，多与接触变应原、冷空气、物理、化学性刺激及病毒性上呼吸道感染、运动等有关。

（2）发作时双肺可闻及散在或弥漫性、以呼气相为主的哮鸣音，呼气相延长。

（3）上述症状和体征可经治疗缓解或自行缓解。

（4）除外其他疾病所引起的喘息、气急、胸闷和咳嗽。

（5）临床表现不典型者（如无明显喘息或体征），应至少具备以下 1 项试验阳性：①支气管激发试验或运动激发试验阳性；②支气管舒张试验阳性，第 1 秒用力呼气容积增加 ≥ 12%，且第 1 秒用力呼气容积增加绝对值 ≥ 200 mL；③呼气峰值流速日内（或 2 周）变异率 ≥ 20%。

符合（1）~（4）条或（4）~（5）条者，可以诊断为哮喘。

（二）哮喘的分期及分级

根据临床表现，哮喘可分为急性发作期、慢性持续期和临床缓解期。急性发作是指喘息、气促、咳嗽、胸闷等症状突然发生，或原有症状急剧加重，常有呼吸困难，以呼气流量降低为其特征，常因接触变应原、刺激物或呼吸道感染诱发。哮喘急性发作时病情严重程度可分为轻度、中度、重度、危重 4 级（表 5-1）。

表 5-1　哮喘急性发作时病情严重程度的分级

临床特点	轻度	中度	重度	危重
气短	步行、上楼时	稍事活动	休息时	
体位	可平卧	喜坐位	端坐呼吸	
谈话方式	连续成句	常有中断	仅能说出字和词	不能说话
精神状态	可有焦虑或尚安静	时有焦虑或烦躁	常有焦虑、烦躁	嗜睡，意识模糊
出汗	无	有	大汗淋漓	
呼吸频率（次/分）	轻度增加	增加	> 30	
辅助呼吸肌活动及三凹征	常无	可有	常有	胸腹矛盾运动
哮鸣音	散在，呼气末期	响亮、弥漫	响亮、弥漫	减弱，甚至消失
脉率（次/分）	< 100	100 ~ 120	> 120	脉率变慢或不规则

续表

临床特点	轻度	中度	重度	危重
奇脉（深吸气时收缩压下降，mmHg）	无（< 10）	可有（10 ~ 25）	常有（> 25）	无
使用 β_2 受体激动药后呼气峰值流速占预计值或个人最佳值 %	> 80%	60% ~ 80%	< 60% 或 < 100 L/min 或作用时间 < 2 h	
PaO_2（吸空气，mmHg）	正常	≥ 60	< 60	< 60
$PaCO_2$（mmHg）	< 45	≤ 45	> 45	> 45
SaO_2（吸空气，%）	> 95	91 ~ 95	≤ 90	≤ 90
pH				降低

注　1 mmHg=0.133 kPa。

五、治疗

哮喘急性发作的治疗取决于发作的严重程度及对治疗的反应。对于具有哮喘相关死亡高危因素的患者，应给予高度重视。高危患者包括：①曾经有过气管插管和机械通气的濒于致死性哮喘的病史；②在过去1年中因为哮喘而住院或看急诊；③正在使用或最近刚刚停用口服糖皮质激素；④目前未使用吸入糖皮质激素；⑤过分依赖速效 β_2 受体激动药，特别是每月使用沙丁胺醇（或等效药物）超过 1 支的患者；⑥有心理疾病或社会心理问题，包括使用镇静药；⑦有对哮喘治疗不依从的历史。

（一）轻度和部分中度急性发作哮喘患者可在家庭或社区中治疗

治疗措施主要为重复吸入速效 β_2 受体激动药，在第 1 小时每次吸入沙丁胺醇 100 ~ 200 μg 或特布他林 250 ~ 500 μg，必要时每 20 min 重复 1 次，随后根据治疗反应，轻度调整为 3 ~ 4 h 再用 2 ~ 4 喷，中度 1 ~ 2 h 用 6 ~ 10 喷。如果对吸入性 β_2 受体激动药反应良好（呼吸困难显著缓解，呼气峰值流速占预计值 > 80% 或个人最佳值，且疗效维持 3 ~ 4 h），通常不需要使用其他药物。如果治疗反应不完全，尤其是在控制性治疗的基础上发生的急性发作，应尽早口服糖皮质激素（泼尼松龙 0.5 ~ 1.0 mg/kg 或等效剂量的其他激素），必要时到医院就诊。

（二）部分中度和所有重度急性发作均应到急诊室或医院治疗

1. 联合雾化吸入 β_2 受体激动药和抗胆碱能药物

β_2 受体激动药通过对气道平滑肌和肥大细胞等细胞膜表面的 β_2 受体的作用，舒张气道平滑肌，减少肥大细胞脱颗粒和介质的释放等，缓解哮喘症状。重症哮喘时应重复使用速效 β_2 受体激动药，推荐初始治疗时连续雾化给药，随后根据需要间断给药（每天 6 次）。雾化吸入抗胆碱药物，如溴化异丙托品（常用剂量为 50 ~ 125 μg，每天 3 ~ 4 次）、溴化氧托品等，可阻断节后迷走神经传出支，通过降低迷走神经张力而舒张支气管，与 β_2 受体激动药联合使用具有协同、互补作用，能够取得更好的支气管舒张作用。

2. 静脉使用糖皮质激素

糖皮质激素是最有效的控制气道炎症的药物，重度哮喘发作时应尽早静脉使用糖皮质激素，特别是对吸入速效 β_2 受体激动药初始治疗反应不完全或疗效不能维持者。如静脉及时给予琥珀酸氢化可的松（400 ~ 1 000 mg/d）或甲泼尼龙（80 ~ 160 mg/d），分次给药，待病情得到控制和缓解后，改为口服给药（如静脉使用激素 2 ~ 3 d，继之以口服激素 3 ~ 5 d），静脉给药和口服给药的序贯疗法有可能减少激素用量和不良反应。

3. 静脉使用茶碱类药物

茶碱具有舒张支气管平滑肌作用，并具有强心、利尿、扩张冠状动脉、兴奋呼吸中枢和呼吸肌等作用。临床上在治疗重症哮喘时静脉使用茶碱作为症状缓解药，静脉注射氨茶碱［首次剂量为 4 ~ 6 mg/kg，注射速度不宜超过 0.25 mg/（kg·min），静脉滴注维持剂量为 0.6 ~ 0.8 mg/（kg·h）〕，茶碱可引起心律失常、血压下降，甚至死亡，其有效、安全的血药浓度范围应在 6 ~ 15 μg/mL，在有条件的情况下，应监测其血药浓度，及时调整浓度和滴速。发热、妊娠、抗结核治疗可以降低茶碱的血药浓度；而肝疾病、充血性心力衰竭及合用西咪替丁、喹诺酮类、大环内酯类药物等可影响茶碱代谢而使其排泄减慢，增加茶碱的毒性作用，应引起重视，并酌情调整剂量。

4. 静脉使用 β_2 受体激动药

平喘作用较为迅速，但因全身不良反应的发生率较高，国内较少使用。

5. 氧疗

使 $SaO_2 \geqslant 90\%$，吸氧浓度一般 30% 左右，必要时增加至 50%，如有严重的呼吸性酸中毒和肺性脑病，吸氧浓度应控制在 30% 以下。

6. 气管插管机械通气

重度和危重哮喘急性发作经过氧疗、全身应用糖皮质激素、β_2 受体激动药等治疗，临床症状和肺功能无改善，甚至继续恶化，应及时给予机械通气治疗，其指征主要包括意识改变、呼吸肌疲劳、$PaCO_2 \geqslant 6$ kPa（45 mmHg）等。可先采用经鼻（面）罩无创机械通气，若无效，应及早行气管插管机械通气。哮喘急性发作机械通气需要较高的吸气压，可使用适当水平的呼气末正压治疗。如果需要过高的气道峰压和平台压才能维持正常通气容积，可试用允许性高碳酸血症通气策略以减少呼吸机相关肺损伤。

（李光文）

第四节　重症肺炎

一、概述

肺炎是指终末气道、肺泡和肺间质的炎症，可由病原微生物、理化因素、免疫损伤、过敏及药物所致。细菌性肺炎是最常见的肺炎，也是最常见的感染性疾病之一。

目前肺炎按患病环境分成社区获得性肺炎（CAP）和医院获得性肺炎（HAP）。CAP 是指在医院外罹患的感染性肺实质炎症，包括具有明确潜伏期的病原体感染而在入院后平均潜伏期内发病的肺炎。HAP 又称医院内肺炎（NP），是指患者入院时不存在，也不处于潜伏期，而于入院 48 h 后在医院（包括老年护理院、康复院等）内发生的肺炎。HAP 还包括呼吸机相关性肺炎（VAP）和卫生保健相关性肺炎（HCAP）。CAP 和 HAP 年发病率分别为 121/1 000 人口和 5 ~ 10/1 000 住院患者，近年发病率有增加的趋势。门诊肺炎患者肺炎病死率 < 5%，住院患者平均为 12%，入住重症监护病房（ICU）者约为 40%。发病率和病死率高的原因与社会人口老龄化、吸烟、伴有基础疾病和免疫功能低下有关，如慢性阻塞性肺病、心力衰竭、肿瘤、糖尿病、尿毒症、神经疾病、药瘾、嗜酒、艾滋病、久病体衰、大型手术、应用免疫抑制剂和器官移植等。此外，亦与病原体变迁、耐药菌增加、HAP 发病率增加、病原学诊断困难、不合理使用抗生素和部分人群贫困化加剧等有关。

重症肺炎至今仍无普遍认同的定义，需入住 ICU 者可认为是重症肺炎。一般认为，如果肺炎患者的病情严重到需要通气支持（急性呼吸衰竭、严重气体交换障碍伴高碳酸血症或持续低氧血症）、循环支持（血流动力学障碍、外周低灌注）及加强监护治疗（肺炎引起的脓毒症或基础疾病所致的其他器官功能障碍）时可称为重症肺炎。

正常的呼吸道免疫防御机制（支气管内黏液 – 纤毛运载系统、肺泡巨噬细胞等细胞防御的完整性等）使气管隆嵴以下的呼吸道保持无菌。是否发生肺炎决定于病原体和宿主两个因素。如果病原体数量多、毒力强和（或）宿主呼吸道局部和全身免疫防御系统损害，即可发生肺炎。病原体可通过空气吸入、血行播散、邻近感染部位蔓延、上呼吸道定植菌的误吸等途径引起社区获得性肺炎。医院获得性肺炎还可通过误吸胃肠道的定植菌（胃食管反流）和通过人工气道吸入环境中的致病菌引起。病原体直接抵达下呼吸道后，滋生繁殖，引起肺泡毛细血管充血、水肿，肺泡内纤维蛋白渗出及细胞浸润。

二、临床表现

1. 社区获得性肺炎

（1）新近出现的咳嗽、咳痰或原有呼吸道疾病症状加重，并出现脓性痰，伴或不伴胸痛。

（2）发热。

（3）肺实变体征和（或）闻及湿啰音。

（4）白细胞计数 $> 10 \times 10^9/L$ 或 $< 4 \times 10^9/L$，伴或不伴细胞核左移。

（5）胸部 X 线摄片检查显示片状、斑片状浸润性阴影或间质性改变，伴或不伴胸腔积液。

以上（1）~（4）项中任何 1 项加（5），除外非感染性疾病，即可做出诊断。CAP 常见病原体为肺炎链球菌、支原体、衣原体、流感嗜血杆菌和呼吸病毒（甲、乙型流感病毒、腺病毒、呼吸合胞病毒和副流感病毒）等。

2. 医院获得性肺炎

住院患者 X 线摄片检查出现新的或进展的肺部浸润影，再加上下列 3 个临床症候中的 2 个或以上，即可诊断为肺炎。

（1）发热超过 38℃。

（2）血白细胞增多或减少。

（3）脓性气道分泌物。

HAP 的临床表现、实验室和影像学检查特异性低，应注意与肺不张、心力衰竭和肺水肿、基础疾病肺侵犯、药物性肺损伤、肺栓塞和急性呼吸窘迫综合征等相鉴别。无感染高危因素患者的常见病原体依次为肺炎链球菌、流感嗜血杆菌、金黄色葡萄球菌、大肠埃希菌、肺炎克雷伯杆菌等；有感染高危因素患者为金黄色葡萄球菌、铜绿假单胞菌、肠杆菌属、肺炎克雷伯杆菌等。

三、检查

白细胞计数 $> 20 \times 10^9/L$ 或 $< 4 \times 10^9/L$，或中性粒细胞计数 $< 1 \times 10^9/L$；呼吸空气时 $PaO_2 < 8.0$ kPa（60 mmHg）、$PaO_2/FiO_2 < 39.9$ kPa（300 mmHg），或 $PaCO_2 > 6.7$ kPa（50 mmHg）；血肌酐 $> 106\,\mu mol/L$ 或尿素氮（BUN）> 7.1 mmol/L；血红蛋白 < 90 g/L 或血细胞比容 $< 30\%$；血浆白蛋白 < 25 g/L；败血症或弥散性血管内凝血（DIC）的证据，如血培养阳性、代谢性酸中毒、凝血酶原时间和部分凝血活酶时间延长、血小板减少；胸部 X 线摄片显示病变累及 1 个肺叶以上、出现空洞、病灶迅速扩散或出现胸腔积液。

四、诊断

不同国家制定的重症肺炎的诊断标准有所不同，各有优缺点，但一般均注重对客观生命体征、肺部病变范围、器官灌注和氧合状态的评估，临床医师可根据具体情况选用。以下列出目前常用的几项诊断标准。

（一）中华医学会呼吸病学分会 2006 年颁布的重症肺炎诊断标准

（1）意识障碍。

（2）呼吸频率 ≥ 30 次 / 分。

（3）$PaO_2 < 8.0$ kPa（60 mmHg）、氧合指数（PaO_2/FiO_2）< 39.90 kPa（300 mmHg），需行机械通气治疗。

（4）动脉收缩压 < 12.0 kPa（90 mmHg）。

（5）并发脓毒性休克。

（6）胸部 X 线摄片显示双侧或多肺叶受累，或入院 48 h 内病变扩大 ≥ 50%。

（7）少尿：尿量 < 20 mL/h 或 < 80 mL/4 h，或急性肾衰竭需要透析治疗。

符合上述 1 项或以上者可诊断为重症肺炎。

（二）美国感染病学会（IDSA）和美国胸科学会（ATS）2007年新修订的诊断标准

具有1项主要标准或3项或以上次要标准可认为是重症肺炎，需要入住ICU。

（1）主要标准：①需要有创通气治疗；②脓毒性休克，需要血管收缩剂。

（2）次要标准：①呼吸频率 ≥ 30 次/分；② PaO_2/FiO_2 ≤ 250；③多叶肺浸润；④意识障碍/定向障碍；⑤尿毒症（BUN ≥ 7.14 mmol/L）；⑥白细胞计数减少（白细胞 < 4×10^9/L）；⑦血小板计数减少（血小板 < 100×10^9/L）；⑧低体温（< 36℃）；⑨低血压，需要紧急的液体复苏。

说明：①其他一些指标也可认为是次要标准，包括低血糖（非糖尿病患者）、急性乙醇中毒/乙醇戒断、低钠血症、不能解释的代谢性酸中毒或乳酸升高、肝硬化或无脾；②需要无创通气也可等同于次要标准的①和②；③白细胞减少仅是感染引起。

（三）英国胸科学会（BTS）2001年制定的CURB标准

标准一：存在以下4项核心标准的2项或以上即可诊断为重症肺炎。①新出现的意识障碍；②尿素氮（BUN） > 7 mmol/L；③呼吸频率 ≥ 30 次/分；④收缩压 < 12.0 kPa（90 mmHg）或舒张压 ≤ 8.0 kPa（60 mmHg）。

CURB标准比较简单、实用，应用起来较为方便。

标准二：

（1）存在以上4项核心标准中的1项且存在以下2项附加标准时须考虑有重症倾向。附加标准包括：① PaO_2 < 8.0 kPa（60 mmHg）/SaO_2 < 92%（任何 FiO_2）；②胸部X线摄片提示双侧或多叶肺炎。

（2）不存在核心标准但存在2项附加标准并同时存在以下2项基础情况时也须考虑有重症倾向。基础情况包括：①年龄 ≥ 50 岁；②存在慢性基础疾病。

如存在标准二中（1）、（2）两种有重症倾向的情况时需结合临床进行进一步评判。在（1）情况下，需至少12 h后进行1次再评估。

CURB-65即改良的CURB标准，标准在符合下列5项诊断标准中的3项或以上时即考虑为重症肺炎，需考虑收入ICU治疗：①新出现的意识障碍；② BUN > 7 mmol/L；③呼吸频率 ≥ 30 次/分；④收缩压 < 12.0 kPa（90 mmHg）或舒张压 ≤ 8.0 kPa（60 mmHg）；⑤年龄 ≥ 65 岁。

五、治疗

（一）临床监测

1. 体征监测

监测重症肺炎的体征是一项简单、易行和有效的方法，患者往往有呼吸频率和心率加快、发绀、肺部病变部位湿啰音等。目前多数指南都把呼吸频率加快（≥ 30 次/分）作为重症肺炎诊断的主要或次要标准。意识状态也是监测的重点，意识模糊、不清或昏迷提示重症肺炎可能性。

2. 氧合状态和代谢监测

PaO_2、PaO_2/FiO_2、pH、混合静脉血氧分压（PaO_2）、胃张力测定、血乳酸测定等都可对患者的氧合状态进行评估。单次的动脉血气分析一般仅反映患者瞬间的氧合情况；重症患者或有病情明显变化者应进行系列血气分析或持续动脉血气监测。

3. 胸部影像学监测

重症肺炎患者应进行系列胸部X线摄片监测，主要目的为及时了解患者的肺部病变是进展还是好转，是否合并有胸腔积液、气胸，是否发展为肺脓肿、急性呼吸窘迫综合征（ARDS）等。检查的频度应根据患者的病情而定，如要了解病变短期内是否加重，一般每48 h进行1次检查评价；如患者临床情况突然恶化（出现呼吸窘迫、严重低氧血症等），在不能除外合并气胸或进展至ARDS时，应短期内复查；而当患者病情明显好转及稳定时，一般可10 ~ 14 d后复查。

4. 血流动力学监测

重症肺炎患者常伴有脓毒症，可引起血流动力学的改变，故应密切监测患者的血压和尿量。这2项指标比较简单、易行，且非常可靠，应作为常规监测指标。中心静脉压的监测可用于指导临床补液量和补液速度。部分重症肺炎患者可并发中毒性心肌炎或 ARDS，如临床上难以区分时，应考虑行漂浮导管检查。

5. 器官功能监测

器官功能监测包括脑功能、心功能、肾功能、胃肠功能、血液系统功能等，进行相应的血液生化和功能检查。一旦发现异常，要积极处理，注意防止多器官功能障碍综合征（MODS）的发生。

6. 血液监测

血液监测包括外周血白细胞计数、C 反应蛋白、降钙素原、血培养等。

（二）抗生素治疗

临床上一般认为不适合单药治疗的情况包括：①可能感染革兰阳性、革兰阴性菌和非典型病原体的重症 CAP；②怀疑铜绿假单胞菌或肺炎克雷伯杆菌的菌血症；③可能是金黄色葡萄球菌和铜绿假单胞菌感染的 HAP。三代头孢菌素不应用于单药治疗，因其在治疗中易诱导肠杆菌属细菌产生 β 内酰胺酶而导致耐药发生。

1. 重症 CAP 的抗生素治疗

重症 CAP 患者的初始治疗应针对肺炎链球菌（包括耐药肺炎链球菌）、流感嗜血杆菌、军团菌和其他非典型病原体，存在某些危险因素的患者还有可能为肠道革兰阴性菌属包括铜绿假单胞菌的感染。无铜绿假单胞菌感染危险因素的 CAP 患者可使用 β 内酰胺类联合大环内酯类或氟喹诺酮类（如左氧氟沙星、加替沙星、莫西沙星等）。目前为止，还没有确立单药治疗重症 CAP 的方法，所以很难确定其安全性、有效性（特别是并发脑膜炎的肺炎）或用药剂量。可用于重症 CAP 并经验性覆盖耐药肺炎链球菌的 β 内酰胺类抗生素有头孢曲松、头孢噻肟、亚胺培南、美罗培南、头孢吡肟、氨苄西林 / 舒巴坦或哌拉西林 / 他唑巴坦。目前高达 40% 的肺炎链球菌对青霉素或其他抗生素耐药，其机制不是 β 内酰胺酶介导，而是青霉素结合蛋白的改变。虽然不少 β 内酰胺类和氟喹诺酮类抗生素对这些病原体有效，但对耐药肺炎链球菌肺炎并发脑膜炎的患者应使用万古霉素治疗。如果患者有假单胞菌感染的危险因素（如支气管扩张、长期使用抗生素、长期使用糖皮质激素）应联合使用抗假单胞菌抗生素，并应覆盖非典型病原体，如环丙沙星加抗假单胞菌 β 内酰胺类，或抗假胞菌 β 内酰胺类加氨基糖苷类加大环内酯类或氟喹诺酮类。

由于嗜肺军团菌在重症 CAP 的相对重要性，应特别注意其治疗方案。虽然目前有很多体外有抗军团菌活性的药物，但在治疗效果上仍缺少前瞻性、随机对照研究的资料。回顾性的资料和长期临床经验支持使用红霉素 4 g/d，用于治疗住院的军团菌肺炎患者。对多肺叶病变、器官功能衰竭或严重免疫抑制的患者，在治疗的前 3 ～ 5 d 应加用利福平。其他大环内酯类（克拉霉素和阿奇霉素）也有效。除上述之外，可供选择的药物有氟喹诺酮类（环丙沙星、左氧氟沙星、加替沙星、莫西沙星）或多西环素。氟喹诺酮类在治疗军团菌肺炎的动物模型中特别有效。

2. 重症 HAP 的抗生素治疗

HAP 应根据患者的情况和最可能的病原体而采取个体化治疗。对于早发的（住院 4 d 内起病者）重症肺炎患者而无特殊病原体感染危险因素者，应针对"常见病原体"治疗。这些病原体包括肺炎链球菌、流感嗜血杆菌、甲氧西林敏感的金黄色葡萄球菌和非耐药的革兰阴性菌。抗生素可选择第 2 代、第 3 代、第 4 代头孢菌素，β 内酰胺类 / β 内酰胺酶抑制剂复合剂、氟喹诺酮类或联用克林霉素和氨曲南。

在某些患者中，雾化吸入这种局部治疗可用以弥补全身用药的不足。氨基糖苷类雾化吸入可能有一定的益处，但只用于革兰阴性细菌肺炎全身治疗无效者。多黏菌素雾化吸入也可用于耐药铜绿假单胞菌的感染。

对于初始经验治疗失败的患者，应该考虑其他感染性或非感染性的诊断，包括肺曲霉感染。对持续发热并有持续或进展性肺部浸润的患者可经验性使用两性霉素 B。虽然传统上应使用开放肺活检来确定其最终诊断，但临床上是否活检仍应个体化。临床上还应注意其他的非感染性肺部浸润的可能性。

（三）支持治疗

支持治疗主要包括液体补充、血流动力学、通气和营养支持，起到稳定患者状态的作用，而更直接的治疗仍需要针对患者的基础病因。流行病学证据显示营养不良影响肺炎的发病和危重患者的预后。同样，临床资料也支持肠内营养可以预防肺炎的发生，特别是对于创伤的患者。严重脓毒症和多器官功能衰竭分解代谢旺盛的重症肺炎患者，在起病 48 h 后应开始经肠内途径进行营养支持，一般将导管插入空肠进行喂养，以避免误吸；如果使用胃内喂养，患者最好是维持半卧体位以减少误吸的风险。

（四）胸部理疗

拍背、体位引流和振动促进黏痰排出的效果尚未被证实。胸部理疗广泛应用的局限在于：①其有效性未被证实，特别是不能减少患者的住院时间；②费用高，需要专人实践；③有时引起 PaO_2 的下降。目前的经验是胸部理疗对于脓痰过多（ > 30 mL/d ）或严重呼吸肌疲劳不能有效咳嗽的患者是最为有用的，如对囊性纤维化、COPD 和支气管扩张的患者。

使用自动化病床的侧翻疗法，有时加以振动叩击，是一种有效预防外科创伤及内科患者肺炎的方法，但其地位仍不确切。

（五）促进痰液排出

雾化和湿化可降低痰的黏度，因而可改善不能有效咳嗽患者的排痰，然而雾化产生的太多水蒸气都沉积在上呼吸道并引起咳嗽，一般并不影响痰的流体特性。目前很少有数据支持湿化能特异性地促进细菌清除或肺炎吸收的观点。乙酰半胱氨酸能破坏痰液的二硫键，有时也用于肺炎患者的治疗，但由于其具有刺激性，因而在临床应用上受到一定限制。痰中的 DNA 增加了痰液黏度，重组的 DNA 酶能裂解DNA，已证实在囊性纤维化患者中有助于改善症状和肺功能，但对肺炎患者其价值尚未被证实。支气管舒张药也能促进黏液排出和纤毛运动频率，对 COPD 合并肺炎的患者有效。

（李光文）

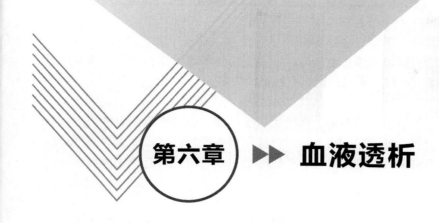

第六章 ▶▶ 血液透析

第一节 概述

一、血液透析指征和透析剂量

慢性肾衰竭是各种慢性肾脏疾病的终末阶段，即首先需确定患者罹患慢性肾脏疾病，在此基础上出现肾功能的显著减退及双肾体积的缩小。需要接受透析治疗的患者，多处于慢性肾脏疾病的第五期（K/DOQI分期）或是以往所说的尿毒症期，有严重的氮质血症、代谢性酸中毒、钙磷代谢紊乱的状态，以致出现器官的并发症。单纯依靠内科保守治疗难以达相应的目的，患者常死于多种并发症。

慢性肾衰竭的发生率估计在（100 ~ 360）/100万人，但在不同的地区发生率有所不同，中国、欧洲、美国分别为100/100万人、170/100万人、360/100万人。由原发性肾脏疾病引起者似乎有所下降，但继发原因所导致的尿毒症，随人口的老年化因素、高血压和糖尿病患者发生率的增加而增多，发生率仍有升高的趋势。

接受透析的患者人数在发达国家比我国多很多，随着我国一些情况的改变：①血液净化已开展数十年，累积存活的病例不断增加；②人们对尿毒症的认识进一步提高，从不治之症到通过接受透析可维持生命；③国家的医疗保障能力和投入在不断增加；④相关学科的渗透，使透析设备不断进步，技术不断提高和完善等。这些可引起的改变，使今后接受透析的人数将会有大幅度的增加。

（一）血液透析指征

慢性肾衰竭是指"血液中有代谢毒素"，是一种临床综合征，不管患者排出的尿量是否下降，患者体内都会潴留各种溶质，即尿毒症毒素，其中最多的毒素是蛋白质代谢产物。潴留的毒素几乎对机体每个器官都会有影响，甚至导致患者死亡。这些本应由肾脏排除的毒性物质，可通过透析治疗有效排除。

1. 尿毒症

常规关注下列指标，以决定是否需要进行血液透析治疗。

当内生肌酐清除率（Ccr）降至10 mL/min时，即会出现尿毒症综合征。在估计患者是否需要接受透析治疗时，是基于内生肌酐清除率而不是血浆肌酐浓度。由于血浆肌酐浓度常受多方面因素的影响，如血肌酐值相同的青年男性（265 μmol/L）、瘦弱或老年人（265 μmol/L），尽管他们血肌酐值并无差异，但其Ccr降低的程度是不一的，青年男性肾小球滤过率（GFR）是35 mL/min、衰弱或老年人GFR为16 mL/min。对肾功能不可逆的患者而言，其Ccr可经血浆肌酐浓度进行计算。

$$Ccr = （140 - 年龄）\times 体重（kg）/72 \times 血肌酐（mg/dL）$$

对妇女、截瘫和四肢瘫痪者，内生肌酐清除率的实际值分别为上述的0.85、0.80和0。

2. 尿毒症综合征

下肢乃至全身水肿，间或有胸腔积液、腹腔积液；血压高；疲倦、精神萎靡不振；口中有尿臭味；食欲下降、恶心、呕吐、腹泻；皮肤瘙痒、萎黄；消瘦；记忆力减退、失眠。

3. 高钾血症

高钾血症不仅是透析指征，而且也是急诊透析的指征。血液透析能迅速、有效地降低血钾浓度，腹膜透析效果慢于血液透析，常在血钾浓度被纠正 12 ~ 24 h 后，再选用腹膜透析；尿毒症患者，严重高钾血症在安排紧急透析的间歇期，应行内科降低血钾的处理；严重心动过缓者可先行起搏（体外或体内临时起搏），再行透析治疗。

4. 代谢性酸中毒

代谢性酸中毒者，尤其在给碳酸氢钠将有发生容量负荷过重危险的情况下，透析治疗更合适。

5. 体液负荷过重

体液负荷过重且对利尿剂治疗无效。

综上所述，透析指征如下。

（1）症状性指标：即存在尿毒症综合征。

（2）临床检验指标：①尿毒性贫血，血红蛋白 < 60 g/L；②Scr ≥ 530 μmol/L（6 mg/dL）；③BUN ≥ 30 mmol/L（80 mg/dL）；④血清钾 ≥ 6.5 mmol/L；⑤Ccr < 10 mL/min；⑥HCO_3^- < 6.8 mmol/L（15%Vol）。

（3）体征性指标：①体液负荷过重导致的肺水肿、脑水肿、高血压；②尿毒症所致的神经、精神系统病变；③尿毒症心包炎。

上述指标不应平均对待，有的指标异常是可择期透析，但不需要急诊透析，只有在高钾血症、体液负荷过重（脑、肺水肿）、尿毒症脑病者，才需急诊透析。

对于急诊透析，常选择血液透析和缓慢持续滤过治疗。1991 年日本厚生省科学研究院将患者的临床症状、肾功能、日常生活障碍程度进行评分。

（4）临床症状：为 30 评分点。

1）体液潴留（全身性水肿、高度的低蛋白血症、肺水肿）。

2）体液成分异常（严重的电解质、酸碱平衡失调）。

3）消化系统症状（恶心、呕吐、食欲缺乏、腹泻等）。

4）循环系统症状（肺水肿、水潴留性高血压）。

5）中枢神经系统症状（中枢、末梢神经障碍、精神障碍）。

6）血液系统异常（明显贫血症状、出血倾向）。

7）视力障碍（尿毒症性视网膜病、糖尿病性视网膜病）。

具备上述任 3 项或以上者，评定为 30 分；2 项者为 20 分；1 项者为 10 分。

（5）肾功能：为 30 评分点。

1）Scr 8 mg/dL（712 μmol/L）或 Ccr 10 mL/min，评定 30 分。

2）Scr 5 ~ 8 mg/dL（445 ~ 712 μmol/L）或 Ccr 10 ~ 20 mL/min，评定 20 分。

3）Scr 3 ~ 5 mg/dL（267 ~ 445 μmol/L）或 Ccr 20 ~ 30 mL/min，评定 10 分。

（6）日常生活障碍的程度：为 30 分。

1）因尿毒症不能起床者为 30 分。

2）日常生活显著受限为 20 分。

3）工作、上学、家务劳动有困难者 10 分。

此外，10 岁以下的儿童、65 岁以上的老人、全身性血管并发症者加 10 分。经上述评定，在 60 分者应接受透析治疗。上述标准显示，80 分以下即开始透析的患者能获得良好的社会回归。

决定透析时机是比较困难的（除外必须要透析者）。除上述指标外，应参考患者的意愿，医师的判断，通过一些微妙的临床征象，如营养状况（食欲不振、恶心、呕吐、难以解释的体重下降、营养状况不良），神经系统症状（嗜睡、注意力减退、周围神经病变、睡眠－觉醒周期改变、不安腿综合征），皮肤病变（瘙痒）等综合考虑。

6. 急性肾衰竭

急性肾衰竭是一大类病因各异的疾病，内、外科病因不同的患者预后不同。鉴于急性肾衰竭是器官衰竭中少数能痊愈的疾病之一，透析指征相对较宽，少尿 2 d 或 Scr 在 400 μmol/L 即可行透析治疗；甚至很多学者主张早期透析和预防透析治疗，即在急性肾衰竭并发症出现之前行透治疗，故急性肾衰竭只要诊断明确，开展透析治疗的时机不拘泥于所谓的透析指征，以最大限度地争取人、肾均存活。

7. 中毒和药物过量

现常用血液净化的方法抢救中毒和药物逾量，根据不同的毒物和药物可采用血液透析、腹膜透析、血液灌流和血浆置换。下列之一的情况被认为是透析治疗的指征。

（1）分子质量相对小、水溶性、蛋白结合率低、危及生命的毒物或药物，治疗无效，临床症状进行性恶化。

（2）严重的中毒，出现生命体征异常。

（3）血药浓度已达到致死剂量。

（4）中毒严重或患有慢性疾病，药物正常排泄障碍。

（5）药物代谢后产生毒性更大的物质或发生延迟性中毒的物质。

（6）可能致死的药物存留在消化道而继续被吸收。

（7）昏迷时间较长者。

（8）中毒者原患有慢性支气管炎、肺气肿，加重了昏迷的危险。

8. 其他

很多内、外科治疗方式无法采用或治疗无效者，可采用血液净化治疗，这为血液净化赋予了新的指征。

（1）溶血：其游离血红蛋白 > 80 mg/dL，间或有肾功能衰竭。

（2）代谢紊乱：高钙血症、高尿酸血症、代谢性碱中毒、乳酸性酸中毒、高渗性昏迷等病理生理状态，虽然并不是尿毒症所致，仍然可通过血液净化的手段予以纠正。

（3）严重的水负荷过重：肾病综合征、肾功能正常的糖尿病肾病伴随高度水肿、顽固性心力衰竭、肝硬化腹腔积液回输。

（4）肝衰竭：肝性脑病、高胆红素血症。

（二）血液透析禁忌证

近年来，由于血液净化方法学的进展，医护技术水平的提高，从方法学的角度而言，绝对不能接受透析治疗的情况不多。以往认为血管条件差者不宜进行血液透析，但随着深静脉长期留置导管的应用、自体或异体血管的移植、人工血管的应用，使得因此原因而不能接受血液透析者大大减少。对于因出血而禁忌者，随着无肝素透析的开展、低分子量肝素的问世、体外枸橼酸盐抗凝的应用，使得部分需血液透析而有出血倾向者获得了治疗的机会。

严重心肌病变导致的心力衰竭和血流动力学不稳定的状态，因血液净化方法学的进展，可以采用血液滤过或床旁连续肾脏替代疗法（CRRT）系列来完成。呼吸衰竭者，一直被认为是血液透析的禁忌，因血液透析开始的前 30 min，血膜反应可诱发血氧降低，加剧患者低氧血症，现可在透析连接管路上加一个氧合器，使得因呼吸衰竭而需接受血液净化者有了接受治疗的希望。综合上述种种来看，血液透析者的方法学禁忌情况明显减少。但在下列情况下的部分患者仍不宜行血液净化治疗（禁忌证）。

1. 严格禁忌证

（1）婴幼儿（可采用腹膜透析）。

（2）患晚期肿瘤等系统性疾病导致的全身衰竭。

（3）严重的缺血性心脏病。

（4）升压药不能纠正的严重休克。

（5）不能配合治疗的相应人群。

由于技术和设备的进展，有些禁忌证已经变成相对禁忌证。

2. 相对禁忌证

（1）心肌病变导致的肺水肿或心力衰竭。

（2）严重感染伴有休克。

（3）非容量依赖性高血压，收缩压 > 200 mmHg。

（三）血液透析剂量

急性肾损伤和慢性肾衰竭透析剂量不完全相同。

1. 急性透析策略

发生急性肾损伤（AKI）患者的状态是完全不同的，透析的对策亦不尽相同，仅以体重 70 kg 的成人为例说明透析剂量。

第 1、第 2 次透析，通过透析减少血中有关溶质的量是应该被限制的，尤其在透析前血尿素氮水平高于 46.4 mmol/L（130 mg/dL）时，尿素氮下降率不应超过 40%，因此，血流量（泵速）是体重的 3 倍，透析持续的时间为 2 h；第 2 次透析前如 BUN < 35.7 mmol/L（100 mg/dL），透析时间为 3 h。对于 AKI 初期透析的策略，主要是通过调整流量的大小和透析持续的时间，以免血中溶质下降过快而发生失衡综合征。

除第 1、第 2 次血液透析之外，血液透析的时间为 4 h，血流量 350 mL/min，透析器的 KoA 是 500 ~ 800 mL/min，透析液流量 500 mL/min，透析温度 35 ~ 36℃，超滤量 2.2 L/4 h。

2. 慢性透析策略

小分子毒素、中分子毒素、尿素的清除率及其代谢产生率之间达到相应的平衡。常用的测量指标有尿素氮下降率（UHR）、单室 Kt/V（singl-pool）和平衡 Kt/V 表示。肾脏病预后质量指导（K/DOQI）证实，大量的交叉试验表明，如 spKt/V < 1.2，病死率增加，根据当前美国透析充分性的标准 spKt/V > 1.2，URR 保持在 65% 或 70%。

（1）无残余肾功能状态：每周透析 3 次，血液尿素氮水平应减少到最初值的 40% ~ 50%。如果患者摄入蛋白质 > 1.2 g/（kg·d），透析后尿素氮应减少至最初值的 30% ~ 40%。如血浆尿素氮清除率可达血流量的 70%，总体流量为体重的 60%，可用下列公式计算血流量：

$$B \times T = 14 \times W$$

式中，B 为血流量（mL/min）；T 为时间（h）；W 为患者体重（kg）。

以此公式可求出无残余肾功能、不同干体重和不同透析时间的患者血流量。每周透析 2 次，蛋白质摄入 1.2 g/（kg·d）的患者，透析后尿素氮减少至透析前的 20%，可用下列公式计算：

$$B \times T = 26 \times W$$

其血流量见表 6-1。

表 6-1 肾功能与血流量时间关系

肾功能	体重（kg）	血流量（mL/min）		
		T=5 h	T=4 h	T=3 h
有残余肾功能者	90	250	320	420
	70	200	250	330
	50	—	180	230
无残余肾功能者	90	330	390	—
	70	260	300	360
	50	190	220	260

由此可见，无残余肾功能，达到充分透析较困难，需高血流量或较长透析时间。

（2）有残余肾功能：根据残余肾功能而减少透析总剂量，但应定期（1～3个月）重新评价1次。有残余肾功能者透析后与透析前尿素氮比值（表6-2）。

表6-2　透析后与透析前 BUN 目标百分率

透析方案	残余尿素清除率（mL/min）	体重（kg）		
		90	70	50
每周3次	0	42%	42%	42%
	1.0	46%	48%	50%
	2.0	50%	54%	60%
	3.0	55%	62%	—
	4.0	62%	30%	—
每周2次	0	20%	20%	20%
	1.0	24%	25%	28%
	2.0	28%	31%	38%
	3.0	34%	40%	52%
	4.0	40%	50%	—

欲达到其标准，可用下列公式计算：

$$每周3次\ B \times T = 14 \times W\left[W-(10 \times R)\right] \quad (6-1)$$
$$每周2次\ B \times T = 26 \times W\left[W-(10 \times R)\right] \quad (6-2)$$

式中，R 为残余尿素清除率（mL/min）。

3. 选择透析量

依据表6-2，选定透析方法。如根据式（6-1）、式（6-2）计算结果与透析后和透析前的尿素氮比值有误差，原因可能是：①选用标准或高效透析器，因其对血流量要求高，透析器的血尿素清除率可能低于预测值；②患者体内的总液体量与估计量有异（约占体重的60%）；③人为或血泵校定误差，血路中实际血流量与估计可能有差异；④瘘管再循环，二次透析使有效血流量减少；⑤透析后取血标本不适当或某验室误差。如透析后/透析前比值明显高于表6-2，应延长透析时间或提高血流量（或选用高效透析器），直至达到确定值，如反复调整仍不能满意，应改变透析方案。

二、血液透析诱导疗法

用非透析疗法无法维持肾功能衰竭患者生命时，即可考虑透析疗法，所涉及的问题是慢性肾功能衰竭的透析标准和如何过渡到规律性透析，这个过程称为诱导期。

（一）诱导透析前准备

开始透析前必须先了解病情，如患者年龄、性别及患者对透析是否害怕和担心，还包括患者对自己病情的了解，以及对透析治疗的信心等。要询问患者症状，如饮食情况、呼吸困难与否等，了解有无水肿、肺水肿、腹腔积液、心包积液、视力障碍、运动障碍、感觉异常及意识和精神异常等，还应知道有无伴随症状，如冠心病、肝病等。透析前还要了解或采集各种化验检查数据，如尿素氮、肌酐、钾、钠、钙、磷，胸部X线摄片及血气分析等。根据对患者的全面了解（病史、症状、体征及各种实验室材料）综合分析，制订出诱导透析方案。

（二）诱导透析方法

诱导透析的目的是最大限度地减少渗透压梯度对血流动力学的影响和导致水的异常分布，这是导致诱导期患者死亡的重要原因。现以 BUN 的变化为例，说明透析过程血浆渗透压的变化，见图6-1。从图中可看出 BUN 的梯度变化，透析前 BUN 200 mg/dL（71.4 mmol/L），第1次透析后 BUN 变为100 mg（35.7 mmol/L）；第2次透析前为160 mg/dL（57.1 mmol/L），透析后为80 mg/dL（28.6 mmol/L）；第

3次透析前为 120 mg/dL（42.8 mmol/L），透析后 60 mg/dL（21.4 mmol/L）；第4次透析前为 80 mg/dL（28.6 mmol/L），透析后为 40 mg/dL（14.3 mmol/L）。由此可以看出，每次透析后 BUN 下降 50%，但每次透析 BUN 清除值有很大差别，即第1次清除 BUN 为 100 mg/dL（35.7 mmol/L），第2次为 80 mg/dL（28.6 mmol/L），第3次为 60 mg/dL（21.4 mmol/L），第4次为 40 mg/dL（14.3 mmol/L），说明清除量取决于透析前血浆水平，即决定于浓度差。BUN 200 mg/dL（71.4 mmol/L），实际上相当于每 100 mL 有 428.6 mg 尿素（200 mg×60/28），故 1 L 中含有 4 286 mg。因尿素不是电解质，故 1 mmol 尿素产生 1 mOsm 渗透压，因此，4 286/60 = 71.4 mmol，即 BUN 从 200 mg/dL（71.4 mmol/L）减少至 100 mg/dL（35.7 mmol/L），使血浆渗透压减少 71.4×1/2，即 35.7 mOsm/（kg·H₂O）。BUN 从 80 mg/dL（28.6 mmol/L）减至 40 mg/dL（14.3 mmol/L）时，渗透压减少 14.3 mOsm/（kg·H₂O）。

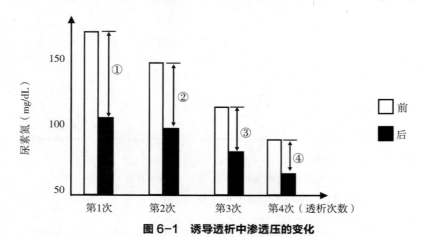

图 6-1 诱导透析中渗透压的变化

上面仅列举尿素减少引起的渗透压变化，同样，尿酸、肌酐也减少，pH 和其他电解质也有变化。此外，体内不存在醋酸盐，而在透析中大量醋酸盐流入体内，也会影响渗透压的变化。

在透析中由于排除溶质引起血浆渗透压明显下降，而细胞内液、脑脊液，甚至包括组织间液渗透压下降缓慢，形成血浆与其他体液之间的渗透梯度，导致体液重新分布，水进入细胞内液、颅内、肺间质等，临床上可出现恶心、呕吐、头痛、血压增高、抽搐、昏迷等所谓"失衡综合征"，即急性脑水肿或急性肺水肿等症状，因此诱导透析非常重要。诱导的主要目的是通过降低透析效率，增加透析频率，使血浆渗透压缓慢下降，使机体内环境有个平衡适应过程，减少不良反应，使患者容易接受。诱导应包括以下措施。

1. 使用小面积低效率透析器

使用面积为 0.7 ～ 0.8 m² 的积层型或空心纤维型透析器，血流量 100 ～ 150 mL/min，也可适当减少透析液流量。早年使用再循环式（如 ST-70）透析装置，失衡综合征发生率明显降低。

2. 多次短时透析

首次透析治疗时间要根据患者血浆生化指标（如 BUN）和血浆渗透压决定，还应考虑患者年龄和心血管功能状况。如血浆 BUN > 120 mg/dL（42.8 mmol/L）、血浆渗透压 > 350 mOsm/（kg·H₂O）时，最好首次透析 2 h，如超过 3 h 就有产生失衡的可能性。第2天再透析 3 h 比较稳妥。另外，透析后血浆渗透压下降 30 mOsm/（kg·H₂O）以内比较安全，如 > 30 mOsm/（kg·H₂O），就有可能发生失衡反应，通过几次频而短的诱导透析逐渐过渡到规律性透析。

3. 增加血浆渗透压

透析中，主要由于 BUN 等溶质的排除导致血浆渗透压下降，如果同时输入一些对人体无害的渗透性物质，即可以补偿由于 BUN 下降所造成的渗透梯度变化。早年有的学者采取静脉输入甘露醇或甘油的方法。甘露醇相对分子质量 182，主要分布在细胞外液，不进入细胞内。20% 甘露醇 100 mL 含有 20 g，可以产生 110 mOsm 的渗透压，如用 300 mL，相当于 330 mOsm，即 10 L 的细胞外液可提高渗透压 30 mOsm。如果第1次透析后患者血液渗透压下降 40 mOsm/（kg·H₂O），则由于输入甘露醇可提高渗透压 30 mOsm/（kg·H$_2$O），结果患者渗透压仅下降 10 mOsm/（kg·H$_2$O），患者完全可以耐受，更不会发生失衡症状。长期注入甘露醇可以进一步损害残余肾功能。此外，由于甘露醇代谢慢，在下次透析中被清除，可能促进失衡症状的发生。比较简单而对机体无害的物质是高张氯化钠溶液。

4. 选择适当的血液净化方法

对氮质血症显著和病情严重的患者，或心血管功能不稳定的老年患者及接受血液透析难以耐受者，可以考虑用血液滤过或腹膜透析作为过渡，病情稳定后再转为血液透析。血液滤过和腹膜透析很少产生失衡综合征，对心血管功能影响较小。

三、血液透析准备

血液透析前最主要的设备准备是透析器和血液管道的连接，如果有误，不但影响透析效果，而且往往成为透析事故的重要原因。

（一）透析器的准备

目前标准平板型透析器已经不用，蠕管型透析器也基本上被淘汰，因此仅以空心纤维型透析器为例，说明如何准备和连接。

使用新透析器前，首先要检查包装是否破裂，透析器本身有无破损。此外，使用新型透析器前要详细阅读说明书，了解消毒方法、膜材料、预充血量、超滤率、最大耐受压力、分子和中分子物质清除率、残余血量，以及重复使用的标示等。

（二）透析管道的连接

首先把透析器和血液管道连接好，并安装在透析机上，不管用何种透析器，使其一端（有的透析器表明动、静脉端）与动脉管道相连，另一端与静脉管道相连。透析液管道分别与透析器的透析液室出入口相连，使透析液与血液流动方向相反。然后把动脉侧泵管段嵌在血泵上，将静脉插气室固定好，透析器静脉端朝上，测压管分别与相应接口连接。先用 500 mL 生理盐水预充，排出空气。必要时用止血钳轻轻敲打透析器侧壁或上端，或间断夹住静脉管道，使透析器内压升高，有助于排除气体。最后用肝素盐水（100 mL 含 4 mg 肝素）200 mL 注满透析器和管道，准备与患者瘘管连接。

管路连接好后，进行内瘘血管穿刺，一般选用 15～17 号不锈钢针或聚四氟乙烯套管针。前者患者疼痛明显，局部活动受限；后者柔软，固定方便，局部活动也不受限。一般先穿刺动脉端，如果血管条件差，也可先穿刺静脉端，穿入后注满肝素盐水夹住，再穿刺动脉端。动脉穿刺应与血流方向相反，并与皮肤成 30° 进针，静脉穿刺顺血流方向进行，两点距离至少大于 10 cm。穿刺完毕，分别与动、静脉管道连接。患者进入透析状态后，护士重新检查，核对各项治疗参数是否正确并做记录。

四、血液透析中的监护和管理

透析治疗过程中要求绝对安全，不能给患者带来任何风险与危害，为此，应足够重视透析中患者和透析装置的监护和管理。

（一）血液管道监视系统的管理

1. 静脉压上升的常见原因

（1）静脉穿刺针部位堵塞，有血栓形成或针尖抵触血管壁，还有针尖脱出血管进入肌层。

（2）血流速度加快。

（3）静脉管道弯曲、扭曲或受压。

（4）静脉端除气室中有血块。

（5）血压突然升高。

（6）透析液侧压力降低。

2. 静脉压下降常见原因

（1）血压下降。

（2）血流速度减慢。

（3）突然大出血。

（4）透析液侧压力增高。

（5）动脉穿刺针位置不良，血流量不足。

（6）动脉管道扭曲、受压。

（7）动脉穿刺针脱出或血液管道脱节。

（8）透析器内凝血。

（9）输入过量的生理盐水，血流阻力下降。

3. 动脉压上升常见原因（测压点位于血泵后）

（1）静脉穿刺点阻塞。

（2）静脉管道受阻，血流不畅。

（3）透析器内凝血。

4. 动脉压下降常见原因

（1）血流量不足或速度减慢。

（2）血泵和泵管配合不紧，使血液回流。

（3）如压力测量点在血泵前，负压值变大（压力下降），说明动脉端血流量不足。

5. 静脉端除气室内气泡监测系统报警的常见原因

（1）动脉穿刺针位置不良，血流量不足，使空气进入管道。

（2）血液管道的回路不密闭。

（3）动脉输液端和肝素输入口有空气进入。

（二）透析液监视系统的管理

1. 透析浓度

一般超过设定电导值变化（3%～5%）就会发生报警。常见原因如下。

（1）电导度测试系统失灵。

（2）浓度配比系统故障，如浓度液泵管老化变形、比例泵活塞泄漏、流量不能稳定控制、混合不均匀等。

（3）透析用水不符合标准。

（4）浓透析液成分不正确。

（5）透析液的除气系统不能正常工作，使透析液中含有较多的气泡。

2. 透析液温度控制装置

透析液温度可变在 35～40℃，其温度控制系统由温度传感器和加热器开关控制电路组成，加热器根据传感器送来的信号，不断开闭，保证温度与设定值相差 ±1℃，如控制失灵，有异常温度产生，应立即请技术人员检修。

3. 漏血检测器

漏血检测器可以检查出透析时透析器是否破膜，当有血液渗入透析废液管道时，就会产生漏血报警，但下列情况也会出现假报警。

（1）气泡进入透析液。

（2）透析液浑浊。

（3）漏血检测器被污染。

4. 透析液负压报警常见原因

（1）透析液管道因沉淀、异物进入等原因而发生阻塞。

（2）透析液用水压力不足。

（3）透析液管道中进入气体。

（4）透析液侧压力传感器损坏。

（5）透析液管道中间有泄漏。

5. 透析液流量

一般的设定为 400 ~ 500 mL/min；一般透析机均带有一套流量控制系统，流量不稳定会降低透析效率，影响脱水的准确性。发现故障后，应立即请技术人员进行流量校准。常见流量不稳定的原因如下。

（1）透析液管道受阻。

（2）透析液管道有气体进入。

（3）透析液流量计损害。

（4）入水压力不稳定。

（三）透析残留血量的测定

为了减少患者血液损失量，每次透析结束时应尽量把体外循环的血液还输入体内，为此，特别要减少透析器中残留血量。残留血量的测定也是评价透析器质量的指标之一，同时也是对护士回血技术的检验。

1. 残血量测定方法

（1）采集用于冲洗透析器的盐水，计算残血量。

（2）测定透析器使用前后容积的变化来计算残血量。

（3）用核素方法测定。

（4）根据空心纤维阻塞根数和容积计算残血量。

（5）通过使用前后透析器阻力变化来计算残血量。

方法（2）~（5）操作复杂，不甚实用，现介绍方法（1）。①透析结束前准备 500 mL 肝素盐水（含 12 mg 肝素）；②拔出血液管道，动脉端常规回血，然后拔出静脉端，即刻将血液管道动、静脉端同时放入肝素盐水瓶中，转动血泵循环 3 min；③摇晃肝素盐水瓶，使其充分混匀，取出 50 mL 放在 1 个大试管中，以 2 000 r/min 离心 5 min；④离心后去掉上层液，取含有红细胞的下层液 5 mL，再加 5 mL 生理盐水混匀；⑤将 1 mL 红细胞悬液再离心，条件同上；⑥取出 1 mL 测定血细胞比容。⑦同时测定患者血细胞比容。

用下列公式求出残血量：

$$残血量（mL）= \frac{回收液血细胞比容 \times 10}{患者血细胞比容}$$

2. 减少残血量的方法

（1）用液体回血：透析完毕，通常用盐水 100 ~ 200 mL 回血，量少则不能充分驱血回到体内，量多则增加患者血容量。如恐进入体内钠多，可用 5% 葡萄糖注射液回血。

（2）用空气回血：用空气把血驱回体内，优点是进入体内的液体少。缺点是回血不干净和有空气进入体内的危险。

（3）用液体 - 空气回血：先用 200 mL 盐水回血，之后进入空气，当空气至静脉穿刺点 30 cm 处时，夹住管道并同时关泵。此法回血干净，但也要注意防止空气进入体内。

（四）血液透析结束时的处理

在透析结束前 30 min 可停止注入肝素，并再检查 1 次患者血压、脉搏及机器上各种显示参数是否正常。拔管前要按医嘱留血液标本。操作者应戴手套，常规消毒操作，关闭血泵，拔掉动脉穿刺针并与回血盐水瓶相连，然后徐徐开动血泵（通常 100 mL/min），用盐水将管道和透析器内血液驱回患者体内。在回血过程中，用止血钳轻轻敲打透析器，或用止血钳在静脉管道上夹几次，使透析器内压增高，利用喷力把残血喷出，但要注意阻断时间不要过长，以免破膜。回完血，拔出静脉穿刺针，应立刻局部压迫止血 5 ~ 10 min，用力要适中，不能完全阻断血流，又可使其出血。压迫部位应在距穿刺针尖前方 0.5 ~ 1.0 cm 处，此处正是血管穿刺点，这样才能有效地止血。

（五）机器消毒

机器消毒实际指输送透析液的管道内消毒，因为管道内常有细菌或真菌生长，一有机会就可能进入血液循环引起感染，所以应该保持透析液管道内尽可能清洁干净。根据人工肾机装置不同，目前有两种消毒方法，一是热消毒，二是化学药物消毒。有的人工肾机具有两种消毒功能。

1. 热消毒

透析结束后，开动加热电钮，使透析水加热到 85 ~ 95℃，然后在透析液管道内循环消毒，之后逐渐冷却。

2. 化学消毒

透析结束后，用反渗透水（reverses，osmosis，RO）水冲洗 20 min，然后机器吸入 1% ~ 3% 次氯酸钠或 3% 甲醛，保留 20 min，再用 RO 水冲洗 30 min。下次使用前应检测无消毒剂时方可应用。

五、血液透析中技术故障及处理

血液透析过程中，人体血液实际是处于体外循环状态，患者和机器随时都有可能发生意外，所以要求操作人员要遵守操作规程，定期检查并记录人工肾各种监视装置所显示的参数，始终密切观察患者情况，一旦仪器报警或发生其他异常，要立刻查清原因，采取紧急措施，要千方百计保证患者生命安全，使损失降到最低限度。

（一）透析液异常

透析液异常包括透析液浓度、成分和温度异常，透析液浓度异常指稀释度异常，而成分无变化；透析液成分异常指正常透析液中有异常成分；温度异常指透析液温度过高或过低。

1. 透析液浓度异常

水处理系统或人工肾机透析液配比系统故障可引起透析液浓度异常或各种成分比例异常（即出现低钠血症或高钠血症、低钾血症或高钾血症、高钙血症和高镁血症等）。最严重的是高钾血症和低钠血症，可导致患者心搏骤停、抽搐、昏迷而死亡。

（1）低钠血症：由于低钠引起血浆渗透压下降，当血浆渗透压低于 120 mOsm/（kg·H_2O）时会发生急性溶血，此时血液管道内血浆立刻变成葡萄酒颜色，患者感到头痛、恶心、呕吐、胸闷、呼吸困难、血压降低、心率加快。确认发生溶血后应立即停止透析，检查溶血原因。如为低钠引起，马上更换正常透析液恢复透析。同时估计和检查溶血程度，检查血钾水平，但不必等待生化结果，应立刻采取必要的措施，如输注生理盐水或高钠盐水，输新鲜血等。也可增加血流量和跨膜压差（TMP），加速溶质交换和除水速度，纠正高血钾和预防心力衰竭。

（2）高钠血症：透析液异常也可导致高钠血症。高钠血症引起血浆渗透压增高，使细胞内和组织水分向血管内移动，造成细胞内脱水，出现头痛、恶心、呕吐、干渴、痉挛等症状，严重者可导致昏迷甚至死亡。高钠血症使血循环容量增多，也可引起肺水肿和心力衰竭。

（3）高钾血症和低钾血症：慢性透析患者高血钾常见，特别是透析间隔长而患者进食含高钾的饮食时更易发生。使用单针透析或再循环透析装置容易产生高血钾。发生溶血或输入大量陈旧血液也易使血钾升高。一般透析液钾浓度为 2.0 ~ 3.0 mmol/L，高于此值，特别是少尿者，容易发生血钾升高。除非患者有严重高血钾，否则不用无钾透析液，因为透析后患者血钾低，可产生无力感，尤其服用洋地黄类药物的患者易发生洋地黄中毒。频繁呕吐、腹泻、进食少，可出现低血钾。无论高钾血症还是低钾血症，都可出现心电图异常。一般来说，高血钾使心肌受抑制，患者心前区不适，心率减慢，血压下降，四肢麻木。心电图表现为心率慢，QRS 波增宽，P 波变小，T 波高耸，也可有室性期间收缩，房室传导阻滞、室性心动过速或室颤。低血钾患者常无明显不适感，有时心率快。心电图常有窦性心动过速，房性期前收缩或心房颤动等。血钾异常时应调整透析液中血钾浓度继续透析。

（4）高钙血症和高镁血症：用未经处理的硬水配制透析液容易产生高钙血症、高镁血症。用 RO 水配制透析液，可使钙、镁浓度达到预定的含量。硬水综合征是慢性透析中（既往无反渗装置）常发生的并发症，是由高钙血症、高镁血症所致。硬水综合征可发生于透析开始后 1 h 或整个透析过程中，表现为恶心、呕吐、痉挛、全身烧灼感、血压升高。也有报道有嗜睡、肌无力和头痛等症状。发生硬水综合征时应该停止透析，改换正常透析液重新透析。透析液钙浓度不宜超过 1.75 mmol/L。软水装置和 RO 系统应定期再生和检查，经常检测软化水中钙浓度可以防止硬水综合征的发生。透析患者发生单纯高镁血症少见，或不足以引起症状，除非患者服含高镁的药物。

2. 透析液成分异常

用自来水稀释浓透析液或管道材料释出某些成分，可使透析液中含有对机体有害的成分，在透析中进入人体，久之，就会造成中毒或器官损害，如铝、铜等重金属离子进入体内，可导致透析脑病和溶血等损害。另外，自来水中存在的消毒剂（如氯胺）进入人体，可引起溶血。

3. 透析液温度异常

透析液温度以调节到 37～38℃为宜，有时由于热敏电阻和加热器异常而使液温失常，此时患者有发冷或发热感觉，高温透析对机体危害极大。

（二）空气栓塞

空气进入体内引起血管栓塞称为空气栓塞。空气栓塞常引起致命性危险，是严重的透析事故。

1. 空气栓塞的原因

在透析过程中空气进入人体内的途径如下。

（1）忘记用盐水预充透析管道，而将管道与静脉瘘管直接连接。

（2）血液管道连接不良，尤其当用负压超滤时，在血泵前部管道内呈负压，气体也可以从穿刺针、管道连接部（由于连接不严）进入体内。

（3）回血操作失误，当用空气回血时应密切注意静脉管道空气，一旦回血完毕，立刻夹紧止血钳，阻断管路，同时关泵，防止空气进入体内。

（4）冷的透析用水可能含有大量溶解的空气，给透析用水加温，空气会释出而通过透析膜进入血液内。如进入的空气量超过设备的脱气能力，或由于脱气设备失灵，则可发生空气栓塞。

2. 空气栓塞的表现

据报道，5 mL 空气进入体内可引起死亡，但也不是绝对的，还决定于空气进入体内的速度和到达部位。如少量空气缓慢进入体内，不致引起症状；如果空气进入动脉，容易栓塞脑血管和冠状动脉，均有致命危险。空气栓塞的症状决定于患者当时体位和阻塞部位，如患者坐位或头高位，气体进入上肢静脉，经过腋静脉、锁骨下静脉和颈静脉进入头部静脉系统。如阻塞小静脉，则引起脑细胞坏死和相应体征。如果阻塞颅内重要区域的静脉，患者会大声喊叫、抽搐、昏迷，甚至死亡。当患者左侧卧位时，空气进入右心房和右心室，在此形成气泡而影响心脏排血功能。如果患者右侧卧位，气体可达肺毛细血管床，造成急性肺动脉高压，部分气体通过肺到达左心室和大循环系统，可引起动脉栓塞，产生心律失常及神经系统异常。这些患者有急性呼吸困难、咳嗽、胸部发紧、气喘和发绀，严重者昏迷或死亡。

3. 空气栓塞的处理

当空气进入体内时，立刻夹住静脉管道，使患者处于头低左侧卧位，也可左侧卧位，抬高床的下肢端。保持这个体位会使空气进入右心房的顶端并积存在此，而不进入肺动脉和肺。当血液到达右心室时，不断有少量空气中的氧溶解到血液中，不致产生栓塞症状。当进入右心室空气量较多时，影响到心脏排血，而且在心前区听到气泡形成的冲刷声，应考虑行右心室穿刺抽气。发生空气栓塞时禁忌心脏按压，避免空气进入肺血管床和左心室。应给患者吸纯氧，有条件者把病情严重者放在高压氧舱内加压给氧。其他措施有静脉注射地塞米松以减少脑水肿，注入肝素和小分子右旋糖酐以改善微循环。

4. 空气栓塞的预防

空气栓塞是威胁生命的并发症，治疗是困难的，预后差，所以预防非常重要。透析管道连接要牢固，尤其血泵的动脉侧。用静脉管道输液较安全。最好不要在动脉侧补液，如为必须，一定严密观察。如用空气回血，一定要严谨操作，必须精神集中，及时夹住静脉管道和关闭血泵。现代人工肾在静脉端有空气检测装置，一旦有空气，可马上报警，同时夹住管道和停止血泵。

（三）高温透析

透析液温度监视系统中恒温器失灵可以引起透析液高温。高温可以造成急性溶血和高钾血症。透析液温度超过 51℃，可立刻发生严重的溶血，患者可死于高钾血症。如果液温在 47～50℃，溶血可延迟

48 h 发生。为预防透析液高温，需要装有高温监视器，以防止温度超过 42℃。

发生溶血后立刻停止透析，体外循环中血液不应还输给患者。预防高钾血症，严重者应更换人工肾重新透析。

（四）透析器破膜漏血

空心纤维透析器不容易破膜，若不是出厂问题或运输和存放损坏，高温和干燥一般很少破膜，除非跨膜压超限或者重复使用次数过多。人工肾都备有漏血检测装置，一般漏血后仪器发生警报，但也有装置出现不报警或假报警情况，所以还要具体分析。也可用一种特制试纸浸蘸透析液，观察颜色变化，或者在透析器出口处取少许透析液离心，看是否有红细胞沉淀。发现破膜时应更换透析器，一般小量漏血可以把透析器内血液还输患者，因为即使破膜，此时在膜内还存在正压，有的人工肾膜外能保持 6.65 kPa（50 mmHg）负压，以致透析液不会进入膜内。但是严重破膜漏血，宁可废弃血液也不应再输给患者，如出血多或休克，应该及时输血。

为防止透析中透析器破膜，要做好透析前的检查准备工作。在透析中跨膜压调整应适当，不超过膜的承受限度。复用透析器，使用前要做压力试验，因为有些净化剂，如氢氧化钠、次氯酸钠对膜有较强腐蚀性。有时透析开始时忘记放开静脉管道上的血管钳，使膜内压增高而造成破膜。在透析过程中忘记加肝素或肝素用量不足也可造成凝血，或静脉回血不畅，或管道弯曲、压迫等，都可造成膜内压增加，导致破膜。

（五）凝血

患者高凝状态、肝素量不足、静脉回血不畅、血流缓慢或血压降低等容易造成透析中凝血。管道内血液呈高凝状态时，静脉压升高，如超过事先限定的范围，则会自动报警。另外，血液在管内分层、捕气室外壳变硬、液面上有泡沫，说明要凝血，应立刻增加肝素量或找出引起凝血的原因，并加以排除。

（六）电源中断

在透析中电源突然中断，要用手摇血泵，以免凝血，同时寻找断电原因。如暂时不能通电，可回血结束透析；如短时可通电，不必忙于回血。一般配有计算机的人工肾机 15 min 内计算机程序不消失。

（七）水源中断

在透析中可能发生意外的水源中断，使正常透析不能进行下去。常见原因有驱水泵故障、输水管道断裂或水源不足等。此时机器产生电导度报警，有的机器可在屏幕上直接显示水源不足。护士应立刻把透析改为旁路或进行超滤除水程序。技术人员应马上寻找故障原因，如在 1～2 h 不能解除，应中止透析。

六、血液透析相关急性反应

（一）恶心、呕吐

在透析中恶心、呕吐比较多见，为 10%～15%。恶心、呕吐不是一个独立的并发症，它由很多因素所致，但有时找不到原因。恶心、呕吐常是低血压的早期症状，失衡综合征（DS）也先出现恶心、呕吐。此外，还常由热原反应、高血压、心力衰竭、硬水综合征、酸碱度的急剧变化、对醋酸盐不耐受、透析水质不纯、胃肠疾病及某些药物等引起。恶心、呕吐往往也是脑出血、蛛网膜下腔出血的先兆症状。有时患者出现不明原因的恶心、呕吐，但呕吐后症状完全消失。如症状持续存在，应寻找病因，采取治疗措施或对症处理。

（二）头痛

在透析中头痛比恶心、呕吐少见，发生率为 5%，但大多数原因不明确。常见原因可能为高血压、神经性头痛、硬水综合征等。有偏头痛史者，在透析中头痛症状可能出现或加重。DS 反应和醋酸盐的作用等可加重头痛。也有可能由脑出血、蛛网膜下腔出血所致。头痛的处理是尽量寻找病因，采取相应对策，如无明显原因，可以口服或静脉注射止痛药。作者遇到过 1 例有偏头痛的患者，平时很少发作，即使发作也较轻，但在醋酸盐透析时，每次均产生难以忍受的剧烈头痛，使用哌替啶也只能暂时减轻，曾口服麦角咖啡因和使用低温透析（目的是使末梢血管收缩）均无效。用高钠透析使血浆渗透压梯度变小，也未见功效。改用碳酸盐透析后，头痛完全缓解，估计可能与醋酸盐扩张血管作用有关。

（三）热原反应

在透析中或结束后发热，原因有感染、热原反应、输血反应、高温透析，还有不明原因的发热。

在透析水处理系统中可以生长细菌，特别是革兰阴性杆菌及产生的内毒素，在热原反应的患者血液中可以发现内毒素水平升高。在复用的透析器和管道中残留血迹或消毒不充分均可使细菌生长。在理论上，内毒素相对分子质量较大（$1 \times 10^4 \sim 1 \times 10^6$），不能通过透析膜，但有时内毒素碎片通过失去完整性的透析膜可以进入体内，从而引起热原反应。慢性透析患者血清中可发现内毒素抗体滴度增高。临床热原反应发生率变化较大（0.1% ~ 2.7%），通常发生在透析后 1 h，主要症状有寒战（93.1%）、发热（17%）、肌痛（4%）、恶心、呕吐（4%）、痉挛（3%）和低血压（16%）等。有学者报道，新透析器（3.3%）和复用透析器（2.5%）热原反应无明显差异。

对热原反应主要采取对症治疗和应用抗过敏药物，可用地塞米松（患者无感染存在）、抗组胺药。如寒战不能控制，静脉注射哌替啶是有效的措施。发热症状通常在几小时内自然消失，24 h 内完全恢复，如患者高热严重或症状持续 24 h 以上，应做血培养，不必等结果就应给予抗生素治疗。

应采取各种措施防止热原反应的发生，现在国内有些透析中心热原反应发生率已降低至 1% 以下，少数单位透析几千次透析未发生 1 次热原反应。在水处理系统中加灭菌消毒设备，如活性炭吸附、RO 膜滤过，以及在水处理系统中安装紫外线消毒灯等。另外，水处理系统一般每 3 个月消毒 1 次，夏天消毒间隔适当缩短，如发现细菌数目增多，要随时消毒，冬天消毒间隔适当延长。可用 4% 甲醛消毒水处理系统和 RO 膜，6 ~ 12 h 后用净水冲洗，直到测试甲醛阴性方可使用。我国复用透析器较多，但并未因此增加热原反应发生率，所以关键还在于水处理系统的防护。今后随着设备的改进，特别是热水消毒系统问世，热原反应将进一步下降。

（四）肌肉痉挛

在透析中肌肉痉挛也常见，发生率为 20% ~ 25%，特别容易发生于除水较多和老年患者，多出现在透析的中后期，也有延迟出现和透析结束几小时后再发。通常发生在快速超滤或者患者容量超滤过度低于干体重时。以下肢多发，也可在腹部。症状为肌肉痉挛性疼痛，一般持续 10 min，患者焦虑难忍，肌电图显示活动增强，对诊断透析中肌痉挛很有用。

产生肌肉痉挛的原因还不十分清楚，多发生在超滤率大于毛细血管再充盈率的相关低血容量时，由于临床上扩容后痉挛缓解而支持这个观点，因透析容量减少而血管收缩引起肌肉血流减少是合理的解释。肾素 - 血管紧张素系统激活对透析中骨骼肌痉挛不起作用，它的激活通常不增加患者痉挛频率，血管紧张素转化酶抑制剂（ACEI）类药物也不减少痉挛的频率和强度。研究发现，透析中交感神经系统对容量变化局部反应敏感的患者容易发生痉挛，因为已证明常发生痉挛比不常发生痉挛的患者平卧位去甲肾上腺素水平较大，这个观点与在短时透析快速超滤时常发生痉挛的患者所见一致。Wiegmann 等提示，组织缺氧是透析相关痉挛的一个原因，这个理论符合在尿毒症和透析中暂时性碱中毒伴有血红蛋白对氧亲和力升高和因此减少组织氧输送。然而痉挛的特点通常不是明显的缺血，用对抗药物并未因改变组织氧的输送而使疼痛缓解，使这个理论缺少可靠性。观察显示，补充肉碱可使肌肉痉挛发生率减少，使人认为肌肉痉挛可能是肉碱缺乏。然而肉碱缺乏可以造成肌病而不是痉挛，此时可以产生肉碱相关的痉挛，通常在活动时发生而不是在休息时。

发生痉挛时，首先降低超滤速度，通常输入生理盐水 100 ~ 200 mL 或注入 10% 氯化钠 10 ~ 20 mL 或用高张糖使症状缓解。对经常发生痉挛者要考虑是否调整干体重。有研究者报道，每次透析前口服硫酸奎宁 325 mg 或维生素 E 可以防止透析中下肢痉挛的发生率和严重程度，也未发现其他不良反应。据报道，磷酸氯喹也可以减少透析中痉挛发生率。同样，发现硝苯地平也可以减轻透析引发的痉挛。研究提示，纠正尿毒症的肉碱缺乏有益于尿毒症相关的肌肉 - 骨骼症状。此外，提高透析液钠浓度（Na^+ 为 140 mmol/L）也可减少痉挛发生率。痉挛的发生与血液净化方法也有关系，碳酸盐透析、序贯透析和血液滤过均可减少痉挛的发生。

（五）硬水综合征

水的硬度是指溶解在水中的盐类物质的含量，即钙盐与镁盐含量的多少。含量多的硬度大，反之则小。硬水是指水中含有重碳酸钙、重碳酸镁、硫酸钙和硫酸镁等盐类物质而形成的硬度。由于自然水含钙、镁盐较多，不宜直接作为透析用水。水处理系统的主要功能是去除水中钙、镁，其中树脂罐通过钠与钙、镁交换清除水中钙、镁盐类。RO 膜的主要作用虽然不是为除钙，但它是截留离子的重要构件，可因透析用水未经软化或因软化器过饱和而失效，或软化器控制监视部件故障，或 RO 膜破裂而引起透析用水中含钙、镁过高，大量的钙离子进入体内，引起透析患者一系列特有症状，称为"硬水综合征"。

硬水综合征可发生于透析开始后 1 h，主要表现有恶心、呕吐、发热、血压升高，且加大超滤率也不易控制。也可出现头痛、嗜睡、红眼、呼吸困难、肌无力或感觉异常或皮肤烧灼感等症状，甚至抽搐、昏迷，严重者可致死。上述症状发生后，应立即检查透析用水质量和测定血钙、血镁，并立即停止血液透析，改用低钙、低镁透析液重新透析至血钙、血镁浓度正常及症状缓解。硬水综合征是可逆的，24 h 内可自行消退。预防措施是不能用普通的自来水直接配制透析液，经处理的软化水要定期做钙、镁测定，软化达不到要求时应再生后使用。

（六）瘙痒症

尿毒症透析前瘙痒发生率约 13%，而维持透析患者至少 50% 感觉瘙痒。瘙痒的流行似乎与透析时间相关，推测是透析本身导致瘙痒或者透析不充分，使引起瘙痒的机制变得更多样。连续观察透析瘙痒的患者显示，在透析治疗中和透析完成当天更常见，2 d 未透析后的夜间瘙痒达高峰。据报道，25% 的瘙痒发生在透析中或结束不久，另有 40% 的患者在透析中瘙痒最严重。这些观察与透析后尿毒症状态改善观点相一致，提示瘙痒物质的堆积是尿毒症瘙痒的主要病因。

推测瘙痒的机制，属于单一或者复合的。很明显，从瘙痒的多样性上看，其发生机制可能存在个体差异，应该进一步研究个体因素，而尿毒症患者预防引起人群瘙痒的多种因素是无效的。研究表明，皮肤干燥或干燥病可视为尿毒症瘙痒的可能病因。干燥病是皮肤表皮角质层变得缺水，由于皮肤很干，最浅表层功能缺欠，搔抓掉这浅表层可减轻瘙痒。维持性透析患者甲状旁腺次全切除后 2 ~ 7 d 严重瘙痒消失，提示甲状旁腺激素（FTH）或钙磷代谢紊乱可能与瘙痒有关。有几项证据表明，PTH 与尿毒症瘙痒的发生密切相关，尿毒症瘙痒患者血浆 PTH 水平明显高于无瘙痒者，因此，降低 PTH 水平有可能控制高磷血症或用活性炭血液灌流可缓解瘙痒。

组胺在尿毒症瘙痒病因中可能起主要作用，慢性肾衰竭患者组胺水平很高，由于组胺和它的代谢物通常由尿排出，则高浓度组胺可能是肾衰竭滞留的后果，因此，有些研究提示，透析伴有瘙痒患者血浆组胺水平明显高于未透析者。已知肥大细胞和单核细胞是产生组胺的主要来源，有学者研究了尿毒症时细胞与瘙痒的相关性，发现维持性透析患者肥大细胞数量增多，发现瘙痒患者多处皮肤有广泛的裂纹和脱颗粒的肥大细胞。所以，高血浆组胺水平可能是肥大细胞和嗜碱性粒细胞脱颗粒的结果。以上观察说明，肥大细胞活化、组胺释放的成分可能导致尿毒症瘙痒。

由于透析瘙痒是多因素的，所以有多种治疗方式。有些患者透析足以缓解瘙痒，而有些患者是透析开始时出现瘙痒，甚至因透析而恶化，有的由于更改透析处方而减轻瘙痒。继发性甲状旁腺功能亢进而伴有瘙痒的患者，甲状旁腺次全切除是成功的，但不是在所有此类患者中都是有效的。人工源的紫外线照射治疗尿毒症瘙痒是有效的。药物治疗不都有效，亲水性复合物（局部润滑药）可以湿化皮肤，形成一种封闭的薄膜，减轻皮肤脱水。尽管组胺是主要瘙痒递质，但抗组胺药物不总是有效。辣椒辣素能局部、暂时缓解类风湿性关节炎和骨关节炎的疼痛和神经痛，在透析伴有瘙痒的患者局部应用是安全有效的。有研究者发现，促红细胞生成素（EPO）可使尿毒症患者血浆组胺水平下降，如果在瘙痒初期使用，会显著地改善症状。

（七）低氧血症

1. 临床特点

间歇透析患者体内酸碱内环境变化显著且复杂，在透析间期逐渐积累的非挥发性酸导致代偿性换气过度，而在透析中，潴留酸的清除，pH 升高，减轻了高换气状态，但在透析后酸负荷逐渐加重又恢复酸中毒。在透析中，酸碱变化受体内及体外因素影响，涉及氧和二氧化碳水平的变化。透析中，低氧血症程度和持续时间变化很大，有的低氧血症发生很早且持续时间较短，有的晚发且发作时间延长，后者与组织纤溶酶原活化因子释放增多有关。通常低氧血症是无害的，但当预先患有肺部疾病，呼吸失代偿，或者存在缺血性心脏和心功能不全时情况是严重的。

2. 低氧血症原因

透析中产生低氧血症主要与透析液碱基和透析膜相关。多数研究表明，醋酸盐透析低氧血症比碳酸氢盐透析或单纯超滤严重得多。聚丙烯腈（PAN）膜和铜仿膜有不同的预充液，尽管白细胞和补体活化，仅接触透析膜也不引起低氧血症，但醋酸盐透析 15 min 后，两种膜有明显的低氧血症，但在碳酸氢盐透析时，低氧血症较轻。

已证实，醋酸盐透析很快出现低氧血症，其原因为：①醋酸盐代谢是一个耗氧过程；②透析中超滤，血容量减少，心排血量下降，组织灌注不足，产生低氧血症。魏崇一等报道，用醋酸盐透析导致低氧血症，1 h 达高峰，以后逐渐回升，5 h 接近正常。而改用碳酸氢盐透析不出现低氧血症。透析中 CO_2 不断从透析液丢失，导致持久性低碳酸盐血症，$PaCO_2$ 下降，呼吸中枢受到抑制，使呼吸变慢、变浅，肺泡通气量减少，出现低氧血症。王质刚等分别用醋酸盐和碳酸氢盐透析对比观察其对血气的影响，碳酸氢盐透析前后 PaO_2 无变化［（94.37 ± 17.7）mmHg vs.（92.44 ± 19.7）mmHg，$P > 0.05$］，而醋酸盐透析后 PaO_2 变化有显著性差异［（85.68 ± 17.6）mmHg vs.（73.35 ± 14.4）mmHg，$P < 0.001$］。碳酸氢盐临床不良反应明显低于醋酸盐，但两组患者均无缺氧的临床表现。

透析相关低氧血症与透析膜激活补体密切相关，因此，活化补体不同的透析膜可潜在和不同程度引起中性粒细胞减少，造成轻重不同的低氧血症。Ross 等用核素铟标记白细胞，发现用醋酸盐和碳酸氢盐透析肺白细胞积聚是相似的，然而仅用醋酸盐透析时才出现低氧血症。对于肺白细胞积聚机制的解释包括：①补体依赖的白细胞活化和黏附分子表达，使纤维蛋白、血小板、白细胞形成微血栓，进入肺循环，影响肺的换气功能；②肌纤蛋白聚合作用增加白细胞稳定性并将其滞留在肺毛细血管床上；③由于加强内皮细胞的相互作用，形成血小板 – 白细胞微颗粒。

透析膜活化补体释放多种生物活性因子，如 IL-1、TNF-α、IL-8，促使降脂素（NP）不断地在肺毛细血管内聚集、黏附。该过程由内皮细胞表面的 E- 选择素和 D- 选择素，以及 NP 表面 L- 选择素在其中起作用。其次，NP 与血管内皮细胞黏附，内皮细胞表面分泌的 IL-8，可刺激 NP，使其变形，并快速诱导 B- 整合素 CD11、CD18 黏附分子的表达，与内皮细胞黏附分子结合，进一步增加黏附。IL-8 还可使 NP 脱颗粒，释放白三烯 B_4、氧自由基及溶酶体酶，引起肺毛细血管通透性增加，通气功能下降，气体弥散阻力上升，继之出现低氧血症。

（马　飞）

第二节　透析疗法

一、超滤和序贯血液透析

（一）超滤术语

超滤（UF）是指排除尿毒症患者体内多余的水分，这是透析疗法的主要功能之一。UF 有两种形式：一是在透析同时伴有超滤（或称透析超滤）；二是超滤和透析分开进行，称为"单纯超滤"（IUF），也称"限外滤过"（ECUF）。如果在一次治疗中透析和超滤分开进行（不论其顺序先后或时间长短），称为序贯透析（SD）。透析超滤常引起低血压，近年来人们非常重视（UF），在机制方面进行了深入研究，不但提出了理论依据，而且确立了它的临床应用价值。

（二）单纯超滤和序贯透析的实施方法

1. 单纯超滤

超滤必须通过压力（膜内正压、膜外负压或二者之差，即 TMP）来实现，因此，可以用任何透析机完成单纯超滤。

现代透析机都设有定容定时超滤装置，在超滤过程中不流透析液，处于旁路状态，即透析液不通过透析器，通过 TMP 完成超滤。还有些透析机仅有 TMP 超滤装置，根据患者除水量、透析器超滤系数及透析时间计算出 TMP。如设定除水 2 000 mL，透析器超滤率 4 mL/（mmHg·h），则：

$$TMP = \frac{UFV}{UFR \times T} = \frac{2\,000}{4 \times 2} = 250\,mmHg$$

式中，UFV 为除水量（mL），UFR 为超滤率［mL/（mmHg·h）］，T 为时间（h）。

根据公式计算出的 TMP 值与实际情况有些差异，这是因为透析器超滤系数都是实验室数值，而不是体内实测值，后者还与患者血细胞比容、血浆蛋白质含量等有关。另外，计算出的 TMP 还要减去静脉压才是真正需设定的透析负压值。

2. 序贯透析

序贯透析是一种治疗方式，是由弥散透析和单纯超滤两个程序组成，对于超滤和透析的顺序和时间比例没有固定模式，一般短时间单纯超滤，旨在除水，然后透析，旨在清除溶质，具体编排完全可以根据临床需要。现代透析机备有不同的序贯透析治疗程序，操作者可以自由选择。

（三）超滤原理

当半透膜两侧存在浓度差时，溶质和水就会移动，直到膜两侧浓度平衡为止。这个浓度梯度可以用溶质的 mg/dL 表示或者用 mOsm/（kg·H₂O）表示。水的压力有两种表示方式：渗透压和静水压。超滤除水即是依靠这两个压力完成的，其中静水压是起主要作用的压力。与超滤有关的因素可用下列公式表示：

$$J_f = \frac{O_f}{A} = L_p（\Delta P + \Delta \pi）$$

每单位膜面积的 UFR =（膜对水渗透性）×（静水压 + 渗透压）

公式中突出了静水压和胶体渗透压，因为不论腹膜透析或者血液透析，都需要压力才能使水从血液中排出。值得注意的是，如果用等张透析液，则血浆蛋白产生的胶体渗透压有利于水从透析液到血液中，造成负值，但是有 TMP 存在时就可以完全克服血浆胶体压。有些尿毒症患者，在透析中不需要除水，即使不施加透析负压也可以造成超滤，这是由患者静脉压造成的"强迫超滤"，是临床所不希望的，往往导致低血压反应。精确的定容除水透析机可以克服强迫超滤。有 TMP 控制除水的透析机也可以克服这个缺点，即将 TMP 调至相当于静脉压的正值，用膜外正压抵消膜内正压，以克服强迫超滤，但也常会产生小的误差。

Bergstrom 等令人信服地证明，患者对 IUF 比对透析中快速超滤耐受性好，几乎不产生不良反应。推测 IUF 容易除水可能与血浆渗透压变化小有关，实际渗透压如何改变才可能影响除水还不明确。透析中超滤伴有细胞外液渗透压很快下降，是尿素和其他小分子物质的丢失所致。因为代偿性变化，水进入细胞内，再加上水从透析中排掉，使有效血循环量减少，可能导致低血压。IUF 时，在理论上细胞内液不增加，血浆渗透压也稳定，上述解释有待进一步证实。

另一种解释是与血压及血管反应性有关。当 IUF 为 300 mL/min 时，心率不增加，心排血量下降，血压稳定，可能由于末梢血管阻力增加所致。而透析中超滤，心率增快，心排血量增加，末梢血管扩张和血压下降，这就是末梢血管对两种不同超滤方式的不同反应。

Chen 等注意到，用不同的超滤方式血容量的再分布也不同。他们对同一组患者用两种超滤方式，以相同的 UFR 排除等量水，发现当 UFR 为 10 mL/min 时，IUF 舒张末期心脏容量（EDV）与总血容量（TBV）比值增高，心排血量不变，说明中央血容量改变可能是静脉收缩的结果。而透析中超滤，心排血量显示下降，EDV/TBV 比值减少，说明末梢血容量不适当重新分布可能是静脉舒张的结果。在透析中血浆渗透压迅速下降，可以降低血管收缩反应，可能是由于动脉壁对钠浓度下降造成的血管反应性损伤。透析中血浆儿茶酚胺水平不增加，使血管不能代偿性收缩。醋酸盐为一种血管扩张剂，在透析中可导致低血压。酸碱变化也可以影响血管的反应性。最后，由于透析的原因，血钠、钾、钙、镁和其他离子的变化，也有可能影响到血管张力的调节。而在 IUF 时，血浆渗透压稳定，儿茶酚胺水平升高，没有醋酸盐进入血液中，血浆中电解质浓度没有大幅度变化，因此，IUF 中血压稳定可能是多种因素影响的结果。

（四）单纯超滤的评价

1. 血流动力学稳定

Bergstrom 等对比观察了醋酸盐透析、IUF 和再循环式透析的血流动力学变化，见表 6-3。

表 6-3　不同方式超滤的血流动力学等参数比较

参数	透析	IUF	再循环透析
脉搏变化（次 / 分）	增加（8 ~ 15）	不变	增加（17）
血压变化（kPa）	下降（< 12/8）	不变	不明显
体重变化（kg）	下降（1.92）	下降（> 1.92）	下降（3.00）
血容量变化（%）	下降（9.4）	下降（> 5.4）	下降（2.0）
渗透压变化（mOsm/L）	下降（24）	不变	下降（7）
尿素变化（mmol/L）	下降（12.5）	不变	下降

可以看出，在透析时，渗透压下降明显，干扰了心血管的调节功能；而在 IUF 时，渗透压稳定，患者对超滤引起血容量减少有较好的调节功能。作者还观察到，在 IUF 时，每搏量及总输出量减少，末梢血管总阻力（TPVR）增加，使血压稳定。而透析中心率和每搏量增加，TPVR 下降，使血压降低。

Wehle 用有创的方法对比观察常规透析和 IUF 的血流动力学参数。从前臂静脉插管至肺动脉，测量平均肺动脉压（MPAP）、肺楔压（PWP）和中心静脉压（CVP）。用热稀释法测定心排血量，计算出心脏指数（CI）和每搏指数（SI）。用下列公式计算出左或右室每搏工作指数（LSWI 或 RSWI）。

$$LSWI = \frac{1.36 \times （MAP-PWP）}{100} \times SI$$

$$RSWI = \frac{1.36 \times （MAP-PWP）}{100} \times SI$$

肺血管总阻力（PVR）及总血管阻力（TVR）。

$$PVR = \frac{（MAP-CVP）}{CO}$$

$$TVR = \frac{（MAP-CVP）}{CO}$$

2. 单纯超滤时溶质的变化

临床应用 IUF 的目的只是为在短时间除掉多量的水，所以通常每次除水仅 1 000 ~ 3 000 mL。前文已谈到超滤液渗透压与血浆相似，所以通过 IUR 达到清除溶质的目的是不够的，特别是对尿素、肌酐等溶质，但对血钠的清除还是足够的。排除 1 000 mL 超滤液，如血浆尿素氮 35.7 mmol/L（100 mg/dL）、血钠 140 mmol/L，则排除尿素 357 mg，清除钠 400 mmol。

3. 单纯超滤时酸碱变化

Locatelli 证实，IUF 1 ~ 2 h 除水 1 ~ 3 L 时血清 HCO_3^- 轻度下降（平均 2 mmol/L），主要在前 45 min。

超滤开始 15 min，血浆 pH 轻度降低，是由于 HCO_3^- 下降之故。然后 pH 回升到透析前水平，但此时 PCO_2 明显下降，说明是对代谢性酸中毒的呼吸代偿，同时伴有轻度 PO_2 下降。用负压得到的超滤液 pH 和 HCO_3^- 浓度都高于血浆，说明由于 Cibbs-Domian 效应，血浆 HCO_3^- 进入超滤液增多。超滤液 PCO_2 降低，是由于 CO_2 进入空气中，这也是超滤液比血浆偏碱的原因之一。然而，在用正压或与空气隔绝取得的超滤液中，PCO_2 与血浆相近。

4. 单纯超滤与血液学变化

Moreno-Villoslada 等研究了 10 例慢性透析患者用负压超滤 1 h 后的血液学变化（透析器面积 1.86 m²，超滤速度 25 ～ 35 mL/min）。在超滤前或后未发现血浆纤维蛋白原、血红蛋白、结合珠蛋白有差异。血浆 FDP 总量低于 10 μg/mL，超滤后没有变化。

5. 单纯超滤与血液滤过（HF）的区别

IUF 每次除水 1 000 ～ 3 000 mL，溶质清除很少，血浆渗透压几乎没有变化。IUF 不输入置换液，仅解决水潴留。HF 每次除水 20 L，需要输入置换液 20 L 左右，起到溶质交换的作用，又可消除足够的溶质量负荷（与 1 次血液透析相近），血浆渗透压轻度变化［友谊医院的资料为 －（2.39±8.25）mOsm/（kg·H₂O）］。HF 是一种用于临床的较好的血液净化方法。

6. 单纯超滤不良反应

过量和快速地 IUF 也可引起低血压、恶心、呕吐和肌肉痉挛等。TMP 过高可导致破膜。有报道，加强超滤可反跳性导致高钾血症，这可能与红细胞破坏，急剧刺激肾上腺素能 α 受体或细胞内钾进入细胞外间隙有关。故加强 IUF 时，应监测血钾或心电图，最好在 IUF 后马上透析。

（五）单纯超滤的临床应用

1. 防止透析中低血压

有些尿毒症患者水负荷过多，但用透析超滤常导致低血压，可以采 IUF 和透析交替的方法。通常 IUF 和透析孰先孰后无明显区别，但后透析容易产生低血压，因此还是先透析为好。

2. 排除尿毒症患者间隙液体

伴有明显腹腔积液、胸腔积液和心包积液的患者常规透析难以排除这些部位的液体，用低渗透析反而使这些腔隙中液体增多，用高张透析或用 IUF 有助于上述液体进入血液循环，然后从透析器排掉。值得注意的是，IUF 会减少透析排除溶质的时间，上述积液有些就是由于透析时间不够造成的，所以在 IUF 的同时还要做到充分透析，才有助于积液的消除。

3. 序贯透析（SD）

有些患者对透析超滤不大耐受，即使未达到干体重也容易在透析中出现低血压反应，对此，可以采用序贯透析。但须注意，这类患者不是对所有序贯超滤方式都能耐受，必须寻找一个适于该类患者的序贯模式。还需提醒的是单纯超滤时间过长会减少溶质清除。

4. 抗利尿剂性水肿

如慢性心力衰竭、肝硬化或肾病综合征，对利尿剂不敏感，可以用 IUF 除水。对于血浆蛋白明显低下者，要注意治疗后失衡症状，后者甚至会造成急性肺水肿和心力衰竭。

二、高－低钠序贯血液透析

血液透析的一个主要功能是超滤除水，但有时虽然除水和体重下降，但细胞内和组织间水分增多，因此导致一些并发症，如失衡综合征、肺水肿、低血压等。高－低钠序贯透析是利用暂时性高钠血症，增加血浆晶体渗透压，吸引更多的水分从细胞内、组织间液进入血液循环，防止透析中低血压和水分进入腔隙和细胞内的有效措施。

（一）高钠血液透析的目的

1. 提高毛细血管再充盈率（CRR）

由于肾衰竭患者水潴留和毒性物质的作用，末梢微循环功能障碍，因此影响毛细血管 CRR。在透析中，除水超过干体重可使有效血液循环量减少而导致血压下降，但是如果 UFR 大于 CRR，也会产生上述结果。影响 CRR 的因素很多，如下列公式所示。

$$V_{(t)} = 1/(+K_{\pi a(t)})\{1 + K_{\pi a}(O)V(O) - f_0[(1+K_{\pi a(t)})f_0 + K\Delta(f - f_0) + K(P_c + P_t)dt]\}$$

从上式可以看出：①公式显示，时间内的容量变化及其影响因素；②影响血容量的主要因素是 f_0（除水率）和变化；③在透析中血浆蛋白浓度基本不变，胶体渗透压稳定，所以水的移动主要取决于晶体渗透压的变化；④透析中渗透压下降决定于 K 值（水和溶质通过毛细血管的移动比率）。

实际上，在透析中 BUN 丢失最多，因而可以认为 BUN 是造成渗透压下降和影响 CRR 的主要因素。如果在透析中提高钠浓度，则可以补偿由于 BUN 丢失所造成的渗透压下降，从而提高 CRR。

2. 保持血浆渗透压稳定性

血浆渗透压大幅度下降可以引起失衡综合征和其他症状。Rodrigo 报道，用高糖［717 mg/dL（39.79 mmol/L）］透析，血浆渗透压下降 5.2 mOsm/（kg·H_2O），用甘露醇（1 g/L）下降 4.3 mOsm/（kg·H_2O），二者联合应用仅下降 1.7 mOsm/（kg·H_2O），失衡综合征从原来的 67% 下降到 10%。作者进一步观察，透析中由于清除 BUN，渗透压下降 15 mOsm/（kg·H_2O），用高糖［4 mOsm/（kg·H_2O）］和甘露醇［10 mOsm/（kg·H_2O）］即可提高 14 mOsm/（kg·H_2O），故二者可补偿由于 BUN 下降导致的渗透压下降。如果用低糖［200 mg/dL（11.1 mmol/L）］和正常钠透析就不能补偿由于 BUN 清除导致的渗透压下降。

3. 增加细胞内除水

实践证实，高渗透析时，血浆渗透压稳定，而在透析中血浆钠下降，说明有细胞内液向细胞外移动。而在低渗透析时，血浆渗透压下降，而血浆钠升高，说明有细胞外液向细胞内移动。用不同钠浓度透析，体液分布也不一样，低钠透析细胞内液增多，而高钠透析细胞内液减少。

4. 增加溶质清除率

要想增加溶质清除率，必须增加溶质从末梢组织的转移和清除速度，为此要做到增加组织微循环血流量，增加溶质穿过细胞膜和毛细血管壁的能力，最后溶质才能达到透析器排出体外。据文献报道，慢性透析患者都有细胞内水肿和微循环障碍。由于细胞内和间质中水分增多，细胞内溶质浓度降低，组织血流减少，而溶质清除率也降低，故消除细胞内水肿是提高溶质清除率的重要条件。提高透析液钠浓度，可以提高血浆渗透压（钠主要存在细胞外液中），从而增加水的排除和伴随溶质的消除。Sakai 认为，高渗透析可以增加 5% 的溶质清除率，这是弥散和对流两种作用的结果，也有学者称其为"溶剂的抽吸作用"。如果在透析中交替使用高钠和低钠透析液，则可相应地使水进入细胞内，然后从细胞内抽吸出来，也带走部分溶质，这样重复交替起到"细胞清洗"作用。

（二）高渗透性物质的选择

用以提高血浆渗透压的物质很多，如葡萄糖、尿素、果糖、甘露醇、甘油和氯化钠等。0.45% 葡萄糖可以提高 2 ~ 3 mOsm/（kg·H_2O）渗透压，但葡萄糖浓度太高［11.1 ~ 27.75 mmol/L（200 ~ 500 漏血检测器 mg/dL）］可致高血糖、高渗性昏迷。另外，也可反射性地引起低血糖，长期用高糖还可引起高血脂。还发现高糖透析液不能防止水向细胞内移动。1 g/dL 甘露醇可以提高渗透压 8.5 ~ 10.0 mOsm/（kg·H_2O），甘露醇半衰期为 3 d，可在肝内蓄积，使肾功能进一步损害。血中甘露醇浓度高，从透析器中排出，容易造成渗透压大幅度下降，导致失衡综合征，故不宜长期使用。尿素、果糖和甘油很少有效或对机体有毒性作用，故少用或不用。具有较大渗透性和方便、无毒的渗透溶质是 Na^+。1 mmol/L Na^+ 与 4.28 mmol/L（12 mg/dL）BUN 产生的渗透性相当，所以在透析中调节 DNa^+ 浓度就可以控制血浆渗透压。又因 Na^+ 可以自由通过透析膜，所以不会因钠潴留导致高血压和肺水肿。

细胞内外水的变化是由渗透压驱动的，细胞膜上的钠泵使钠不能随意通过细胞膜，所以细胞内外钠浓度的变化将维持细胞内外渗透压差，这个压力梯度迫使水移动，使细胞内外渗透压趋于平衡，Man 研究了透析当中 H_2O 的变化，用低 Na^+ 透析 6 h，Na^+ 清除率（CNa^+）为 8.4 mL/min，H_2O 清除率（CH_2O）为 9.6 mL/min；而高钠透析 6 h，CNa^+ 为 8.6 mL/min；H_2O 清除率为 25.9 mL/min。

说明增加 DNa^+ 浓度，使细胞内水向细胞外移动，达到新的间隙渗透压平衡，因而增加无钠水的排出。另外，调整 NNa^+/NH_2O 的比值可以达到预定的 UFR。

（三）高 – 低钠序贯血液透析疗法

1. 高钠透析专用机

绝大多数人工肾机可以通过改变透析液与水的配比关系来提高或降低透析液浓度，即电导率，但高浓度或高电导率绝不等于高钠，因为高浓度是各离子浓度均升高。以 Cambro AK-10 人工肾机为例，调节电导率观察电导率与 Na^+、K^+ 浓度的关系，可见若提高电导率，K^+、Na^+ 浓度均增加，当 Na^+ 达到

148 mmol/L 时，K^+ 已升到 3.5 mmol/L，容易引起高钾血症。

必须指出，不能将高浓度（电导）与高钠混淆，否则会酿成事故。目前日本两家公司人工肾机备有单独吸钠装置，即在透析液管道上装有一个旁路，吸入 10% 氯化钠，可以控制透析液中 Na^+ 浓度，从而达到高－低钠序贯透析的目的，不过仅能升高透析液钠浓度，并无上线限制，其浓度由临床医师掌握。现代一些欧洲先进透析机多有 4 ～ 6 个钠曲线模型供临床选用。这些机器仅能提高透析液浓度（电导），而不能单独提高钠浓度，也就是当钠浓度提高时，其他电解质水平同样升高，首当其害的是 K^+ 浓度，所以这类机器都设定一个电导度上限。

电导率与电解质的相关变化规律受到原处方，以及稀释方式与倍数不同的影响而存在差异。相同的是，由于电导提升，K^+ 也随之增加，为治疗安全（避免高血钾），所以电导提升高度受到限制，实际 Na^+ 最高 153 mmol/L 有时达不到临床的要求，此时还是选用单独提升浓度的肾机为佳。还应提醒，有的机器屏幕上显示的 Na^+ 值读数是换算值，而不是实测值。

2. 微型泵注入法

用一个输液泵将高张钠溶液注入透析液管道中（在透析器之前），根据预定钠浓度计算出输入速度。如原透析液含 Na^+135 mmol/L，欲输入 10% 氯化钠，提高 Na^+ 为 150 mmol/L，计算方法如下：150 － 135 = 15（mmol/L），换算为 7.5 mmol/（500 mL·min）。10% 氯化钠变为 100 mg/mL，除以 58.5（NaCl 相对分子质量），即为 1.71 mmol/mL，7.5/1.71 = 3.89 mL/min。每分钟输入 10% 氯化钠 3.89 mL，可使 DNa^+ 由 135 mmol/L 提高到 150 mmol/L。这种方式没有自动监护设备，临床应用时必须加强人工监护。

（四）钠浓度的选择

Locatelli 证实，低钠透析时，Na^+ 通过"弥散"作用被清除到透析膜外。若 DNa^+ 与 ONa^+（血浆钠）浓度相等，则膜两侧 Na^+ 梯度为零，此时是通过"对流"排除钠和水，从而保证在透析过程中患者生理钠浓度不变，此即所谓"等渗透析"。生理性钠浓度的计算是血钠实测值加上血浆蛋白的胶体渗透压。如果实测血钠为 140 mmol/L，加上 7% 总蛋白胶体渗透压值，则为 147.95 mmol/L，可取 DNa^+147.95 mmol/L。用两种钠浓度（DNa^+142 mmol/L 和 DNa^+148 mmol/L）分别观察两组患者 28 和 18 个月，结果：①组（DNa^+142 mmol/L）在透析中血压明显下降；②组（DNa^+148 mmol/L）血压没有变化；②组在透析中除水量和透析间期体重高于①组；①组在透析中痉挛发生率及补入盐水量都高于②组；②组心胸比、心电图（ECG）没有明显变化。作者认为生理钠浓度有利于矫正慢性水潴留，容易达到干体重。临床实际应用中有时钠浓度需要高于生理性钠浓度，此谓药理性钠浓度。

（五）高－低钠序贯血液透析的应用

1. 预防透析中低血压反应

对醋酸盐透析不耐受和有自主神经功能紊乱的患者采用高钠透析可取得非常满意的效果。通常可选用 DNa^+145 ～ 160 mmol/L 透析 3 ～ 5 h，然后用正常钠浓度透析 1.0 ～ 1.5 h，可防止钠潴留。另外，在高钠时增加除水量，在正常钠浓度时除水量减少到最低程度，才可以保持血压持续稳定。有研究者报告用高钠透析液预防透析中低血压，使用 DNa^+140 ～ 155 mmol/L，透析 4.5 h，然后用 DNa^+135 mmol/L 继续透析 1.5 h。透析中血清钠最高 145 mmol/L，最高渗透压（311.0±6.5）mOsm/（kg·H_2O），透析结束时血清钠（139.0±1.9）mmol/L，渗透压（294.1±2.2）mOsm/（kg·H_2O），仅平均下降 5.7 mOsm/（kg·H_2O），血压稳定在 14.6/9.3 kPa（110/70 mmHg）以上。

血液透析中应用钠曲线模型旨在找到一个适合患者的血浆钠浓度，达到对脱水的最大耐受程度，使机体在透析过程中保持相对的血容量稳定，同时又不导致体内钠潴留，减少透析后的相关并发症。Sadowski 等取初始钠浓度 148 mmol/L 和终末钠浓度 138 mmol/L，在透析过程中应用阶梯式和线性两种钠浓度变化模型。结果应用钠模型组患者透析中肌肉痉挛、头痛、恶心、透析中低血压、透析后乏力感、头晕均低于对照组，也未发现高钠引起的相关不良反应（血压增加、血钠升高、口渴）等。最后作者指出，阶梯型钠模型适于预防透析中头痛和改善低血压，线性钠模型适于减少透析中肌肉痉挛。

对于高度水肿的患者施行阶梯性超滤无疑是一种好的方法，Meers 等指出，阶梯超滤和阶梯钠浓度模型联合应用更优于单纯阶梯性超滤的方法。基础透析液钠浓度为 137 mmol/L，一种方法是阶梯式超滤，另一种方法是阶梯式超滤联合阶梯式钠浓度模型（初始钠浓度为 150 mmol/L），结果表明，后者低血压的发生率明显低于前者。有学者指出，联合应用的优点是改善毛细血管再充盈率，保持血浆渗透压稳定和缓慢地下降（下降幅度也低）。

Keuchel 等对 13 例患者采用计算机模拟 3 种超滤方式：①常规超滤和透析液钠浓度 138 mmol/L；②阶梯式超滤；③阶梯式超滤与阶梯式钠浓度模型（初始钠浓度 150 mmol/L）联合。结果③组透析后细胞内液减少，而其他组细胞内液增加。

De Vries 对 15 例患者进行研究：①恒定钠浓度（140 mmol/L）；②阶梯钠浓度模型，（140 ~ 148 mmol/L）；③钠梯度和梯度超滤联合 3 种治疗方式对毛细血管再充盈率、血容量、细胞内液和细胞外液的影响。结果在①组常规透析血容量降低明显，细胞内液和细胞外液下降量均少于②组和③组；而②组和③组有明显的跨细胞水分进入细胞外液，因此临床不出现低血压和肌肉疼挛。

病情不一样，患者对钠浓度的反应也有区别，故应建立个体化的钠浓度模型，防止血流动力学的不稳定性。减少透析中低血压的发生率，可以保护心血管功能，改善生活质量，提高存活率。有研究者认为，首先，确立准确的干体重，可以通过超声波的方法或者测定生物电阻抗的方法；其次，应用生理性钠浓度，因为太高的钠浓度容易引起干渴和透析间期体质量增加过多；最后，根据不同的患者透析中血浆容量的变化规律运用个体化钠模型。结果证明，只有根据患者的具体病情选用钠浓度，才能获得最佳的血流动力学效果，而发生很少的不良反应。

2. 细胞清洗透析（CWD）

方法是先用 DNa^+ 180 ~ 200 mmol/L 透析 45 ~ 60 min，然后用 DNa^+ 130 ~ 140 mmol/L 透析 45 ~ 60 min，反复几次。Meada 用 CWD 治疗 13 例慢性肾衰竭，其中 4 例为糖尿病肾病。结果：①干体重比普通透析明显减少；②透析后无力感消失；③透析中血压稳定；④食欲增加；⑤微循环改善；⑥ Hb 增加；⑦糖尿病患者血糖下降，糖利用率增加；⑧ BUN、肌酐水平比普通透析呈有意义的下降。

（六）高 - 低钠序贯血液透析的评价

优点：①消除了透析后的疲乏感；②食欲增加；③增加皮肤光泽感；④改善活动和工作能力；⑤减少透析中低血压发生率；⑥透析中"失衡"症状消失；⑦减少透析中不适症状；⑧有利于消除细胞内和组织间水肿，容易达到干体重；⑨增加溶质清除率。

缺点：①增加口渴感；②在透析期间体重增加快；③警惕钠潴留，以免发生高血压和肺水肿。

三、低温血液透析

（一）低温透析方法、优点和机制

早已发现透析液温度和环境温度影响透析中低血压的发生率，但低温本身几乎不引起不适症状。为了证明温度对心血管功能的影响，Kishimoto 对比研究低温（34℃）和正常温度（37℃）对一组透析患者心血管功能的影响。透析患者 BUN 100.6 mg/dL（35.9 mmol/L），Scr 1 343.7 mmol/L（15.2 mg/dL），心率 78.7 次 / 分，MAP 12.1 kPa（90.7 mmHg）。开始 20 min 做正常温度透析（NHD），继之做 60 min 低温透析（LHD），两种方法除温度外，其他条件相同。每 10 min 测定 1 次脉搏（HR）、每搏量（SV）、心排血量（CO）、MBP、末梢血管阻力（TPR）、血浆正肾水平（NE）、体温（BT）和透析液温度（DT）。用碳酸氢盐透析液，Na^+ 140 mmol/L、K^+ 2.5 mmol/L、Ca^{2+} 1.75 mmol/L、Mg^{2+} 0.75 mmol/L、Cl^- 100 mmol/L、醋酸根 9 mmol/L、HCO_3^- 30 mmol/L。每例患者用正常和低温透析，前 20 min 的参数作为对照。结果不论是 LHD 或 NHD，前 20 min 体温波动 < 0.2℃，但此后 NHD 组呈有意义地上升，LHD 组无明显变化。两种温度对血流动力学影响：NHD 时 MBP 下降 10%，而在 LHD 中 MBP 上升 5%，HR 在 NHD 和 LHD 时均增加，但在 LHD 时增加幅度小；SV 在两者都明显下降，没有差异性；CO 在 LHD 时下降 15%，在 NHD 时无变化；在 LHD 和 NHD 时 NE 均显著升高，但两者没有差异。

进一步观察室温对体温的影响，LHD 时，室温 14℃，当血流量（QB）为 120 mL/min 时，透析器出口温度差为 -4.1℃；当 QB 为 180 mL/min 时，出口温度差 -1.4℃。而 NHD 时，室温 14℃，相应血流量透析器出口血液温差为 -2.21℃和 -0.5℃；室温 25℃，相应血流量的血液温差为 0 和 0.4℃。温度对溶质清除率没有影响，NHD 尿素氮清除率（132±13）mL/min，LHD 为（130±11）mL/min，NHD 肌酐清除率（114±10）mL/min，LHD 为（113±9.0）mL/min，两者没有差异。NHD 时，BT 轻度变化而不是显著增加，血压轻度下降而不是显著下降，但 CO 下降，而 TPR 无变化。相反，LHD 时，尽管 CO 下降，BT 和 MBP 均无变化，但是 TPR 明显增加。

单通道醋酸透析，无论维持性血液透析（WHD）还是常规血液透析（CHD）第 1 hMAP 下降，在治疗结束时，WHD 患者 MAP 保持在低水平，而 CHD 恢复到正常水平。两种温度透析 CI 均下降，TPR 在 CHD 比 WHD 增加明显。两种透析 HR 无差异。单通道碳酸氢盐透析在 WHD 时 MAP 显著下降，但 CHD 不变。两种温度透析 CI 无差异，HR 无变化。TPR 在 CHD 比 WHD 明显增加。再循环碳酸氢盐透析，两种温度透析 MAP、CI、SI、TPR、HR 均无变化，显示心血管功能稳定。再循环醋酸透析，两种温度透析心血管功能稳定，MAP、CI、SI、TPR、HR 无差异。

Maggior 等证实冷透析以后心血管功能改善，以后很多学者对其机制进行了研究。在低温透析早期，温度直接影响末梢血管肌肉的收缩性，之后，低温又影响全身神经系统的反应能力。在自主神经正常的患者，末梢血管对低温的收缩反应是很敏感的。据报道，温度下降 2℃（由 37℃到 35℃），TPR 可增加 5 倍，这是由于释放的血管活性物质导致血管收缩性增强。

林爱武等研究发现，低温透析防止低血压不完全决定于血容量的变化，为此，观察常温组和低温组（35.5℃）在相对血容量（RBV）下降程度相似的情况下，低温透析能减少低血压的发生率，并使患者耐受更多的超滤量。公认血液透析中体温升高，但是本组研究结果表明，低温组在透析中容易带走更多的热量，因此其体温上升速度低于常温组。也就是说，在透析后期，常温组与低温组 RBV 没有差异，但是两组体温不同，即低温组在透析过程中丢失热量较多，减少透析中体温升高，所以能超滤更多的水分而不出现低血压。作者还认为可能与低温透析提高心肌收缩力、提高上臂血管阻力，使心率下降，改善静脉血管反应性有关。

低温透析的效果关键在于透析中能量转换，王梅等对 18 例患者进行了低温透析（36℃）和标准温度透析（37℃），观察患者血压、血容量、温度监测、心率、动静脉温度及体外能量传递等指标。两种透析液温度治疗前体温无差别，透析后低温透析与标准温度透析相比，体温降低（$P < 0.01$），动脉管路血温度无明显差别（$P > 0.05$），静脉管路血温度明显降低（$P < 0.001$）；低温透析与标准温度透析相比，血液透析过程中的 MAP 升高（$P < 0.05$），透析结束时的收缩压、舒张压、MAP 也明显增高（$P < 0.05$）。低温透析过程中 MAP 比透析前略升高，标准温度透析过程中 MAP 比透析前略有降低，但无统计学差异（$P > 0.05$）；低温透析能量传递及能量传递率明显增加（$P < 0.01$）。

结果显示，两种温度透析液透析前体温无差别，透析后标准温度透析比低温透析体温升高，说明透析过程中患者体温进行了调节。两种温度透析液透析过程中均有热量丢失，尽管标准温度透析热量丢失少一些，透析后瘘的静脉端血温度均低于体温和透析液温度，说明虽然体温对透析液温度进行了补偿，但也不及丢失的多。研究表明，在透析前 MAP 无差别的情况下，低温透析比标准温度透析中 MAP 升高，透析结束时收缩压、舒张压、MAP 也明显升高，心率低于标准温度透析，说明低温透析提供了更好的血流动力学稳定性。关于透析液温度对血流动力学稳定性的影响机制，研究认为与皮肤血液循环的状态改变有关。机体温度是影响皮肤血流的重要因素，除此之外，还受血容量的调节。透析过程中随着超滤脱水，血容量下降，此时通过压力反射调节皮肤血管收缩，但机体温度的升高，将导致皮肤血管舒张，外周阻力下降，因而拮抗了低血容量引起的血管收缩反应，故标准温度透析时低血压症状发生率高。低温透析中，血管对低血容量反应敏感，外周血管阻力及静脉紧张性高，故低血压症状发生率低。在低温透析中，由于能量丢失较多，机体温度相对稳定。

对单纯超滤、低温透析（35.5℃）、标准温度透析（37.5℃）血流动力学稳定性的研究发现，上述 3 种条件下能量传递、能量传递率、平均动脉压呈递减趋势，前臂血管阻力及静脉血管紧张性逐渐降低，而机体温度逐渐升高；当设置与单纯超滤有相同的能量丢失进行血液透析时，其与单纯超滤条件下血管反应性及机体温度的差别消失，说明透析过程中能量传递是影响机体温度及血管反应性变化的重要因素。

Van der Sande 等对 14 例透析中有低血压者，在周中透析时设定核心温度下降 0.5℃或保持基线不变（恒温透析），用热平衡透析（透析中没有增加或减少）做对照。记录中枢血容量、血压、皮肤温度、心率变化。结果在热平衡透析中 CT 增加，在恒温透析中 CT 稳定不变，低温透析时 CT 降低；在恒温透析和低温透析时皮肤温度明显下降，但热平衡透析时皮温没有变化；与低温透析相比，恒温透析和热平衡透析收缩压降低，而 CBV 在低温透析时增加。低温、恒温及热平衡透析 LF/HF 没有差异。低温透析可以改善透析中低血压，可能是维持 CBV 不变或增加的原因，而控制 CT，既平衡了血流动力学的稳定性，又拮抗了寒冷不适的潜在危害。

研究表明，在低温透析中血管化学物质增多，也是保证血压稳定的重要因素。袁移安等选取长期规律透析患者中容易发生低血压或者血压偏低者 16 例，分别采用常温透析（37℃）和低温透析（35.5℃）交叉透析，各 4 次。采用自身前后对照，每次透析均观察血压、心率、RBV 以及体温的变化，并且在透析末平卧采静脉血检查血管紧张素Ⅱ、肾上腺素和皮质醇的变化。结果显示，与常温透析比较，低温透析组低血压发生率低，低血压出现时间晚，发生低血压时 RBV 低［（0.82±0.09）vs.（0.73±0.11），$P < 0.05$］。低温透析组透析后血管紧张素Ⅱ、肾上腺素和皮质醇均比常温透析组升高（$P < 0.05$）。

冷透析液对血压的影响是通过提高血浆儿茶酚胺水平，使血管收缩和末梢血管阻力增加。低温透析时，由于是透析液与血液之间的温度直接交换，机体的温度下降很快，机体为了维持体温，通过体温调节中枢，产热加快，散热降低，外周血管收缩，使血压上升。由于低温，机体的热平衡被破坏，诱发应激反应，其结果是使血管紧张素、肾上腺素、去甲肾上腺素、糖皮质激素、胰高血糖素、胰岛素等应急激素分泌增加，这些激素的分泌或者释放的增加，使机体血管收缩，体液回心增加，导致血压升高，心率上升。

患者基础体温影响透析患者血压已被证实，据 2 篇文献报道，分别显示 15% 和 75% 的透析患者透析前体温低于正常。Fine 等指出，冷透析液对血压的影响取决于透析前患者的基础体温。作者测量 128 例透析患者体温，分为体温低于 36℃组和高于 36℃组，每组分别用 37℃和 35℃透析液连续透析 10 次。出现低血压症状并伴有收缩压低于 100 mmHg，或血压下降 25%（基础血压低于 90 ~ 100 mmHg 者），或收缩压下降 50 mmHg 定为症状性低血压。结果 128 例患者中，29 例（23%）发生症状性低血压。透析液温度 37℃透析 1 662 次，症状性低血压发生率为 11.2%；35℃时透析 893 次，症状性低血压发生率为 5.5%。低体温患者在透析液 37℃透析时，低血压发生概率增加（15.9%），而在透析液 35℃透析时，低血压发生率仅为 3.4%，差异显著，但两组患者超滤容量、年龄、性别、透析时间、血细胞比容、血肌酐和尿素水平、血清清蛋白、糖尿病患病率均无差异。

体温增高可使皮肤血管扩张，从而干扰血容量减少后心血管的调节功能。至于患者基础体温偏高，冷透析对血压的调节差的原因尚不明确，但可能低体温和无体温异常患者的交感神经张力有差异。因此，只有低于正常体温的患者用冷透析液透析才有血流动力学效应，而基础体温高者用冷透析不会得到有益的心血管效应。

LHD 改善心血管功能已为一些学者所证实，发现自主神经功能正常的患者，其末梢血管对低温的收缩反应很敏感，温度由 37℃降到 35℃，患者的 TPR 可增加 5 倍，且可能通过早期释放血管活性物质直接作用于末梢血管，之后又影响全身神经系统的反应能力。还有学者认为，冷刺激可反射性地引起血管壁肾上腺素能 α 受体兴奋，α 受体与交感递质结合，可引起周围血管收缩，血压升高。

自主神经系统可通过对不同血管管径的调控实现血管阻力、血液分配和回心血量的调节，因此，分清自主神经功能状态，对分析不同温度透析中的血流动力学变化，正确判断 LHD 对心血管功能的影响是有意义的。SEC 与 SFC 正是判断自主神经功能有临床价值的指标之一。SEC 综合了物理反射和生理反射两个因素对动脉血流动的影响，监测中该值降低，表明血管运动中枢调节功能差，血管反射舒缩功能减退。当自主神经功能紊乱时，SEC 与 SFC 参数均明显降低。尿毒症患者常有自主神经功能不全，表现为颈动脉和主动脉压力感受器或传入神经反射弧有缺陷，长期 HD 患者 50% 发生自主神经功能紊乱，此为症状性低血压的原因之一。患者末梢血管对低温呈收缩反应（PTC 与 STC 渐降低），虽也存在心肌缺血损伤的影响，但 SEC 值明显升高，血管舒缩调节功能代偿加强，心功能有不同程度的改善，说明机体对温度的变化与自主神经功能状态密切相关。

低温透析对细胞因子也有影响，据研究，低温透析可以降低白细胞介素、肿瘤坏死因子、EDRF/NO，增加 TPR，促进静脉回流，保证超滤除水顺利和血压稳定，增加心脏收缩性，增加 CO。低温还可引起冷加压反应和儿茶酚胺增加。胡岗等将 26 例透析中低血压患者分为常温（37℃）透析组和低温（35℃）透析组，观察透析前后细胞因子的变化。4 h 透析后，低温组 IL-1β、IL-6 和 TNF-α 低于常温透析组（$P < 0.05$）。这表明低温透析可以降低炎症反应，改善心血管系统的稳定性，有利于保持 HD 时的血流动力学稳定。

当然透析中产生的症状性低血压与很多因素有关，醋酸盐的影响、体液减少、渗透压变化及补体激活等。Enia 等观察了透析液温度对透析中白细胞减少的影响，把透析液温度从 38℃降到 20.5℃，则白细胞下降从（82±6）% 减为（32±19）%，有显著性差异，说明降低温度可以改善生物相容性。如把温度降到 20℃，几乎可以完全防止白细胞减少。事实上，有些症状在常温透析中出现，而在低温透析中没有发生。实验证实，NHD 和 LHD 交替进行治疗，除体温外，其他条件相同，在 LHD 中却无失衡症状和补体活化表现。

低温透析对左室心功能有影响。张兰等报道，低温可以改善左心室功能。选取充分透析 6 个月以上、近 1 个月有反复透析中低血压发作史的患者 20 例，随机分为 A 组与 B 组，透析温度分别设定为 37℃和 35℃。所有患者每次透析前、透析结束时和透析结束后 30 min 接受超声心动图检查，连续监测血压等血流动力学指标。每 2 周两组患者交换治疗模式 1 次，共观察 8 周。结果显示，低温透析阶段比常温透析阶段平均动脉压显著升高（$P < 0.001$），心率显著降低（$P < 0.001$）；低温透析后症状性低血压和无症状性低血压发生率均低于常温组（$P < 0.001$）；低温透析后左室短轴缩短分数（SF）和射血分数（EF）均显著高于常温透析后（$P < 0.001$）；低温透析时节段性室壁运动异常（RWMA）发生率明显少于常温透析时（$P < 0.001$），透析后 RWMA 恢复比例亦高于常温透析时（$P < 0.001$）。结果表明，低温透析可明显改善透析中低血压患者左心室功能，减少透析中 RWMA 和透析中低血压的发生。

RWMA 是心肌缺血最早出现的特征性指标和特异性改变，本组观察到 RWMA 的变化，有力地证明了透析患者心肌缺血现象的存在。在一过性心肌缺血后，即使灌注得以恢复，LVF 受损也将持续一段时间，反复发生的心肌缺血产生的积累效应终将导致心肌冬眠，继而引起慢性缺血性心脏病，导致心功能不全，也是导致维持性血液透析患者心功能受损的重要因素。EF 和 SF 是反映 LVF 较为直观的指标，本研究发现，低温透析后 EF 和 SF 均显著高于常温透析后，并推测低温透析可能会增加左心室收缩力。

（二）低温透析的临床应用

低温透析明确的适应证是透析中易发症状性低血压及心血管功能不稳定的患者。我们认为，炎症和高热患者、存在显著性生物不相容性，以及危重患者皆可应用低温透析。Yagi 等提出，低体温可以降低 ICU 患者的病死率，而 CRRT 治疗过程可以降低患者体温。为证实 CRRT 对体温的影响，作者选择接受 CRRT 治疗的 ICU 患者 72 例进行回顾性研究，排除住院时体温≤ 35℃、伴有甲状腺功能低下或采取其他形式的体外循环（如人工膜肺）治疗的患者。然后作者又对 ICU 中 27 例急性肾功能衰竭患者行前瞻性研究，均用 CVVHD 和 CAVHD 治疗，血流量（QH）100 ~ 200 mL/min，透析液流量（QD）开始500 mL/h，以后逐渐增加至 1 500 mL/h，改变 QD 流速后，至少 5 min 测 1 次体外循环温度。结果 72 例回顾性研究表明，CRRT 患者动脉出来血液与静脉进入血液温度有明显的差异，36 例次发生低血压，其中 CVVHD 发生率为 46.3%，CAVHD 为 25%。

注意到以往的研究，在连续床旁血液滤过时，当液体置换率达到 1 400 mL/h 时，低体温发生率增加，随之伴有 MAP、末梢血管阻力和肺血管阻力增加及氧消耗下降。本组研究表明，当用低温透析和缓慢血流量时，热能总是在丢失。用 CRRT 治疗可以达到低体温的目的，CVVHD 比 CAVHD 更明显。由于体温下降，基础代谢率和氧消耗降低。低体温还可导致心率加快，心排血量、全身血管阻力及血压增加，血流动力学稳定，因此有利于低血压患者，可降低病死率。Van Kuijk 等指出，冷透析使静脉张力增加，改善静脉反应性。此外，冷透析还能增加心室收缩。1990 年 Tumey 等指出，冷透析本身有利于细胞因子和其他炎症递质的排除。本组研究发现，接受 CRRT 治疗的患者大多数是多器官衰竭和系统性炎症反应综合征，观察到冷透析可以排除心肌抑制因子，促进血流动力学改善，表明 CRRT 适合治疗血流动力学不稳定的危重患者。

感染中毒性患者，高温无疑对其机体是一种损害，可增加机体代谢和氧耗，影响细胞功能，甚至破坏一些酶的活性。在消灭体内微生物和排除毒素之前把体温降下来对机体是有益的。药物降温有弊端，冰袋物理降温有局限性，可以肯定用冷透析（如果疾病需要行 CRRT 的话）是非常理想的降温措施，可以收到难得的生物效应。

关于低温透析的不足之处，首先是患者的耐受性，一般透析液温度设定为 35.5℃患者是可以耐受的，如定为 35℃，多数患者会有发冷甚至寒战的感觉。从理论上讲，低温透析可能会影响溶质清除率，因为低温影响分子运动，特别是小分子物质的弥散。但对尿素动力学的研究表明，低温透析既未影响尿素的清除，亦未影响透析后尿素的再生成，推测可能因为血流的改变主要在皮肤，而且增高的 MAP 水平实际帮助了维持肌肉血流。Yagi 等也证实，低温（35℃）后，可提高尿素清除率和 Kt/V 值（$P < 0.001$）。期待今后用更科学的方法验证温度对清除率的影响。有时低温并未改善透析中低血压的发生，可能原因包括患者的基础体温、环境温度、低温是否到位、低温时间是否太短，以及病情本身和患者自身反应性等。此时不妨采用低温加高钠或附加药物（左旋卡尼汀、盐酸米多君片等）配合调节，甚至包括改换透析模式。

四、碳酸氢盐血液透析

尿毒症患者存在代谢性酸中毒，血液透析的目的之一是用透析液中的缓冲碱纠正酸中毒，体内纠酸的主要缓冲碱是碳酸氢盐。血液透析最初使用的缓冲碱就是碳酸氢盐，但发现碳酸氢钠与钙、镁生成碳酸钙（镁），产生沉淀，使透析不能进行。1964 年，Mion 用醋酸盐取代碳酸氢盐（HCO_3^-），并解决了浓缩液的配制和稀释系统的问题，因此无钙、镁沉淀出现，简化了操作方法，推动了透析疗法的发展。后来发现，醋酸盐透析（Ac-HD）不总是适合所有患者，特别是老年人和心血管功能不稳定者。近年来，随着高流量透析及大面积透析器的使用，对醋酸盐不耐受者增多。Graefe 等证实，用碳酸氢盐透析（Bi-HD）可减少透析不良反应，增加心血管稳定性。之后进一步研究证实，大多数透析反应与醋酸盐有关。随着透析人群年龄增长，短时血液净化疗法的临床应用，以及设备的改进，透析技术的提高，Bi-HD 的应用又逐渐增多起来，所以有必要深入认识和重新评价两种缓冲液对人体的影响，以及临床应用的优缺点。

（一）透析中醋酸盐和碳酸氢盐的动态平衡

常规 Ac-HD 中，血中 HCO_3^- 按着浓度梯度通过透析膜进入透析液，同样，透析液中醋酸盐通过透析膜进入人体内并经过肝脏代谢生成 HCO_3^-。很明显，在 Ac-HD 中，血液中 HCO_3^- 浓度取决于醋酸盐转运率、代谢率与 HCO_3^- 从透析液中丢失率之间的平衡。已证实，在 Ac-HD 中，醋酸盐从透析液中转运速度接近于机体醋酸盐最大氧化代谢速度，因此，当醋酸盐转运速度超过其代谢速度或醋酸盐代谢轻度异常时，将导致醋酸盐在体内蓄积。高醋酸盐血症时，醋酸盐可出现一些药物不良反应，导致心血管等方面出现一些症状，这种高醋酸盐低 HCO_3^- 血症造成的临床症状称为"醋酸盐不耐受综合征"。在血中 HCO_3^- 既不补充也不丢失的情况下，以 Ac-HD 时醋酸盐代谢所提供的量来确定醋酸盐代谢个体化指数，有助于了解患者醋酸盐的耐受性。此指数对不同患者有其特异性，但主要与醋酸盐代谢能力有关。Ac-HD 中醋酸盐代谢率（即 HCO_3^- 生成率）需维持血浆 HCO_3^- 浓度 20 mmol 左右，而血浆浓度又取决于其从透析液中丢失的量，即醋酸盐代谢和 HCO_3^- 生成率越高，则血中 HCO_3^- 浓度越高，而从透析液中丢失也越多。因此，血中 HCO_3^- 的浓度变化将自动调节 HCO_3^- 的丢失量，以便与 HCO_3^- 的生成速度相适应。如果使用大面积透析器，则有可能妨碍充分纠正酸中毒。当醋酸盐负荷超过患者代谢能力时，HCO_3^- 大量丢失可加重酸中毒。

（二）碳酸氢盐透析方法

醋酸盐透析基本被淘汰，而碳酸氢盐透析需用专门透析设备，其关键之处是 A 液和 B 液的配比系统。碳酸氢盐透析液由两部分组成，A 液是不含有缓冲剂的电解质部分，B 液是碳酸氢钠溶液。必须注意，B 液要现用现溶，不宜长期保存，而在使用过程中要密闭，以免 CO_2 逸出。A 液与 B 液一定要按厂家或专用机要求的比例混合，一般不能一个处方多机使用，如日机装 DCB-01 人工肾专用处方是 4 份水稀释 A 液与 1 份 1.26% 碳酸氢钠混合。混合液电解质浓度（mmol/L）如下：Na^+ 135、K^+ 2.5、Ca^{2+} 1.75、Mg^{2+} 0.75、Cl^- 106.5、HCO_3^- 30、CH_3COO^- 6.0，渗透压 282.5 mOsm/（kg·H_2O）。

为保证 A 液与 B 液混合后不沉淀，最重要的是混合液 pH 保持在 7.35 ~ 7.45。如 pH < 7.4，PCO_2 增高，纠正酸中毒不充分；pH > 7.5，容易形成钙盐沉淀，阻塞管道，使透析液浓度异常。为此，A 液与 B 液混合，既要考虑电解质浓度在要求范围内，也要求 pH 在适当范围内，必要时用适量醋酸盐或冰醋酸调节 pH。此外，最好每次透析后用枸橼酸冲洗管道（酸洗），之后用 RO 水冲洗，以清除少许沉淀物。

（三）碳酸氢盐透析的临床应用

随着老年透析患者逐渐增多，高效、短时血液净化方法的临床应用，Bi-HD 使用越来越多，Bi-HD 主要应用指征如下。

（1）醋酸盐透析不耐受综合征。

（2）透析中容易发生低血压的患者，特别是伴有自主神经功能障碍患者。

（3）严重的心肺疾患，特别是伴有低氧血症者。

（4）肝功能损害者。

（5）老年患者，特别是伴有心血管功能不稳定者。

（6）严重代谢性酸中毒。

（7）低碳酸盐血症。

有研究者报道了碳酸氢盐透析的临床应用，表明 Bi-HD 时各种不良反应明显减少，透析后乏力感减轻，食欲增加。我们曾遇到 1 例 Ac-HD 胃痛者，行 Bi-HD 后胃痛消失；1 例 Ac-HD 剧烈头痛，行 Bi-HD 时显著减轻。更明显的是 Bi-HD 后血压基本稳定。

（四）碳酸氢钠透析液的不足与改进

高浓度碳酸氢钠液因其易分解性使溶液处于非常不稳定的状态，它易受各种条件，如环境温度、贮存时间、容器的密闭性等影响，不断放出 CO_2 气体，最终导致碳酸氢钠浓度逐渐降低。因此，盛放碳酸氢钠液的容器必须密闭，并于室温阴凉处贮存。容器上需注明制备日期和有效期限，开封已超过 12 h 的碳酸氢钠液不宜再使用。使用前应测定密闭容器中的碳酸氢钠液的稳定性，包括其各项浓度指标及 pH。由于碳酸氢钠的不稳定性，碳酸氢钠最好以固体形式储运，使用前在透析中心制成溶液。如以液体方式运输，应尽量避免溶液猛烈搅拌或振荡，否则会释放出大量 CO_2，使透析液浓度发生较大变动。含碳酸氢钠的 B 液 pH 宜在 7.35 ~ 7.45 比较合适，小于 7.3 易引起 PCO_2 升高；大于 7.5 易引起 $CaCO_3$ 沉淀；pH 在 7.4 左右也只能在短时间内保持稳定。在 pH 偏高的情况下，一般通过加入一定量的醋酸来调节 pH。如果使用完全不含醋酸盐的纯碳酸氢钠浓缩液，由于碱性太强（7.8 或更高），两种浓缩液（A、B 液）混合后立即生成不溶性碳酸盐沉淀，透析液也随之变浑浊。因此，含 HCO_3^- 的透析液中需要有一定浓度的醋酸盐（2 ~ 10 mmol/L）来调节透析液 pH。

配制碳酸氢钠透析液的用水既不能用未经净化的水，也不能用软化水，只能采用反渗水或除去一切盐类的水。净化水中剩余酸性成分（硅酸盐、氯化物、CO_2）对碳酸氢盐浓缩液的 pH 产生相反的作用，导致透析液中 PCO_2 升高，甚至超过 100 mmHg。根据碳酸氢盐透析液的基本要求，透析液中 PCO_2 应在大致生理范围内（35 ~ 50 mmHg）波动，超出生理范围将对患者产生不良影响。因此，必须定期检查水的净化设备功能是否正常，以免水的 pH 和透析液的 PCO_2 有较大的波动。同时需注意配制透析液时水温是否正常，通常碳酸氢钠在水温 40℃时溶解较好，挥发性较少受影响。

为了降低透析液 pH，防止钙、镁沉淀，BHD 中均含 2 ~ 9 mmol/L 的醋酸，实践表明，尽管是小剂量的醋酸也与透析相关的许多并发症密切相关。贾利宁等将 BHD 中的醋酸用枸橼酸代替，配制成一种新的枸橼酸碳酸氢盐血液透析液，用于维持性血液透析的患者，观察其对外周血细胞因子和一氧化氮合成酶（NOS）的影响，以期为透析的各种并发症提供防治措施。方法：对 30 例维持性血液透析的患者采取自身前后对照研究，前 4 周行醋酸碳酸氢盐透析液透析（对照组），后 4 周行枸橼酸碳酸氢盐透析液透析（试验组）。观察透析前后单核细胞数量的变化，透析前、后及第 4 周透析后，测定外周血

IL-1β、TNF-α 及总一氧化氮合成酶（TNOS）和诱导型一氧化氮合成酶（iNOS）的吸光度，分别计算 TNOS 和 iNOS 的活力。结果透析后实验组单核细胞数明显下降，透析前两组 TNF-α、IL-1β、TNOS 和 iNOS 水平没有差异，透析后及第 4 周透析后，对照组增高均较试验组明显，认为枸橼酸碳酸氢盐血液透析液能减少透析过程中单核细胞和内皮细胞功能的活化。

目前研究认为，现在使用 BHD 比无醋酸透析液更能刺激单核细胞生成 IL-1、IL-6、TNF。研究发现，透析期间随着血中醋酸浓度的增高启动了细胞因子的释放，而炎症细胞因子与透析患者的心血管疾病、营养不良、贫血等并发症的发生、发展密切相关。枸橼酸盐是一种生理性的酸液，肾衰竭患者很快将其代谢为碳酸氢盐，可作为透析液的碱基，代谢过程中不伴有磷的细胞内转移和 ATP 的消耗，所以可以用枸橼酸盐代替 BHD 中的醋酸盐。

Amore 等将内皮细胞用不同的透析液培养发现，即使低剂量醋酸也能诱导 iNOS 基因转录增加，而无醋酸透析液明显抑制内皮细胞的增生指数，认为无醋酸透析液有更好的生物相容性并可有效下调引起透析血管病纤维化和钙化过程。还发现醋酸通过诱导 cAMP 和 TNF 的释放引起 NOS 的激活，而 NO 引起平滑肌松弛和血管舒张导致临床的"醋酸不耐受现象"。本研究发现，枸橼酸碳酸氢盐透析液能抑制透析过程中 TNOS 和 iNOS 的激活，因而 NO 的合成减少，而 iNOS 催化生成 NO 过程伴随着氧自由基的释放，同时 NO 既是生物体内的信息分子和效应分子，也是一种重要的细胞毒分子，高浓度 NO 在发挥非特异免疫防御的同时也会对局部组织造成免疫损伤，所以枸橼酸碳酸氢盐透析液更符合生理要求，有良好的生物相容性，可减少透析急、慢性并发症的发生，提高透析质量。张昭馥等也报道，使用醋酸盐、常规碳酸氢盐、无醋酸碳酸氢盐血液透析的近期疗效，结果发现，3 种透析液清除低分子毒素、纠正电解质酸碱失衡没有差异；但在改善低氧血症、改善免疫功能及心肌协调性、降低 TNF 及减少临床不良反应方面，AFHD 组优于 BHD 组。

五、无肝素血液透析

（一）概述

为了使体外循环血液不凝固，血液透析中使用肝素是无奈之举。众所周知，长期应用肝素对血脂代谢、骨骼生长均有不良的影响。短期使用肝素最危险之处是导致出血并发症，特别是对于有出血风险的患者。尽管有体外肝素化方案、边缘肝素化、低分子量肝素，以及枸橼酸盐抗凝，但是对于有活动性出血的患者或脑出血患者，应用任何抗凝剂都是危险的。近年来虽然抗凝剂种类增加，肝素方案、剂量经过改进，但在急性肾衰竭患者中仍有 26% 出血并发症。抗凝透析膜的研制可能是一种理想的途径，但目前尚无一种令人满意的制品，近年来有的研究者试图用高血流量和周期盐水冲洗透析器对一些高危出血患者施行不用肝素的透析，取得一些效果，人们称这种方法为无肝素透析，国内临床应用也较多。

（二）无肝素透析方法和临床应用

无肝素透析的常用方法：先测定患者初始凝血指标，借以决定盐水冲洗的间隔时间。如试管凝血时间 5～8 min，可每隔 15 min 冲洗盐水 200 mL（冲洗时夹住血液管道动脉端以阻断血流，使盐水快速通过透析器），若凝血时间为 8～15 min，可以 20～30 min 冲洗盐水 1 次。无肝素透析要求高血流量，通常血流量 250～300 mL/min。在治疗过程中记录盐水输入总量，最后需要透析超滤出来，以免水潴留而发生肺水肿。无肝素透析最好使用容量控制超滤透析机，以便准确控制超滤量。有明显水肿、肺水肿及心力衰竭的患者慎用此种方法，因快速进入体内多量液体和高血流量对心脏无疑是一种潜在的危险。另外，在透析中超滤太快可使血液浓缩，血流量不足，血压降低和输血，这些均是促凝因素，需注意防范。

发现施行无肝素透析之前，对透析器进行预处理，特别是 EVA 膜（乙烯醇聚合物）效果更好。方法是透析前用生理盐水预冲透析器和管路后，使用含肝素 25 000 U/L 的生理盐水 1 L 闭式循环吸附 30 min，泵速 500 mL/min，超滤率 1 000 mL/30 min，随后用生理盐水 500 mL 冲洗吸附剩余的肝素，防止肝素进入体内，随后开始透析，即所谓"吸附法无肝素透析"。盐水冲洗操作繁杂，输入体内大量液体，易诱发肺水肿，选用既可以防止凝血，又尽量少用冲洗盐水的无肝素方法，引起护理人员的重视。李桂风等对比 3 种无肝素透析方法，分别不用盐水冲洗和不同时间的盐水冲洗方法进行对比。选择具有活动性出血或高危出血倾向的血液透析患者 40 例。A 方法，无肝素透析过程中不用生理盐水冲洗；B 方法，无肝素透析过程中每隔 1 h 用生理盐水 100 mL 冲洗透析器及管路；C 方法，无肝素透析过程中每隔 30 min 用生理盐水 100 mL 冲洗透析器及管路，冲洗的盐水总量计算在超滤总量中。透析液量 500 mL/min，血流量 220 ~ 250 mL/min，透析时间 4 h。

吸附式无肝素透析目前在临床上已被广泛应用于伴有高危出血倾向的透析患者，其优点在于无继发性出血现象，但易发生凝血，需要定时用盐水冲洗透析器和管路，但各家对冲洗盐水的使用频率不尽相同，有些医院主张每 15 min 或 30 min 冲洗，我们在临床实践中发现，过于频繁地冲水使超率量明显增加，血液浓缩，也可以导致透析器及管路凝血加重，同时盐水冲洗量的增加也会增加危重患者的心脏负担。本组结果 B 方法与 C 方法明显优于 A 方法，而 B、C 两组没有差异，但要考虑 C 方法多用盐水之弊。

王淑芬等报道，吸附法无肝素透析与常规无肝素透析一样，只是在透析中不用盐水间断冲洗，但在透析前用肝素盐水（生理盐水 1 000 mL + 肝素 200 mg）预冲透析器和血液管路并闭式循环 20 min，再用生理盐水 500 mL 冲洗体外循环系统即可应用。对 24 例慢性肾衰伴活动性出血患者行 100 次吸附法无肝素透析，血流量 200 ~ 250 mL/min，结果仅有 10% 透析器有部分凝血，无一例出血加重者或因出血停止透析，溶质清除率与普通透析也无差异。对有活动性出血和水负荷多的患者，首选无肝素不输盐水的方法是明智的。

徐帮琴等对比浓肝素（100 mL 含 12 500 IU 肝素）和淡肝素（500 mL 含 25 mg 肝素）冲洗法，预冲完毕，分别用浓或淡肝素盐水密闭体外循环运行 10 ~ 20 min，保留 10 min。血流量以 250 ~ 300 mL/min 为宜，每透析 30 min 定时用 100 mL 生理盐水冲洗透析器，透析 3 ~ 4 h 完成。结果浓肝素盐水体外循环管路、透析膜每次冲洗未见凝血堵塞，透析后无凝血，患者透析后无出血现象，查凝血时间正常，血尿素氮、肌酐明显下降，透析器无明显血栓堵塞，透析效果满意；淡肝素盐水冲洗体外循环管路，透析器在后半透程每次冲洗纤维不太清晰，透析后部分凝血，患者透析后无出血，出凝血时间正常，但丢失血液较浓肝素盐水循环冲管法多（纤维中空有 5 ~ 10 根堵塞），冲洗操作次数多，超滤量加大，透析效果稍差，所以浓肝素循环冲管透析法比淡肝素冲管透析法更适合临床应用。本研究不足之处在于未提供试验前两组患者的基础凝血状态，因此缺乏可比性，试验结果可信度受到质疑。

但刘婉莹等研究中证实少用肝素、不用盐水冲洗也能达到满意的效果。方法是将透析器、血路管连接形成（闭合）循环通路，灌注无菌生理盐水 500 mL + 肝素 20 mg，排净管路与透析器内空气，同时将透析液区接在透析器旁路上，以 350 mL/min 血流量，预冲 15 ~ 20 min，定时开放血路管旁路，完毕用无菌生理盐水冲洗血管路与透析器动静脉端，以达到排净（闭合）管路与透析器内的肝素盐水，灌注无菌生理盐水 200 ~ 300 mL，避免肝素生理盐水进入患者体内。对照组每小时用生理盐水冲洗血路管、透析器，改进组不用生理盐水冲血路管、透析器。结果改进组 35 例，在血液透析过程中未用生理盐水，无一例凝血发生，与对照组相比差异无统计学意义（$P > 0.05$），出血症状逐渐转好，平稳过渡到普通血液透析。

由于输注盐水所带来的不利，有些学者提出无肝素不输盐水的透析，也未发生严重的凝血现象，透析器容量平均减少 18%，因此强调高血流量（300 mL/min）是防止凝血的关键。

有学者提出间断盐水冲洗的无肝素透析液容易造成透析器堵塞，发生严重体外循环凝血。张竞葳等提出采用 5% 的清蛋白溶液预冲法，取得了比较满意的效果。采用清蛋白涂布法行无肝素血液透析 56 例次，方法是先将血路用 0.04% 肝素盐水（500 mL 生理盐水含肝素 20 mg）排尽空气，再用 5% 的清蛋白溶液（20% 的清蛋白 50 mL 稀释为 250 mL 清蛋白盐水溶液）密闭循环。血泵转速 100 ~ 150 mL/min，20 min 后开始行常规无肝素血液透析；另 20 例采用常规无肝素透析。结果显示，与对照组相比，实验组管路的凝血情况和透析器的堵塞程度都优于常规的无肝素血液透析法，并且低血压发生的概率也明显降低。因此认为，采用 5% 清蛋白溶液预冲管路并减小预冲血泵流速（100 ~ 150 mL/min），使透析膜与清蛋白溶液充分接触并提前激活Ⅻ因子生成Ⅻ a，启动凝血级联反应，使纤维蛋白原转变为纤维蛋白，成网筛状紧紧附着在透析膜的表面，形成一层由清蛋白构成的"蛋白层"，进而减少了体内血液激活这一反应机会，从而减少了透析过程中血液发生凝血的可能性。

朱秋霞对 14 例患者进行不输盐水的无肝素透析。用 0.02% 肝素盐水（500 mL 等渗盐水加 100 mg 肝素）密闭循环 15 ~ 20 min。血液流速 250 ~ 300 min，透析液流速 500 mL/min，透析 4 h，过程不加肝素。结果 14 例 23 次不输注盐水的无肝素透析，22 次顺利完成，无透析器内凝血，过程顺利。

袁金忠等评价无肝素血液透析对尿素清除率的影响。收集 500 例次用标准肝素和 500 例次无肝素的血液透析资料，计算 KUV、透析效率（QE）的计算公式为：

$$QE = 实际 Kt/V \div 理论 Kt/V$$

对比两者的差异，结果显示，标准肝素透析和无肝素透析理论上的 Kt/K 值之比、实测的 Kt/K 值之比及透析效率之比分别为：（1.73 ± 0.28）vs.（1.64 ± 0.34），$P > 0.05$；（1.41 ± 0.30）vs.（1.34 ± 0.36），$P > 0.05$；（0.80 ± 0.13）vs.（0.78 ± 0.18），$P > 0.05$。表明血流速率提高后的无肝素透析并不显著降低溶质的实际清除率，不需要延长单次血液透析治疗的时间。

评价顺利地完成无肝素透析的标准是用最少的盐水冲洗，透析器基本无凝血现象，为此要满足如下条件：首先是透析器的选择，最好选择抗凝性能和生物相容性良好的透析膜；选择高通量透析器便于加强超滤，排除进入体内的大量生理盐水；尽量加大血流量，至少 250 mL/min，为此要求血液通道（内瘘或中心静脉留置导管）顺畅，保证较好的血流量。

单纯生理盐水冲洗法是应用最早、最广泛的一种方法，透析前用肝素盐水预充血路和透析器，接管时丢弃肝素盐水。根据情况，透析过程中每 15 ~ 30 min 用生理盐水 150 ~ 200 mL 快速冲洗透析器和管路（夹住动脉端）；不用盐水冲洗要根据患者的基础凝血状态，并在严密监测下施行；至于清蛋白涂布透析器用少量或不用盐水冲洗法可以试用。

成功地完成无肝素透析还要考虑患者因素，如患者是否配合、水负荷状态、心脏功能、血压是否正常等；此外，一定要考虑患者的出血情况和初始凝血状态，如有出血倾向和渗血，可以用低分子量肝素，如脑出血，则一定不能用肝素；患者的基础凝血状态是重要的参考指标，如试管法凝血时间 > 30 min，或 ACT 延长 1.5 倍，可以放心地不用肝素，也不必用盐水冲洗。

此外，透析过程中避免输血、输高张盐、高渗糖，以免促进凝血；超滤除水不宜过多，以免血液浓缩；尽量不复用或少复用透析器。

六、单针血液透析

1972 年，Kopp 等认为慢性透析血管通道是个重要问题，有的患者经过多次穿刺插管或经多次做瘘手术已无血管可寻。有的患者尽管有永久性血管通道，但是条件不好，穿刺困难，给护士工作带来麻烦，给患者也带来痛苦。用单针透析可减少一半穿刺机会，无疑对血液通道也是重要的保护措施。单针透析的临床应用原则在 1964 年确立，但几年后才开始应用，然而一直没有推广，直到 1978 年在欧洲慢性透析中才占 42.3%。限制应用的原因有技术问题，也由于其透析效果仍比常规双针透析差。近年由于导管的发展和设备的改进（单泵单夹和双泵），单针透析得到进一步发展。

（一）单针透析设备

1. 单针透析针具

使用单针透析时，对急性透析患者普遍采用股静脉或锁骨下静脉或颈内静脉穿刺插管法，对慢性透析患者也只穿刺 1 针，然后接上 1 个 Y 形套管。有的末端有 Y 形接头，可分别连接动、静脉管道。

2. 单针透析机

单针透析机透析时，血液流出和流入两个时相连续交替进行，使血液在体外循环中间断流动，每个时相的持续时间和转换频率是泵压力和时间或两者同时控制。机器可以为单泵夹具或双泵夹具式。

（1）单针泵夹具系统：最初单针泵是由压力 – 时间控制这种水力驱动循环（不用电控制）。

工作时首先开放动脉夹，血泵连续转动，血液进入体外循环，此时静脉夹关闭。压力在循环中上升，当达到设定的最大压力时，静脉夹开放，血液从体外循环中回到体内。静脉开放时间由 1 个时间开关控制，当达到预先设定的时间时，夹子关闭，下一个循环重新开始。动、静脉夹关闭时间可根据患者具体情况事先设定好。血泵间断转动，仅用一个静脉压表。在动脉相时，血液从患者体内引出，静脉夹是关闭的，而体外循环中压力是上升的。当达到事先设定的最大压力时，血泵停转，血液在压力驱动下返回患者体内，当压力降到设定的低限时，又开始下一个循环。最近又开发出一些新的单针泵系统，用往复抽吸系统取代常用的血泵（图6-2）。

（2）双泵单针系统：在这个系统中，夹具被一个蠕动泵所取代并受控于压力，见图6-3。在动脉相时，动脉泵将血液从体内抽出来并送进体外循环，由于静脉泵是停转的（相当于夹子的作用），在体外循环中压力上升，直达设定的上限，动脉泵停转，静脉泵转动，把血液驱回体内。此时压力降低到预定下限时，下一个循环又重新开始。两个泵压力限度差决定每1个周期体外循环血容量。

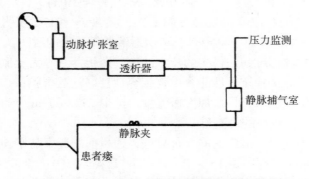

图6-2 压力－压力控制的单针透析系统

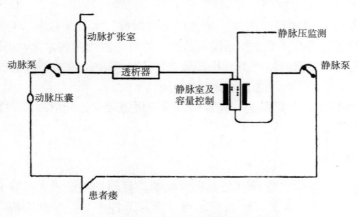

图6-3 压力－压力双泵控制的单针透析系统

最近的改良型见图6-4，可以监视静脉泵以下的体外循环，第2个静脉滴室需要附加1个间断性线路夹，以防止在抽血象时滴室内液平面下降。

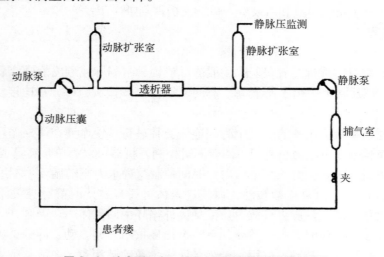

图6-4 改良型压力－压力双泵控制的单针透析系统

（二）单针透析的临床特点

1. 管道内血液再循环

早已认识到引出来的非净化血液与进入体内的净化血液部分混合是单针透析的一个缺点。其实，在双针透析时，两个穿刺点距离较近也存在再循环的问题。单针透析造成再循环主要有 4 个因素。①瘘本身的问题：如瘘的流量低于透析器出口血流量，更常见的是使用单针透析患者瘘本身就存在问题，加剧了透析不充分，此时应进一步解决血管通道问题；②导管或针存在无效腔：无效腔容量变异很大，这取决于每搏容量和每周期泵出的容量；③体外循环的顺应性：由于压力变化，可使管道扩张（抽血时）或收缩（回血时），这种收缩与扩张造成体外循环的无效腔，用长管道测定单针系统血流量时也可造成顺应性大，因此测量值往往偏高，其实在单针系统中也需要一定的顺应性，这是通过一个动脉膨胀室来达到的；④抽吸和回血转换频率的影响。

再循环量（R）可以用公式计算。

$$R = \frac{C_P - C_A}{C_P - C_V}$$

在理论上可以适用于计算任何溶质浓度，但常用的仍是尿素和肌酐。有些作者测量的再循环量表明，1 日的单针泵再循环率高达 17% ~ 22%，而双泵再循环血量仅为 9% ~ 17%。单腔中心静脉导管再循环率显著高于动静脉瘘，反映两种方法无效腔不同，用双腔导管时再循环率降低到 3% ~ 5%。

2. 血流量

通常的单针透析血流量最好大于 200 mL/min，但实际上用导管和单泵单针系统获得这种理想的流量是不可能的。在单针透析中要想获得足够的流量，必须在透析器内有较高的压力，因此，也将导致过度超滤。由血泵驱动进入体外循环的血容量也受管道中压力的影响，除非顺应性非常好。另外，每周期血容量太少也导致再循环量增多。血流量也部分取决于导管的设计，要想得到临床满意的血流量则需要更高的回流压力，但因此又使超滤失控。单针泵的平均血流量决定于动脉泵转数、转动时间和每分钟循环周期数，用下式表示。

$$Q_B = n \frac{t_A}{60} Q_A \text{（动脉相）}$$

$$Q_B = n \frac{t_V}{60} Q_V \text{（静脉相）}$$

$$n = \frac{60}{t_A + t_V}$$

患者瘘的血流量充足才能获得较好的平均血流量，因为在动脉相和静脉相时，血流量最高值必须是平均血流量的两倍，因为每个循环周期一半时间血泵是停转的。

3. 细胞损伤

在血液透析中血细胞可以受到机械损伤，在单针透析中更严重，这是由于血液在导管或针内产生较大的潮流和剪切力作用，血泵也是一个损伤原因，细胞破坏的结果是溶血。Veitch 等研究了体外循环中影响溶血的因素，但 Hiderson 等没有发现单针透析和双针透析两者溶血指标存在差异。有的学者发现，由于体外循环的剪切力作用使血小板凝集，但证据还不充分。

4. 单针透析中溶质清除

由公式计算的透析器内清除率没有因再循环而下降，然而，由于再循环，血液中溶质浓度高于进入透析器前血中浓度。因此，测定清除率时必须矫正这个差，见下式。

$$K_R = \frac{K(1 - R)}{\left[1 - R - K/Q_B \right]}$$

由于再循环，透析中低相对分子质量物质清除下降，但下降百分率不如再循环下降程度重要。然而用高效透析器时，再循环对透析器清除率的影响比中分子清除率低更重要。

由于再循环降低了透析器的溶质有效清除率，增加透析时间可能是重要的。如果每周透析 3 次，若 $Kt/V = 1$，对尿素的清除是充分的。如果有再循环，上式变为 $KRt/V = 1$，TND 与 SND（P-T）清除率除肌酐和钾外无统计学差异；TND 与 SND（P–P）清除率除钾外无统计学差异，单针透析仅钾有差异。每种方法在透析前各种溶质参数也无差异。单针透析时小分子物质的清除率基本是受水力学控制，而中分子物质取决于膜的渗透性和透析器面积。Hilderson 等指出，在单针系统中产生的潮流对清除中分子是有利的，可能是由于血流周期性通过透析器而顺应透析器通道的弯曲和收缩性。

5. 单针透析除水

用双泵单针透析可以控制超滤量，因为通过改变血液室内压力可以调节平均跨膜压，两者有恒定关系，从而可以控制超滤率，适合使用高渗透性透析器。必须注意，在使用双泵单针透析时，膜内常产生负压导致反超，为此要确保血液出口压力大于透析液进口压力，使反超降到最低限度。另外，用单泵单针透析时，在动脉相，血液管道内出现正压，转换静脉相时，在膜外又产生负压，两个压力作用将导致强迫超滤。Loenoy 等用 3 种不同透析方法，低血压发生率分别为 TND 16%、SND（P–T）29%、SND（P–P）8%。透析中输入盐水量分别为 TND 550 mL、SND（P–T）1 150 mL。结果还表明，TND 和 SND（P–P）对超滤影响的差异有统计学意义（$P < 0.001$）；TND 与 SND（P–T）也存在差异（$P < 0.05$），两种单针透析相比有显著性差异（$P < 0.001$）。

（三）单针透析的临床应用

1. 单泵夹具式单针透析操作程序

透析准备及穿刺与双针透析相同，只是穿入一针，在内瘘部位或用留置导管（均有 Y 形接头）。内瘘穿刺通常为针尖逆向血流方向以便获得较充足的流量，但增加再循环量。如果血流足够，也可顺血流方向穿刺，可以减少再循环量。穿刺完后首先连接动脉血管道（此时 Y 形管静脉侧管夹住），开动血泵，当血液充满体外循环时，停血泵，连接静脉血液管道（开放静脉夹），开动血泵，注意此时仅是体外循环（无血液进出体内），以便驱动气体到动脉壶内。然后选择单针透析程序，设定静脉压上限（通常 6.6 ~ 39.9 kPa）和 TMP，并把血泵调到适当速度进入透析状态。结束时先停血泵单针透析程序，拔出动脉管道并夹住 Y 形管动脉侧管，用盐水驱血进入体内。以下步骤同常规透析。

2. 双泵单针透析操作程序

穿刺方法同单泵单针操作，需注意第 2 个泵管（单针泵管）不放入泵槽内，并调节动脉壶液平面在下 1/3 处，连接患者血液通道，开动血泵（第 1 个泵），确认无误后再停血泵，放好单针泵管，并调好两个泵的速度。通常单针泵速（250 ~ 300 mL/min）大于血泵速（200 ~ 250 mL/min）。

双泵单针透析机可用定容超滤，所以设好超滤量和透析时间即进入透析状态。结束时，停止两个水泵，拿下单针泵管，去掉双泵透析程序，用血泵回血，步骤同上。

3. 单针透析指征

在有些情况下可用单针透析，如急性肾衰竭、急性药物中毒等。又如内瘘成熟不好，静脉扩张很短，不足以插入两根针时。儿童对其也有较好的耐受性。有些慢性透析患者，可做瘘的血管条件差，为保护血管通道，也可长期应用单针透析。双泵单针系统的临床应用，提高了透析效率，也可做到控制超滤，受到临床工作者的欢迎。有学者用双泵单针系统做序贯透析、单纯超滤、血液滤过、血液透析滤过、血浆灌流等。但是使用这种设备需要熟练的技术，因为该项操作比常规透析困难和复杂。设备还需要进一步改良，从而增加准确性和安全性。

4. 单针透析长远效果

令人惊奇的是，单针透析患者存活率与欧洲 EDTA 常规透析资料对比，显示出较好的结果。住院率也不比常规透析增加。一组 20 例单针透析患者，52 周内 82% 未住院。有的作者认为，双泵单针透析有较好的血流动力学耐受性，由于可以控制超滤和再循环的缘故，小分子物质浓度变化缓慢，失衡综合征发生率低，可能这些与患者存活率有一定关系。

七、间歇性腹膜透析

间歇性腹膜透析是最早的常规腹膜透析治疗方案，标准的 IPD 方式是指患者卧床休息，每次向患者腹腔内灌入 1 000 ~ 2 000 mL 透析液，腹腔内停留弥散 30 ~ 45 min 后引流出所有的透析液。1 个 IPD

的透析周期（入液期、停留弥散期和引流期）约需 1 h，每个透析日透析 8 ~ 10 h；或每周约透析 40 h，分 4 ~ 5 个透析日进行。在透析间歇期，患者腹腔内不留置腹膜透析液，由于 IPD 方式中进行物质交换的停留弥散期是间歇性进行的，故称为间歇性腹膜透析。

（一）IPD 的溶质清除

间歇性腹膜透析是经典腹膜透析方式的最早形式，目前该方案已基本不用于慢性肾衰竭患者的长期维持治疗，而渐被其他透析方案所取代，其主要原因是长期 IPD 透析常导致透析不充分。间歇性腹膜透析，透析液与腹腔接触的时间少于持续性腹膜透析，透析液流量亦较其他透析方法低，因而其对小分子毒素及中分子物质的清除均劣于其他透析方式。一些学者认为这可能亦是 IPD 患者在透析 2 年后病死率明显高于其他透析方案的原因。

腹膜透析模式显示，腹膜透析中尿素氮经腹膜的清除率主要由以下 3 个参数决定：腹膜血流量（QB）、透析液流量（QD）和溶质转运面积系数（MTAC）。在间歇性腹膜透析时，当透析液流量在一定范围内，尿素氮清除率随透析液流量增加而增加（流量限制区域），如透析液流量在 15 ~ 20 mL/min 时，腹膜对尿素氮的清除率为 12 mL/min；当透析液流量在 30 ~ 40 mL/min 时，其尿素氮清除率为 20 mL/min；但当透析液流量明显增加时（70 ~ 80 mL/min），尿素氮清除率达到最大值，约 35 mL/min，相当于其 MTAC 值（溶质转运限制区域）。在溶质转运限制区域，受 MTAC 值限制，即使增加透析液流量，也不能增加溶质的清除率。所以，腹膜透析时的溶质清除率由于腹膜低的溶质转运面积系数而限制在一定程度内。Nolph 等认为，假定腹膜毛细血管血流量足够大时，溶质转运面积系数是腹膜溶质转运的主要限制参数。而另一种间歇性透析技术——血液透析，由于透析液流量（500 mL/min）明显大于间歇性腹膜透析液流量（15 ~ 30 mL/min），所以血液透析尿素清除率可达 150 ~ 180 mL/min，因而 IPD 需要进行更长时间的透析（30 ~ 50 h/w）才能达到与每周 12 h 血液透析相同的尿素氮的清除效果。

不同患者的腹膜溶质转运面积系数差异较大，曾有文献报道，有的患者的 MTAC 值只有正常值的 20%。当患者腹膜 MTAC 明显低于正常时，即使在最好的环境条件下透析，亦只能得到很低的清除率，这些患者就不宜选用腹膜透析作为长期维持治疗方法，否则就可能出现透析不充分症状，甚至出现严重的并发症。

即使患者 MTAC 在正常范围内，按常规 IPD 方式，透析液流量在 1 ~ 2 L/h，每周透析 40 h，对应的尿素氮清除率约为 20 mL/min，每周的尿素氮清除率亦只有 48 L，远低于血液透析（HD，每周 112 L），亦低于其后产生的另一经典腹膜透析方法——持续非卧床腹膜透析（CAPD，每周 83.7 L）。

从腹膜透析物质清除率的研究中观察到，腹膜透析对小分子物质的清除（如尿素、肌酐等）依赖于透析液流量，而对中分子物质的清除则依赖于透析液与腹膜的接触时间及有效的腹膜透析面积。而各种中分子物质的潴留是尿毒症患者产生各种临床症状的原因之一。IPD 方法不仅对小分子物质的周清除率明显低于其他透析方法，对中分子物质的清除率亦明显低于 CAPD 方案，这主要是由于 IPD 方法中，透析液与腹膜的接触时间明显少于 CAPD（每周 40 h vs. 每周 168 h）。

（二）价效比及临床效果

IPD 对小、中分子毒素的清除率均低，慢性肾衰竭患者长期进行 IPD 常导致患者透析不充分，致生存率低，是此方案基本已不用的主要原因；此外，常规 IPD 方案对透析液的需求量亦远大于 CAPD 方案；常规 IPD 方法，每周透析 40 h 需要透析液的总量为 70 ~ 80 L [（1 ~ 2 L/h）×（每周 40 h）]，而常规 CAPD 方案，每周只需透析液 56 L [（2 L/次）×（4 袋/d）×（每周 7 d）]，对于长期维持治疗的患者，两种方法对透析液需求量的差异就显得尤为明显，CAPD 可为患者节省大量医疗费用，且透析效果较好；再者，在整个 IPD 操作过程中，透析液频繁地进出患者腹腔，患者必须卧床休息，活动受限，且需占用医务人员大量时间进行频繁换液操作，以上种种亦是导致 IPD 最终让位于 CAPD 的重要原因。

（三）IPD 时超滤

当然与 CAPD 相比，IPD 并非一无是处，在 IPD 治疗中，由于透析液在腹腔内停留弥散时间短，

IPD 脱水效果相对比 CAPD 要好。目前腹膜透析中常用的渗透剂仍是葡萄糖，利用葡萄糖造成透析液的高渗透压，形成腹膜透析液与血液之间的渗透压差是腹膜透析从血液中脱出多余水分的主要动力。腹膜透析液的超滤率在透析液刚注入腹腔时最大，以后随着透析液中葡萄糖的不断被腹膜吸收，透析液中渗透压逐渐下降，透析液的超滤率亦逐渐下降至 0，甚至负值。IPD 方式由于透析液在腹腔内停留弥散时间短，超滤率大，故单位透析液量脱水效果好于 CAPD。对于某些腹膜为高溶质转运的患者，由于腹壁快速地吸收透析液中葡萄糖，透析液内渗透压迅速下降，行 CAPD 时透析液长时间留置腹腔，往往造成超滤失败，此时缩短透析液留腹时间，甚至改做 IPD 亦不失为一种选择。但对于慢性低钠血症患者，做 IPD 时，由于透析液停留腹腔时间短，钠从血浆向透析液的弥散常不能代偿透析液中钠向血浆的滤过，常可能导致患者水钠潴留。

（四）IPD 适用范围

IPD 由于透析常不充分，且对透析液需求量大，患者又活动受限，所以目前已基本不用此种透析方案作为慢性肾衰竭的长期维持治疗，在临床上，IPD 仍偶尔用于以下情况。

（1）患者仍有残余肾功能，仅需偶尔行腹膜透析治疗者。

（2）新开管的腹膜透析患者，一般手术插透析管后开始 7 ~ 12 d 进行小剂量 IPD，有利于患者植管处伤口的愈合。

（3）腹膜溶质转运为高转运，行常规 CAPD 治疗不能达到超滤要求的患者。

（4）做 CAPD 患者，出现明显腰背痛而致不能耐受及有疝气或腹膜透析管周围漏液者，可暂时改做 IPD 或 NIPD。

（5）没有条件进行其他透析方案者。

（6）对急性肾衰竭及某些药物急性中毒的患者，无条件做血液透析时，宜选做 IPD。急性肾衰竭患者、急性药物中毒患者及新开管的腹膜透析患者前 7 ~ 12 d，均可通过 IPD 达到快速清除体内毒素、尽快纠正代谢失衡的目的。对这些患者 IPD 方法一般为每天透析 8 ~ 10 h，或根据病情决定透析时间。

（7）有严重水钠潴留：水中毒、充血性心功能不全的患者，如无条件作血液透析时可采用 IPD 治疗。

（8）慢性腹膜透析患者并发腹膜炎、腹腔出血等，可采用 IPD，以达到腹腔灌洗、防止堵管的目的。

八、持续非卧床性腹膜透析

Popovich 和 Moncrief 在 1975 年引入可佩戴平衡式腹膜透析技术，此后，Moncrief 和 Nolph 进行的临床合作研究初步证实了此治疗方法的优越性，并将它正式更名为持续非卧床性腹膜透析。目前大多数透析中心都使用双联系统，其操作简单，腹膜炎发生率最低。20 世纪 80 年代，腹膜透析患者多实施标准CAPD 方案，自 90 年代以来，CAPD 患者的生活质量、并发症发生率和生存率已有明显改善。现在全世界范围内绝大多数国家和地区均开展了腹膜透析技术来治疗慢性肾衰竭，而使用最多最广的仍是 CAPD方法，目前的 CAPD 人数占全部腹膜透析人数的 65%，CAPD 人数自 20 世纪 90 年代初期以来一直呈快速增长趋势。

（一）CAPD 与 IPD 方法学上的差异

一般常规 CAPD 每天交换透析液 4 ~ 5 次，每次使用透析液 1.5 L，透析液白天在腹腔内留置4 ~ 5 h，晚上留置 10 ~ 12 h。白天患者只在更换透析液的短暂时间内不能自由活动，而其他时间患者可自由活动或从事日常工作，这就是所谓非卧床透析；而在 24 h 内，患者腹腔内基本上都留置有透析液在与血液进行透析交换，这就是所谓的持续性透析。在 CAPD 实施中，可调节透析液渗透压以满足患者对超滤的需要，一般夜间长时间留置腹腔均使用高渗透析液。

标准 CAPD 方案与经典 IPD 方案透析周期最主要的不同点在于 CAPD 的每个透析周期透析液停留弥散时间长，但每天的透析周期次数少；进行 CAPD 的患者每天只在更换透析液的短暂时间内活动受限，其他时间患者不需卧床，可以从事日常活动，而 IPD 则需频繁进行换液操作，患者活动受限；

CAPD 患者除更换透析液的短暂时间外，一天中绝大多数时间腹腔内均留置有透析液，每周透析总时间可达 24 h×7 = 168 h，而 IPD 方法每周一般只透析 30~50 h，即使腹膜透析机出现后的 NIPD，每周一般亦只透析 70 h。

（二）CAPD 溶质清除率

CAPD 最显著的特点是透析周期中停留弥散时间长，每周总透析时间累积可长达 168 h，这在很大程度上克服了腹膜透析中由于低溶质面积转运系数（MTAC）值导致的腹膜透析低效问题。CAPD 对各种相对分子质量大小的物质清除率均优于传统 IPD。

腹膜透析模式显示尿素清除率主要由 3 个参数决定，即腹腔血流量、透析液流量和 MTAC。尿素清除率不超过这些参数中的最小值。CAPD 时透析液流量一般在 7~9 mL/min，远低于腹膜平均 MTAC 值，在腹膜毛细血管血流量足够大时，透析液流量就成为决定尿素清除率的主要决定因素。在大多数情况下，增加每次灌注的透析液量或增加透析液交换次数，都能提高透析液流量而达到增加小分子物质清除的目的。Sarkar 等报道，分别使用 2.0 L、2.5 L、3 L 的灌入容量在患者腹腔内停留 4 h，经透析液的肌酐清除率分别是 6.1 mL/min、6.6 mL/min、7.3 mL/min，尿素氮清除率分别是 7.3 mL/min、8.6 mL/min、9.5 mL/min，显示增加每次灌注的透析液容量可明显增加小分子物质清除。在 CAPD 时，能通过增加透析液流量的方法充分代偿腹膜溶质转运功能的轻度低下（低于平均转运）而达到充分透析的目的。Diaz–Buxo 等报道，按现行的充分性透析标准［Kt/V 目标量为 2.0，肌酐清除率目标量为 60 L/（w·1.73 m²）］，CAPD 患者实施标准 CAPD 方案，即每天透析 4×2 L 透析液，只有不到 25% 的患者能达到充分透析，而增加透析液交换次数至 5 次（5×2 L 透析液），55% 的患者能达到充分透析。只有在腹膜 MTAC 值明显低于正常（低转运），腹膜转运能力明显缺失或下降时才会出现低清除率的问题，此时患者必须改行血液透析或其他高效腹膜透析方法。

相对分子质量为 500~5 000 的中分子物质在血液中潴留是引起尿毒症症状，尤其是尿毒症神经损害、尿毒症性骨病的重要原因。尿毒症治疗效果是否满意，在很大程度上取决于血中中分子物质能否被有效清除。腹膜透析研究表明，中分子物质随着相对分子质量的变大，其清除率就很少受透析液流量的影响，而主要受有效透析面积和透析时间的影响，即所谓的"平方米小时学说"。一般有效透析面积越大，透析时间愈长，腹膜透析对中分子物质的清除效果愈好。在腹膜透析中，增大腹腔内容量可增加有效透析面积，但此亦可能导致患者腹胀不适，甚至出现腹高压相关并发症，CAPD 长时间持续透析却能极大地改善患者体内中分子物质的清除。

（三）CAPD 与 HD 清除率的比较

高清除率的间歇性透析技术——血液透析不可避免地会造成患者体内尿素氮浓度在波谷与波峰之间的波动，按峰值浓度学说，控制好血尿素氮峰值浓度才能有效地防治尿毒症症状。假定尿素氮生成率相同，间歇性血液透析技术往往需要更大的透析剂量才能保证患者体内血尿素氮峰值浓度与 CAPD 患者相对恒定的血尿素氮浓度相近。尽管直至今日，峰值浓度学说仍未被证实，但临床观察中发现采用间歇性腹膜透析技术往往需要更大的周清除率，才能得到与持续性腹膜透析技术相同或相近的临床结果。例如，大多数透析中心努力使慢性血液透析患者 Kt/V 值大于或等于 3.0，而经典 CAPD 方案 Kt/V 一般只在 1.5~1.8。显然，其作为清除率指标，在衡量 CAPD 与血液透析的清除效果上并不等效。

由以上分析可见，进行 4 d CAPD，其沿 KUV 值达到 1.0，只与 4 h 血液透析的 Kt/V 值相同，而在 4 d CAPD 中，清除的尿素氮总量可达 28 g，而每 4 h 血液透析清除的尿素氮只在 14.7~18.6 g，明显少于 4 d CAPD 对尿素氮的清除量。进行血液透析，患者血尿素氮峰值浓度接近 70 mg/dL，而周平均血尿素氮浓度只有 43 mg/dL；进行 CAPD，患者血尿素氮浓度基本恒定在 70 mg/dL。从临床角度观察，血液透析与 CAPD 的周 KUV 比率在 1.8 时似乎产生完全相似的临床效果。

（四）CAPD 超滤

许多因素影响腹膜透析超滤，包括血液和透析液间的渗透梯度、腹膜溶质转运功能、血管张力状态、腹膜水化程度、腹膜淋巴吸收速度、腹腔内透析液容量等，临床主要可调控的因素是透析液的渗透压，而目前腹膜透析液渗透压高低主要由葡萄糖浓度所决定。4.25% 葡萄糖浓度每分钟可产生超滤液

15 ~ 25 mL，随着透析液中葡萄糖逐渐被腹膜吸收，以及滤出的低渗超滤液对透析液的稀释作用，透析液的渗透压逐渐下降，最终超滤作用消失，一般在留置的前 3 ~ 4 h 内发生净值正超滤。1.5% 的葡萄糖浓度透析液的超滤机制类似，但超滤效果稍差，一般 2 U 1.5% 透析液留置腹腔 4 h 产生约 300 mL 超滤液，而 2 U 4.25% 透析液可产生 1 L 的超滤液。当血液和透析液之间最终达到等张平衡时，超滤率下降或消失，但淋巴吸收继续存在，腹腔内的等张透析液会以（1.0±0.5）mL/min 的速度反流至血液，每小时减少净超滤约 60 mL。还有 2.5% 和 3.5% 葡萄糖浓度透析液，超滤效果介于上述两种渗滤之间。使用 2.5% 透析液的优越性是患者一般不会出现腹胀，而使用 4.25% 透析液由于大量超滤液的形成，部分患者偶尔出现腹胀不适。

（五）CAPD 的操作方法

经典的 CAPD 方案，是每个透析周期灌入适宜渗透浓度的透析液 2 L，留置一定时间（一般白天 4 ~ 5 h，夜间 10 ~ 12 h），然后将透析液尽可能引流出来，再开始下一腹膜透析周期。每天交换透析液 4 次，每周透析 7 d，白天短时间留置，一般选择 1.5% ~ 2.5% 葡萄糖浓度透析液，而夜间长时间留置一般均采用 4.25% 葡萄糖浓度透析液，以免产生负超滤；亦可根据患者水钠平衡情况做适当调整，以满足患者对超滤的需要。每天更换透析液的时间一般可安排在早上 7 ~ 8 点，中午 12 点至下午 1 点，下午 4 ~ 5 点，晚上 8 点或睡觉前，但具体时间也可以弹性调整，以适应患者的生活方式。

近几年有关透析充分性的研究，使经典 CAPD 方案产生了一些变化，以保证患者充分透析。操作中的主要变化包括增加每个腹膜透析周期的透析液量至 2.5 L，甚至 3 L；或者每天交换透析液 5 次。而对于部分有残余肾功能的患者，亦可每天只交换透析液 3 次。总之，CAPD 方案亦不是一成不变的，同样可进行个体化透析，以保证患者充分透析。患者可在家里很方便地进行 CAPD，每天更换透析液时，可在任何一个没有旁人来回走动的、清洁的和光线充足的地方进行，如家中的房间、个人办公室、浴室，都是理想的场所，但要注意环境干净，没有苍蝇或其他飞虫，避免灰尘，交换透析液的场所要定期打扫并定期进行空气消毒。

（六）CAPD 与残余肾功能

在腹膜透析过程中，保证充分的透析效果是透析成功的关键，而保护好腹膜透析患者的残余肾功能（RRF）对保证透析充分性、延长 CAPD 患者生存率有重要意义。Churchill 报道了 1 个多中心的实验观察结果显示，CAPD 人群随着透析时间延长，残余肾功能逐渐减少。Shin 报道，随 CAPD 时间延长，残余肾功能呈指数下降而不是呈直线下降。

1. 导致 CAPD 患者残余肾功能下降的常见原因

（1）原发病的进展：一般来说，肾小球疾病的进展速度明显较间质小管性疾病快，腹膜透析作为一种替代疗法，并不能阻止原发病的进展，所以伴随腹膜透析进程，原发病可继续进展，导致残余肾功能进一步下降。

（2）透析超滤脱水不当：在腹膜透析过程中，若不恰当地使用高渗透析液，会导致机体有效循环血容量减少，加重肾缺血，结果引起患者尿量迅速下降，肌酐清除率降低。有学者观察到长期使用 4.25% 和 2.5% 高渗透析液，患者尿量减少速率明显快于使用 1.5% 浓度透析液患者。

（3）高血压或低血压：CAPD 患者如果血压控制不佳，过高或过低的血压均可进一步损害肾功能，加速残余肾功能的减少。

（4）感染因素：腹膜炎始终是腹膜透析主要的并发症，CAPD 腹膜炎发生率又高于其他腹膜透析方法。在腹膜透析合并腹膜炎时，可释放多种炎症递质，引起残余肾功能损害，Shin 等的观察结果显示，腹膜炎发生率是影响残余肾功能的独立危险因素。

（5）其他：此外，在炎症治疗过程中，不适当地使用肾毒性抗生素，如氨基糖苷类、两性霉素 B 等也能促使残余肾功能减少。

已有很多文献报道，尿毒症患者在实施透析治疗后大多数患者残余肾功能呈下降趋势，但以血液透析患者尤为突出。据 Canini 对照性研究显示，45 例血液透析患者在接受透析治疗后，其内生肌酐清除率下降速度明显快于 41 例腹膜透析患者。Dysaught 的观察进一步证实，血液透析患者残余肾功能下降速率是腹膜透析患者的 2 倍。

临床测定残余肾功能的方法仍以内生肌酐清除率运用最多，主要是因为它操作简单、实用。由于尿毒症患者肾小管可能分泌肌酐，故在实际计算中需做校正。由于腹膜透析患者的残余肾功能明显影响患者的透析充分性和生存率，而且残余肾功能在调节患者水盐平衡及营养状态方面也起着非常重要的作用，所以目前很强调对腹膜透析患者残余肾功能的保护。保护好透析患者的残余肾功能，延缓其毁坏速度，对透析治疗本身亦会带来良好的作用。

2. 腹膜透析患者保护残余肾功能的方法

根据患者具体情况，制订合理的透析方案。合理的透析方案是保证透析充分性的关键，也是保护残余肾功能的重要手段。应根据患者腹膜转运特点、机体容量状况及残余肾功能多少，选择透析液浓度、透析时间和透析剂量。个体化的透析方案，要求既能达到充分透析的目的，又保证超滤适当。

（1）积极调整血压：腹膜透析患者合并高血压极为普遍，透析过程中出现低血压亦不少见，这些均可加速残余肾功能恶化。所以透析过程中，应及时纠正高血压，尽可能防治低血压，使血压维持在正常范围是保护残余肾功能的重要手段。

（2）慎用肾毒性药物：在透析治疗早期阶段，因终末期肾衰竭而进入透析治疗后，临床医师在选择药物时就很少考虑肾毒性因素，近年来的研究表明，这一观点显然是错误的。即便是对透析患者，残余肾功能的存留对维持患者体液平衡、清除机体代谢产物方面，尤其对一些中分子物质清除起重要辅助作用。Mariorca 的研究结果显示，CPAD 患者残余肾功能的存留，是影响患者存活率的独立因素。目前腹膜透析发展趋势认为，这些对没有残余肾功能的患者，CAPD 不能提供充分的透析，最多只能说是一种边缘治疗。所以在治疗透析患者并发症选择药物时，要考虑到药物的肾毒性，尽可能保护残余肾功能。

（3）积极治疗原发疾病：积极治疗透析患者可能合并的水、电解质、酸碱失衡，心力衰竭和各种感染性疾病，尤其是尽快控制腹膜炎发作等，这些均能有效地保护残余肾功能。

（七）CAPD 患者生存率、技术生存率及主要影响因素

1. CAPD 患者生存率及主要影响因素

就患者生存率和生活质量而言，目前公认肾移植是最好的肾脏替代治疗方法。但因肾源困难或者其他原因，目前世界上绝大多数终末期肾脏病（ESRD）患者仍靠腹膜透析或者血液透析长期维持，哪一种透析方法更有利于提高患者生存率，目前看法仍不一致。20 世纪 80 年代初，CAPD 刚刚应用于临床不久，早期的研究报道 CAPD 的生存率及技术生存率均明显低于血液透析；但随着 CAPD 技术的改进，有研究报道其效果绝不逊于 HD，在某些方面甚至优于 HD。世界范围内报道，血液透析和腹膜透析的死因主要为心血管疾病，50% 的透析患者死亡是由于心血管疾病发作所致，其次死亡原因为感染性疾病。最近一些临床研究证明透析剂量（通过 Kt/V 值和周肌酐清除率来估算）、残余肾功能、患者的营养状况，以及腹膜通透性等，是腹膜透析患者临床结果的重要预测指标。

（1）透析剂量和残余肾功能：Maiorca 等对 68 例 CAPD 患者和 34 例血液透析患者进行了为期 3 年的前瞻性研究，观察透析剂量和营养状态对患者存活率的影响。结果显示，CAPD 患者与 HD 患者存活率没有区别，经 Cox hazard 回归分析，CAPD 患者年龄、外周血管疾病、残余肾功能的存留，以及 $Kt/V < 1.96/$ 周均为独立危险因素负性影响患者存活率。此项研究重要且创新的方面是强调了透析量作为患者存活的预示指标。他在研究中比较了 $Kt/V > 1.96/$ 周与 $Kt/V < 1.96/$ 周的患者 3 年后的存活率，结果显示，$Kt/V < 1.96/$ 周患者 3 年存活率为 58%，而 $Kt/V > 1.96/$ 周的患者 3 年存活率为 95%，这些结果表明用 Kt/V 来估算透析剂量是患者存活的重要影响因素。当然，此研究是小规模的，因此在统计方面有所局限。

1996 年 Churchill 等报道了加拿大和美国腹膜透析研究组（CANUSA）的一项前瞻性、多中心实验结果。患者来自加拿大和美国的 14 个透析中心，包括 689 例 CAPD 患者。此研究仍用 Kt/V 来评估透析剂量。在此项研究中，腹膜透析液的量是恒定的，但总的透析剂量（包括经腹膜及残余肾功能清除的尿素量的总和）随时间降低，这是因为患者残余肾功能随时间而减少。通过 Cox hazard 分析，结果表明，患者年龄、糖尿病及心血管疾病存在、血清清蛋白浓度、总的 Kt/V 及患者营养状态的主观评估值都是

患者死亡的重要预测指标。Kt/V 每增加 0.1/ 周，则患者的病死率就会下降 60%，此结果进一步证明了 Maiorca 等的研究结果，并强调了以 Kt/V 来评估的透析量是患者存活的重要决定因素，并建议把 CAPD 患者透析靶量 KUV 值设在 1.9 ～ 2.1/ 周，但达到此靶透析量将很大程度上依赖于残余肾功能的存留，所以最近有观点认为，即使增加透析次数或增加透析液量对没有残余肾功能的患者来说，亦只可能是一种边缘治疗，不能提供充分透析。用来证明这一点的依据是目前正在进行从传统 CAPD 治疗到全自动腹膜透析的转换，因为 APD 能够获得更高的透析清除率。

（2）腹膜通透性与低清蛋白血症：20 世纪 80 年代中期，Twardowski 等介绍腹膜平衡试验（PET）用于评估患者腹膜通透性。PET 对临床的重要性在于可根据患者腹膜溶质转运状态将腹膜透析患者进行分类，并以 PET 结果为依据个体化地调整腹膜透析患者的透析处方。90 年代初期的临床观察就显示高腹膜溶质转运的患者，腹膜透析效果差，病死率高，并推测可能与合并低清蛋白血症有关。其后又有许多类似的结果报道，其中以 CANUSA 研究结果最有说服力。CANUSA 的研究结果显示，患者的腹膜通透性高低亦为患者生存率的影响因素之一，透析液与血浆肌酐浓度比值（D/P）每增加 0.1，患者死亡的相对危险性为 1.12，即透析液与血浆肌酐浓度比值（D/P）每增加 0.1，则病死率增加 12%，而技术生存率降低 20%。腹膜通透性为低转运、低平均转运、高平均转运、高转运的 CAPD 患者 2 年生存率分别为 91%、80%、72%、71%。高溶质转运患者的 2 年生存率比低溶质转运患者的 2 年生存率低 20%。

2. CAPD 技术生存率及退出腹膜透析的主要原因

通常的技术生存率是指由统计分析得出的维持原透析方法的患者百分率。在进行技术生存率的统计分析时，许多研究者忽略了腹膜透析方法的变换，且绝大多数人把转做肾移植或肾功能恢复或患者死亡一律视为"失访"。

在过去的 10 余年中，许多研究显示，血液透析的技术生存率高于腹膜透析，但 Marichal 等的研究结果显示，血液透析和腹膜透析在技术生存率上并无明显差异。Marishal 等的研究追踪时间最长，结果显示，血液透析技术生存率高于 CAPD 患者，但是使用 Cox 模型进行校正后，两者的技术生存率并无统计学差异。需要指出的是，各 CAPD 透析中心的技术生存率差别很大，可能是与不同的患者选择标准有关。

据对有关资料综合分析，终止 CAPD 的主要原因是腹膜炎和导管相关并发症，各占退出 CAPD 人数的 27% ～ 52% 和 10%，其他终止 CAPD 的原因包括腹膜功能丧失（8% ～ 14%）、心理因素（19%）、其他医技原因（21%）。而在我国，情况可能有所不同，因经济原因而退出透析治疗的患者占较大比重。腹膜炎发生率的下降，有助于改善 CAPD 技术生存率，CAPD 技术装置的改进同样亦改善了患者的生存率。

（八）长期 CAPD 的临床效果

与血液透析相比，CAPD 只在近 20 年才作为 ESRD 患者的长期维持治疗方法。随着 CAPD 装置的不断改进，腹膜透析液不断改良，感染性并发症发生率不断下降，我们现在有必要考虑 CAPD 的长期治疗效果及影响因素，以尽可能延长 CAPD 的技术生存率，降低 CAPD 患者的发病率和病死率，并能对 CAPD 患者几年后的健康状况做个大致预测。

大多数临床研究显示，透析患者发病率的主要决定因素是老年、糖尿病和动脉粥样硬化，其他影响因素还有男性、活动少、反复发作腹膜炎和淀粉样变。Ataman 等报道 34 例持续 CAPD 达 4 年之久的患者，他们最常见的死因是心肌梗死、败血症和心力衰竭。另外一项研究报道 10 例持续 CAPD 达 7 年之久的患者，最后 4 例死于腹膜炎，1 例死于心肌梗死。

在过去的 10 余年中，血液透析和 CAPD 的技术生存率的比较通常显示血液透析技术生存率高于 CAPD。腹膜炎是 CAPD 患者住院及退出 CAPD 的主要原因，从 CAPD 转作 HD 患者中约 30% 是因为腹膜炎。严重或反复发作的腹膜炎会造成对腹膜的永久性损害，并造成大量蛋白质丢失，这经常是患者中断 CAPD 的主要原因。目前在大多数透析中心，采用分离式双袋连接系统，大大降低了腹膜炎的发生率，延长了 CAPD 技术生存率。导致 CAPD 技术失败的其他原因还包括导管相关的并发症、腹膜功能丧失和患者营养不良等。随着透析时间延长，许多患者需更多的高张透析液，才能满足体液平衡的需要。

Dombro 观察 10 例持续 CAPD 达 7～11 年的患者，发现 5 例患者随着时间的推移需要更多的高张透析液，3 例患者需要维持原透析液浓度，而另外 2 例患者需要更少高渗性透析液。Lameire 的观察结果则不然，他观察 16 例腹膜透析患者达 5 年，发现患者的腹膜超滤功能仍维持平稳。长期腹膜透析可致腹膜间皮细胞脱落，但这不至于发展为严重的腹膜硬化。近年来由于腹膜透析液中不含乙酸，不用氯己定作消毒剂，强调及早有效治疗和控制腹膜炎，严重的硬化包裹性腹膜炎的发生率已明显下降。

关于长期 CAPD 患者的腹膜溶质转运功能变化，目前报道不一。Ataman 报道 34 例患者进行 CAPD 至 4 年后，其血肌酐明显上升；而 Dombms 却报道患者在 7～10 年的 CAPD 中，血肌酐逐渐下降；LamPire 对 16 例 CAPD 患者观察 5 年之久，发现腹膜对尿素及肌酐的清除率仍维持平稳，在他的研究中，患者的总 Kt/V 在透析开始阶段是（1.96 ± 0.06）/ 周，5 年后降至（1.55 ± 0.05）/ 周，每周总 Kt/V 值下降主要是由于残余肾功能的下降，以及患者体重的增加。通常长期进行 CAPD 的患者，其体重均有不同程度增加，这将影响尿素分布容积的计算，从而可导致 Kt/V 值下降。目前有学者建议以周总 Kt/V 值作为透析充分与否的指标，而随着时间推移，CAPD 患者残余肾功能的下降及体重上升均可使患者总 Kt/V 值下降，医师就有必要对长期 CAPD 患者定期调整透析处方，以保证 Kt/V 在 1.9/ 周以上或肌酐清除率在 50 L/（周·1.73 m² BSA）以上。

对 CAPD 患者的长期追踪观察显示，其血清总蛋白及清蛋白可维持在正常低值水平；血红蛋白在透析初期上升，后期可能稳定在 9 g/L 以上；而长期 CAPD 中，患者血清胆固醇及三酰甘油无明显变化；多数患者辅以少量降压药，甚至不用降压药，血压可维持在正常范围内；骨代谢的生化、激素及放射学检测指标均显示有持续轻度的甲状旁腺功能亢进及低转化骨病存在，β_2- 微球蛋白相关的淀粉样变骨病也逐渐引起关注。虽然世界范围内的临床实践已证实 CAPD 可成功治疗 ESRD 患者 5～10 年，但更长时间的 CAPD 临床效果有待进一步观察。尽管目前我们还未能证明，但部分患者的临床经验使人们有理由相信，大量 CAPD 患者应能够维持 CAPD 达 10 年，甚至更久。

（九）CAPD 未来发展趋势

世界范围内的临床实践已证明，CAPD 可成功治疗 ESRD 患者达 5～10 年，少数患者维持 CAPD 已超过 10 年，这使人们有理由相信，超过 10 年的长期 CAPD 治疗应是可行的，患者退出 CAPD 的主要原因是腹膜炎、导管相关并发症、腹膜功能不良及精神心理因素。CAPD 患者主要死亡原因是心血管并发症及感染性疾患。全世界范围内广泛使用各种各样连接装置已大大降低了腹膜炎的发生率，也使 CAPD 的退出率明显下降，但管道流出口及隧道的感染仍是 CAPD 发展的一大难题。

心血管疾病仍是 CAPD 患者的第一大死因，纠正脂质代谢异常可降低冠心病的发病率和病死率已取得广泛共识。但 CAPD 患者轻度的高三酰甘油血症和高胆固醇血症是否必须用药物来纠正，或者是否能通过使用非葡萄糖渗透剂的透析液来预防 CAPD 患者的脂质代谢紊乱等等仍是有待解决的课题。营养不良仍是 CAPD 的一个主要并发症。在过去的几年，人们的兴趣多集中在蛋白分解代谢率（PCR）、饮食蛋白 / 能量摄取和透析剂量之间的关系上。我们相信，当它们的相互关系完全明朗化并被肾内科医师了解后，通过提供充分的透析完全可预防大部分患者出现的营养不良。而对那些已达充分透析，却因各种各样其他原因不能摄取足够蛋白质的患者，亦可通过使用含氨基酸的透析液来预防营养不良的发生。

有关间质细胞和腹膜的损伤机制仍有待深入研究，以降低腹膜功能不良（超滤和溶质转运）的发生率，从而降低 CAPD 的退出率。透析液的高渗及酸性 pH 对腹膜功能的长期影响仍需进一步研究，以便改良透析液的组成成分，使其具有更好的生物相容性，从而能在长时期内保持腹膜功能完整。昂贵的医疗费用仍是我国 CAPD 患者退出的原因之一，如何降低透析成本，仍是一个需要全社会讨论的话题。

九、血液透析相关并发症

（一）透析失衡综合征

透析失衡综合征（DDS）是由于血液透析治疗引起的以颅内压增高为主要特征的透析急性并发症，临床可表现为头痛、肌痉挛、恶心、呕吐等，严重者表现为癫痫发作、抽搐、昏迷，甚至死亡。透析中，血浆尿素浓度的快速下降被认为是透析相关颅内压增高的主要原因。透析中，尿素在脑组织的弥散速度缓慢，而血浆尿素清除较快，使脑组织和血浆中的尿素浓度形成梯度，进而引起了渗透性脑水肿。早期临床研究表明，血液透析后脑脊液尿素浓度明显高于血浆，脑电图可有异常表现；而用增加血浆渗透压的方法，如静脉注射甘露醇、706 代血浆（羟乙基淀粉）或提高透析液的钠浓度等，均可改善透析失衡综合征的相关临床症状。1992 年，王质刚提出该综合征临床可分为脑型和肺型，它们源于一种机制的两种临床表现，肺型通常重于脑型，常可引起死亡。

1. 发病机制

1962 年，Kennedy 提出透析失衡综合征，认为血浆中尿素氮（BUN）清除快于颅内，形成血/脑尿素浓度差，导致血－脑脊液屏障两侧渗透压的梯度并引起脑水肿。Silver 用尿毒症小鼠模型进行血液透析 90 min 后，血尿素氮水平从 72 mmol/L 降到 34 mmol/L，下降率为 53%，脑水容量增加 6%，脑/血尿素氮浓度比值从 0.8 增加到 1.3。在尿毒症犬的实验透析研究中发现，透析前血浆尿素氮水平为 140 ~ 280 mmol/L，血液透析 2 h 后血尿素氮水平降低一半，脑组织与血尿素氮浓度的比值由透析前接近于 1.0，至透析后脑白质增加到 1.27，脑灰质增加到 1.50，透析后 1 h 其比值恢复正常。

（1）尿素逆渗透学说：Silver 等认为，该综合征主要是由尿素逆渗透所致。有研究表明，透析前较高的尿素水平在体内各腔隙处于相对平衡状态，血液透析时血浆尿素水平快速下降，但尿素透过血－脑脊液屏障的速度相当缓慢，其转运系数比水低；脑组织中尿素的弥散能力是 1.5×10^6 cm/s，而水的弥散能力是 4.5×10^3 cm/s。这一差别使得透析后很快形成脑/血尿素氮浓度梯度，引起脑/血屏障两侧产生渗透压差。脑组织潴留的尿素成为暂时有效的渗透分子，进而引起渗透性脑水肿。据研究，血尿素氮浓度每变化 10 mmol/L，就会引起细胞与间隙之间 0.03 L 的液体交换。1 mOsm/（kg·H_2O）的渗透压可以产生约 20 mmHg 的静水压。脑/血尿氮素浓度梯度产生强有力的驱动力，使水很快通过血－脑脊液屏障，引起脑水肿。

北京友谊医院的实验也证明了上述机制，结扎犬双侧输尿管制成急性肾衰竭模型，进行快速透析 2 h。在透析 1.5 h 时，实验犬出现烦躁不安、挣扎、吼叫等神经精神系统症状，且血压增高。实验室检查发现，透析后 BUN 下降 73.2%，肌酐（SCr）下降 60.1%，血浆渗透压下降（55.9 ± 14.32）mOsm/（kg·H_2O），与对照组相比均有显著性差异。同时，观察到透析结束脑脊液/血浆尿素氮浓度差为（60.6 ± 19.25）mg/dL，脑脊液/血液渗透压差为（11.1 ± 3.28）mOsm/（kg·H_2O），颅内压从（3.00 ± 0.46）mmHg 升高到（3.94 ± 1.15）mmHg，提示脑水容量明显增多，均有显著性差异。

其实，在失衡状态下，不仅只有脑细胞内液体与血液之间液体在渗透压驱动下的移动，液体同样可以进入渗透压较低的组织间和肺内，临床可以出现脑水肿、腔隙积液和肺水肿。

（2）细胞内酸中毒：Arieff 等实验表明，血液透析后，尿毒症患者和动物脑脊液的 pH 降低，脑细胞内 pH（pHi）也随之降低。大脑细胞内 pHi 在缓慢透析后仅有轻度下降，而快速透析后下降非常明显。透析失衡综合征发生时，脑脊液 pH 的降低是因为脑脊液 PCO_2 的增加而导致颅内碳酸氢盐浓度降低，其发生机制可能是由于脑内有机酸增加，H^+ 取代了细胞内与蛋白阴离子结合的 Na^+、K^+ 离子，游离的 Na^+、K^+ 离子渗透活性增强，进而引起脑水肿。

北京友谊医院的动物实验资料显示，犬透析后脑脊液 pH 为 7.34 ± 0.02，HCO_3^- 为 16.5 ± 1.05 mmol/L，PCO_2 为 31.46 ± 5.88 mmHg，PO_2 为 94 ± 6.86 mmHg；而同时测定的血浆 pH 为 7.39 ± 0.02，HCO_3^- 为 21.45 ± 1.66 mmol/L，PCO_2 为 29.06 ± 5.00 mmHg，PO_2 为 106 ± 9.92 mmHg。这一结果表明，脑脊液 PO_2 低于血 PO_2，脑脊液存在明显酸中毒。透析后颅内 PCO_2 分压下降慢，提示 PCO_2 弥散速度慢，消耗颅内 HCO_3^-。此结果与 Arieff 的实验结果相一致。

（3）特发性渗透物质学说：因尿素逆效应不能完全解释 DDS 的原因，Arieff 等提出了特发性渗透物质学说。对尿毒症犬的实验透析研究中，将血尿素水平 100 min 内由 72 mmol/L 降到了 24 mmol/L，观察到动物脑水容量增加（灰质增加了 14%），脑/血尿素浓度的比值灰质从 1.0 增加到 1.31，白质从 0.9 增加到 1.54，如果去除脑水容量增加的稀释性影响，其比值灰质应是 1.49，白质应为 1.71。因此，透析时尿素从大脑的缓慢清除并不能完全解释脑水容量的增加，其结论认为脑水容量的增加是由于特发渗透物质（可能是有机酸）形成所致。

（4）其他：该综合征的发生还受某些相关因素的影响，如患者血浆钠浓度、血浆白蛋白水平、透析液钠浓度、心功能状态、血氧分压、酸中毒状态，还有脑组织钙过高、甲状旁腺功能亢进、低血糖等，这些情况也容易发生失衡综合征。

2. 临床表现

（1）脑型失衡综合征：脑型失衡综合征常见，多发生在首次透析 2～3 h，其本质是透析使血浆渗透压迅速下降，形成明显的脑/血尿素浓度梯度和渗透压梯度，进而导致脑水肿，使颅内压显著升高。如果透析前血浆尿素氮水平很高，则发生失衡综合征可能性越大。脑型失衡综合征常有恶心、呕吐、头痛、血压增高、焦躁、嗜睡等。严重者伴有抽搐、扑翼样震颤、谵妄、昏迷甚至死亡。检查发现，透析后脑脊液 pH 下降、碳酸氢根降低、PCO_2 升高，与同期血浆相应值比较，有显著性差异（$P < 0.05$）。脑电图也可有变化，表现为脑波强度异常增加。一般而言，上述症状在 24 h 内可恢复。

（2）肺型失衡综合征：某些尿毒症患者在透析前可以无肺水肿和心力衰竭表现，但在第 1 或 2 次诱导透析结束后 4～6 h，呼吸困难逐渐加重，不能平卧，甚至出现发绀、大汗淋漓，发生急性肺水肿。早期肺部可无啰音，重者肺部可闻及或大或小的水泡音，如不及时采取有效措施，患者可死于急性左心衰竭。如果患者透析前存在心力衰竭、心肌病变或伴有明显的低蛋白、低钠血症，透析后特别容易发生此类表现。这些患者在透析过程中通常不出现明显的脑型失衡临床症状，王质刚称此型失衡表现为"肺型失衡综合征"。北京友谊医院的动物实验证实，急性肾衰竭透析组犬透析 2 h，血浆尿素氮水平比透析前下降 70%，透析后肺组织内渗透压明显高于血浆，形成肺/血浆浓度梯度和渗透压梯度，使肺组织水含量明显增多，提示肺淤血、肺水肿；肺部 X 线摄片和肺组织学检查均显示肺淤血；肺循环压力指标（如肺动脉压、肺毛细血管嵌楔压）显著升高（$P < 0.05$），也支持肺水肿。本实验提示，血液透析引起的血浆尿素氮快速下降可以导致肺淤血、肺水肿。急性肾衰竭假透析组犬透析前后各项参数均无差异，不存在透析失衡的临床表现。

3. 预防与处理

透析失衡综合征是一种严重的透析相关并发症，轻者经过处理可以缓解，重者可导致死亡，特别是肺型透析失衡综合征。透析失衡综合征是可以预防的，首先要根据不同的病情而采取不同的诱导方案。有条件的地方对于终末期肾病患者开始透析不要太迟，要充分诱导，越是病情重，首次透析时间越要短，通常首次透析后血浆渗透压下降不超过 40 mOsm/（kg·H_2O）产生透析失衡综合征的可能性很小，但是病情特殊者，血浆渗透压下降不要超过 30 mOsm/（kg·H_2O）。此外，首次透析使用低通量透析器，低效透析方案，逐步过渡到规律性透析。对于心血管功能差、高血糖、低血钠、低蛋白血症、低氧血症和严重酸中毒患者采取特殊预防措施尤为重要。如提高透析液钠浓度，在透析中静脉滴注白蛋白、甘露醇或高渗葡萄糖等，都是防止发生透析失衡综合征的有效方法。必要时，采用腹膜透析、连续性床旁血液滤过等系列技术也是防止透析失衡综合征的有效办法。已经发生脑型透析失衡综合征，轻者要缩短透析时间，重者要即刻中止透析，同时静脉给予高渗葡萄糖或高钠（血压高者慎用）。积极对症治疗，包括吸氧、使用解痉和镇静药物等。脑型透析失衡综合征一般在 24 h 内症状自行缓解，如不恢复，应考虑有其他并发症。肺型透析失衡综合征多发生在首次透析结束后 4～6 h，此时出现心力衰竭表现，首先要考虑是与透析相关的肺水肿，可以采取对症处理，但是一般效果较差，有条件者要立即采用血液滤过或床旁血液滤过，通常能很快缓解。

（二）透析相关心律失常

心律失常在终末期肾衰竭行维持性血液透析患者中十分常见，包括房性或室性期前收缩、室性心动过速和房性纤维颤动等，其发生率可高达 50% 左右。亦有文献持不同的观点，认为发生率并没有那么高，甚至不认为血液透析可以加重室性心律失常。心律失常发生原因可以概括为 3 个方面：①心脏器质性病变，如缺血性心脏疾病（或心肌梗死）、高血压、左心室肥大、尿毒症性心包炎、心力衰竭（或为原发或因透析延长患者生命后发生）；②电解质紊乱，影响心脏传导系统，以钾离子、钙离子和镁离子异常所致心律失常较为多见，如低磷血症、酸碱平衡紊乱、低碳酸血症；③其他，如药物（如洋地黄制剂）及由于生物相容性差导致的低氧血症、严重贫血和病毒感染、透析致血压降低、交感神经系统和肾素-血管紧张素系统活性亢进、透析中使用肝素引起的脂蛋白脂肪酶活性亢进导致的血中游离脂肪酸的升高，均可诱发心律失常的发生。但维持性血液透析患者，慢性心律失常通常与心脏器质性病变有关。

尿毒症患者心律失常有其特点。①多样性。因心肌细胞兴奋性、应激性和传导性的改变，既可以产生心肌自律性增高，导致各种异位心律失常，又可产生心肌传导异常导致的各类传导阻滞。②易变性。维持性血液透析患者的心律失常并非像原发性器质性心脏病所产生的相对固定的一种心律失常，而是易变的。

1. 常见心律失常类型

血液透析患者心律失常发病率最高的是室性期前收缩，为29%～94%（平均52%），房性期前收缩为50%～88%，心房颤动1.9%～2.8%。临床上，当这些心律失常突然增加时，应当考虑是否合并有顽固性高血压、心功能不全、缺血性心脏病和心包炎的可能。持续性心房颤动可以诱发心力衰竭或合并血栓栓塞性疾病、窦性心功能不全症候群、房室传导阻滞等。缓慢性心律失常的发生率相对较低，故需安装起搏器的透析患者极少，因此，快速性心律失常对透析患者而言，更有临床意义。

2. 病因与临床表现

（1）高钾血症性心律失常：通常在血液透析过程中很少发生血钾升高，因为常用的是低钾（2.0 mmol/L）或无钾透析液，透析中的高钾血症多见于透析意外引起严重溶血、急性消化道出血、含钾饮食不洁、透析不充分、糖尿病患者等。有些降压药的使用（如ACEI类）会增加高血钾的发生率。洋地黄可干扰细胞内Na^+-K^+-ATP酶系统，从而抑制细胞对钾离子的摄取，在一般治疗剂量时不引起钾代谢紊乱，而洋地黄中毒时多伴有高血钾。严重高血钾或使用洋地黄制剂的患者，由于血液透析使血钾离子浓度迅速下降，导致细胞内外钾离子浓度梯度显著增高，也易引起心律失常的发生。高钾血症在心电图上初始为T波高尖，以后P波增宽、P-R间期延长、QRS增宽、S波加深，甚至增宽、加深的S波和T波合为一体，使整个心电图呈波浪形图形。心律失常主要表现为高度窦房传导阻滞、房室交界性心律、室性期前收缩、室性心律或严重房室传导阻滞伴束支传导阻滞，甚至心室颤动等，常可危及生命。高血钾是导致房室传导阻滞最常见的原因，钾离子有抑制心肌的作用，当伴有低钠、低钙、酸中毒或血浆中钾离子浓度迅速升高时，钾离子对心肌的毒性明显增加，高钾血症所导致的严重心律失常是引起血液透析患者猝死的最常见原因之一。

（2）低钾血症性心律失常：低血钾可引起心肌坏死，心电图表现为U波、QT间期延长、T波低平、ST段下降、P波可增高。临床上，主要为心房扑动和心房颤动，室性心律失常以频发室性期前收缩和室性心动过速为主，有时甚至可发生心室颤动。在血液透析中发生心律失常，常与低血钾有关，多见于伴有高钙血症或长期使用洋地黄治疗的患者。低血钾的发生主要是由于为纠正高钾血症而持续使用低钾或无钾透析液做血液透析所致；患者食欲缺乏、进食少，或伴有恶心、呕吐等；患者脱水、酸中毒等掩盖了缺钾情况，血清钾检测显示正常甚至偏高，采用低钾透析液或无钾透析液做常规透析，酸中毒纠正后细胞外钾离子向细胞内转移，进一步使血钾下降而引起心律失常。

（3）镁离子变化引起的心律失常：镁离子有利于维持心血管系统和神经系统内环境稳定，高镁血症可产生室性心律失常并使心电图中QT间期延长，在慢性透析治疗的患者中至少有一部分可出现QT间期校正心率（QTc）弥散度的增加，是由于每天摄入镁过多，导致细胞结合镁的浓度增高引起的；而低镁血症常见于摄入减少、肠吸收减少、体液损失过量、高血钙抑制肾小管对镁的重吸收，以及甲状旁腺功能亢进、酸中毒等引起。其可抑制心肌兴奋性、减慢心率，引起不同程度的传导阻滞，甚至发生心搏骤停。另外，低镁血症还易造成洋地黄中毒。

（4）钙离子变化引起的心律失常：血液透析患者高血钙的原因为透析用水不当，出现"硬水综合征"，透析液含钙高或超量应用活性维生素D等；低血钙常见于慢性腹泻、透析液含钙低等。高钙的心电图改变为QT间期缩短，ST段、T波变宽；当血钙浓度＞3.25 mmol/L时，则可能引发室性期前收缩、室性心动过速、心室颤动等心律失常和洋地黄中毒。低钙的心电图改变为QT间期延长、T波高耸和倒置，偶见节律障碍、传导阻滞、ST段延长。钙离子对心脏有特殊的影响，不仅单纯取决于血清中和组织内水平的高低，还与其他电解质之间的比例有关，低钙血症可以加重高血钾对心肌的危害。

（5）血液透析超滤引起的心律失常：血液透析间期，由于体重增加较多，血容量增加，血液透析中超滤脱水使血容量急剧下降，会引起透析前后的血容量明显改变，从而影响心血管系统血流动力学和血压、血管活性物质，导致心律变异性降低，可以诱发心律失常。故严格控制患者血液透析间期体重的增加，减少透析中的超滤量，避免血液透析前后血容量的显著变化，是降低血液透析中心律失常发生率的重要措施。

（6）心肌缺血引起的心律失常：在血液透析中，由心肌缺血引起的心律失常发生率较高，进入血液透析前已存在心肌缺血的患者更易发生严重的心律失常。在一项前瞻性研究中，以室性心律失常为实验组，无室性心律失常为对照组，对血液透析前 24 h、血液透析后 20 h 及血液透析中做动态心电图（Holter）观察，以 ST 段下移作为心肌缺血的标准，结果发现，试验组无症状而出现 ST 段下移的发生率为 72%，对照组为 33%。多因素分析表明，冠状动脉狭窄（直径狭窄 ≥ 75%）的血液透析患者，血液透析中和血液透析后 6 h 心律失常的发生率明显高于血液透析前，其室性期前收缩的发生率较无冠状动脉狭窄的血液透析患者显著增加，故认为冠状动脉狭窄是引起血液透析中心律失常发生的独立危险因素。

（7）自主神经病变引起的心律失常：糖尿病肾病引起的慢性肾衰竭常伴有自主神经损害，为了解糖尿病患者自主神经病变和左心室肥大（LVH）与血液透析中心脏并发症发生的关系，Masato 等对 154 例糖尿病维持性血液透析患者的左室重量指数（LVMI）进行检测，结果发现明显高于其他非糖尿病血液透析患者，并与相差 > 50 ms 的相邻窦性心搏间期占窦性心搏间期总数的百分比（pNN50）、心力衰竭（HF）呈显著负相关。多元回归分析提示，糖尿病血液透析患者的左心室肥大（LVH）与 pNN50、HF 密切相关，结论是糖尿病自主神经病变与左心室肥大（LVH）同时存在可能是糖尿病血液透析患者心脏并发症发生的重要因素。

（8）透析不充分引发的心律失常：透析不充分可以导致维持性血液透析患者心律失常的发生。Switalaski 等分析了 30 例血液透析患者的动态心电图（Holter）监测结果，有 24 例出现心血管并发症，包括缺血性心脏病 10 例、慢性心功能不全 8 例、左心室肥大 16 例、高血压 24 例，共检测室性心律失常 23 例，血液透析前 14 例、血液透析中和血液透析后各 15 例，发现血液透析中及透析后的室性心律失常发生率明显增加，结论认为透析不充分可能是血液透析中和血液透析后引发室性心律失常的原因。

（9）其他：对于长期使用洋地黄治疗的患者，可因血液透析中纠正酸中毒和降低血钾浓度，从而引起洋地黄中毒，尤其是透析液钾离子浓度 < 2 mmol/L 时更易发生。伴有低钙血症的患者，如果在血液透析中快速输入含枸橼酸钠的溶液，可导致血钙浓度急剧下降而引起心律失常。Szabo 等研究了非糖尿病终末期肾衰竭患者在血液透析中心电图 P 波间期和 P 波离散度的变化，发现透析初期心电图 P 波为（58 ± 16）ms，在透析结束时增加至（98 ± 8.9）ms；而 P 波离散度则由透析前的（23 ± 10）ms 增加至透析结束时的（41 ± 16）ms，并有显著统计学差异。Szabo 认为，这种心电图的 P 波改变与透析中离子失调和血液透析本身有关。Howse 等观察了 31 例维持性血液透析患者在单程透析前后，心电图 QT 间期和 QT 离散度的变化，并同时测量血清中钾离子、钙离子、镁离子的浓度，发现 QT 离散度在透析后明显增加，钾离子、镁离子减少，钙离子浓度升高，但透析中心电图 QT 离散度的变化与血清钾离子、镁离子、钙离子浓度及体重变化无明显相关，透析可显著增加 QT 离散度，这反映出不同类型心室复极化的增加，可能会导致心律失常和猝死危险的增加。也有学者认为 QT 离散度在终末期肾衰竭血液透析患心血管疾病和心律失常相关死亡的总预测中具有一定的临床价值，QT 离散度的变化可作为慢性透析患者心血管疾病死亡危险增加的有意义的指标。

3. 心律失常的处理

心律失常是一个临床症候群，维持性血液透析患者虽然可发生心律失常，但不一定都需要治疗，必须抗心律失常治疗的情况有：①心律失常有可能危及生命；②原有心力衰竭因心律失常而引起的血流动态明显恶化；③既往有血栓形成并伴心房颤动的发作；④电解质紊乱引起的心律失常。常见需要治疗的心律失常类型有复发性房性心动过速、频发性室性期前收缩伴复发性室性心动过速、缓慢性心律失常。心律失常的治疗是十分复杂的，包括病因治疗、药物治疗、电复转和心脏起搏器的植入等。

（1）药物治疗：抗心律失常药物多采用 Vaughan Williams 分类的 4 组分类，Ⅰ组为 Na⁺ 通道阻滞药，如奎尼丁、普鲁卡因胺、丙吡胺、利多卡因等，Ⅰ类药又分为Ⅰa、Ⅰb、Ⅰc 3 种；Ⅱ组为 β 受体阻滞药，如普萘洛尔等；Ⅲ组为钾通道阻滞药，如胺碘酮等；Ⅳ组是钙通道阻滞药，如维拉帕米、地尔硫䓬等。此外，临床上常用的比较重要的抗心律失常药物还有洋地黄制剂。

1）Ⅰ类药物阻滞快速钠通道，起到膜稳定作用。Ⅰa 类对 0 相去极化速率和复极过程抑制均强，降低 Vmax 延长动作电位时程和复极；Ⅰb 类对 0 相去极化与复极过程抑制均弱，不降低 Vmax 缩短动作电位时程；Ⅰc 类抑制 0 相去极化，降低 Vmax 减慢传导。Ⅰ类药物主要用于治疗重度室性心律失常，对心房颤动等房性心律失常可选用Ⅰa、Ⅰc 类和洋地黄制剂，为有效控制心率有时加用Ⅳ类药。Ⅰ类药的毒性作用主要是引起 QT 间期延长，如明显延长，则可导致扭转型室性心律失常，维持性血液透析患者在使用这类药物时应适当减量。在抗心律失常的治疗中，监测血清药物浓度是十分有用的，但由于尿毒症患者的蛋白结合力改变，即便是血药浓度在正常范围内也可以发生药物的毒性反应；另外，血药浓度的监测还受到检测条件、患者经济状况等限制，广泛使用存在一定困难。通过心电图 QT 间期的观察是一个简捷有效的方法，临床使用方便，患者容易接受，若发现 QT 间期延长，则应减少药物用量或停药。

2）Ⅱ类药物 β 肾上腺素能受体阻滞药，与蛋白结合率较低，多数可经过透析清除，可以使用常规剂量，主要根据心率来调整用药间隔和剂量。对于各种心律失常，除严重心力衰竭外，可合并使用Ⅱ类抑制交感神经活性亢进的药物。

3）Ⅲ类药物阻断钾通道，延长动作电位时程，延长复极。

4）Ⅳ类药物阻断钙通道。硫氮䓬酮、维拉帕米、硝苯地平由肾脏排泄极少，透析患者可以使用常规剂量。但必须注意尿毒症患者可能对维拉帕米的心肌抑制及房室传导阻滞作用更敏感，必要时可减少其用量。

5）地高辛是透析患者较为常用的洋地黄制剂，属中效强心苷，其增强心肌收缩力的作用强而迅速，并能明显减慢心率。一般治疗剂量与中毒量之间的范围较窄，不易通过透析膜，由于分布容量变化，地高辛的负荷剂量应减少至常规剂量的 50%，维持剂量可低至隔日 0.062 5 mg。对于快速型心房颤动则需要使用较大剂量，血清药物浓度也可高于正常范围。应注意监测心电图，定期测定血药浓度。

对于不会产生严重后果的一般房性期前收缩，不必急于用药，但对于频发、多源性房性期前收缩时，特别是伴有心包炎、缺血性心肌病，可能是发生房性快速型心律失常的先兆，应采用心电监护仪密切观察，必要时可使用奎尼丁。室性期前收缩临床意义较大，尤其是多源性、频发性（＞30 次/分）或出现二联律时应及时处理。针对心动过缓的处理，首先应调整抗心律失常药物的剂量，甚至停用减慢心率的药物，如 β 受体阻滞药等。病态窦房结综合征及高度房室传导阻滞，应使用异丙肾上腺素或阿托品，必要时可安装临时起搏器。根据患者心律失常类型，慢性心律失常多与器质性心脏病变相关，治疗上与非透析患者相同，但剂量应做相应调整，如普鲁卡因胺、丙吡胺为常规量的 25%，奎尼丁为 50%~70%，而胺碘酮、利多卡因、维拉帕米、苯妥英钠等剂量常不变。

（2）病因治疗：除应用上述抗心律失常药物治疗外，还应针对其病因做必要的治疗。当血液透析过程中因洋地黄中毒而发生室上性心动过速伴传导阻滞或室性心动过速时，应立即终止透析并及时补钾，高钾血症引发的心律失常则应静脉推注钙剂，纠正代谢性酸中毒，静脉补充碳酸氢钠或乳酸钠、葡萄糖加胰岛素等治疗，并做紧急碳酸氢盐透析。透析治疗中，纠正电解质紊乱、维持酸碱平衡和控制超滤是预防心律失常发生的有效措施。限制患者摄入含钾较高的食物，避免透析前的高血钾，可以减少透析过程中钾离子浓度的波动，定期做血液中钾离子浓度的监测，以防止高血钾的发生。维持性透析患者考虑使用洋地黄类药物治疗时要严格掌握适应证，剂量应少于常规剂量，通常为常规剂量的 50%，可根据心电图或血药浓度的监测调整其用量，避免低血钾。使用含钾透析液时，透析液中钾离子浓度以 3.0~3.5 mmol/L 为宜。血液透析治疗中调节好超滤模式和速度，避免过快、过量地超滤出水分，以防止血流动力学的剧烈变化。透析模式设计要合理，充分清除体内代谢产物，也可明显减少心律失常的发生。

积极治疗基础心脏病、控制高血压、改善冠状动脉血液供应及纠正贫血、加强心肌营养，均有助于心律失常的控制。

（3）心脏电复律：包括心脏电除颤，是采用高能电脉冲直接或经胸壁作用于心脏，治疗多种快速心律失常，使其转变为窦性心律的方法。其主要适应证有：①心室颤动与心室扑动，为非同步电除颤的绝对适应证，此时，心脏的有效收缩消失，血液循环处于停滞状态，必须立即除颤；②室性心动过速，经药物治疗无效或临床情况严重，如伴急性心肌梗死、心力衰竭、休克、阿-斯综合征等需做紧急治疗者，应尽早进行同步直流电复律；③阵发性室上性心动过速，常规治疗无效而伴有明显血液动力障碍或预激综合征并发室上性心动过速而用药困难者，可做同步直流电复律；④心房扑动，经抗心律失常药物治疗无效或伴有心室率快、血流动力状态恶化的患者（如心房扑动1：1传导时），宜行同步直流电复律；⑤心房颤动是电复律最常见的适应证，电击终止心房颤动的机制目前还不甚清楚。当出现下列情况可考虑电复律，如心室率快、药物治疗无效、经适量洋地黄治疗仍有严重心力衰竭、预激综合征合并快速心房颤动。

电复律的绝对禁忌证主要有：①洋地黄中毒引起的心律失常；②室上性心律失常伴完全性房室传导阻滞；③心律失常伴有病态窦房结综合征；④复律后，在奎尼丁或胺碘酮的维持下又复发心房颤动，或不能耐受药物维持治疗者；⑤反复而频繁发作的阵发性心动过速。

电复律的相对禁忌证：①洋地黄过量或低钾血症患者，电复律应在纠正后进行；②心脏明显扩大者；③心力衰竭未纠正者；④心房颤动伴有甲状腺功能亢进而未做正规治疗者。

（4）起搏器的植入：通过起搏器使用特定频率的脉冲电流刺激心脏，代替心脏的起搏点引起心脏冲动的方法称人工心脏起搏。主要用于治疗慢性心律失常和快速心律失常，慢性维持性血液透析患者心律失常的发生率虽然较高，但需安装起搏器进行治疗的患者很少。

1）临时性起搏器的主要应用指征：当有危及生命的心律失常发生时，为了维持适当的心率安装临时起搏器以达到治疗目的。

阿-斯综合征发作：房室传导阻滞、窦房结功能衰竭等各种原因引起的心脏停搏而导致的阿-斯综合征发作，均为紧急临时起搏的绝对指征。

用于诊断：如判断预激综合征的类型、房室结功能、窦房结功能、折返性心律失常、抗心律失常药物的疗效等。

预防性植入：心脏起搏传导功能障碍的患者拟行心血管造影或做心律转复治疗时可植入临时起搏器保护；心律不稳定的患者在安装永久性起搏器之前，可先植入临时起搏器以确保安全，作为更换永久性起搏器时的过渡。

其他：电解质紊乱、药物中毒、急性心肌梗死、急性心肌炎等而引发的缓慢心律失常。

2）永久性起搏器的应用指征：永久性起搏用埋植式起搏器的应用依据是引起明显临床症状的心动过缓，如缓慢心率所致的脑供血不足而产生头晕、近似晕厥和晕厥等症状；心动过缓引起的疲劳、活动耐量降低等全身症状；引起或加重的充血性心力衰竭。不包括因纠正病因导致的短暂性心动过缓（如药物、电解质紊乱、内分泌失调、感染等）。

具体应用指征包括以下几种。

病态窦房结综合征：有症状的心动过缓或必须使用药物治疗，而这些药物又可引起或加重心动过缓并产生症状者。

任何阻滞部位的三度房室传导阻滞伴下列情况之一者：房室传导阻滞导致有症状的心动过缓；其他类型心律失常或疾病需长期药物治疗，所用药物可引发伴有临床症状的心动过缓；虽无临床症状，但已确诊心室停搏≥3 s或逸搏心率≤40次/分；射频消融房室交界区或心脏外科手术后导致的不可逆性三度房室传导阻滞。

束支的双分支或三分支阻滞伴下列情况之一者：间歇性三度房室传导阻滞；双分支或三分支阻滞伴二度Ⅱ型房室传导阻滞。

此外，对各种方法治疗无效的室上性心动过速，也可考虑安装抗快速心律失常起搏器。

QT 间期延长综合征、充血性心力衰竭及扩张型心肌病、阵发性心房颤动等也可选用心脏起搏器治疗。QT 间期延长综合征伴间歇依赖性心动过速的患者，经起搏治疗后 QT、JT、JTc 等参数明显改善，能预防室性心律失常的发生；对充血性心力衰竭和扩张型心肌病的起搏治疗已初见成效，但目前仍有争论。采用双腔起搏或三腔起搏，缩短 AV 间期，有助于消除收缩前期二尖瓣反流、恢复正常房室活动顺序及改善血流动力状况；对既往有阵发性心房颤动病史的病窦综合征患者选用双腔起搏器治疗，可以明显减少慢性心房颤动和与之有关的栓塞或心力衰竭的发生。

（三）透析相关低血压

透析相关低血压是血液透析的重要并发症，国外报道血液透析的低血压发生率为 20% ~ 30%，国内更有人报道其发生率高达 53.7%。近年来，尽管血液净化技术有很大改进，但透析低血压的发生率几乎没有下降，并随着透析患者的老年化及糖尿病肾病在透析人群中所占比重的不断增长而有上升趋势。

一般认为，透析低血压的标准为：按常规测量血压的方法，肱动脉血压 < 90/60 mmHg；65 岁以上者血压 < 100/60 mmHg；原有高血压者，收缩压较原水平下降 30% 以上者。

根据其发生特点，可将血液透析相关低血压分为两类：透析中发作型低血压及慢性持续型低血压。前者常发生在透析的（3.7 ± 0.5）h，收缩压下降 30 mmHg 或平均动脉压下降 20 mmHg；后者常发生于透析多年的患者，发生率为 5% ~ 10%，其透析前收缩压低于 100 mmHg，透析中血压则更低。随着透析适应证扩大和长期透析患者增多，渐发性低血压有增多的趋势。近来，Straver 等根据透析低血压发生机制又将其分为搏出量依赖型低血压（SV-H）、全身血管阻力依赖型低血压（SVR-H）。前者与血管内血容量（IVV）减少有关；后者与末梢血管阻力（TPR）下降有关。

1. 发病机制

目前，人们对透析低血压的病理生理机制尚缺乏足够的认识，有学者分别从自主神经功能障碍、左室肥厚与舒张功能障碍（LVDD）、心血管反射及血管顺应性异常、血浆再充盈率（PRR）、血管活性物质、透析膜的生物相容性、透析液的成分及温度、超滤（UF）的容积及速率、脑干血管舒缩中枢氧供求失衡、糖的摄入等多方面进行了探讨。

尽管患者本身因素或透析相关的许多因素在透析低血压的病理机制中发挥作用，但超滤引起的血管内血容量减少是关键。机体对进行性血管内血容量减少的初始反应是交感神经兴奋，血管收缩和心动过速，继之是心肺和动脉的压力感受器活动性消失，静脉和小动脉立即收缩。静脉收缩促进血液回流，且动员血流动力学方面不活跃的血液回流，小动脉收缩帮助维持血压，并且通过增加后负荷阻止心脏排空，再者降低毛细血管压，以利于血浆再充盈。一旦血管内血容量减少达到一定程度，即出现交感神经活性的突然消失、血管舒张、心动过缓和低血压，这种对血管内血容量减少的反应就是 Bezold Jarisch 反射（心脏抑制反射）。基于上述生理反应，引起透析低血压的病理生理机制至少与以下 4 个方面有关：①血浆再充盈不足；②左室舒张功能不良；③自主神经功能障碍；④内源性血管活性物质失衡。

（1）血浆再充盈：透析期间，血浆再充盈对维持心血管稳定性至关重要，其再充盈程度决定神经体液的代偿情况，超滤率和组织水化状态是容积清除期间 PRR 的主要决定因素。在 3 ~ 4 h 的透析过程中，设置的超滤除水量常相当于全部的血浆容量，甚至大于全部的血浆容量。但是，临床上超滤除水常能够完成，而且并不伴发低血压，这主要有赖于患者机体具备较好的血流动力学代偿机制，尤其是血浆再充盈作用的代偿。如果循环血容量减少超过机体的代偿能力，就可能发生低血压。超滤率和透析液钠浓度对 PRR 有重要的作用；PRR 还受到腔隙容量的影响，在腔隙流体负荷过大时，如为达到干体重，超滤速度过快，大于血浆再充盈速率，则会出现相对容量不足；器质性心脏病患者（如充血性心力衰竭、高血压伴左室肥大）、老年人、糖尿病患者及自主神经疾病患者的压力感受器功能障碍，在循环血容量减少时，不能有效地降低静脉容量；低蛋白血症和重度贫血的患者表现出对血液透析低血压的极度易感性，其胶体渗透压的降低导致血浆再充盈速率的下降为主要原因。

（2）左室舒张功能不良：慢性肾衰竭患者都存在着不同程度的左心功能减退，透析时，由于血流动力学改变，可出现心率加快、平均动脉压变化不定等。透析过程中，若超滤除水过多、过快，使血浆再充盈不良，循环血容量快速减少，导致每搏量降低；如果心率加快，可使每搏输维持，否则将出现低血压。经超声心动图证实，有左室舒张功能减退，舒张期充盈差的患者，低血压的发生率是超声心动图检查正常者的 8 倍。左室舒张功能不良（LVDD）透析患者中大约 70% 有左室肥厚（LVH），后者与 LVDD 密切相关，其诱因很多，如高血压、贫血、主动脉顺应性降低、甲状旁腺功能亢进等。这种 LVH 通常是向心性的，可导致左室舒张末期压力（LVEDP）上升、顺应性降低，而收缩功能通常不受影响。LVDD 使静脉回流受阻，使患者对超滤的耐受性降低。LVH 限制心室充盈，使左室舒张末期容积（LVEDV）下降，从而导致心排血量显著降低。而且，在这种情况下，心率的增加不能代偿心室充盈的减少，搏出量降低。上述因素综合作用，最终导致突发性血压急剧下降，其发生机制是 LVH 或心肌纤维化可增加机械感受器的敏感性；心脏排空触发 Bezold Jarisch 反射。但是，有 LVH 的透析患者是否低血压发生率较高，文献中尚未有报道。Ruffman 等报道，有透析低血压倾向患者的心脏舒张功能明显比稳定的透析患者差。心脏排空可以解释 LVDD 患者对快速液体补充迅速发生反应这一事实，因为液体补充可迅速改善静脉回流，并重建充足的左室充盈，但另外，LVDD 患者也容易出现容量超负荷。正确估计干体重（DBW）对于 LVDD 患者很重要，应该控制患者透析间期的增重。对于没有明显高血压的患者，可长期使用血管紧张素转化酶抑制剂（ACEI），以减少 LVH。

（3）自主神经功能障碍：尿毒症血液透析患者可以出现自主神经损害，有文献报道，其发生率约占 50%，发病与性别无关，但随年龄增长，发生率可增加。交感和副交感神经均可受累，表现为压力感受器敏感性降低，传入、传出纤维传导阻滞，靶器官对去甲肾上腺素耐受。这可能与尿毒症中分子毒素蓄积、甲状旁腺功能亢进所致的甲状旁腺激素（PTH）过多分泌及醋酸盐透析有关。大多数患者症状隐匿且呈非特异性，其主要表现为性功能减退、血压降低、心律失常等。

甲状旁腺功能亢进是自主神经功能损害的一个因素，体内与体外的试验均提示，过量的 PTH 可导致自主神经损害，且认为继发性的甲状旁腺功能亢进与直立性低血压或透析中的低血压有关。维持性血液透析患者常伴有血清全段 PTH（iPTH）水平异常升高。以前认为，透析后由于血钙浓度明显增加，从而抑制 iPTH 分泌，导致 iPTH 总体水平降低。但新的研究发现，这主要是由于正常血压患者透析后 iPTH 水平降低所致，而低血压组患者透析后 iPTH 水平则异常升高，其原因不明。研究表明，iPTH 具有很强的血管扩张作用，可拮抗去甲肾上腺素、去氧肾上腺素和血管升压素的升压作用。研究提示，透析中发作性低血压也与 iPTH 的参与有关。

有低血压倾向的慢性肾衰竭患者透析过程中循环血容量减少时，自主神经调节障碍，主要是因为肾上腺素能受体的功能损害，交感神经活性降低；压力反射弧的感受器受损，传入纤维阻滞；末梢血管阻力对交感神经刺激反应减弱，因此在循环血容量减少时容易发生低血压。

Barnas 等应用心率变异的频谱分析研究发现，透析开始，心率持续稳定增加，伴随低频强度（LF，0.04 ~ 0.15 Hz，交感神经活性的标志）和 LF/HF（HF，0.15 ~ 0.40 Hz，副交感神经活性的标志）的比率增加，但在透析低血压前数秒和期间，LF/HF 比率（反映交感 / 迷走平衡）下降，并且该观察结果在透析低血压中总是存在。应用不同的自主功能试验，多数作者报道副交感功能不良。在慢性持续性低血压透析患者中，还伴随有交感功能损害，不能随超滤增加心率和（或）SVR。

尿毒症患者血浆儿茶酚胺水平增加，其原因是副交感神经压力反射弧传入受损和肾脏清除减少，针对血浆儿茶酚胺水平增加和交感张力增加，心血管系统肾上腺素能受体下调，会导致机体对交感刺激的反应性降低，这个现象在 UF 耐受性差的持续性低血压患者中很普遍。

（4）内源性血管活性物质失衡：具体如下。

1）一氧化氮：近年来，一氧化氮（NO）在透析低血压中的作用越来越受到学者的关注。Yokokawa 与 Lin 等分别观测了透析中发作性低血压与慢性持续性低血压患者血浆中 NO 的水平，与未出现低血压的患者相比，其 NO 的含量明显增多且与平均动脉压呈负相关。以酶的结构和 mRNA 表达的组织特性为依据，已证实 NO 合成酶（NOS）至少有两种亚型，即组织型（cNOS）和诱导型（iNOS）。用体外细胞培养方法观察尿毒症患者血浆对不同 NOS 的作用，发现 20% 患者的血浆可增强 iNOS 的活性，而 80% 患者的血浆对 iNOS 的活性有明显抑制作用。所以，有人认为尿毒症患者血浆中同时含有对 NOS 有抑制作用及激活作用的两类物质，NO 生成增多与否取决于这两类物质的比例。已知对 NOS 有抑制作用的物质有 IL-8、生长因子、胍类复合物，特别是非对称二甲基精氨酸（ADMA）、氨基胍及甲基胍，血液透析可使血浆中此类物质明显减少，故透析后的血浆对 NOS 抑制作用减弱，激活作用增强，这是透析低血压患者体内 NO 增多的原因之一；另外，因透析膜的生物不相容性，淋巴细胞产生的 IL-1、TNF-α 等细胞因子可以明显增强 iNOS 的活性，导致 NO 的合成增多。现在认为，NO 除了可以直接扩张外周血管外，还可以通过如下途径导致透析患者血压下降：①抑制交感神经末梢释放儿茶酚胺类物质，并抑制其生物活性；②抑制血管紧张素的生物活性；③抑制自主神经功能；④协同增强前列腺素类的作用。

2）儿茶酚胺类与血管紧张素：儿茶酚胺类与血管紧张素是发挥血管收缩作用、维持血压稳定的主要物质。透析低血压患者对外源性去甲肾上腺素及血管紧张素的反应明显降低，通过检测透析低血压患者压力反射弧的功能，发现传入段的功能存在明显的障碍，进而发现尽管此类患者肾上腺素能受体数目增多，受体的结合力也正常，但受体接受刺激后，腺苷酸环化酶的生成量明显减少，故认为压力反射弧传入段异常的根本原因是受体后的缺陷。

3）心房钠尿肽：具有强大的利钠、利尿及扩血管作用，心房钠尿肽（ANP）可在扩张血管、降血压的同时，诱发利尿、利钠效应，也能直接抑制肾上腺素和醛固酮的释放，并可影响中枢及交感神经活性和压力反射功能。透析前 ANP 与容量负荷显示出较好的相关性，且 ANP 与血浆 cGMP 密切相关，提示 ANP 是具有生物活性的。单纯超滤或血液透析时，因血容量的减少致 ANP 水平下降，但透析中发生低血压的患者与对照组相比未见明显差别。虽然 ANP 与血压的变化无相关性，但透析前 ANP 水平较高的患者常在透析中因容量丢失过多而发生透析低血压。副交感神经的兴奋可抑制 ANP 的分泌，故某些自主神经功能障碍的患者体内 ANP 常异常增多。有学者认为，透析患者的 ANP 释放依赖于血流动力学变化及心脏的神经支配，其 ANP 的血浆高水平常暗示在透析过程中可能发生血压下降。

4）血管升压素：正常人的血压值下降 10% 时，可刺激血管升压素（AVP）的产生。对短暂的透析时血容量减少的应答中，部分患者 AVP 显著增加，而某些 CRF 患者血浆 AVP 却未见增加，推测其参与了透析性低血压的形成机制。

5）甲状旁腺素（iPTH）：慢性肾衰竭患者均有 iPTH 增多，血液透析时透析液中的钙离子可弥散入血抑制 iPTH 的升高。许多学者发现，在相同的透析条件下，透析中发作性低血压的患者透析中 iPTH 值明显升高，iPTH 可拮抗 NA，去氧肾上腺素及血管升压素抑制血管平滑肌的收缩，可能参与透析低血压的发生。有低血压倾向的患者透析前 iPTH 即高于对照组，提示 iPTH 的异常是长期的慢性改变。

6）前列腺素：CRF 患者的前列腺素代谢失衡与血液透析低血压相关，PGI_2 和 PGE_2 具有较强的舒张血管作用，它们在透析后升高，且与血压呈负相关。另外，在伴有高血压的非透析 CRF 患者肾素 – 血管紧张素等活性增高的同时，TXB_2 增高和 PGI_2 的代谢产物 6-keto-PCF-1α 降低。随透析治疗时间的延长，其中某些患者有明显的低血压倾向，其血浆 6-keto-PGF-1α 水平增高。

7）腺苷：动物实验证明，腺苷有降低小血管张力、抑制交感神经末梢释放 NA 及降压的作用。透析相关的低血压突发型患者血中的腺苷明显升高，引起低血压的机制是由于内脏器官缺血，释放腺苷增多，使内脏血管床大量开放，结果回心血量减少，导致透析低血压。服用腺苷受体拮抗药咖啡因可使低血压的发生率减少 50%。原发性低血压的腺苷含量无变化，服用咖啡因对其无作用。

8）血浆肾素活性（PRA）：与透析中血压变化无明显对应关系。透析中，肾素应答丧失常是压力感受器功能不全的一个标志。部分透析患者血浆肾素活性（PRA）水平是正常人的 80 倍，表明血浆肾素活性的效应显著降低。有学者认为，尽管醛固酮（ALD）有增加 TPR 的作用，但是发现在部分低血压和正常血压的患者中，ALD 水平增高，说明这些患者对 ALD 的反应性降低。

9）肾上腺髓质素：肾上腺髓质素为血管舒张因子。研究发现，血液透析患者血中肾上腺髓质素水平高于正常人，低血压的患者明显高于血压正常的血液透析患者，可能在减少血管抵抗中扮演了一定角色。

（5）其他影响因素。

1）透析液成分：具体如下。

醋酸盐透析液：醋酸是血管扩张剂，醋酸的代谢产物腺苷对心肌有抑制作用。有些患者（特别是妇女和糖尿病患者）在使用醋酸盐透析时频繁发生低血压，而改用碳酸盐透析则可明显改善。

低钠：当透析液钠浓度低于血清钠水平时，经过透析器返回机体的血液相对于外周组织内液体是低张的，为了维持渗透压的平衡，水分就会从血管内移向组织间隙，造成急性血容量的下降，特别是在透析早期。

钙浓度：当透析液钙浓度过低时，血中钙离子浓度下降，可造成血管扩张及心肌抑制。

镁浓度：镁主要从肾脏排泄，终末期肾衰竭患者对高镁血症是很敏感的。研究发现，应用低镁透析液（0.38 mmol/L）比高镁透析液（0.75 mmol/L）透析中血压要高，且低血压少见。

钾浓度：流行病学资料显示，应用低钾透析液与透析中低血压的发生有密切关系。血液透析中血清钾浓度的下降可能通过对自主神经的影响而增加低血压的易感性。

此外，透析液中的致热原可使单核细胞活化，增加 IL-1 的水平，通过脑中花生四烯酸的释放，促进低血压的发生。

2）透析液温度：机体温度是心排血量和皮肤血流的重要决定因素。透析液温度影响血液和机体温度，进而影响透析中的血流动力学。温度介导的透析相关的低血压可能是通过核心体温升高、容量扩张、外周血管阻力下降等发生的。

3）透析膜的生物相容性：透析膜与血液相互作用，通过替代途径激活补体系统，补体活化后可导致机体产生白细胞介素和其他血管舒张活性物质。纤维素膜和首次使用透析膜激活补体的作用最强。

4）患者因素如下。①年龄：老年人多发，考虑可能主要与老年人血管反应性差有关。此外，由于老年患者心脏功能下降、高血压、心肌损害、动脉硬化等因素的影响，使其低血压更易发生。②基础疾病：糖尿病肾病患者在透析中发生低血压的概率高于非糖尿病患者，其原因考虑以自主神经功能低下为主。其他疾病，如心肌病、心肌梗死、严重贫血、系统性红斑狼疮等。③饮食或糖的摄入：透析过程中，进餐可引起内脏血管阻力降低及内脏血液淤滞，致心脏充盈减少，还会使迷走神经兴奋性增强、各种消化液分泌旺盛、消化系统血管扩张、血量再分布于消化系统、血管床容量增加、体循环有效循环血量减少、循环血量与血管容量的比例失调、体循环平均充盈压急剧降低，以至产生症状性低血压。④营养状况：营养不良是维持性血液透析患者的常见并发症，约 1/3 维持性血液透析患者存在营养不良。这种营养不良主要是由于尿毒症或透析不充分引起食欲下降、摄入不足，以及血液透析过程中营养物质流失和分解代谢增强等原因所致。表现为低血浆蛋白血症、血清白蛋白 < 40 g/L，因胶体渗透压低，血容量相对不足，从而增加低血压发生率。⑤肉毒碱：肉毒碱（Carnitine）的化学结构为 3- 羟 -4 三甲胺丁酸盐，为水溶性季铵化合物，是人体细胞的天然组成成分。肉毒碱的主要生物学作用是转运长链脂肪酸进入线粒体进行 β 氧化。由于血液透析患者的透析清除、内源性合成减少、摄入减少等多种原因，大多存在肉毒碱尤其是游离肉毒碱的缺乏，且随着透析时间延长，肉毒碱缺乏状况会越来越严重。由于能量代谢障碍，短期内典型的表现是虚弱、乏力和肌肉痉挛、透析低血压等。⑥感染：慢性感染性疾病（如结核）等，一方面可引起机体消耗，另一方面会影响免疫功能，出现神经、血管功能调节障碍。⑦其他：口服降压药。

总之，透析低血压是多因素综合作用的结果，就某一特定的患者而言，上述讨论的一个或多个因素可能起主导作用。透析过程中，低血压发生与否，也难以预料。

2. 临床表现

应警惕低血压的早期表现，如打哈欠、嗳气、便意、背后发酸。主要表现为恶心、呕吐、胸闷、无力、冷感、面色苍白、出汗、头晕、眼前发黑及肌肉痉挛，甚至发生一过性意识丧失。

3. 急诊处理

一旦发现低血压或出现低血压症状时，应立即给予积极处理或抢救。①减慢血流量，降低跨膜压；②透析改为单超或改变透析程序，必要时减少或停止超滤；③患者取仰卧位，床脚抬高，增加回流量，有呕吐者予以头侧向一边，以保持呼吸道通畅，若伴有心悸者，可给予低流量吸氧；④连续监测血压，至血压回稳后改常规监测；⑤上述处理无效，快速补液，0.9% 氯化钠注射液 150 ~ 200 mL 快速在侧管中滴入，或输入 5% 碳酸氢钠或平衡盐水 250 ~ 500 mL 以扩充血容量，或者补充高渗液体，可给予50% 葡萄糖注射液，效果欠佳者可重复使用至血压回稳，有糖尿病者禁用含糖液体。应该注意的是，若输入量较多时，应在超滤量中加上多输入的液量；⑥如补液后血压仍不升，可使用血管活性药物，如多巴胺 40 mg、间羟胺 20 mg 加入 5% 葡萄糖注射液 300 mL 中静脉滴注，或用升压药多巴胺 20 mg 加 0.9% 氯化钠注射液 60 mL，微泵静脉推注 6～8 mL/h，根据血压情况，调节液速或终止血液透析；⑦改高钠透析；⑧将透析液温度设置在 35℃。

4. 预防策略

（1）准确评估透析患者的干体重：根据病史识别易患患者（长期糖尿病、瓣膜性心脏病、心脏舒/缩功能不良、营养不良、贫血等），应用客观方法评估和维持干体重，避免透析间期体重增长过多；仔细了解患者近期的营养摄入情况，准确评估其干体重，限制透析前后血容量波动范围在最低程度。

（2）限制水、钠摄入量：透析间期体重增长应 < 1 kg/d，或小于干体重的 3%～5%，可以避免发生心力衰竭和血液透析低血压。若体重增长过多，可增加透析频度或透析时数，减少透析血流速度，进行缓慢除水或采用序贯超滤血液透析，尽可能应用容量超滤控制的血液透析机，以使除水准确，心功能稳定，逐渐除水达干体重。

（3）调整或改变透析方法。

1）选择生物相容性好的透析器膜：使用生物相容性好的透析器，积极防治首次使用综合征，有过敏史者在开始透析后立即缓慢静脉推注地塞米松 5 mg 或 0.9% 氯化钠注射液 10 mL 加 10% 葡萄糖酸钙 10 mL。

2）应用血容量监测：通过血容量监测及超滤控制反馈系统或血压监测及超滤控制反馈系统来精确控制患者的超滤和血容量控制，可有效防止低血压的发生。

3）个性化超滤（UF）曲线：选择适宜的除水模式，有计划地除水，可以有效预防低血压的发生。应用 UF 曲线设置个体化的、逐渐减小的超滤除水方式，可以改善 UF 与再充盈率失衡情况下的再充盈状况，通常推荐的 UF 曲线如下。

在最初一半的治疗时间里清除总液量的 2/3；同时透析早期设置快速超滤，使血容量减少 8%（研究发现血容量减少 10%～15%，极易发生低血压），再行缓慢的超滤除去余下的水分，反复交替使用很高或很低的 UF 率，若有条件行血容量监测，持续监护血管内容量和测定其个体的临界最小值；通过判定超滤率及改善血管的再充盈来控制血管内容量，能更精确地了解体内水分转移的过程，帮助准确判断干体重，有助于制订个体化的序贯钠及序贯超滤透析方案，大大提高透析质量。

4）高－低钠序贯透析：高钠透析液通过透析提高了血浆钠浓度，在透析早期促进组织间液体直接进入血管内，因此，透析早期，即使设置较大的超滤量（通常在透析过程最初 2 h 的除水约占总除水量的 75%），透析过程中血容量的损失也不会太大，且能保持循环稳定性。但是，透析液高钠会增加血浆钠浓度，引起口渴感和透析间期体重显著增加。为了解决这个问题，临床采用高－低钠序贯透析，设置透析液钠浓度由透析开始时初值为 150 mmol/L，结束透析时钠浓度降至 138 mmol/L（先每小时下降 3 mmol/L，最后 30 min 从 141 mmol/L 降至 138 mmol/L）。可以稳定控制血浆渗透压，促进血管再灌注，避免超滤过多引起有效血容量下降及伴随肌酐、尿素氮清除的血浆渗透压下降，可以较好地预防透析低血压的发生；同时应用逐渐下降式的序贯钠，还能减少血管活性激素（包括肾素、醛固酮和儿茶酚胺）的释放，从而对心血管系统的影响更小，对患者冠心病等心脑血管病患者更安全。有报道显示，初始钠设定即使高达 160 mmol/L，在效果肯定的同时，也未见到有不良反应和不耐受的情况。

5）低温透析：低温透析可以改善自主神经传出纤维的功能，同时降低白细胞介素、肿瘤坏死因子、EDRF/NO，增加 TPR，促进静脉回流，保证超滤除水顺利和血压稳定；增加心脏收缩性，增加心排血量；尚可引起冷压反应和儿茶酚胺增加；应用低温透析，改善了心血管系统的稳定性。一般设定透析液温度为 35℃。

6）改变血液净化方法：与常规透析时相比，血液滤过、血液透析滤过、CAVH 的血浆渗透压下降少且缓慢，不易引起血容量和心搏量急剧降低，对有低血压倾向的患者，超滤的耐受性较好。待病情改善、血压稳定后，可改为常规透析。

（4）调整降压药物的使用方法：调节好降压药物的剂量和服药时间，慎重服用降压药物，如果透析当日并没有血压过高［> 180 mmHg（24.0 kPa）］，可不服降压药物，必要时整个透析日停用降压药物。

（5）其他。

1）严格控制透析中进餐：特别是进餐的时间，要取得患者的配合，需掌握以下原则：透析中如需进餐，最好选在透析开始的 1 ~ 2 h；对血压不高的患者，尤其血压 < 110/60 mmHg 者，应劝导患者避免在透析中进餐，最好是透析 3 h 后再进餐，以防止低血压的发生。

2）纠正贫血：正确使用促红细胞生成素（EPO），能有效地纠正贫血，改善心功能状态，加强营养，改善心肌对透析的耐受性，从而防止低血压的发生。使用时，应配合补充铁剂、叶酸、维生素 B_{12}，以促进红细胞的利用。基因重组人促红细胞生成素可以有效纠正贫血，改善心功能状态。

3）加强营养：增加蛋白质、必需氨基酸及维生素的摄入量，以保证心肌营养、改善心肌功能、增加患者对透析的耐受性。给予足够热量、多种维生素和优质蛋白质食物（主要为动物蛋白），每周透析 2 次或 3 次者，可按 1 ~ 1.5 g/（kg·d）的量供给蛋白质。足够的热量是蛋白质合成的条件，且能减少蛋白质分解，减轻氮质血症；透析患者的钠摄入量取决于他们还有多少尿，每天尿量在 500 mL 以上者，钠摄入量应为 3 ~ 4 g/d，无尿的患者，钠摄入量应为 1 ~ 2 g/d。

4）运动疗法：在透析后出现直立性低血压的患者，考虑与下肢肌肉松弛无力、顺应性过大和静脉淤滞有关，加强下肢肌肉紧张性的练习可能有助于其在直立或坐位时保持静脉回流。

5. 药物治疗

对经上述治疗不能控制或改善的透析相关性低血压，可采用药物治疗。

（1）盐酸多巴酚丁胺作为一种合成的儿茶酚胺类制剂，主要作用于 β_1 肾上腺受体，有很强的变力作用，能够改善心室的收缩功能，与其他天然的儿茶酚胺制剂相比，致心律失常作用和变频性作用极弱。从理论上讲，在那些透析期间对液体清除耐受力差，由于左室收缩功能不全而频发透析低血压的患者中，多巴酚丁胺应该能够通过增加左室收缩力维持血压。给药方法为：在患者接受透析整个过程中，从外周静脉以 5 ~ 10 μg/（kg·min）的速度静脉滴注盐酸多巴酚丁胺。研究发现，透析期间持续性缓慢静脉滴注该药后，透析期间的血压最低值、透析后的血压、左室射血分数显著增加，而低血压发生率、每次透析生理盐水的用量则减少。

（2）米多君：主要作用机制为选择性的外周 α_1 受体激动药，其对小动脉及静脉容量血管的收缩作用可保持血压增高或下降不显著，静脉的收缩促进静脉回流，防止血液在外周积存，可能使心排血量增加，外周小动脉的收缩使外周血管阻力增高来维持血压。其片剂口服治疗剂量为透析前 30 min 口服 5 mg，如果疗效不理想，则改为透析前 30 min 口服 5 mg，透析开始 1 h 加服 2.5 ~ 5 mg。经临床应用证明，经盐酸米多君治疗后，患者透析前及透析后的平均血压无明显变化，但透析中的平均血压与治疗前相比有明显提高，用药后的低血压发生率明显低于治疗前。常见的不良反应有头皮刺痛及痒、头痛、小便急促及高血压。

（3）生脉注射液：由中药红参、麦冬、五味子经炼制而成，根据大量临床观察及药理实验表明，生脉注射液对心脏具有正性肌力作用，其升压机制估计与生脉注射液能增强心肌收缩、改善心肌顺应性及协调性、提高冠状动脉灌注压、提高心室射血分数及心脏指数、改善心肌缺血缺氧、改善微循环等因素有关。同时，配合使用高渗葡萄糖液，则可迅速提高血浆渗透压，与生脉注射液起到协同升压作用。用法为在出现透析低血压时，给予静脉推注生脉注射液 10 ~ 40 mL 加 50% 葡萄糖注射液 20 ~ 40 mL。与输注生理盐水、高渗糖、甘露醇或人体白蛋白、输新鲜血等相比，不存在因大量输液而易诱发患者心力衰竭、导致变态反应及输血反应等缺点，有入液量小、起效快的特点。

（4）L-苏氨酸-3，4-二羟苯基丝氨酸（L-DOPS）：是一种去甲肾上腺素前体，其经口服后可以转换成去甲肾上腺素，临床上给予 CRF 患者口服该药可以预防透析性低血压。研究发现，73.5% 患者的低血压症状和体征得到改善，其预防作用对透析前收缩压 < 100 mmHg（13 kPa）的患者及非糖尿病肾病患者更为显著。

（5）维生素 B_{12}：每天口服维生素 B_{12} 1 500 μg，3 ~ 6 个月，对于改善自主神经病变具有一定效果。

（6）左旋肉毒碱：是平滑肌和心肌内运送脂肪酸进入线粒体所需的一个重要因子。尿毒症患者常缺乏肉毒碱，因此产生一些症状，如疲倦、无力、抽筋、贫血加重、低血压及心肌病变。此药物的作用乃是借由改善心肌及平滑肌的功能而改善上述症状的，对于透析低血压也有不错的效果。对于血液透析患者可从静脉、口服、透析液 3 个途径补充左旋肉毒碱，其中以透析结束前静脉补充的方法最为常用。用法为每次透析结束前 5 min，静脉给予左旋肉毒碱 20 mg/kg。

（7）咖啡因：其作用机制为拮抗腺苷，其对于突然性低血压的患者效果较好，但此种患者通常应用高钠透析液都有效。至于长期使用的患者能否耐受及有效，仍有待确认。

（8）舍曲林：通常应用舍曲林来治疗忧郁症，此外，其对于透析低血压也有不错的效果，主要的作用机制是减少交感神经不正常刺激的下降，此为许多患者产生透析中低血压的原因。

（马　飞）

第三节　透析患者的运动疗法与康复

一、透析患者运动疗法

长期透析患者全身运动功能往往明显下降，严重影响其生存质量，同时因体力不支，生活经常过于依赖别人，容易缺乏自信心，懒于从事日常生活和工作，而通过运动疗法，可使透析患者在充分透析的同时按照科学性、针对性、循序渐进和个体化原则，最大限度地恢复患者丧失或减弱了的运动功能，提高自身的机体素质，改善患者的疲乏无力状态，增进食欲，并可预防和治疗肌肉萎缩，恢复体力，增强自信心，最终达到改善其生活和工作能力的目的。

运动疗法对于透析患者的作用主要表现在以下方面。①提高神经系统的调节能力：尿毒症及其替代疗法均可导致患者出现多种神经肌肉系统并发症，而通过运动疗法能改善透析患者中枢神经系统的兴奋和抑制过程，提高神经系统的反应性和灵活性，改善患者体能，减轻患者抑郁、焦虑等不良情绪，提高患者的生活质量。②增加心肺功能：运动不但能改善透析患者的握力、身体的灵活性，还能改善患者的心肺功能，有助于血压的控制，从而起到减少心脑血管系统并发症的作用。③提高活动耐受能力：透析患者运动后血红蛋白/血细胞比容和红细胞数量可明显增加，从而提高其活动耐受能力。④维持和恢复运动器官的功能：透析患者由于并发神经肌肉病变，加上患者本身活动减少，常常影响到其自身肌肉关节的形态和功能，如持续的肌肉萎缩、关节变形、活动受限等。在充分透析的基础上，适量的运动训练可加快血液循环，增加关节液的分泌，改善软骨营养，通过运动牵伸各种软组织，使肌肉逐渐肥大，肌力和耐力得到增强和恢复，从而改善患者的运动能力。⑤对糖和脂肪的代谢影响：运动可改善糖尿病患者对胰岛素的利用，稳定血糖水平；可改善透析患者的脂肪代谢，有助于控制高脂血症。⑥对骨代谢的影响：运动有助于维持骨代谢的平衡，减轻骨组织脱钙，增强骨的承重能力。

（一）运动疗法的适应证

在患者知情同意的情况下，下列患者可采用运动疗法。

（1）接受 MHD 治疗 3 个月以上（原则上无年龄限制）。

（2）血压相对稳定，原则上收缩压 < 140 mmHg，舒张压 < 90 mmHg。

（3）无心力衰竭表现，心功能（NYHA）1 ~ 3 级。

（4）血红蛋白 > 80 g/L。

（5）运动能力 > 6 Mets。

（6）安静或运动试验负荷 < 4 Mets 时，无心肌缺血加重或心绞痛发生。

（7）VO_2>16 mL/（kg·min）。

（8）身体状况综合评估符合运动训练要求。

（二）运动疗法的禁忌证

（1）未控制的高血压，收缩压 > 180 mmHg，舒张压 > 100 mmHg 或肺动脉高压。

（2）直立性低血压（卧、坐位转立位）≥ 20 mmHg。

（3）未得到控制的充血性心力衰竭。

（4）严重的或影响血流动力学的心律失常，如出现多源、多发性室性期前收缩、R-on-T 未控制的房颤、未安装起搏器的三度房室传导阻滞、安静心电图 ST 段水平下移 ≥ 0.3 mm。

（5）不稳定型心绞痛，或重度瓣膜狭窄（中至重度主动脉瓣狭窄、二尖瓣病变），或肥厚型心肌病，或严重的心包积液。

（6）严重的肾性骨病，未被控制的重症尿毒症，如透析前 BUN > 21.4 mmol/L，血钾 > 6.0 mmol/L，HCO_3^- < 20 mmol/L，血磷 > 1.93 mmol/L。

（7）血栓性静脉炎。

（8）急性全身性疾病，如急性炎症、传染病及其他发热性疾病。

（9）脑血管疾病急性期。

（10）高度水肿。

（11）严重的糖尿病视网膜病变。

（12）患者不配合或拒绝运动者。

（三）运动处方

运动疗法训练过程中存在一定的风险，但对大多数透析患者来说不运动的风险更大，而选择适当的运动处方会降低风险获益比，通常一个完整的运动处方应包括运动疗法原则、运动项目选择、运动量确定、运动处方的实施及运动治疗注意事项 5 个方面。

1. 运动疗法原则

（1）一般原则：①自我感觉良好时运动，发热或感冒后，注意在临床痊愈 2 d 以上才恢复运动；②空腹时不要运动，运动宜在饭后 2 h 进行；③根据季节和环境调整运动，在过热和严寒的气候下应适当减少运动强度和运动时间；④穿着与环境温度相适应的宽松、舒适、透气的衣服，在阳光直射下应穿浅色衣服并戴遮阳帽，训练时应穿运动鞋（步行鞋、跑鞋等），以减少运动损伤；⑤上坡时要放慢节奏，主观劳累程度应与平时相似；⑥运动前后测脉搏、血压，并做好记录。

（2）运动方式选择：透析患者应以有氧运动作为运动训练的主体，但在完善的运动处方中亦应考虑柔韧性和力量性训练。

（3）运动自我感觉：注重运动自我感觉，不可勉强，若有不适，立即中止。

（4）量力而行，谨防过度。

（5）缓慢开始，循序渐进，逐步适应：运动量适当的主观感觉为运动时微有汗出，稍感疲劳，有轻度气短，但不影响交谈。一般运动停止 6 min 后，脉率应低于 100 ~ 110 次 / 分，次日清晨恢复平时水平或略有减慢趋势。

2. 运动项目的选择

（1）耐力性项目：耐力性项目如行走、骑自行车、游泳等可以改善透析患者的心脏及代谢功能。

（2）放松性项目：如散步、打太极拳、放松体操、健身操等放松性训练，可放松透析患者精神和躯体，以消除疲乏无力和稳定血压。

（3）力量性项目：可以借助一些专门器械，如沙袋或哑铃及各种肌肉练习器进行力量性训练，有助于透析患者恢复肌肉力量、关节功能、保持骨骼密度和肌肉群体积，消除局部脂肪积聚并控制平衡。

3. 运动量的确定

运动量是指人在运动训练中所能完成的生理负荷量，即个体主观对运动可能的耐受量，其大小直接影响对疾病的治疗效果和安全，是运动训练的核心。运动量包括运动强度、运动频度和运动时间，并可视运动量完成情况作进一步调整。

4. 运动进度

运动的进展取决于患者年龄、身体状态、运动目的、对运动的适应及运动量完成情况等因素，一般分为 3 个阶段。

（1）适应阶段：根据透析患者对运动的适应情况，短则 3 ~ 5 d，长则 2 ~ 8 周。

（2）进展阶段：不同的透析患者该阶段持续的时间不大相同，一般健康人为 12 周，老年人为 18 周，透析患者则要持续 8 ~ 12 个月。

（3）维持阶段：当达到希望的运动强度或运动强度不能再增加时即进入维持阶段，此期透析患者至少每年复查 1 次运动试验或进行 1 次身体状况的全面评估。

5. 运动处方的实施

（1）恢复体力的运动：由于尿毒症患者长年疾病缠身，身体肌肉萎缩，运动功能低下，所以体能恢复要有一个过程，一般应从较轻的运动训练开始，逐渐增加运动量。

（2）增强机体某部位的运动：在全身体能状况明显改善以后，可以就机体某部位进行强化运动。

（3）强化运动训练：指在前两项训练的基础上开始的运动训练，主要通过增加运动量来实现。一般应在前两项训练短则 6 个月，长则 2 年训练的基础上并在医生指导下进行，切忌自行其是。

6. 运动治疗的注意事项

（1）严格掌握适应证：运动训练的效果与适应证的准确掌握直接相关，对接受运动训练的所有透析患者在运动前应进行全面的医学检查及心脏危险因素调查，排除运动禁忌证并做危险性分类，同时要严格遵循运动原则，按照运动处方的内容进行锻炼，应以有氧运动作为透析患者运动训练的主要方法实施，包括步行、慢跑、踏车、上下楼梯及游泳、划船等，以中等强度以下运动量为宜，对个别能进行较高运动强度训练的患者应在做限制性心电运动试验及严格的身体状况评估后方能进行；注意运动训练必须着眼于整体，局部运动与全身运动及各类运动之间应交替或穿插进行，使力量、耐力、速度、灵巧、柔韧等方面均能得到一定的改善。

（2）循序渐进：运动训练的目的是改善患者的躯体功能，提高适应能力。因此，在实施运动方案时，训练的内容要由少到多，程度要由易到难，运动量要由小到大，注意紧张用力的运动要与放松、呼吸不能过急、休息与运动相交替、动与静相结合，使患者逐渐适应，切忌过度疲劳。

（3）持之以恒：与其他治疗方法（血液透析、药物等）不同，大部分运动训练项目需要经过一定的时间后才能显示出疗效，尤其是对年老患者或伴有神经系统损伤的患者，因此，在确定了运动训练方案后，要持之以恒才能积累治疗效果，切忌操之过急或中途停止。

（4）个别对待：虽然运动训练的适应范围很广，但在具体应用时，仍需要根据不同的原发病，不同的对象（性别、年龄、文化水平、生活习惯、个人爱好及过去的运动情况等）区别对待，制订个体化的运动训练方案，即因人而异，因病而异，不强求一致，才能取得良好的治疗效果。

（5）适时调整：运动训练处方确定后，要根据患者实施情况，病情变化，尤应注重透析患者的主观感觉和反应及时评定，了解运动处方是否合适，根据评定结果及时调整训练方案（如内容时间、难易程度等），然后实施，经过一段时间后（一般数天或 1 ~ 2 周）再次评定、调整、实施，如此循环，直至训练方案终结。一项良好的运动训练，应将功能评定贯穿于治疗方案之始终，既以功能评定开始，又以功能评定结束。

运动训练中应注意更多地利用自然因素的作用，如运动中视天气和气温变化适当裸露身体，尽量选择空气新鲜、植物茂盛、阳光充足的环境，以吸收更多的氧气和阴离子，接受气温、气流、湿度、紫外线等诸因素的刺激；若条件允许，可考虑于运动后进行热、冷水浴（先热水浴，后冷水浴），以提高机体对外界环境变化的适应能力。

除了合理补充必要的糖、盐、水、B 族维生素和维生素 C 外，铁对体力运动非常重要。它不仅参与气体的运载，也参与能量代谢。三羧酸循环中，50% 以上的酶含铁或需要铁才能发挥作用。每消耗千卡热量需铁 6 mg，每 100 L 汗水中有铁 4 μg。饭后或饥饿时，应暂缓进行运动训练。

（四）运动疗法的效果评定

1. 评定的目的

（1）了解透析患者运动后的体质与功能状态，判断功能恢复的可能性与恢复的程度。

（2）有根据、有目的地调整运动训练方法与运动量。

（3）有明确的客观指标，利于对比观察、总结疗效、积累经验。

2. 评定原则

（1）要有系统性：运动训练前、训练中和训练结束后，根据不同患者的特点，进行临床状态、功能状态和生活能力的全面检查记录。

（2）要有可比性：检测的方法、程序、要求、仪器和再次检测的时间、人员等条件，都要统一不变，准确可靠。

（3）保留记录：检测的结果应及时整理、核实，进行分析、总结并存档。

3. 运动训练的目标

一般长期透析患者经过系统运动治疗 3 ~ 6 个月后，可以达到下述目标。

（1）体力有所恢复。

（2）握力、足力、臂力、腰力增强。

（3）肢体肌肉逐渐健壮。

（4）瘘侧肢体血管充盈、血流量充足。

（5）贫血改善。

（6）食欲增加。

（7）睡眠良好。

（8）可以排汗。

（9）运动时无明显心悸、气短。

（10）呼吸平稳，肺功能改善。

（五）运动疗法对透析充分性的影响

透析充分与否直接关系到透析患者生存质量和远期预后。近年来，国内外学者为此做了大量的研究，可以说评价透析充分与否的指标及制订合理透析处方的方法已日趋完善，但在提高透析充分性的问题上基本还停留在延长透析时间、增加透析频率或选用高效透析器等方面，虽然可行，但由于诸多因素（增加透析费用、患者感到不方便等）的影响，使其应用受到限制。寻求更好的方法一直是透析工作者关注和研究的课题。国内最近研究发现，在 HD 过程中进行运动可以提高透析的充分性。他们将 20 例病情基本稳定的 MHD 患者随机分为运动组和对照组，运动组在 HD 时进行固定式脚踏车运动，对照组不运动。观察透析前、后及透析后 1 h 的血尿素氮（BUN）、肌酐（SCr）和尿酸（UA）的下降率及反弹率，并采用 Biotrack HM3000 型 on-line HD 监测仪分别测定两组患者的尿素清除指数（Kt/T）、溶质清除指数（SRI）、尿素氮清除量（AUR）和标准化蛋白分解率（nPCR）。结果显示，运动组患者 BUN、Scr 的下降率较对照组明显增加（$P < 0.05$），而 BUN、Scr 及 UA 的反弹率明显低于对照组（$P < 0.05$），Kt/V 值（一室及二室模式）、AUR 及 SR1 明显高于对照组（$P < 0.05$），两组的 nPCR 差异无显著性。他们认为，运动使透析充分性增加的原因可能在于运动可以使全身组织血流量加速（尤其是尿素、肌酐、尿酸等溶质含量最多的肌肉组织），通过运动的挤压和血液循环的加速，组织细胞内各种溶质的转运速度加快，进入血液循环的量增加，使大量的代谢产物通过血管瘘口转移到透析液当中而被带出体外，增加了透析时溶质的清除率，提高了透析的效果。此外，运动促使组织细胞内的尿素、肌酐及尿酸等溶质不断提前进入血液循环，造成各室间溶质的浓度梯度差降低，改善了各室间溶质的分布不均状态，从而减少了透析后溶质的反弹，进一步增强了透析效果。该项研究证明，在透析时间及费用不增加的情况下，透析时让患者进行固定式脚踏车运动可显著提高透析的充分性，是一种安全、有效、实用、可行的新方法。不过远期效果如何尚有待大样本长期观察后再下结论。至于在透析期间进行运动训练能否提高透析的充分性，迄今这方面的资料非常有限，也有待进一步深入研究与探索。

总之，运动治疗对于长期透析患者来说非常重要，应积极鼓励透析患者加入运动训练的行列中来，指导他们按照科学性、针对性、循序渐进和个体化的原则进行运动训练，少则 3 个月，长则 1 ~ 2 年，大部分透析患者的机体状态都会得到一定改善，周身疲乏无力减轻、心情舒畅、睡眠良好、可以排汗、食欲增加、大便通顺并完全有可能重返社会，从事轻体力的正常工作。

二、透析患者的康复

（一）透析患者康复内容

肾替代疗法目前有两种：一是肾移植，成功的肾移植患者可谓名副其实的康复，可以复归社会和参加工作；二是透析疗法，对一个好的透析患者的康复标准仍有不同认识，此处的"康复"与通常病愈后的康复有不同的含义和理解。那么何谓透析患者"康复"呢？有学者认为，透析患者"康复"应包括医学、心理学和社会方面的内容。

（1）身体"康复"患者不存在尿毒症状态，也无尿毒症及透析并发症，生活不需要别人照顾和帮助，具有从事工作和一些运动的体力。

（2）心理和社会"康复"患者由于具有生活和活动能力，认为自己不是一个残疾人，具有与正常人相同的工作权利和参与能力，心理上不存在疾病的压力，可以参加一些社会和社交活动，甚至可以恢复正常的工作。

（3）职业"康复"患者具有参加工作的体力，从而感到工作的乐趣，为自己的劳动创造价值感到高兴，也能消除依赖的悲观情绪。职业"康复"不但能改善心理状态，对疾病也有一定益处。

（4）"康复"的其他条件最重要的条件是医疗保证，患者享受到及时、合理和充分的治疗，使患者得到一个满意的生存质量；医护人员积极、热情地支持和鼓励；家庭和社会也要理解和支持，才能使患者达到各方面的"康复"。

（二）影响透析患者生存质量和康复的因素

1. 患者康复指南

血液透析是 ESRD 患者维持生命的重要治疗手段，因此，透析期间正确的健康指导是非常重要的。

（1）正确及时的心理疏导：透析治疗属终身替代治疗，费用高，患者易产生悲观失望的心理，医护人员应给予及时的心理护理，教育患者科学地认识疾病，指出尿毒症在现今医疗水平下是可以康复的，存活率和生活质量都是很高的，并做好家属的工作，以乐观饱满的情绪配合医护人员战胜疾病。

（2）改善贫血：因肾脏疾病本身的因素，以及长期透析对血液的损耗，均可导致贫血的发生，严重贫血又可影响透析患者的生存，因此，应指导患者平时加强营养，充分透析，应用红细胞生成素可改善贫血。

（3）控制血压和体重：高血压一直是透析患者死亡的主要原因之一，也是引起并发症（脑血栓和脑溢血）的主要因素；体重的超负荷可引起高血压、心力衰竭，因此，在透析间期对血压的自我监护和干体重的控制是非常关键的。平时应常备降压药，遵医嘱合理服用，切忌激动和暴饮暴食。

（4）透析间期的服药：对于透析患者来说，合理用药也是重要的，慎用肾脏毒性药物，尽量不用或少用，注意保护残余肾功能。

2. 影响透析患者康复的因素

在生物－心理－社会医学模式理论的指导下，对终末期肾病患者进行透析治疗以延长其生命的同时，通过心理护理来改变患者对疾病的看法，帮助患者解决心理障碍，增强他们战胜疾病的信心和能力，提高他们的生存质量，使其身心得到全面"康复"，最终实现社会的回归。这里的"康复"指身心具有良好的状态，能积极地适应社会生活，无尿毒症症状，无严重的透析并发症，对自己的生存质量认可、满意，在心理上对疾病有正确的自我认识，情绪上比较平和，行为有一定的自控力，能适应家庭和社会。

（马　飞）

第七章 ►► 呼吸系统疾病中西医结合疗法

第一节　慢性阻塞性肺疾病

一、概述

慢性阻塞性肺疾病（COPD）是一种具有气流受限特征的可以预防和治疗的疾病，气流受限不完全可逆，呈进行性发展，与肺部对香烟烟雾等有害气体或有害颗粒的异常炎症反应有关。COPD 主要累及肺，但也可引起全身（或称肺外）的不良效应。

COPD 是呼吸系统疾病的常见病和多发病，患病率和病死率均较高，目前居全球死亡原因的第 4 位，世界银行 / 世界卫生组织公布，至 2020 年，COPD 将位居世界疾病经济负担的第 5 位。在我国，COPD 同样是严重危害人民身体健康的重要慢性呼吸系统疾病。近期对我国 7 个地区、20 245 名成年人进行调查，COPD 患病率占 40 岁以上人群的 8.2%。

根据 COPD 的主要临床表现特点，应当归属于咳嗽、喘证、肺胀范畴。COPD 的形成是一个反复迁延的过程，因此，COPD 的咳嗽当属内伤咳嗽范畴，当疾病急性加重时，应属内伤基础上的外感咳嗽。当病情逐渐发展，肺功能进一步损伤，患者出现气促、喘息时，诊断为喘证。疾病进一步发展，病理表现有肺气肿出现，或临床有肺心病表现时，当属中医肺胀范畴。

二、病因

COPD 的形成与吸烟、环境污染、感染及机体遗传因素等有关。肺主气，司呼吸，又主皮毛，宣行卫阳之气，以清肃下降为顺，壅塞为逆。如各种原因使肺气宣降失常，即可出现咳嗽、咳痰、气急、胸闷、喘息等症。肺朝百脉，气为血帅，气行血行。若久咳肺气虚弱，则无力辅心运血，致心脉瘀阻、呼吸不畅、肺气壅塞，形成痰瘀阻肺、气道壅塞所致的肺气肿。肺气虚是慢性阻塞性肺疾病发生和发展的内在条件，吸烟、六淫外邪是导致 COPD 发生和发展的主要外因，痰瘀内阻贯穿 COPD 病程始终。痰瘀阻肺、气机不利是 COPD 的基本病机。本病虽然表现一派肺系症状，但本质与脾、肾关系颇为密切，尤其以肾阳不足为关键。先天禀赋不足或后天失养，而致脾肾亏虚，肺气根于肾，肾虚失于摄纳，动则气促；脾土为肺金之母，脾土虚弱，不能生肺金，则卫气不足，肺卫不密，易感外邪，脾虚损肺，肺虚失于宣肃，肺气上逆而久咳不愈，甚至咳而兼喘。"久病必瘀"，病久经脉瘀阻，痰浊瘀血互结，导致疾病缠绵难愈，反复发作。综上所述，COPD 的根本在于本虚标实，本虚涉及五脏六腑，而集中体现在肺、脾、肾三脏虚损；标实多为痰瘀、六淫外邪等。

三、临床表现

（一）症状

1. 慢性咳嗽

通常为首发症状。初起咳嗽呈间歇性，早晨较重，以后早、晚或整日均有咳嗽，但夜间咳嗽并不显著。少数病例咳嗽不伴咳痰。也有部分病例虽有明显气流受限但无咳嗽症状。

2. 咳痰

咳嗽后通常咳少量黏液性痰，部分患者在清晨较多；合并感染时痰量增多，常有脓性痰。

3. 气短或呼吸困难

这是 COPD 的标志性症状，是使患者焦虑不安的主要原因，早期仅于劳力时出现，后逐渐加重，以致日常活动甚至休息时也感气短。

4. 喘息和胸闷

喘息和胸闷不是 COPD 的特异性症状。部分患者特别是重度患者有喘息；胸部紧闷感通常于劳力后发生，与呼吸费力、肋间肌等容性收缩有关。

5. 全身性症状

在疾病的临床过程中，特别在较重患者，可能会发生全身性症状，如体重下降、食欲减退、外周肌肉萎缩和功能障碍、精神抑郁和（或）焦虑等。合并感染时可咳血痰或咯血。

（二）体征

COPD 早期体征可不明显。随疾病进展，常有以下体征。

1. 视诊及触诊

胸廓形态异常，包括胸部过度膨胀、前后径增大、剑突下胸骨下角（腹上角）增宽及腹部膨凸等；常见呼吸变浅，频率增快，辅助呼吸肌，如斜角肌及胸锁乳突肌参加呼吸运动，重症可见胸腹矛盾运动；患者不时采用缩唇呼吸以增加呼出气量；呼吸困难加重时常采取前倾坐位；低氧血症者可出现黏膜及皮肤发绀，伴右心衰竭者可见下肢水肿、肝脏增大。

2. 叩诊

由于肺过度充气，使心浊音界缩小，肺肝界降低，肺叩诊可呈过度清音。

3. 听诊

两肺呼吸音可减低，呼气相延长，平静呼吸时可闻及干啰音，两肺底或其他肺野可闻及湿啰音；心音遥远，剑突部心音较清晰响亮。

四、检查

（一）实验室检查

低氧血症，即 $PaO_2 < 55$ mmHg 时，血红蛋白及红细胞可增高，血细胞比容 > 55% 可诊断为红细胞增多症。并发感染时痰涂片可见大量中性粒细胞，超敏 C 反应蛋白（CRP）增高，痰培养可检出各种病原菌，常见者为肺炎链球菌、流感嗜血杆菌、卡他摩拉菌、肺炎克雷伯杆菌。

（二）特殊检查

1. 肺功能检查

肺功能检查是判断气流受限的客观指标，其重复性好，对 COPD 的诊断、严重程度评价、疾病进展、预后及治疗反应等均有重要意义。气流受限是以 FEV_1 和 FEV_1/FVC 降低来确定的。FEV_1/FVC 是 COPD 的一项敏感指标，可检出轻度气流受限。FEV_1 占预计值的百分比是中、重度气流受限的良好指标，其变异性小，易于操作，应作为 COPD 肺功能检查的基本项目。吸入支气管舒张剂后 $FEV_1/FVC < 70\%$ 者，可确定为不能完全可逆的气流受限。呼气峰流速（PEF）及最大呼气流量 – 容积曲线（MEFV）也可作为气流受限的参考指标，但 COPD 时 PEF 与 FEV_1 的相关性不够强，PEF 有可能低估气流阻塞的程度。气流受限可导致肺过度充气，使肺总量（TLC）、功能残气量（FRC）和残气容积

（RV）增高，肺活量（VC）减低。TLC 增加不及 RV 增加的程度大，故 RV/TLC 增高。肺泡隔破坏及肺毛细血管床丧失可使弥散功能受损，一氧化碳弥散量（DLCO）降低，DLCO 与肺泡通气量（VA）之比（DLCO/VA）比单纯 DLCO 更敏感。深吸气量（IC）是潮气量与补吸气量之和，IC/TLC 是反映肺过度膨胀的指标，它在反映 COPD 呼吸困难程度甚至反映 COPD 生存率上具有意义。作为辅助检查，不论是用支气管舒张剂还是口服糖皮质激素进行支气管舒张试验，都不能预测疾病的进展。用药后 FEV_1 改善较少，也不能可靠预测患者对治疗的反应。患者在不同的时间进行支气管舒张试验，其结果也可能不同。但在某些患者（如儿童时期有不典型哮喘史、夜间咳嗽、喘息表现），则有一定意义。

2. 胸部 X 线摄片检查

胸部 X 线摄片检查对确定肺部并发症及与其他疾病（如肺间质纤维化、肺结核等）鉴别有重要意义。COPD 早期胸部 X 线摄片可无明显变化，以后出现肺纹理增多、紊乱等非特征性改变；主要 X 线征为肺过度充气：肺容积增大，胸腔前后径增长，肋骨走向变平，肺野透亮度增高，横膈位置低平，心脏悬垂狭长，肺门血管纹理呈残根状，肺野外周血管纹理纤细稀少等，有时可见肺大疱形成。并发肺动脉高压和肺源性心脏病时，除右心增大的 X 线征外，还可有肺动脉圆锥膨隆，肺门血管影扩大及右下肺动脉增宽等。

3. 胸部 CT 检查

胸部 CT 检查一般不作为常规检查。但是，在鉴别诊断时 CT 检查有益，高分辨率 CT（HRCT）对辨别小叶中心型或全小叶型肺气肿及确定肺大疱的大小和数量，有很高的敏感性和特异性，对预计肺大疱切除或外科减容手术等的效果有一定价值。

4. 血气检查

当 $FEV_1 < 40\%$ 预计值时，或具有呼吸衰竭或右心衰竭的 COPD 患者，均应做血气检查。血气异常首先表现为轻、中度低氧血症。随疾病进展，低氧血症逐渐加重，并出现高碳酸血症。呼吸衰竭的血气诊断标准为静息状态下海平面吸空气时动脉血氧分压（PaO_2）< 60 mmHg，伴或不伴动脉血二氧化碳分压（$PaCO_2$）增高 > 50 mmHg。

五、诊断

具有以下特点的患者应该考虑 COPD 诊断：慢性咳嗽、咳痰、进行性加重的呼吸困难及有 COPD 危险因素的接触史（即使无呼吸困难症状）。确诊需要肺功能检查，使用支气管扩张剂后 $FEV_1/FVC < 70\%$ 可以确认存在不可逆的气流受阻。

六、辨证论治

（一）痰浊壅肺证

主症：咳嗽痰多，色白黏腻或成泡沫，短气喘息，稍劳即著，怕风易汗，脘痞纳少，倦怠乏力，舌质偏淡，苔薄腻或浊腻，脉小滑。

治法：化痰止咳，降气平喘。

处方：二陈汤合三子养亲汤加减。半夏 9 g，陈皮 6 g，茯苓 12 g，苏子 12 g，白芥子 6 g，莱菔子 6 g，甘草 3 g，厚朴 6 g，杏仁 9 g，白术 9 g，桃仁 6 g，广地龙 9 g，红花 6 g。

方解：COPD 患者反复感受外邪，邪犯于肺，肺失肃降，而滋生痰浊。同时由于长期反复发作，脾、肾二脏亦受累，水湿运化失常，致聚湿生痰。COPD 患者多素嗜烟，烟雾熏蒸清道，灼津成痰，痰浊内伏，壅阻肺气，病情迁延不愈，导致肺气胀满，不能敛降。肺气日虚，久病累及脾肾，脾失健运，痰浊内生。痰浊贯穿 COPD 的始终，既是病理产物，更是致病因子，若不清除，将造成恶性循环，因此宣肺化痰需贯穿于整个治疗过程。二陈汤是历代医家广泛应用于脾虚生痰、肺虚贮痰等证的久用不衰的名方。方中半夏、陈皮燥湿化痰；茯苓、甘草、白术健脾和中；由苏子、白芥子、莱菔子组成的三子养亲汤，是临床常用于化痰降气平喘的著名古方；加上厚朴燥湿行气，化痰降逆；杏仁降气平喘。由于痰浊日久夹瘀，故需酌加广地龙、桃仁、红花等以活血祛瘀，宣通气道。

（二）痰热郁肺证

主症：咳逆喘息气粗，烦躁，胸满，痰黄或白，黏稠难咳。或身热微恶寒，有汗不多，溲黄，便干，口渴舌红，舌苔黄或黄腻，边尖红，脉数或滑。

治法：清肺化痰，降逆平喘。

处方：越婢加半夏汤或桑白皮汤加减。麻黄5g，石膏12～30g，半夏9g，生姜3g，甘草3g，大枣6g，黄芩12g，葶苈子9g，贝母9g，桑白皮15g，野荞麦根30g，三叶青20g，鱼腥草30g。

方解：本型常见于COPD急性加重期，该期总是热痰多于寒痰，即使外感邪气，无论寒邪亦或热邪均易入里化热，与痰胶着，至咳嗽、咳痰加重，故不必过于拘泥分型辨治，尤应加大清肺、化痰、止咳力度，尽快控制肺部感染，保持呼吸道通畅，以防痰与外邪胶恋不解，而致疾病加重。故治疗以清肺化痰为主，方中麻黄、石膏辛凉配伍，宣肺散邪，清泄肺热；鱼腥草、黄芩、葶苈子、贝母、桑白皮、三叶青、野荞麦根等清热解毒类药并用，可更好地起到化痰平喘之功；甘草、大枣扶正祛邪。

（三）痰蒙神窍证

主症：精神恍惚，谵妄，烦躁不安，撮空理线，表情淡漠，嗜睡，昏迷，或肢体动，抽搐，咳逆喘促，咳痰不爽，苔白腻或淡黄腻，舌质黯红或淡紫，脉细滑数。

治法：涤痰开窍，息风平喘。

处方：涤痰汤、安宫牛黄丸或至宝丹加减。半夏9g，茯苓15g，橘红6g，胆南星9g，竹茹9g，枳实6g，甘草3g，石菖蒲9g，党参15g，黄芩12g，桑白皮15g，葶苈子9g，天竺黄6g，浙贝9g，钩藤9g，全蝎3g，红花6g，桃仁6g。

方解：本型多见于COPD发展至呼吸衰竭或肺性脑病时。处方涤痰汤中半夏、茯苓、甘草、竹茹、胆南星清热涤痰；橘红、枳实理气行痰除壅；石菖蒲芳香开窍；党参扶正防脱，并能提高血氧水平，兴奋呼吸肌，降低二氧化碳潴留。加安宫牛黄丸或至宝丹清心开窍醒脑，此两者常用于各种昏迷患者，其效甚佳，是传统的经典名方，前人有"糊里糊涂牛黄丸，不声不响至宝丹"之说。若痰热内盛，身热，烦躁，谵语，神昏，舌红、苔黄者，加黄芩、桑白皮、葶苈子、天竺黄以清热化痰。若痰热引动肝风而有抽搐者，加钩藤、全蝎粉凉肝息风。唇甲发绀，瘀血明显者，加红花、桃仁活血祛瘀。

（四）阳虚水泛证

主症：面浮，下肢肿，甚则一身悉肿，腹部胀满有水，心悸，咳喘，咳痰清稀，脘痞，纳差，尿少，怕冷，面唇青紫，苔白滑，舌胖质黯，脉沉细。

治法：温肾健脾，化饮利水。

处方：五苓散合防己黄芪汤加减。茯苓15g，猪苓15g，泽泻12g，白术9g，桂枝6g，防己12g，黄芪20g，车前草15g，桑白皮15g，葶苈子9g，炙苏子12g，当归12g，川芎9g，野荞麦根30g，三叶青15g，虎杖20g，杏仁9g。

方解：COPD发展至后期，多引起肺动脉高压，以致慢性肺源性心脏病的发生，该阶段的病机与"虚、瘀、水"有关。故治以益气活血和通阳利水并用。多年来于临床中，有学者常以五苓散合防己黄芪汤加减投治，此方对利水消肿、改善心功能、纠正肺心病、心力衰竭患者颇具效验，且无西药利尿剂的不良反应。处方中茯苓甘淡，利小便以利水气，是制水除湿之要药；猪苓甘淡，功同茯苓，通利水道，其清泄水湿之力，较茯苓更捷，两药配伍，利水之功尤佳；泽泻甘寒，利水渗湿泄热，善泄水道，化决渎之气，透达三焦蓄热，为利尿之第一佳品，猪苓、茯苓、泽泻三药淡渗利水以利小便。佐以白术甘苦而温，健脾燥湿利水，乃培土制水，少量桂枝辛温通阳，既能解太阳之表，又能温化膀胱之气，调和营卫，通阳利水。防己黄芪汤擅益气祛风，健脾利水。防己大苦辛寒，祛风利水，与黄芪相配，利水力强而不伤正，臣以白术甘苦温，健脾燥湿，既助防己以利水，又助黄芪以益气。此外，可选用车前草、桑白皮、葶苈子等配伍黄芪泻肺平喘，利水消肿，能起到"上开下达"、通调水道的作用，炙苏子降气化痰，止咳平喘，当归、川芎一动一静，补血调血，以增加利尿效果，野荞麦根、三叶青、虎杖合杏仁共奏苦降泄热、化痰止咳之功。肢肿唇绀消退后，则重用益气、健脾、补肾之药以扶正固本，巩固疗效。

（五）肺肾气虚证

主症：呼吸浅短难续，声低怯，活动后喘息，甚则张口抬肩，倚息不能平卧，神疲乏力；咳嗽，痰白如沫，咯吐不利，胸闷，心悸，形寒汗出，腰膝酸软，头晕耳鸣，舌淡或黯紫，脉沉细无力，或有结代。

治法：补肺纳肾，降气平喘。

处方：补虚汤合参蛤汤加减。人参20g，黄芪20g，茯苓15g，甘草6g，蛤蚧3g，五味子6g，干姜3g，半夏9g，厚朴9g，陈皮6g，当归12g，川芎9g，桃仁6g，麦冬12g。

方解：本型多见于COPD晚期甚至并发呼吸衰竭时，年老体虚，肺肾俱不足，体虚不能卫外是六淫反复乘袭的基础，感邪后正不胜邪而病益重，反复罹病而正更虚，如是循环不已，促使肺胀形成。方中用人参、黄芪、茯苓、甘草补益肺脾之气；蛤蚧、五味子补肺纳肾；干姜、半夏温肺化饮；厚朴、陈皮行气消痰，降逆平喘。还可加桃仁、川芎活血化瘀。若肺虚有寒，怕冷，舌质淡，加桂枝、细辛温阳散寒。兼阴伤，低热，舌红、苔少，加麦冬、玉竹、知母养阴清热，如见面色苍白，冷汗淋漓，四肢厥冷，血压下降，脉微欲绝等喘脱危象者，急加参附汤送服蛤蚧粉或黑锡丹补气纳肾，回阳固脱。

（六）肺络瘀阻证

主症：咳嗽，咳痰，气急，或气促，张口抬肩，胸部膨满，憋闷如塞，面色灰暗，唇甲发绀，舌质黯或紫或有瘀斑、瘀点，舌下瘀筋，脉涩或结代。

治法：益气活血，润肺止咳。

处方：保肺定喘汤。党参15g，生黄芪15g，丹参10g，当归10g，麦冬10g，熟地10g，淫羊藿10g，地龙15g，桔梗6g，生甘草6g。

方解：COPD迁延不愈，久则肺气不足，无力推动心之血脉，心血运行不畅而瘀阻，即由肺病累及于心，而致肺心同病，导致慢性肺源性心脏病，后者形成的关键在于气虚血瘀，因此疾病发展和预后均与气血相关。根据"气血相关"学说，在COPD稳定阶段，应于清热化痰、宣肺止咳的同时，予以酌加活血化瘀药物，可选用保肺定喘汤（王会仍经验方）。以党参、生黄芪补益肺气、健脾助运，当归、丹参活血化瘀，四者益气活血，共为君药；熟地、麦冬滋阴养肺为臣药，君臣相伍，共奏益气活血养阴之效，气足则血行，阴滋则血运，瘀化则脉道通畅，从而使COPD气虚血瘀这一关键的病理环节得到改善；地龙性寒、味咸，能清热化痰，舒肺、止咳、平喘，淫羊藿性温、味辛，温肾纳气，两者一阴一阳以燮理阴阳；桔梗开宣肺气，宣通气血，利咽喉，祛痰排脓，甘草润肺止咳，补益肺脾，而为佐使。诸药相伍，既能益气活血养阴，又能化痰利咽平喘，宣通气血，且能兼顾脾肾，清肺化痰止咳，综合起到调补肺肾，益气活血化痰作用，切中COPD的病理环节，具有良好的扶正固本以祛邪疗效。本验方经临床与实验研究已证明对COPD具有良好作用。

（七）特色经验探要

1. 关于"清热解毒"

COPD急性加重期初始阶段常伴有外感表证，多属实证，应注意宣肺解表，重在祛邪，以治标为主，但需明辨寒热。然而，辨寒痰、热痰不能光凭痰色来确定，黄痰固为有热，白痰未必有寒，尚要根据痰的性状、全身伴随症状及舌脉来辨证。肺为娇脏，不耐热，故不宜多投温热之药，否则易灼伤肺叶，因此，对痰白量多的患者也不轻易用温药，在临床运用中如此辨证屡屡获效。

2. 关于"补肺益气"

COPD的病理基础虽与肾虚有关，但与肺虚的关系更为直接和密切。所谓"气聚则生，气散则亡"，可见人之生原本于气。《黄帝内经》中言肺有"主气""司呼吸"的功效，"诸气者，皆属于肺""天气通于肺"，COPD迁延不愈，久则肺气不足，出现咳嗽气短、痰液清稀、畏风自汗易感等症，因此，在临床上，应运用补肺益气法，选用太子参、黄芪等药，肺气充则肺气宣降得以恢复正常。

3. "三通"法在治疗COPD中的应用

COPD患者反复感受外邪，邪犯于肺，肺失肃降，而滋生痰浊。同时由于长期反复发作，气机升降失利，水湿运化失常，致聚湿生痰。所以痰或由内而生，或由外而生，贯穿COPD的始终，既是病理产物，更是致病因子，若不清除，将造成恶性循环。因此，如何保持"通气道""通水道""通神窍"应贯穿于整个治疗过程。

（1）关于"通气道"——降气平喘、活血化瘀的重要性。"气能统血""气能生血""气能行血""血为气母""血以载气"，气不通则难以推动心之血脉，心血运行不畅而瘀阻，则症见咳嗽咳痰，气急喘息，口唇发绀，舌黯有瘀点、无苔，脉沉细涩等，即由肺病累及于心，而致肺心同病，导致慢性肺源性心脏病，其发生、发展和预后均与气血有关，气机通畅则肺气宣降得以恢复正常，心血得助而运行自如；心血得以化则心血运行畅通而瘀阻消散，肺气得助而宣降有力。因此，在临证时注重遵循"气血相关"学说，强调心肺同治，在清热化痰、宣肺止咳的同时，予以酌加活血化瘀药物，如当归、地龙、虎杖根等。而COPD患者若失治误治，转化为慢性肺源性心脏病，应针对肺心病"虚、瘀、痰、热"等病理特点，选择相应药物配伍。

（2）关于"通水道"——宣肺利尿，通调水道法治疗心力衰竭。《黄帝内经》中亦云："肺主行水""肺为水之上源"。《素问·经脉别论》曰："饮入于胃……上归于肺，通调水道……"凡外感邪气致水道失常者，多系肺失宣降，上窍闭而致下窍不通、玄府阻闭，发作时，由于水液疏布失常，聚而成痰，痰涎壅盛，不易咯出，以致气道阻塞，往往造成肺通调失节，水道不利，因果循环，遂使病情进一步加重。且COPD后期导致慢性肺源性心脏病心力衰竭者多久病伤正，气虚日久则伤及真阳，则见胸闷心悸，气急尿少，肢体肿胀，大汗淋漓，四肢厥冷，面色淡白，舌淡苔白，脉虚等症，当通肺气则下窍自利，温振元阳则正气渐复，故其发作期治宜通阳利水，而非单单补益气血，养心复脉之所能。现代医学治疗COPD心力衰竭多用利尿剂等药物，往往容易引起水、电解质紊乱，日久伤阴，加重病情。相比之下，中药选方五苓散合防己黄芪汤或真武汤等方剂通利水道，可降低血液黏滞性，减低血流阻力，减轻心脏负担，增加肾血流量，使尿量增加，起到消肿化瘀的目的。

（3）关于"通神窍"——开窍醒神法在呼吸衰竭中的应用。肺气上逆则咳，升降失司则喘，津液失于输化则聚而成痰，气血失和则血行瘀滞，导致通气血流比例失调，使清气不能入、浊气不能出，而发生缺氧、二氧化碳潴留等表现。在病变过程中，尽管存在着由肺及脾及肾乃至及心及肝之演变，以及病理性质的虚实之分，痰邪和瘀血始终贯穿在疾病发展过程中。呼吸衰竭患者临床上以气虚、痰瘀闭阻证为多见，因此，在西医常规治疗及机械通气的基础上加用中药益气活血化痰、开窍醒神之剂，能获良效。

4. 关于"治未病"

COPD呈渐进性加重，可逆程度较小，当今医学尚缺乏有效治疗药物。同时COPD的体质因素、外邪因素、情志异常等亦有着密切的关系。因此应开始重视以中医"治未病"理论为指导，开展对COPD的防治，强调"未病先防，既病防变，瘥后防复"理念，从而更加有效地提高COPD防治水平，为人们的健康服务。如在患COPD之前就应着重于保肺和养肺，提高机体抵抗力，强调戒烟，以及预防六淫外邪侵袭、适宜的居住和工作环境、保持良好心态、注意饮食调养、适当锻炼等方面的调养；而凡出现咳嗽、咳痰症状而无气流受限时就必须开始防治，以期达到早诊断、早治疗的目的；在COPD急性加重期，根据病邪特点，大胆投以清肺化痰、通腑祛邪、通阳利水、宣肺平喘等药物；在COPD稳定期，使用益气活血、健脾补肾药的同时，酌加清肺化痰药物以清余邪。

七、西医治疗

（一）稳定期治疗

1. 知识宣教

教育和劝导患者戒烟；避免或防止粉尘、烟雾及有害气体吸入。

2. 支气管舒张药

支气管舒张药包括短期按需应用以暂时缓解症状及长期规则应用以减轻症状。

（1）β_2受体激动剂：主要有沙丁胺醇、特布他林等，为短效定量雾化吸入剂，持续疗效 4～5 h，每次剂量 100～200 μg，24 h 内不超过 12 喷。主要用于缓解症状，按需使用。福莫特罗为长效定量吸入剂，作用持续 12 h 以上。福莫特罗吸入后 1 ~ 3 min 起效，常用剂量为 4.5 ~ 9 μg，每天 2 次。本类药应用可能出现头痛、心悸，偶见急躁、不安、失眠、肌肉痉挛。甲状腺功能异常、严重心血管疾病及肝、肾功能不全、糖尿病者应慎用。目前认为治疗 COPD，不推荐单用，宜与吸入性激素联合使用。

（2）抗胆碱药：主要短效制剂有异丙托溴铵气雾剂，定量吸入时开始作用时间比沙丁胺醇等短效 β_2 受体激动剂慢，但持续时间长，维持 6 ~ 8 h，剂量为 40 ~ 80 μg，每天 3 ~ 4 次。长效制剂噻托溴铵，其作用长达 24 h 以上，吸入剂量为 18 μg，每天 1 次。运用抗胆碱药可能出现口干、便秘或尿潴留，对有前列腺增生、膀胱颈梗阻和易发闭角型青光眼的患者，宜慎用或禁用。

（3）茶碱类药物：缓释型或控释型茶碱每天 1 次或 2 次口服可达稳定的血浆浓度，对 COPD 有一定效果。

3. 糖皮质激素

长期规律地吸入糖皮质激素较适用于 FEV_1 < 50% 预计值（Ⅲ级和Ⅳ级）并且有临床症状，以及反复加重的 COPD 患者。这一治疗可减少急性加重频率，改善生活质量。联合吸入糖皮质激素和 β_2 受体激动剂，比各自单用效果好，目前已有布地奈德 / 福莫特罗、氟地卡松 / 沙美特罗两种联合制剂可供选择，可与噻托溴铵联合使用，效果更好。

4. 祛痰药

常用药物有盐酸氨溴索、乙酰半胱氨酸等。

5. 长期家庭氧疗

COPD 稳定期进行长期家庭氧疗对伴有慢性呼吸衰竭的患者可提高其生存率，对血流动力学、血液学特征、运动能力、肺生理和精神状态都会产生有益的影响。长期家庭氧疗应在Ⅳ级，即极重度 COPD 患者应用，具体指征：① PaO_2 ≤ 55 mmHg 或动脉血氧饱和度（SaO_2）≤ 88%，有或没有高碳酸血症；② PaO_2 55 ~ 60 mmHg 或 SaO_2 < 89%，并有肺动脉高压、心力衰竭水肿或红细胞增多症（血细胞比容 > 55%）。长期家庭氧疗一般是经鼻导管吸入氧气，流量 1.0 ~ 2.0 L/min，吸氧持续时间 > 15 h/d。长期氧疗的目的是使患者在海平面水平，静息状态下，达到 PaO_2 ≥ 60 mmHg 和（或）使 SaO_2 升至 90%。

6. 康复治疗

康复治疗包括呼吸生理治疗、肌肉训练、营养支持、精神治疗与教育等多方面措施。

7. 手术治疗

手术治疗包括肺大疱切除术、肺减容术、肺移植术等。

（二）急性加重期治疗

急性加重是指咳嗽、咳痰、呼吸困难比平时加重或痰量增多或黄痰；或者是需要改变用药方案。

1. 确定急性加重原因

确定 COPD 急性加重的原因及病情严重程度，最多见的急性加重原因是细菌或病毒感染。

2. 评估病情严重程度

根据症状、血气、胸部 X 线摄片等评估病情的严重程度，并根据病情严重程度决定门诊或住院治疗。

3. 支气管舒张药

药物同稳定期。

短效 β_2 受体激动剂较适用于 COPD 急性加重期的治疗。若效果不显著，建议加用抗胆碱能药物（如异丙托溴铵，噻托溴铵等）。对于较为严重的 COPD 加重者，可考虑静脉滴注茶碱类药物。β_2 受体激动剂、抗胆碱能药物及茶碱类药物联合应用可获得更大的支气管舒张作用。

4. 控制性氧疗

氧疗是 COPD 加重期住院患者的基础治疗。无严重并发症的 COPD 加重期患者氧疗后易达到满意的氧合水平（PaO_2 > 60 mmHg 或 SaO_2 > 90%）。但吸入氧浓度不宜过高，需注意可能发生潜在的 CO_2 潴留及呼吸性酸中毒，给氧途径包括鼻导管或 Venturi 面罩。

5. 抗生素

当患者呼吸困难加重、咳嗽伴有痰量增多及脓性痰时，应根据 COPD 严重程度及相应的细菌分层情况，结合该地区常见致病菌类型及耐药流行趋势和药物敏感情况尽早选择敏感抗生素。如对初始治疗方案反应欠佳，应及时根据细菌培养及药敏试验结果调整抗生素。可给予 β 内酰胺类 / β 内酰胺酶抑制剂；第二代头孢菌素、大环内酯类或喹诺酮类。如门诊治疗，可用头孢唑肟 0.25 g 每天 3 次，头孢呋辛 0.5 g 每天 2 次，左氧氟沙星 0.4 g 每天 1 次，莫西沙星或加替沙星 0.4 g 每天 1 次；较重者可应用第三代头孢菌素，如头孢曲松钠 2 g 加于生理盐水中静脉滴注，每天 1 次。住院患者当根据疾病严重程度和预计的病原菌更积极地给予抗生素，一般多静脉滴注给药。如找到确切的病原菌，根据药敏结果选用抗生素。抗菌治疗应尽可能将细菌负荷降到最低水平，以延长 COPD 急性加重的间隔时间。长期应用广谱抗生素和糖皮质激素易继发深部真菌感染，应密切观察真菌感染的临床征象并采用防治真菌感染措施。

6. 糖皮质激素

COPD 加重期住院患者宜在应用支气管舒张剂基础上，口服或静脉滴注糖皮质激素，推荐口服泼尼松 30 ~ 40 mg/d，连续 7 ~ 10 d 后逐渐减量停药。也可以静脉给予甲泼尼龙 40 mg，每天 1 次，3 ~ 5 d 后改为口服。

7. 机械通气

机械通气，无论是无创或有创方式都只是一种生命支持方式，在此支持下，通过药物治疗，消除 COPD 加重的原因，使急性呼吸衰竭得到逆转。

（1）无创性机械通气：COPD 急性加重期患者应用无创正压通气（NIPPV）可降低 $PaCO_2$，减轻呼吸困难，从而降低气管插管和有创呼吸机的使用，缩短住院天数，降低患者病死率。

（2）有创性机械通气：在积极应用药物和 NIPPV 治疗后，患者呼吸衰竭仍进行性恶化，出现危及生命的酸碱失衡和（或）意识改变时，宜用有创性机械通气治疗。病情好转后，根据情况，可采用无创机械通气进行序贯治疗。

8. 其他治疗措施

注意维持液体和电解质平衡；注意补充营养；对卧床、红细胞增多症或脱水的患者，需考虑使用肝素或低分子肝素；注意痰液引流，积极排痰治疗（如刺激咳嗽、叩击胸部、体位引流等方法）；识别并治疗伴随疾病（冠心病、糖尿病、高血压等）及并发症（休克、弥散性血管内凝血、上消化道出血、肾功能不全等）。

（三）中西医优化选择

显而易见，西药在 COPD 的诊断及发病机制、病理生理、病情的检测等方面具有明显优势。其中肺功能检查、血气分析等检测方法对于疾病确立和病情轻重分级具有显著作用。在治疗方面，则需中西医结合治疗。

COPD 急性加重期治疗重点是控制感染、排痰及平喘。在控制感染方面，应尽早给予西医治疗措施，如使用抗生素等达到较快控制病情目的。西药使用易引起医源性和药源性疾病，故须积极配合中药治疗，以加速病情控制，缩短疗程，减少西药引起的不良反应，增强患者抗病能力，辅以如野荞麦根、大青叶、鸭跖草、鱼腥草、黄芩等清热解毒药物。在促进排痰方面，西药盐酸氨溴索等黏液促动剂具有祛痰、排痰作用，但可出现胃肠道反应、血清谷丙转氨酶（SGPT）增高等不良反应，而中草药中有着丰富的行之有效而不良反应较少的黏液促动剂，如桔梗、紫菀、款冬花、肺形草、佛耳草、皂角刺等，在众多的止咳化痰药物中辨证施治，更显其优势。在平喘方面，特别是 COPD 危重阶段，以及合并有支气管哮喘患者，西药有其自身优势，β 肾上腺素受体激动药、茶碱、肾上腺皮质激素等往往作用迅速而有效，然而 β 受体激动剂可引起心率增快、心律失常、低敏感现象等不良反应；茶碱类药物可导致胃肠道反应、心律失常、惊厥等症状，甚至呼吸、心脏停搏；胆碱能受体阻滞剂气雾吸入常可引起口干、恶心症状；长期使用糖皮质激素可出现库欣综合征、骨质疏松、糖尿病、精神症状，甚则因抗病能力受损而导致二重感染或发生激素依赖等，此时可选用中药，如麻黄、细辛、甘草、姜半夏等平喘。COPD 合并慢性肺源性心脏病者，西药可选用洋地黄类药物、利尿剂等，但其各自具有不良反应，此时可选用五苓散、真武汤等温阳利水活血之品，对于改善肺心病患者的通气功能大有裨益。而对于 COPD 发展为呼吸衰竭的治疗，则不应拘泥于中医药汤剂治疗，应及时做气管插管或气管切开以建立人工气道，此法虽可急救，可即刻改善气道通气功能，但对患者正气损害较大，故可选用如人参、黄芪、怀山药、红景天、麦冬、地黄、淫羊藿等中药以益气健脾补肾。

在 COPD 的稳定期，西药与中医中药相比缺乏行之有效的治疗方法，后者在稳定病情的过程中有其独特魅力。具体表现为除了常规口服中药汤剂外，还有针灸、穴位贴敷、膏方等特色疗法。

（薛晓明）

第二节　肺脓肿

一、概述

肺脓肿是由多种病因引起的肺化脓性感染，伴有肺组织炎性坏死、脓腔形成。临床表现为高热、咳嗽和咳大量脓臭痰。其致病菌多为金黄色葡萄球菌、化脓性链球菌、革兰阴性杆菌和厌氧菌等。因感染途径不同，可分为吸入型、血源性和继发性 3 种。病程在 3 个月以内者为急性肺脓肿；若病情未能控制，病程迁延至 3 个月以上者则为慢性肺脓肿。

本病多发生于青壮年，男多于女。临床主要表现为高热、咳嗽、胸痛及咳大量脓臭痰。根据其证候特征，系属于中医"肺痈"范畴。

二、病因

外邪犯肺是肺脓肿形成的主要原因；而正气虚弱或痰热素盛、嗜酒不节、恣食辛热厚味等，致使湿热内蕴，则是易使机体感邪发病的内在因素。

由于风热之邪袭肺或风寒郁而化热，蕴结于肺，肺受邪热熏灼，清肃失司，气机壅滞，阻滞肺络，致使热结血瘀不化而成痈；继而热毒亢盛，血败肉腐而成脓；脓溃之后，则咳吐大量脓臭痰。若热毒之邪逐渐消退，则病情渐趋改善而愈；但若误治或治疗措施不力，迁延日久，热毒留恋不去，则必伤气伤阴，形成正虚邪实的病理状态。

三、临床表现

（一）病史

往往有肺部感染或异物吸入病史。

（二）症状

常骤起畏寒、发热等急性感染症状。初多干咳或有少量黏液痰，约 1 周后出现大量脓性痰，留置后可分为 3 层，下层为脓块，中层为黏液，上层为泡沫，多有腥臭味。炎症累及壁层胸膜可引起胸痛，且与呼吸有关。病变范围大时可出现气促。有时还可见不同程度的咯血。

（三）体征

肺部体征与肺脓肿的大小和部位有关。初起时肺部可无阳性体征，或患侧可闻及湿啰音；病变继续发展，可出现肺实变体征，可闻及支气管呼吸音；肺脓腔增大时，可出现空瓮音；病变累及胸膜可闻及胸膜摩擦音或呈现胸腔积液体征。血源性肺脓肿大多无阳性体征。慢性肺脓肿常有杵状指（趾）。

四、检查

（一）实验室检查

急性肺脓肿血白细胞总数达（20～30）×10^9/L，中性粒细胞百分率在 90% 以上，核明显左移，常有中毒颗粒。慢性患者的血白细胞可稍增多或正常，红细胞和血红蛋白减少。血源性肺脓肿时，血培养可检出致病菌。

（二）特殊检查

1. 胸部 X 线摄片检查

早期多呈大片浓密模糊浸润阴影，边缘不清，或为团片状浓密阴影，分布在一个或数个肺段。当肺组织坏死、肺脓肿形成后，脓液经支气管排出后，脓腔病灶内可出现空洞及液平，脓腔内壁光整或略有不规则。恢复期脓腔逐渐缩小、消失，最后仅残留纤维条索阴影。慢性肺脓肿脓腔壁增厚，内壁不规则，有时呈多发性，周围有纤维组织增生及邻近胸膜增厚，肺叶收缩，纵隔可向患侧移位。血源性肺脓肿，病灶分布在一侧或两侧，呈散在局限炎症，或边缘整齐的球形病灶，中央有小脓腔和气液平。炎症吸收后，可能有局灶性纤维化或小气囊后遗阴影。肺部 CT 能更准确定位及区别肺脓肿和有气液平的局限性脓胸，发现体积较小的脓肿和葡萄球菌肺炎引起的肺气囊，并有助于行体位引流和外科手术治疗。

2. 细菌学检查

痰涂片革兰染色，痰、胸腔积液和血培养，以及抗菌药物的药敏试验，有助于确定病原体和指导选择抗菌药物。

3. 气管镜检查

有助于明确病因和病原学诊断，并可用于治疗。如有气道内异物，可取出异物，使气道引流通畅。还可取痰液标本进行需氧和厌氧菌培养。经支气管镜对脓腔进行冲洗、吸引脓液、注入抗菌药物等，可以提高疗效与缩短病程。

五、诊断

依据口腔手术、昏迷呕吐、异物吸入，以及急性发作时的畏寒、高热、咳嗽和咳大量脓臭痰等病史，结合白细胞总数和中性粒细胞显著增高，肺野大片浓密炎性阴影中有脓腔及液平面的 X 线征象，可做出诊断。血、痰培养，包括厌氧菌培养，分离细菌，有助于做出病原诊断。有皮肤创伤感染，疖、痈等化脓性病灶，发热不退并有咳嗽、咳痰等症状，胸部 X 线摄片检查示有两肺多发性小脓肿，可诊断为血源性肺脓肿。

（一）周围血象

血液白细胞计数及中性粒细胞数均显著增加，中性粒细胞占 80% ~ 90%。慢性肺脓肿患者的白细胞无明显改变，但可有轻度贫血。

（二）痰和血的病原体检查

痰液涂片革兰染色检查、痰液培养，包括厌氧菌培养和细菌药物敏感试验，有助于确定病原体和选择有效的抗生素治疗。血源性肺脓肿患者的血培养可发现致病菌。

六、辨证论治

（一）邪热郁肺

主症：畏寒发热，咳嗽胸痛，咳而痛甚，咳痰黏稠，由少渐多，呼吸不利，口鼻干燥。舌苔薄黄，脉浮滑而数。

治法：疏风散热，清肺化痰。

处方：银翘散加减。银花 30 g，连翘 30 g，淡豆豉 9 g，薄荷 6 g（后下），甘草 6 g，桔梗 12 g，牛蒡子 9 g，芦根 30 g，荆芥穗 6 g，竹叶 9 g，败酱草 30 g，鱼腥草 30 g，黄芩 12 g。

方解：肺脓肿病初多表现为表热实证，与上呼吸道感染及肺炎早期的症状颇相类似，往往甚难鉴别。在临床上，此时采用银翘散或桑菊饮以清热散邪至为合拍。但要注意，本病乃属大热大毒之证，不能按一般常法治疗。因此，在应用银翘散时，宜适当加入败酱草、鱼腥草、黄芩等清热解毒药物以增强消炎防痈的作用。邪热亢盛，极易伤阴耗液，方中芦根具有清热生津之功，用量宜重，以新鲜多汁者为佳，干者则少效；竹叶能清心除烦，也属必不可少之品。此外，如咳嗽较剧者，可加桑白皮、杏仁、枇杷叶、浙贝；胸痛明显者酌加广郁金、瓜蒌皮、丝瓜络；食欲较差者，加鸡内金、谷麦芽、神曲等以醒脾开胃。根据有些学者的经验，若痰量由少而转多，发热持续不退者，有形成脓肿的可能，应重用鱼腥草，以鲜者为佳，剂量可加至 45 ～ 60 g；也可酌加丹皮、红藤，此乃治疗肠痈之要药，宜用于治疗肺脓肿，颇有异曲同工之妙。

（二）热毒血瘀

主症：壮热不退，汗出烦躁，时有寒战，咳嗽气急，咳吐脓痰，气味腥臭，甚则吐大量脓痰如沫粥，或痰血相杂，胸胁作痛，转侧不利，口干舌燥。舌质红绛，舌苔黄腻，脉滑数。

治法：清热解毒，豁痰散结，化瘀排脓。

处方：千金苇茎汤合桔梗汤加减。鲜芦根 30 ～ 45 g，冬瓜仁 15 ～ 30 g，鱼腥草 30 g，桔梗 15 g，甘草 5 g，生薏仁 30 g，桃仁 10 g，黄芩 15 g，黄连 5 g，银花 30 g，金荞麦 30 g，败酱草 30 g，桑白皮 12 g。

方解：肺脓肿发展至成脓破溃阶段，其实质乃为邪热鸱张、血败瘀阻所致，因而必须重用清热解毒药物，若热势燎原，病情重笃者，可每天用 2 剂，日服 6 次，待病情基本控制，肺部炎性病变明显消散，空洞内液平消失，才可减轻药量，否则病情易于反复。同时，为促使脓痰尽快排出，桔梗一药非但必不可少，而且剂量宜大，可用至 15 ～ 30 g，即使药后略有恶心等不良反应也无妨。此药开肺排脓化痰之力较强，为历代医家屡用屡验的治疗肺痈要药。但用时要注意的是，对于脓血相兼者，其用量以9 ～ 12 g 为宜；脓少血多者，6 g 足矣；纯血无脓者则慎用或禁用，以免徒伤血络。此外，对因热结腑实，大便秘结者，可加大黄、枳实以通里泄热；咳剧及胸痛难忍者，酌加杏仁、浙贝、前胡、广郁金、延胡索、川楝子以理气镇痛、化痰止咳；呼吸急促、喘不得卧者则加甜葶苈、红枣以泻肺平喘；高热神昏谵语者，加服安宫牛黄丸以开窍醒神；血量较多时常加三七及白及研末冲服。

值得一提的是，本方中所用的金荞麦一药，即蓼科植物之野荞麦，具有清热解毒、润肺补肾、活血化瘀、软坚散结、健脾止泻、收敛消食、祛风化湿等多种功效。有研究认为，本品是一种新型抗感染药，有抗感染、解热、抑制血小板聚集，以及增强巨噬细胞吞噬功能等作用。它虽然不能直接杀菌，但可通过调节机体功能，提高免疫力，降低毛细血管通透性，减少炎性渗出，改善局部血液循环，加速组织再生和修复过程，从而达到良好的治疗效果。南通市中医院以该药制成液体剂型，先后经临床验证达千余例，疗效满意；近年提取出其有效成分——黄烷醇，制成片剂应用于临床，也同样有效。有学者的实践结果表明，以本药配合败酱草、鱼腥草、黄芩、黄连等药组方，对增强解毒排脓及促进炎性病灶的吸收，比单用金荞麦则更胜一筹。

（三）正虚邪恋

主症：身热渐退，咳嗽减轻，脓痰日少，神疲乏力，声怯气短，自汗盗汗，口渴咽干，胸闷心烦。舌质红，苔薄黄；脉细数无力。

治法：益气养阴，扶正祛邪。

处方：养阴清肺汤合黄芪生脉饮、桔梗杏仁煎加减。黄芪 15 ～ 30 g，麦冬 12 g，太子参 15 ～ 30 g，大生地 15 ～ 30 g，玄参 12 g，甘草 6 g，浙贝 9 g，丹皮 12 g，杏仁 9 g，桔梗 9 g，百合 12 g，银花 30 g，金荞麦 30 g，薏仁 30 g。

方解：肺脓肿在发展过程中最易耗气伤阴，尤其在大量脓痰排出之后，此时邪势虽衰，但正虚渐明，亟须采用益气养阴之剂，临床上常选用养阴清肺汤合黄芪生脉饮，以扶其正气，清其余热。用药时宜注意的是，补肺气不可过用甘温，以防助热伤阴；养肺阴则不可过用滋腻，以防碍胃困脾。益气生津选用太子参或绞股蓝为宜；养阴则以玉竹、麦冬、百合、沙参为妥。但须指出，本病不宜补之过早，只有在热退、咳轻、痰少的情况下，且有明显虚象时，方可适当进补。同时，在扶正之时，不可忘却酌用祛邪药物，故方中合用桔梗杏仁煎，以及适当选用金荞麦、银花等清热解毒、宣肺化痰、利气止咳之品。只有这样，才能达到既防余热留恋，又可振奋正气的作用。另外，对于病后自汗、盗汗过多者，可加用炒白术、防风、浮小麦、橹豆衣以固表敛汗；如低热不退者，可加青蒿、地骨皮、炙鳖甲、银柴胡等以清虚热；脾虚纳呆、便溏、腹胀者，酌加炒白术、茯苓、扁豆、鸡内金、神曲、谷麦芽等开胃运脾类药，以生金保肺。

（四）特色经验探要

肺脓肿临床表现以邪热亢盛的证候为主，一旦脓肿破溃或病情迁延，又可出现气阴俱伤或正虚邪恋的征象，故临床治疗要特别重视清热、排脓、化瘀、扶正等治法的重要作用，而清热法是核心，始终贯穿于治疗的全程。由于肺脓肿初期（表证期）、中期（成脓期）、后期（溃脓期）及恢复期表现各不相同，故治法也各有侧重。现扼要分述于下，以供选择。

1. 清热

清热为肺脓肿的基本治疗，可分为清宣和清泄两种。所谓清宣，即清热宣肺之意，此法主要应用于肺脓肿初期阶段。此期选方用药不宜过于寒凉，以防肺气郁遏，邪热伏闭，表散不易而迁延不解，以往多数医家都以银翘散投治。采用辛凉解表的同时，必须酌情加用清热解毒以散邪防痈，尽早促使邪热从表而解，不致郁结成脓。因此，在临诊时常选用银翘散或桑菊饮为基本方，并重用鱼腥草、败酱草、丹皮、红藤、桔梗、黄芩等药，对治疗肺脓肿初期患者多能获效。有学者主张应用宣肺解表的麻黄和清热药配伍，可起到防止寒凉药物阻郁肺气之弊，有利于邪热的消散，认为是本病初期的关键性药物之一。冬春期间治疗本病，初期可用麻黄，夏暑之日应慎用为宜；但若见喘息兼有者，当可选用炙麻黄以降气平喘。

至于所谓泄热，则是指清泄肺热而言，主要用于肺脓肿成脓期和溃脓期的热毒壅盛阶段。在择药上要选用效大力专的泄热降火、消痈散邪之品，以利于炎症的控制和痈脓的消散。一般常以千金苇茎汤合黄连解毒汤为主，同时用金荞麦、红藤、败酱草、银花、石膏、知母、竹叶等以清泄邪热；或用增液承气汤加减，大胆选用生大黄，予以清里攻下，釜底抽薪，使之能火降热消。由于本法寒凉药用量较大，易伤脾胃，对素有脾胃虚弱病者，必要时可酌减用量，并加和胃之品，以保中气。

2. 排脓

实践证明，排脓不畅是影响肺脓肿治疗效果的主要原因，故"有脓必排"是本病的重要治则。排脓方法有三：一为透脓，用于脓毒壅盛，而排脓效果不理想者，往往选用皂角刺、桔梗、穿山甲、金荞麦、地鳖虫等，其中桔梗须重用，但溃脓期血量多者，则不宜应用透脓药物；二为清脓，即清除脓液之意，为肺脓肿排脓的常规治法，目的在于加速本病患者脓液的清除，从而起到缩短疗程和促进病灶吸收愈合的作用，此法多选用生薏仁、冬瓜仁、桔梗、桃仁、瓜蒌、丹皮、赤芍、鱼腥草等；三为托脓，主要用于肺脓肿的溃脓期阶段，临床表现气虚而无力排脓外出者，此时可配合托脓法，常选用生黄芪、绞股蓝、西党参、太子参等，但在邪热亢盛而正气未虚之时，不可滥用托脓法，否则有弊无利，徒长毒邪，加剧病势，而犯"实实"之戒，切应注意。

3. 化瘀

瘀热郁阻是肺脓肿，特别是成脓期及溃脓期的主要病理特点，除清热外，化瘀也是一种治疗肺脓肿较为常用的方法，本法往往与前述的清热、排脓两法并用。现代研究已证明，应用化瘀药物对改善肺的微循环，增加肺毛细血管血流量，加强脓液的排出，促进组织氧供及促使病情尽快康复等方面，均多有裨益。在临床上多选用桃仁、广郁金、乳香、没药、白茅根、红藤、丹参、三七、当归等化瘀生新或养血活血之品；但对咯血量较多者，则不宜使用，此时可改投花蕊石、生蒲黄、云南白药、藕节、茜草等既能化瘀，又兼有止血作用的双向性药物。

4. 扶正

肺脓肿恢复期，多以气阴两虚为主，在个别情况下，也可表现为阴阳两虚；也有一些患者，由于误治或失治而往往导致病程迁延，常可见低热不退、咳嗽时作、少量脓痰、胸中隐痛、面色苍白、消瘦乏力等邪恋正虚状况，此时的治疗重点需扶正或扶正祛邪兼顾，扶正之法重在养阴益肺，更不可忽视补脾，因脾为后天之本，气血生化之源，肺金之母，补脾既旺气血生化，又能益气助肺，有助于促进病后体虚状态的尽快恢复。一般临床多选用养阴清肺汤合黄芪生脉饮或玉屏风散，也可采用十全大补汤合沙参麦冬汤加减治疗。根据一些学者多年的实践经验，这些方药对益肺固表、昌盛气血以增强肺的呼吸功能及防御能力，无疑具有较好的作用。但对于脓毒未净、邪热未清的患者，虽然正虚明显，仍不宜一味单纯进补，必须配合清热化痰、祛瘀排脓之类方药并用，以防邪留难去，而使病情缠绵反复。此外，在应用扶正祛邪法时，要注意的是，所用扶正药物以甘淡实脾，诸如参苓白术散等为宜，不可过用温燥之品，以免伤津损肺。至于祛邪药物，不可过于峻猛，特别是易于伤正的通腑攻逐类药，更须慎用；即使是清热、排脓方药，也要视患者体质的强弱、病情的轻重程度而定，用之适量，方能切中病机，做到有利无弊。

七、西医治疗

（一）控制感染

急性肺脓肿大多数为厌氧菌感染，因此，早期的一线治疗首选青霉素，一般可用240万～1 000万U/d，对于轻症患者，静脉应用或予以口服青霉素及头孢菌素常可获痊愈。但随着细菌耐药的出现，尤其是产生 β 内酰胺酶的革兰阴性厌氧杆菌的增多，青霉素的治疗效果欠佳，甚至治疗失败。而用甲硝唑（0.4 g，每天3次口服或静脉滴注）辅以青霉素，对严重厌氧菌肺炎是一种有效选择。甲硝唑对所有革兰阴性厌氧菌有很好的抗菌效果，包括脆弱杆菌和一些产生 β 内酰胺酶的细菌。甲硝唑治疗厌氧性肺脓肿或坏死性肺炎时，则常需与青霉素（或红霉素）联用。青霉素对某些厌氧性球菌的抑菌浓度需达8 μg/mL，故所需治疗量非常大（成人需1 000万～2 000万U/d），因此，目前青霉素、氨苄西林、阿莫西林不再推荐单独用于中、重度厌氧性肺脓肿或坏死性肺炎的治疗。同时需立即做痰菌培养及药物敏感试验，然后根据细菌对药物的敏感情况应用相应的抗生素。头孢西丁、羧基青霉素（羧苄西林、替卡西林）和哌拉西林对脆弱菌属、一些产生 β 内酰胺酶的拟杆菌、大多数厌氧菌及肠杆菌科细菌有效。头孢西丁对金黄色葡萄球菌有效，而哌拉西林对铜绿假单胞菌有很好的抗菌活性，亚胺培南、美洛培南对所有厌氧菌都有较好的抗菌活性，β 内酰胺/β 内酰胺酶抑制剂，如替卡西林/克拉维酸、氨苄西林/舒巴坦对厌氧菌、金黄色葡萄球菌和很多革兰阴性杆菌有效，氯霉素对大多数厌氧菌，包括产生 β 内酰胺酶的厌氧菌有效，新一代喹诺酮类药物对厌氧菌具有较好抗菌活性。治疗疗程基本为2～4个月，须待临床症状及X线胸部摄片检查炎症病变完全消失后才能停药。

血源性肺脓肿多为葡萄球菌和链球菌感染，可选用耐 β 内酰胺酶的青霉素或头孢菌素，如氨苄西林舒巴坦、哌拉西林/舒巴坦、头孢哌酮/舒巴坦钠等。若为耐甲氧西林的葡萄球菌，应选用万古霉素1～2 g/d分次静脉滴注，或替考拉宁首日0.4 g静脉滴注，以后0.2 g/d，或利奈唑胺0.6 g每12 h静脉滴注1次或口服。对于肺炎克雷伯菌或其他一些兼性或需氧革兰阴性杆菌，氨基糖苷类抗生素治疗效果肯定。因庆大霉素耐药率的升高，目前较推荐使用阿米卡星，半合成青霉素、氨曲南、β 内酰胺/β 内酰胺酶抑制剂亦有较好抗菌疗效。复方磺胺甲唑和新一代喹诺酮对很多非厌氧革兰阴性杆菌有效，常用于联合治疗。重症患者，特别是免疫抑制患者，β 内酰胺类抗生素和氨基糖苷类抗生素组合，也是一种不错的选择。亚胺培南、美洛培南基本能覆盖除耐甲氧西林金黄色葡萄球菌以外的大部分细菌，故亦可选择。

（二）痰液引流

1. 祛痰剂

化痰片500 mg，每天3次口服；或氨溴索片30 mg，每天3次口服；或吉诺通胶囊300 mg，每天3次餐前口服；必要时应用氨溴索注射液静脉注射。

2. 支气管舒张剂

对于痰液较浓稠者，可予以雾化吸入生理盐水以湿化气道，帮助排痰，也可以采用雾化吸入氨溴索、异丙托溴铵、特布他林等化痰及支气管舒张剂，以达到抗感染、化痰的目的，每天2～3次。

3. 体位引流

按脓肿在肺内的不同部位，以及与此相关的支气管开口的方向，采用相应的体位引流。每天2～3次，每次10～15 min。同时，可嘱患者做深呼吸及咳嗽，并帮助拍背，以促使痰液流出。但对于体质十分虚弱及伴有严重心肺功能不全或大咯血的患者则应慎用。

4. 支气管镜

经支气管镜冲洗及吸引也是引流的有效方法。

5. 经皮肺穿刺引流

主要适用于肺脓肿药物治疗失败，患者本身条件不能耐受外科手术、肺脓肿直径 > 4 cm、患者不能咳嗽或咳痰障碍不能充分地自我引流、均质且无痰气平面的肺脓肿，CT 引导下行经皮肺穿刺引流可增加成功率，减少其不良反应。

（三）其他

1. 增强机体抗病能力

加强营养，如果长期咯血，出现严重贫血时可少量间断输注同型红细胞。

2. 手术治疗

肺脓肿病程在 3 个月以上，经内科治疗病变无明显好转或反复发作者；合并大咯血，有危及生命的可能者；伴有支气管胸膜瘘或脓胸经抽吸、引流和冲洗疗效不佳者；支气管高度阻塞，使感染难以控制或不能与肺癌、肺结核相鉴别者，均需外科手术治疗。对病情重，不能耐受手术者，可经胸壁插入导管到脓腔进行引流。术前应评价患者一般情况和肺功能。

（四）中西医优化选择

中医对肺脓肿的发生与发展及其治疗早就有深刻的认识。远在东汉时代，著名医学专家张仲景在所著的《金匮要略》里，对本病的临床表现特点、演变过程、治疗方药，以及预后等均有较为详细的记载。直至现在，中医虽对肺脓肿的防治积累了较为丰富的临床经验，但病变发展至成脓期及溃脓期时，仍然缺乏速效、高效的治疗手段。

细菌感染是肺脓肿重要的致病因素，控制炎症则是治疗肺脓肿必不可少的措施之一。西药抗生素不仅品种较多，且可多途径给药。经细菌药敏试验后，能选出针对性较强的有效药物，因而在抗感染方面显然比中医清热解毒类药远为优越。此外，肺脓肿并发脓胸时，可采取胸腔穿刺术进行抽液排脓；出现水、电解质紊乱时，可补液予以纠正；对经内科治疗无明显改善或反复发作的慢性肺脓肿，以及伴有支气管胸膜瘘等情况时，则可通过手术治疗，这些疗法也都是西医的所长。但要指出的是，肺脓肿的致病细菌产生的毒素，一方面，能直接造成机体功能紊乱和组织损害，从而产生中毒症状；另一方面，又能损害机体抗感染防御机制，从而加重感染的严重程度。现代实验研究表明，西药抗生素虽然具有较强的杀菌、抑菌作用，但多数缺乏对抗毒素的作用，反而因杀灭大量细菌，引起菌体自身的裂解而产生更多的毒素，甚至因而使病情更趋于复杂化。现已清楚，中医清热解毒方药虽然在抑菌、杀菌方面较逊于西药抗生素，然而对细菌毒素的毒害则确能有效地起到清除的作用。这有助于减少其对机体的损伤，改善感染所致的中毒症状；同时还有稳定线粒体膜和溶酶体膜的功能，以及保护机体正常的抗感染防御机制，从而起到阻止感染发展的作用。有鉴于此，近年国内不少学者对肺脓肿的治疗，极力主张采用西药抗生素与中医清热解毒方药相结合的治法，以发挥各自的优势。这种疗法在以往的临床实践中已证明确能有利于促进炎症病变的消散和吸收，并能起到缩短疗程，以及防止病变迁延的作用。有研究者报道，应用鱼腥草、芦根、红藤、黄芩、黄连、冬瓜仁、桃仁、桔梗、米仁、蒲公英等组成复方清热解毒汤，配合西药抗生素治疗急性肺脓肿，并以纯西药治疗者做对照，结果中西医结合治疗组不论在退热、止咳、祛痰、排脓及胸部 X 线摄片显示的炎性病灶吸收等方面，其治愈时间均明显短于单纯西医对照组。

免疫功能是机体最为重要的抗感染防御机制，对感染的发生、发展、恢复和预后，有较为重要的影响。肺脓肿至后期及恢复期阶段，由于机体免疫功能的降低，往往表现为正虚邪恋或正虚的病理状态，此时投以中医益气养阴方药，如八珍汤、十全大补汤、沙参麦冬汤等，均有提高免疫功能及促进细菌毒素灭活的作用。这是中医扶正方药所独有的明显优势，可供治疗肺脓肿时适当选用。

另外，中医化瘀、祛痰方药具有改善微循环及强大的排痰、排脓作用。在肺脓肿溃脓期进行痰液引流时，如能结合使用，将能有力地发挥其应有的功效。因此，合理采取中西医结合方法治疗肺脓肿，是一种明智的选择。

（薛晓明）

第三节　支气管扩张症

一、概述

支气管扩张症是常见的慢性支气管化脓性疾病，大多继发于呼吸道感染和支气管阻塞，尤其是儿童或青年时期荨麻疹、百日咳合并支气管肺炎，由于破坏支气管管壁，形成支气管管腔扩张和变形。临床表现主要为慢性咳嗽，伴咳大量脓痰和反复咯血。主要的发病因素为支气管－肺组织的感染和支气管阻塞，两者相互影响，导致支气管扩张的发生和发展。也有先天性发育缺陷及遗传因素引起者，但较少见。

本病中医学可归属于"咯血"等范畴。现在国家标准定义为"肺络张"。由于感受六淫之邪，未经发散停留肺中，蕴发为热，邪热犯肺，蕴结不解，而引起支气管扩张。正气虚弱，肺虚卫外不固，或素有痰热蕴肺，或嗜酒过度，恣食肥美，以致湿热内盛等，则是人体易受外邪导致本病的内在因素。内外之邪干及肺气，肺失清肃则为咳嗽，损伤肺络、血溢脉外则为咯血。本病发病以邪实为主，但经久不愈，肺肾不足，成虚实夹杂之证。

二、病因

（一）中医病因病机

本病主因素体正气不足，复感外邪所致，或因脾肺气虚，津液不得转运输布，致使痰湿内蕴，阻遏气道而发病。

1. 外邪侵袭

外邪入侵，以风寒、风热之邪为主。寒邪郁肺，化热生火，或风热之邪，均可灼伤肺络，熬液为痰，痰阻气道，致肺气上逆，而出现咳嗽、咳大量脓痰和（或）咯血。

2. 正气不足

先天禀赋不足或肺脾两虚。脾虚失运，水湿聚而为痰，上干于肺；肺虚卫外不固，易感外邪，肺虚宣发失司，气不布津，又因驱邪无力，致外邪反复入侵，迁延日久而致本病。

3. 痰瘀互结

肺脾亏虚，生成痰湿，加之久病入络，致血脉瘀阻，瘀痰互结，导致本病迁延不愈。在晚期易见变证迭起，出现气喘、虚劳等证。

本病病位在肺，而痰湿、火热、瘀血是主要病理因素。外邪的侵入与机体正气的虚损相关。由于本病常与幼年麻疹、百日咳或体虚之时感受外邪有关，因正气虚损，致痰湿留伏于肺，若再次感受外邪，或肝火犯肺，引动内伏之痰湿，致肺气上逆而出现咳嗽、咳吐脓痰；热伤血络，则见痰中带血或大咯血；久病入络或离经之血不散而形成瘀血，又可成为新的致病因素。本病从邪热犯肺到形成肺络损伤，是一个慢性渐进过程，因此，该病的病理性质为本虚标实、虚实夹杂，主要以肺脾两虚为本，外邪侵袭为标。本病初起时病位在肺，继之可渐及肝脾，久之可累及心肾，导致病情反复发作，迁延难愈，使正气日渐耗损，因此，晚期易见喘促、虚劳等变证。

（二）西医病因病理

1. 病因

支气管扩张的病因可分为先天性与获得性两类，先天性者可见于纤毛功能失调综合征、囊性纤维化、原发性低 γ－球蛋白血症；获得性支气管扩张的儿童多于百日咳、麻疹并发肺炎、原发性肺结核、气道异物所诱发，成人多继发于化脓性肺炎、肺结核、过敏性支气管肺曲菌病、支气管肿瘤、肺不张、肺间质纤维化。

2. 病理

支气管扩张症常常是位于段或亚段支气管管壁的破坏和炎性改变，受累管壁的结构（包括软骨、肌肉和弹性组织破坏）被纤维组织替代。扩张的支气管内可积聚稠厚脓性分泌物，其外周气道也往往被分泌物阻塞或被纤维组织闭塞所替代。

扩张的支气管包括 3 种不同类型。①柱状扩张：支气管呈均一管形扩张且突然在一处变细，远处的小气道往往被分泌物阻塞。②囊状扩张：扩张的支气管腔呈囊状改变，支气管末端的盲端也呈无法辨认的囊状结构。③不规则扩张：病变支气管腔呈不规则改变或呈串珠样改变。典型的病理改变是：支气管弹性组织、肌层和软骨等的破坏所造成的管腔变形、扩大，扩张的管腔内充满分泌物。黏膜表面呈急、慢性炎症和慢性溃疡改变，柱状纤毛上皮常被鳞状上皮所替代，杯状细胞和黏液腺增生。支气管周围结缔组织常受损或丢失，并有微小脓肿。常伴毛细血管扩张，或支气管动脉与肺动脉的终末支的扩张相吻合，形成血管瘤，导致患者反复咯血。支气管扩张反复感染，炎症蔓延到邻近的肺实质，引起不同程度的肺炎、小脓肿或小叶肺不张。常伴有慢性支气管炎的病理改变。

三、临床表现

（一）主要症状

咳嗽、咳脓痰、咯血是支气管扩张的三大主症。

此症状可轻重不一。轻者可无症状，上呼吸道感染后咳嗽、咳少量黄痰，无咯血或偶有痰中带血丝。重者可每天有咳嗽、咳痰，并常有黄脓性痰。其痰量可每天 2 ~ 3 口，或可达数十、数百毫升。多为脓性痰，放置后呈现泡沫、黏液、脓性物与坏死物沉淀分层现象。脓液常为黄色或黄绿色，可混有血迹。绿色者常为铜绿假单胞菌感染所致，有时为中性粒细胞过多所致。有时痰有恶臭，常是厌氧菌感染所致。

患者中半数以上（50% ~ 90%）病程中有咯血。可为痰中带血或成口咯血；患者也可连续咯血，甚至是喷射状咯血，一次咯血量可几毫升乃至几十、几百毫升，甚至上千毫升。每天咯血量 < 50 mL 为少量；50 ~ 200 mL 为中量；> 200 mL 为大量。中、大量咯血者均占 50%。大量咯血可能因支气管动脉或其血管瘤破裂所致。少数患者平时可无症状，反复发作性咯血为其唯一表现。此类较少感染、咳嗽及少痰者称为干性支气管扩张，约占咯血者 22%，也较少发生肺动脉高压和肺心病。结核性支气管扩张常属此类。痰中带血或小量咯血，常因黏膜炎性损害微小血管破损所致。剧咳、用力、高血压、凝血异常等均可诱发支气管扩张咯血。

支气管扩张的全身症状：常有发热，高低不等，持续时间长短不一，与继发感染有关，是长期低热的重要原因之一。也常是需要鉴别的疾病之一。重症常有消瘦、贫血、乏力，与感染消耗、进食少、咳痰多、蛋白丢失有关。儿童可因支气管扩张消耗而发育受阻。

支气管扩张症状轻重常与其部位、范围、类型及伴随感染和痰量多少等有关。下叶、舌叶、中叶支气管扩张因引流差、感染机会多而咳嗽、咳痰多。结核性支气管扩张上叶较多见，引流较好而感染少，故症状少；但继发感染时痰液可增多，或有黄痰而易误诊

为肺结核的恶化。痰量随体位变化常是支气管扩张的特征。

支气管扩张的病程往往较长，大多起病于儿童期，常继发于肺炎、百日咳、麻疹、流感、异物误吸后。有先天性诱发因素者更多见于儿童，早期即出现症状，且病程较长，病程可多达数年或 10 年以上。成人所表现的支气管扩张大多始于儿童期，成人也可继发于肺炎、肺化脓症、肺不张、继发性肺结核及胸膜炎所致胸膜肥厚粘连、肺间质纤维化，也多有长达数年的病史。

支气管扩张相关疾病的症状：对其认识有助于早发现和确立支气管扩张诊断，并减少漏诊，还可及时对相关疾病进行适当治疗。支气管扩张伴发先天性疾病，如卡塔格内综合征、鼻窦炎扩张综合征，均可有鼻塞、流涕或头痛、鼻窦压痛；囊性纤维化者可有腹胀、腹泻、粪恶臭等症状及汗液氯化钠升高、精子运动功能不良；伴发支气管扩张性哮喘者可有发作性喘息、呼吸困难；合并慢性阻塞性肺疾病者可在咳、痰、喘症状基础上反复咳脓痰、咯血；支气管扩张继发于肺结核者常有结核病史，结核未愈者可有结核中毒症状，如发热、盗汗、消瘦，甚至痰结核菌阳性。

（二）体征

轻度支气管扩张可无异常体征。重者可有贫血、苍白面容。胸廓可见鸡胸或因胸膜增厚粘连及肺不张等致一侧胸廓塌陷、畸形。可闻及吸气干鸣音及支气管扩张部位的固定性湿啰音。肺间质纤维化可因支气管扩张和（或）肺泡炎性渗出而出现浅表湿啰音（Velcro 啰音）。近 1/3 支气管扩张有杵状指，囊性支气管扩张有反复化脓性感染者易出现。支气管扩张伴慢性阻塞性肺疾病者可有桶状胸，伴发哮喘者可有呼气哮鸣音。晚期重症支气管扩张肺功能严重减损者可有低氧血症而有发绀至至肺心病、呼吸衰竭与心力衰竭体征。

（三）常见并发症

1. 窒息

年老体弱、肺功能不全患者发生咯血时，因镇咳药物的使用，使咳嗽反射和呼吸中枢受抑制，血块不能咳出而发生窒息。

2. 呼吸衰竭

支气管扩张症患者可出现肺脏功能损害，导致呼吸衰竭。危重时，如不及时处理，会发生多脏器功能损害，甚至危及生命。

四、检查

（一）血炎性指标

血白细胞计数、中性粒细胞计数、C 反应蛋白（CRP）、红细胞沉降率（ESR）、降钙素原（PCT）升高，可反映疾病活动及感染加重。PCT 是细菌感染的特异性标志物，对抗生素使用有指导意义。

（二）血清免疫球蛋白测定和血清蛋白电泳

支气管扩张症患者气道感染时，各种免疫球蛋白均可升高，合并免疫功能缺陷时，则可出现免疫球蛋白缺乏。严重、持续或反复、多部位感染时，应注意有无免疫功能缺陷。

（三）血气分析

用于评估患者肺功能受损状态，判断有无缺氧和（或）二氧化碳潴留。

（四）血清 IgE 测定、烟曲霉抗原皮试、血清烟曲霉菌沉淀抗体

根据临床表现选择性测定以除外变应性支气管肺曲霉菌病（ABPA）。

（五）痰检

支气管扩张症患者气道内常见流感嗜血杆菌、铜绿假单胞菌等致病微生物定植，致病菌的培养及药敏试验对抗菌药物的选择具有重要的指导意义，但抗菌药物使用前留痰、合格的深部痰标本、标本及时送检至关重要。

（六）类风湿因子、抗核抗体、抗中性粒细胞胞质抗体

根据病情必要时检测。

（七）肺功能检查

阻塞性通气功能障碍较为多见，病程较长时，因支气管和周围肺组织纤维化，可出现限制性通气功能障碍，伴弥散功能下降，部分患者存在气道高反应性。所有患者均建议完善，且至少每年复查 1 次。

（八）胸部高分辨率 CT 扫描

胸部高分辨率 CT 扫描可确诊支气管扩张症，但对轻度及早期支气管扩张症的诊断作用尚有争议。支气管扩张通常发生于中等大小的支气管，后基底段是病变最常累及的部位。因左侧支气管与气管分叉角度较右侧为大，且左侧支气管较右侧细长，并由于受心脏和大血管的压迫，左肺较右肺好发。结核引起的支气管扩张多分布于上肺尖后段、下叶背段。根据 CT 征象，支气管扩张可分为柱状型、囊状型、静脉曲张型及混合型。当扫描层面与支气管垂直时，囊状扩张的管腔旁伴行的肺动脉呈现点状高密度影，状似印戒，称为"印戒征"；当扫描层面与支气管平行时，支气管的管腔增宽、管壁增厚，互相平行的影像形似双轨，称为"轨道征"；当多个囊状扩张的支气管聚集成簇时，可见"蜂窝状"；ABPA 常表现为中心性支气管扩张。如 CT 显示肺动脉扩张时，提示肺动脉高压，则预后不佳。

（九）支气管碘油造影

经导管或支气管镜在气道表面滴注不透光的碘脂质对比剂，可直接显示扩张的支气管，但由于此项检查为创伤性检查，现已逐渐被胸部高分辨率 CT 所取代，极少应用于临床。

五、诊断

（一）有下列 4 条中任意 1 条所列征象者均可诊断支气管扩张

1. 普通胸部 X 线摄片

普通胸部 X 线摄片显示卷发影、蜂窝征、多发囊状影，可伴发液平；不规则条状支气管充气征或双轨影，显示管壁增厚、管腔扩大。

2. 胸部 CT 检查

胸部 CT 检查示双轨征、杵状指、串珠征，可伴支气管集束征；连续层面示环形影、戒指征、斑点影、葡萄状影、蜂窝影；环、点影呈近端小远端大特点，或支气管环影直径大于并行的肺动脉影直径，均显示扩张支气管壁增厚。胸膜下 2 cm 内有蜂窝征、支气管征，均应考虑支气管扩张。

3. 支气管造影

支气管造影显示柱状、囊状、混合状支气管扩张，可分散或成集束状。

4. 纤维支气管镜检查

纤维支气管镜检查显示较大支气管管腔扩大，伴或不伴腔内分泌物及管壁变性或炎症。

（二）诊断支气管扩张的线索指征

（1）有慢性或反复性咳嗽、咳脓痰、咯血三大主症，或仅反复咯血。

（2）哮喘伴有咳脓痰，或哮喘伴咯血。

（3）有胸部固定性湿啰音，杵状指（趾）。

（4）有鸡胸、驼背、慢性鼻窦炎、内脏转位、发育不良。年轻患者有明显肺心病体征。

（5）有肺纹理重、多、乱、集束、肺不张、不规则条带影，胸膜增厚粘连。

（6）儿童有持久的肺不张，固定部位反复肺炎发作。

（7）重症慢阻肺与晚期肺间质纤维化，病灶广泛的慢性纤维空洞性肺结核、毁损肺，大片或广泛胸膜增厚、粘连。

（8）幼年时曾有麻疹、百日咳、肺炎、异物吸入、结核性胸膜炎、肺门纵隔淋巴结结核、肺不张等病史。

（9）成人重症肺炎后慢性咳嗽、咳痰。

（10）家族性鼻窦炎、支气管扩张史。

六、辨证论治

（一）急性期的治疗

1. 痰热伤肺

主症：咳嗽、咳大量脓样黄白色稠痰，其气味或腥臭；咯血或痰中带血，口干、口渴，可伴发热、恶寒、胸痛、大便结、尿黄、舌质红、苔黄腻、脉滑数或浮数。

治法：清肺泻火，凉血止血。

方药：清肺止血汤。

基本处方：生地黄 15 g，牡丹皮 15 g，仙鹤草 30 g，苇茎 15 g，鱼腥草 30 g，桑白皮 15 g，杏仁 12 g，桔梗 15 g。每天 1 剂，水煎服。

方解：本方以生地黄、牡丹皮、仙鹤草清热凉血止血，佐以苇茎、鱼腥草清肺泻火；桑白皮、杏仁、桔梗宣肺涤痰。全方合用可收清泻肺热、凉血之效。

加减：热盛加黄连 12 g、黄芩 15 g 以清肺泻热；痰多加瓜蒌 20 g、胆南星 12 g、冬瓜仁 20 g 以清热化痰；大便秘结不通加大黄 10 g 泻热通腑；血色瘀暗、缠绵不止加三七末 1.5 g 冲服止血。

2．肝火犯肺型

主症：咳嗽、咳黄色脓痰、咯血、烦躁易怒、胸胁疼痛、口干、口苦、舌质红、舌苔薄黄干、脉弦数。

治法：清肝，泻火，止血。

方药：清肝止血汤。

基本处方：生地黄 15 g，牡丹皮 15 g，龙胆草 15 g，栀子 12 g，桑白皮 15 g，杏仁 15 g，生蒲黄 15 g，仙鹤草 30 g。每天 1 剂，水煎服。

方解：本方以龙胆草、栀子清肝泻火为主药，生地黄、牡丹皮、生蒲黄、仙鹤草凉血止血，佐以桑白皮、杏仁宣肺化痰。全方合用可收清泻肝火、凉血之效。

加减：胸胁痛明显者加柴胡 12 g、桃仁 10 g 疏肝行气，化瘀以止痛；痰多加浙贝母 15 g、瓜蒌皮 15 g 清热涤痰。

3．相火灼金型

主症：咳嗽咳痰或干咳无痰、痰中带血或反复咯血、口干咽燥、潮热盗汗、面赤颧红、舌质红、少苔或无苔、脉细数。

治法：滋阴清热，凉血止血。

方药：滋阴止血汤。

基本处方：生地黄 15 g，牡丹皮 15 g，玄参 15 g，黄檗 15 g，知母 12 g，仙鹤草 30 g，川贝末 3 g（冲服），阿胶 12 g（烊化）。每天 1 剂，水煎服。

方解：本方以生地黄、玄参、牡丹皮、仙鹤草，滋阴凉血止血，佐以知母、黄檗，清热养阴；浙贝母、阿胶润肺燥，益肺阴以止血。全方合用，可收滋阴泻火、凉血之效。

加减：痰多加枇杷叶 12 g、天花粉 15 g 加强清热化痰；反复咯血，加生蒲黄 15 g、白茅根 15 g 养阴止血；舌涸津伤以生藕汁代茶，徐徐咽下，以达清热生津止血之效。

4．气不摄血证

主症：痰中带血或咳吐纯血。面色无华，神疲乏力，头晕目眩，耳鸣心悸，或肢冷畏寒。舌质淡，脉虚细。

治法：益气，温阳，摄血。

方药：拯阳理劳汤加减。

基本处方：人参 6 g（另炖兑服），黄芪 10 g，白术 10 g，当归 10 g，陈皮 10 g，肉桂 3 g，仙鹤草 15 g，白及 19 g，阿胶珠 10 g，三七末 3 g（冲服），甘草 6 g。每天 1 剂，水煎服。

方解：本方以人参、黄芪、白术、肉桂、甘草益气温阳；仙鹤草、白及、阿胶珠、三七粉止血；当归、陈皮行气活血，使止血而不留瘀。全方合用可收益气摄血、收敛之效。

加减：无寒象者去肉桂。

5．气阴亏虚证

主症：呛咳少痰，痰中带血，气短神倦，自汗，口燥咽干，或有潮热，手足心热，脉细数无力。

治法：益气救阴，敛肺止血。

方药：生脉散。

基本处方：人参 10 g（另炖），麦门冬 20 g，五味子 9 g。每天 1～2 剂，水煎服。

方解：人参大补元气，麦门冬养阴润肺，益气生津，五味子敛肺生津，聚耗散之气。全方合用，可收益气养阴之效。

加减：若病情急危，应急用生脉注射液 30 mL 加入 50% 葡萄糖注射液 20 mL 静脉推注。病情危重者，可加用生脉注射液加入 10% 葡萄糖注射液中静脉滴注，以敛阴固脱。

6．血脱亡阳证

主症：面色苍白，四肢厥冷，大汗淋漓，甚至昏厥，鼻息微，舌质淡，脉数细。

治法：益气，回阳，固脱。

方药：独参汤或参附汤。

基本处方：吉林参 30 g（另炖），或加制附子 15 g。

方解：吉林参大补元气，益气固脱，此时可谓"有形之血不能速生，而无形之气所当急顾"，用于气随血脱之危候；制附子温肾壮阳，祛寒救逆。全方合用，可收益气、回阳、固脱之效。

加减：若病情急危，应急用生脉注射液、参附芪注射液各 10 ～ 30 mL，分别加入 50% 葡萄糖注射液 20 mL 中静脉推注，或加入 10% 葡萄糖注射液中静脉滴注。

（二）迁延期的治疗

1. 痰浊阻肺

主症：反复长期咳嗽，咳大量脓痰，痰色虽黄白黏稠，但易咳出，尤以早、晚或变换体位后咳痰更多；气促、气紧，痰咳出后可以减轻，舌质红、苔白厚腻、脉滑。

治法：祛痰，止咳，平喘。

方药：支扩涤痰汤。

基本处方：鱼腥草 30 g，前胡 12 g，杏仁 12 g，浙贝母 12 g，冬瓜仁 15 g，薏仁 15 g，炙麻黄 12 g，桔梗 15 g，法半夏 12 g，瓜蒌仁 12 g。每天 1 剂，水煎服。

方解：本方以杏仁、冬瓜仁、薏仁、桔梗涤痰宣肺，佐以鱼腥草、前胡、浙贝母清肺化痰；炙麻黄、法半夏降气平喘。全方合用，可收涤痰平喘之效。

加减：若湿痰化热、恶寒加黄连 6 g、黄芩 15 g、青天葵 15 g 以加强清解肺热；痰黄稠、难咳出加桑白皮 12 g、苇茎 15 g、煅礞石 8 g 宣肺化痰。

2. 肺脾两虚

主症：反复咳嗽、咳痰量多、痰稀白或带泡沫、气短、少气懒言、胃纳减少、形体消瘦、易伤风感冒、舌质淡红、舌苔白润、脉细弱。

治法：益气健脾，祛痰止咳。

方药：三六汤。

基本处方：党参 30 g，茯苓 12 g，白术 12 g，黄芪 30 g，法半夏 12 g，陈皮 9 g，白芥子 9 g，莱菔子 12 g，紫苏子 12 g，炙甘草 6 g。每天 1 剂，水煎服。

方解：本方以党参、茯苓、白术、黄芪培土生金，补益肺气，佐以白芥子、莱菔子、苏子蠲除顽痰、顺气降逆。全方合用，可收益气健脾、燥湿化痰之效。

加减：喘重加厚朴 12 g、白果 10 g 以宽胸下气；兼伤风感冒，加防风 10 g、荆芥穗 10 g、柴胡 12 g 以疏解风邪。

（三）对症治疗

针对本病咳脓痰、咯血、感染等，采取相应的措施，以增强临床疗效。

1. 清除脓痰

（1）体位引流排痰：使病肺处于高位，其引流支气管的开口向下，可促使痰液顺体位引流至气管而咳出。应根据病变部位而采取不同体位，如病变部位在下叶前基底端、舌叶或中叶者，取头低足高略向健侧卧位，每天 2 ～ 4 次，每次 15 ～ 30 min。痰稠不易引流时，可加服祛痰、解痉剂，有助于引流。

（2）祛痰：可每次用鲜竹沥 15 mL，每天 3 次口服；或天竺黄 0.5 ～ 1 g，研细冲服，每天 2 ～ 3 次；也可用蛇胆川贝液、川贝清肺露、痰咳净等口服。

2. 控制感染

病轻者服用《济生》桔梗汤等方，即可获效；继发感染，出现全身症状，如发热、咳吐大量脓痰、胸痛、咯血者，可视情况选用下列方法。

（1）复方鱼腥草合剂超声雾化：每次 10 mL，于体位引流后口腔雾化吸入，每天 1 ～ 2 次。

（2）清热解毒液直肠点滴：每次 100 mL，直肠点滴，每天 1 ～ 2 次。

（3）可用鱼腥草注射液、复方鱼腥草注射液、醒脑注射液肌内注射或静脉滴注。

3. 制止咯血

咯血时，患者应安静休息，消除紧张的心理状态。对于少量咯血（1 次咯血量 < 50 mL），用黛蛤

散加减内服一般可达止咳效果；中量（1次咯血量为 50 ～ 300 mL）、大量（咯血量 > 300 mL）咯血者，应配合选用下述方法，以尽快控制继续出血。

（1）外敷散：取肉桂末 3 g、硫黄 18 g、冰片 9 g，用大蒜汁（或生姜汁）调诸药成干糊状，敷双侧涌泉穴（用塑料布或纱布包好，固定）。本方功可引血下行。临床观察表明，用方药内服的同时配以本法治疗，常可明显增强止血效果。亦可仅用大蒜捣成泥状，外敷涌泉穴，方法同上。

（2）穴位注射：用鱼腥草注射液。选肺经郄穴孔最，取仰卧位，伸直上肢，于孔最穴处行常规皮肤消毒后，用备有 5 号短针头的注射器抽取鱼腥草注射液 2 ～ 4 mL（1 ～ 2 mg），快速垂直刺入穴位约 0.5 cm，然后缓缓向深部刺入约 1 cm，回抽无血，将药液徐徐注入。取双侧穴位同时注射，一天 2 次，每次每穴用药液 2 mL，3 d 为 1 个疗程。咯血止后，改为一天 1 次，剂量同上，双侧穴位注射，或左右穴位隔日交替注射，巩固治疗 2 ～ 3 d。

（3）针刺：取肺俞、巨骨、尺泽穴；配穴取列缺、孔最、太渊等。每次针 3 ～ 5 穴，平补平泻，留针 5 ～ 10 min。针灸对咯血有一定效果，尤其是少、中量咯血，且简便易行。

（4）大黄粉：每次 3 g，每天 3 ～ 4 次，功可清凉止血。

（四）中药制剂

1. 鲜竹沥

功效：清热化痰。适用于肺热咳嗽痰多、气喘胸闷。

用法：口服，每次 15 ～ 30 mL，每天 2 次或遵医嘱。

2. 痰咳净散

功效：通窍顺气，止咳化痰。适用于咳嗽痰多、气促、气喘等症。

用法：含服，每次 0.2 g，每天 3 ～ 6 次。

3. 痰热清注射液

功效：清热、化痰、解毒。适用于发热、咳嗽、咳痰不爽、咽喉肿痛、口渴等症。

用法：静脉滴注，每次 20 mL，加入 5% 葡萄糖注射液或 0.9% 氯化钠注射液 250 mL 中，每天 1 次。

4. 润肺膏

功效：润肺益气，止咳化痰。适用于肺虚气弱，症见胸闷不畅、久咳痰嗽、气喘自汗等。

用法：口服或开水冲服，每次 15 g，每天 2 次。

（五）针灸

取穴：鱼际、孔最、尺泽、内关、外关、膈俞、膻中。

手法：辨虚实而采用补法或泻法。

（六）穴位敷贴

1. 痰热蕴肺

取穴：双丰隆穴。

操作：大黄粉外敷双丰隆穴 1 ～ 2 h，疗程 7 ～ 10 d。

2. 肝火上炎

取穴：双涌泉穴。

操作：大蒜泥外敷双涌泉穴 20 ～ 30 min，疗程 7 ～ 10 d。

七、西医治疗

（一）支气管扩张的病因治疗

主要是针对某些促使支气管扩张症状发作或病变发生与演进的因素。如先天性者有 γ – 球蛋白缺乏症，可补充球蛋白；过敏性支气管肺曲菌病的支气管扩张可使用两性霉素 B、伊曲康唑、氯康唑等静脉或雾化吸入；鼻窦、口腔感染灶或胃食管反流均加重支气管扩张，应积极处理；异物吸入导致支气管感染与支气管扩张，应积极经支气管镜（金属镜或纤维支气管镜）取出异物。

（二）体位引流

体位引流是最有效而常易被忽略的重要治疗措施。目的在于排空扩张支气管内分泌物，减少咳嗽和痰量，防止感染反复发作。做法是将有支气管扩张的肺叶置于最高位置，用力咳嗽，以便借重力作用使分泌物排向气管。以杯状掌拍胸（自己或别人协助），有助于排痰，某些机械设备可振动或挤压胸部，作用类似体位引流及胸壁挤压。一般每天 1 ~ 2 次，每次 5 ~ 10 min，甚至可达 15 ~ 30 min。用力呼气工作和咳痰，可促进痰的排出。

（三）抗感染治疗

原则上大多数支气管扩张的抗感染治疗与慢性支气管炎相同，但支气管扩张常伴有细菌感染。常见的有肺炎链球菌、流感嗜血杆菌、卡他莫拉菌。

在无急性加重时，近年有学者主张除体位引流、利痰舒支、增强免疫、激素抗感染措施外，可长期（不少于 2 个月，甚至 3 ~ 7 个月）应用小剂量红霉素（400 ~ 600 mg/d）口服。也可采用其他大环内酯类药物。可起抗菌、抗感染作用，并可抑制铜绿假单胞菌菌膜形成，增加其他抗菌药物的杀菌作用。此外尚有增加免疫（促巨噬细胞分化，增加 NK 细胞活性）、增加气道纤毛运动、抑制黏膜分泌作用。有急性感染加重时，可视痰液性状、肺啰音、体温、血常规、用药史判断感染轻重与可能的病原菌，试选取相应药物。一般主张用：①含酶抑制剂的广谱青霉素，如安美汀；②第二代或第三代头孢菌素；③氟喹诺酮类。此 3 类还可并用大环内酯类。如有厌氧菌感染，还可用青霉素、甲硝唑或替硝唑，或并用林可霉素、克林霉素等。如有铜绿假单胞菌，通常可选卡西林加氨基糖苷类。如为耐药铜绿假单胞菌，宜用抗假单胞菌 β 内酰胺酶类，头孢哌酮、头孢他啶等加用氨基糖苷类；也可用头孢哌酮加 β 内酰胺酶抑制剂舒巴坦，如舒普深或并用氨基糖苷类；如严重感染，可选碳青霉烯类。疗程 7 d 或更长。近年有资料介绍，如顽固铜绿假单胞菌感染，可使用羧苄西林 2 g 加庆大霉素 80 mg，每天 2 次，雾化吸入，疗程长达数月，可有较好效果；有条件者可用纤维支气管镜吸痰与支气管灌洗之后以抗生素［如阿米卡星 0.2 g 和（或）氧氟沙星 0.2 g］加生理盐水注入。对多数重症感染与耐药铜绿假单胞菌感染有明显效果。可连用数周，每周 2 ~ 3 次。有条件时，以防污染毛刷取呼吸道标本或经胸壁病灶部抽吸标本培养病原菌较为准确；还有研究指出，用肺泡灌洗液培养结果与防污染毛刷结果一致，故无防污染毛刷时可以支气管肺泡灌洗液（BAL）做培养。无条件时，可以漱口后，用咳痰标本多次培养病原菌。其药敏结果可对临床选用抗感染药有一定的指导作用，但结合临床情况和用药效果调整抗感染药更为重要。

（四）祛痰、舒张支气管、抗感染药物应用

祛痰、舒张支气管、抗感染药物的应用主要目的在于积极改善气道黏液纤毛清除系统功能。

1. 祛痰

祛痰可用氯化铵、溴己新、氨溴索或中药，如麻杏石甘汤等。

2. 舒张支气管

舒张支气管可用氨茶碱或缓释茶碱或溴化异丙托品，如合并哮喘者，在喘息发作时可用 β₂ 受体激动剂，如沙丁胺醇吸入或口服。吸入剂作用更快，全身不良反应更少。

3. 抗感染皮质激素

抗感染皮质激素对有喘息症状者更合适。可使用吸入表面皮质激素，如二丙酸倍氯米松、地丁曲安西龙、氟替卡松。近年同时含激素氟替卡松及长效 β₂ 受体激动剂沙美特罗的混合吸入型粉剂已在临床推广，有较好的抗感染和舒支作用，对改善气道黏液纤毛清除系统功能，减轻支气管扩张症状，改善肺功能均有益。

（五）手术治疗

如果支气管扩张为局限性，且经充分的内科治疗仍顽固反复发作者，可考虑外科手术切除病变肺组织。如果大出血来自增生的支气管动脉，经休息和抗生素等保守治疗不能缓解，反复大咯血时，病变局限者可考虑外科手术，否则采用支气管动脉栓塞术治疗。双侧广泛支气管扩张或并发肺气肿，或年老体弱者，手术切除后可能导致呼吸功能严重损害，则不宜手术。

（薛晓明）

第四节　支气管哮喘

一、概述

支气管哮喘是由多种细胞包括气道的炎症细胞和结构细胞（如嗜酸性粒细胞、肥大细胞等）和细胞组分参与的气道慢性炎症性疾病。这种慢性炎症导致气道高反应性，通常出现广泛多变的可逆性气流受限，并引起反复发作性的喘息、气急、胸闷或咳嗽等症状，常在夜间和（或）清晨发作、加剧，多数患者可自行缓解或经治疗缓解。哮喘是一种严重危害人体健康的慢性疾病，近年来哮喘的患病率呈上升趋势，并逐年增加，全球哮喘患者约有 3 亿，是影响学习或工作的主要原因。其早期表现为可逆性呼吸道阻塞，在发作间歇期可以没有任何症状，但若哮喘严重发作，经治疗而持续 24 h 不能缓解者，则称为哮喘持续状态，属内科的危重急症。

根据支气管哮喘的临床特征，属于中医"哮证""喘证""咳逆上气"等范畴。在《黄帝内经》中虽无关于哮喘的记载，但已有关于哮喘证候特征的记载，如"喘鸣""喘喝""喘呼"等。其病因复杂，病情缠绵反复，是一种难以彻底医治甚至伴随终生的顽固性疾患。

二、病因

本病的主要病因为痰瘀内伏于肺。痰瘀之所以产生，不但要责之于肺不能布散津液，而且还要责之于脾不能运化水谷精微及肾不能蒸化水液，以致津液凝聚成痰，痰瘀互生，形成因果循环，结成窠臼，潜伏于肺，胶结不化，气机失畅，遂成为其发病的宿根。在此基础上，复因外感风寒、风热之邪，或由于烟雾刺激、污气侵袭、饮食不当、情志不遂，以及劳累过度等因素而诱发。一经内外合邪，则痰随气升，气因痰阻，相互搏击，壅塞气道，肺管狭窄，致使肺失宣降，哮喘由之而起。

若因失治，迁延日久，寒痰伤及脾肾之阳，痰热耗伤肺肾之阴，可导致肺、脾、肾三脏俱虚，脏腑功能失调，气血津液生化受阻，水液代谢紊乱，出现本虚标实，甚者肺气衰竭或胸阳被遏，进而发生"暴喘""喘脱""水气凌心"或"痰迷心窍"等危候。

三、临床表现

（一）症状

哮喘缓解期或非典型性哮喘，可无明显临床表现。但典型的支气管哮喘，其发作前常有打喷嚏、流涕、咳嗽、胸闷、全身乏力等前驱表现，如不及时处理，可引起支气管弥漫性痉挛，出现发作性伴有哮鸣音的呼气性呼吸困难或发作性胸闷和咳嗽，严重者被迫采取端坐位，并伴有干咳或咳嗽多痰，甚至出现吸气短促、呼气延长而费力、张口呼吸、发绀、大汗、面色苍白等。

（二）体征

两肺听诊满布哮鸣音，呼气明显延长，有的可伴有湿啰音或水泡音。长期慢性自幼即有哮喘者，可见桶状胸、叩诊过清音、心浊音界缩小等。心率增快、奇脉、胸腹反常运动和发绀常出现在严重哮喘患者中。

四、检查

（一）实验室检查

痰涂片在显微镜下可见较多嗜酸性粒细胞，血中嗜酸性粒细胞一般在 6% 以上，若有感染，则白细胞及中性粒细胞计数明显升高，血清中特异性 IgE 较正常人明显升高。

应行动脉血气分析。哮喘发作时，一般出现过度通气和低氧血症，表现为呼吸性碱中毒，若为重症患者，病情进一步发展，气道阻塞严重可以有缺氧及二氧化碳潴留，表现为呼吸性酸中毒。

（二）特殊检查

1. X 线检查

早期在哮喘发作时可见两肺透亮度增加，呈过度通气状态；在缓解期多无明显异常，如并发呼吸道感染，可见肺纹理增加及炎性浸润阴影。

2. 肺功能检查

（1）肺通气功能检测：在哮喘发作时呈阻塞性通气功能改变，呼气流速指标显著下降，第 1 秒用力呼气容积（FEV$_1$）、1 秒率［第 1 秒用力呼气容积占用力肺活量比值（FEV$_1$/FVC）］以及最高呼出气流量（PEF）均减少。缓解期上述指标可逐步恢复，病情迁延、反复发作者，其通气功能可逐渐下降。

（2）支气管激发试验：用以测定气道反应性。常用吸入激发剂为醋甲胆碱、组胺等。吸入激发剂后，其通气功能下降、呼吸道阻力增加。运动也可诱发气道痉挛，使通气功能下降。一般用于通气功能在正常预计值的 70% 以上的患者。如 FEV$_1$ 下降 ≥ 20%，可以诊断为激发试验阳性。

（3）支气管舒张试验：用于测定气道可逆性。有效的支气管舒张药可以使发作时的气道痉挛得到改善，肺功能指标好转。常用吸入型的支气管舒张剂如沙丁胺醇气雾剂、特布他林等。支气管舒张试验阳性诊断指标：① FEV$_1$ 较用药前增加 ≥ 12%，且其绝对值增加 ≥ 200 mL；② PEF 较治疗前增加 60 L/min 或增加 ≥ 20%。

（4）呼气峰流速（PEF）及其变异率测定：PEF 可以反映气道功能的变化，哮喘发作时 PEF 下降，若 24 h 内或昼夜 PEF 波动率 ≥ 20%，也符合气道可逆性改变的特点。

3. 在体特异性变应原检测

哮喘患者大多数伴有过敏体质，对众多的变应原和刺激物敏感。测定变应性指标，结合病史，有助于对患者的病因诊断、脱离致敏因素的接触及脱敏治疗等。

（1）皮肤变应原测试：将各种植物性花粉、尘埃、动物羽毛、皮屑、谷物种子、真菌孢子、蛋类等分别做成相应的抗原诊断液，用皮肤划痕或皮内注射法，测定哮喘患者有无变态反应。

（2）吸入性变应原测定：验证变应原吸入引起的哮喘发作，因该检验有一定的危险性，目前临床应用较少。

五、诊断

对于有典型症状和体征的患者，除外其他疾病引起的喘息、气急、胸闷和咳嗽后，可做出临床诊断；对不典型病例，应做支气管舒张或激发试验，阳性者可确诊。

六、辨证论治

（一）发作期

1. 寒痰阻肺

主症：呼吸急促，常昼轻夜重，甚则难以平卧，喉中痰鸣如水鸡，胸闷如塞，痰液稀薄，色白多沫，畏寒流涕，面色带黯，口不干或口干、喜热饮，可伴有咳嗽、头痛等症，舌质淡，苔薄白，脉浮紧。

治法：温肺散寒，降气平喘。

处方：小青龙汤，华盖散，三拗汤化裁。炙麻黄 6 ~ 10 g，桂枝 4.5 ~ 6 g，白芍 15 g，细辛 4.5 ~ 6 g，制半夏 9 g，五味子 6 g，杏仁 9 g，炙苏子 12 g，炙冬花 12 g，甘草 6 g，广地龙 15 g，淫羊藿 9 ~ 15 g，丹参 15 g，降香 6 g（后下）。

方解：本证属实，风寒外袭、痰湿内阻所致。方中炙麻黄是治喘主药，能宣肺平喘；配合桂枝、芍药，既可以增强解表散寒之效，又能调和营卫；细辛、五味子，一散一敛，两药同用，以防肺气耗散过多之弊；制半夏、炙苏子、杏仁、炙冬花、降香、丹参，对加强其降气化痰、祛瘀平喘，相得益彰。现代药理证实，小青龙汤能抑制过敏介质的释放，降低血 IgE、嗜酸性粒细胞水平及增加 cAMP 含量，从而起到松弛气管平滑肌以达到平喘效果；方中细辛，以往因囿于"细辛不过钱"之说，致使其在治疗哮喘方面不能发挥应有的作用，近年临床研究认为，内服的丸、散剂剂量宜轻，多为 3 g 左右；而煎剂剂量可加大，但该药毕竟辛燥太过，病情一旦缓解，则即减量或停用，一般而言，寒象表现明显的哮喘患者，用量可至 6 g，凡阴虚内热的患者应禁用，体质虚弱者宜慎用。

2. 痰热壅肺

主症：声高气粗，呼吸急促，难以平卧，喉中痰鸣，胸膈烦闷，咳痰黄稠不畅，面赤恶热，口干喜冷饮，尿黄短少，大便秘结，舌红、苔黄腻，脉滑数。

治法：清热泄肺，豁痰平喘。

处方：定喘汤加减。白果 15 g（去壳打碎炒黄），麻黄 9 g，黄芩 12 g，桑白皮 12 g，款冬花 12 g，甘草 6 g，杏仁 9 g，苏子 12 g，制半夏 9 g，广地龙 15 g，淫羊藿 9 g，七叶一枝花 15 g，老鹳草 15 g，炒丹皮 12 g，羊乳 30 g。

方解：常见于哮喘发作期合并感染患者。方中以白果敛肺定喘，辅以麻黄宣肺平喘，一开一收，既可宣发肺气，又不至于太过，两药配伍妙在相辅相成，互相制约，重在平喘。配黄芩、桑白皮、丹皮、七叶一枝花、羊乳等药，一则清热泄肺，二则以炙麻黄、淫羊藿等燥热之性，寒热并用，意在于调整阴阳，防其偏颇弊端；杏仁、苏子、半夏、款冬花、地龙、甘草等以加强其宣肺下气、化痰降逆的效果。

方中老鹳草出自《本草纲目拾遗》，是著名中医姜春华教授的验方药物。功能祛风活血、清热解毒，所含的槲皮素能祛痰及扩张支气管平滑肌，并能抑制金黄色葡萄球菌、肺炎球菌、链球菌和流感杆菌等多种细菌，对哮喘发作期的呼吸道感染可起到控制作用。

3. 阳气暴脱

主症：呼吸急促，神气怯倦，唇甲青紫，汗出涔涔，四肢厥冷，脉微细欲绝，舌色青黯，苔白滑。

治法：益气平喘，回阳救逆。

处方：麻黄附子细辛汤合生脉散加减。炙麻黄 6 g，淡附片 9 g，细辛 5 g，别直参 6～10 g，麦冬 12～15 g，五味子 6 g，干姜 3 g，甘草 6 g，龙骨 15 g（先煎），牡蛎 30 g（先煎）。

方解：麻黄附子细辛汤出自《伤寒论》，由麻黄、附子、细辛三味药组成。在哮喘发作过程中，不论因热或因寒，若正虚邪重较甚或因缓治、失治，往往会突发阳气暴脱而出现喘脱变证，如不及时救治，则易发生"阴阳离决"之危候。本型多见于哮喘大发作或哮喘持续状态而出现休克的患者。方中麻黄炙用，重在降气平喘，附子温肾散寒，且能制约麻黄之辛散；细辛通阳止喘，配五味子以纳肾敛肺；加龙骨、牡蛎以防其阳气外越；合人参、麦冬、甘草、干姜则可回阳固阴，益气复脉。方中诸药各司其职，相辅相成，既可平喘，又能固脱。病情危重者，可以选用参附或参麦注射液、参附青及参麦注射液等进行静脉给药。同时，对一些哮喘发作期的患者曾试用参麦注射液静脉滴注，发现有明显的即时平喘作用，其机制尚待阐明。

（二）缓解期

1. 肺气不足

主症：气短声低，易感外邪，面色苍白，自汗畏风。舌质淡红，苔薄白，脉细弱无力。

治法：益气固表，补肺定喘。

处方：玉屏风散合生脉散加减。黄芪 15～30 g，炒白术 9 g，防风 6 g，党参 15 g，麦冬 12 g，五味子 5 g，绞股蓝 15 g，降香 6 g（后下），炙苏子 12 g，当归 12 g，制半夏 9 g，甘草 6 g。

方解：支气管哮喘处于缓解期初期或合并轻度肺气肿的患者多表现为肺气不足。玉屏风散是益气固表、补肺敛肺的著名方剂，生脉散具有益气生津、养阴润肺的作用。两方组合，不仅能改善肺的通气，而且能增加肺的防御和抗感染能力，凡肺气虚而易感外邪者均可选用。同时，由于肺气不足而存在气虚血瘀的病理状态，故在益气补肺的基础上加用当归、降香、苏子、半夏等降气、化痰、活血药，对改善肺的微循环及降低呼吸道阻力，预防哮喘的发作极有助益。

2. 脾气虚弱

主症：咳嗽痰多，面黄少华，倦怠乏力，食少纳呆，腹胀便溏，多食油腻则易腹泻。舌体胖大，边有齿痕，苔白腻，脉细缓。

治法：补脾益气，肃肺化痰。

处方：六君子汤加减。炒党参 15 ~ 30 g，炒白术 9 g，茯苓 12 g，炙甘草 6 g，制半夏 9 g，陈皮 6 g，炙苏子 12 g，黄芪 15 ~ 30 g，当归 12 g，川朴 9 g，藿香 9 g，茵陈 9 g。

方解：脾虚生痰，上贮于肺而影响气机升降功能，此乃是哮喘反复发作的重要原因之一。六君子汤是健脾化痰、培土生金的代表方剂，在此基础上加黄芪、当归、苏子、川朴等以增强益气活血、调气化痰的作用。方中加藿香、茵陈苦平疏利，两者合用有宣畅中气之功，对有胸膈烦闷不舒、食欲缺乏者更为适宜。此二药对于减轻哮喘的发作和预防复发有一定的效果。

3. 肾失纳气

本型主要表现为腰膝酸软，气急息促、呼多吸少，动则尤甚。分肾阳虚和肾阴虚两种。

（1）肾阳虚。

主症：形寒肢冷，面色白，自汗或有阳痿，夜尿较多。舌淡，苔白，脉沉细。

治法：温肾壮阳，纳气平喘。

方药：金匮肾气丸加减。熟地 30 g，怀山药 15 g，山萸肉 12 g，茯苓 12 g，泽泻 12 g，丹皮 12 g，附子 6 ~ 10 g，肉桂 6 g，淫羊藿 9 ~ 15 g，五味子 6 g，炙苏子 12 g，黄芪 30 g。

方解：支气管哮喘反复发作、病程较长，表现为肾阳不足者颇为多见，特别是其缓解期尤为突出，也是哮喘患者机体多系统功能低下的综合性反应。金匮肾气丸是用于治疗肾阳虚衰的重要方剂，若肾阳虚甚而致肢浮者，可加白术 9 g、猪苓 15 g、车前草 15 g 等利水消肿；喘重而自汗难已者，可加地龙 15 g、别直参 6 g、蛤蚧 1 对、碧桃干 12 g，五味子 6 g，也可加黑锡丹，每天 2 次，每次 3 g，因有毒性，中病即止，不宜久服。此外，有报告认为哮喘患者长服温肾壮阳方药有导致阴虚阳亢之弊，但根据我们的临床经验，对于病程短、病情较轻的青壮年患者，长期温补肾阳药物确实存在阴虚阳亢可能，不能不加以警惕，因而主张间断用药，一疗程不宜超过 3 个月；而对于病程长、病情重、阳虚证候明显或老年肾虚的哮喘患者往往需长用、重用，方可达到预期的效果，故一疗程可相对延长至 6 个月左右亦不为过。总之，中医调整阴阳"以平为期"，如果一旦由于温补过偏而出现阴虚证候，则也应当不失时机地予以纠偏。

（2）肾阴亏损。

主症：自觉五心烦热，面颊潮红，盗汗，口干咽燥，或伴有头晕耳鸣。舌质红、少津，脉细数。

治法：滋阴补肾，纳气平喘。

处方：七味都气丸加减。熟地 30 g，怀山药 15 g，山萸肉 12 g，茯苓 12 g，泽泻 12 g，丹皮 12 g，五味子 6 g，知母 9 g，炒黄檗 9 g，炙地龙 15 g，炙苏子 12 g，绞股蓝 15 g。

方解：支气管哮喘长期反复发作，常由于阳损及阴而致阴阳俱虚，单纯属肾阴虚者较为少见。另外，也可由于温补太过或应用激素类药物而出现肾阴虚者，此时宜滋养肾阴以敛亢阳，实属必要。方中用知母、黄檗以滋阴泻火，有报道认为知母、黄檗有拮抗激素的不良反应；绞股蓝除具有人参样功用外，也同样能减轻激素所致的不良反应；五味子、地龙则可纳气平喘，降低气道的反应性。

（三）特色经验探要

1. 关于补肾法防治哮喘发作的临床意义

前人所说的"喘由肾虚"及"治喘必治肾"，是指虚证及缓解期而言，补肾法具有"扶正固本"的作用。近年的一些临床研究和实验研究已充分证明，哮喘患者肾虚的实质与肾上腺皮质功能低下、自主神经功能紊乱、β 受体反应减弱，以及过敏介质的释放导致气道高反应性等多种因素有关。临床上治疗缓解期哮喘往往选用河车大造丸、右归丸、金匮肾气丸等，常用的药物有附子、补骨脂、淫羊藿、菟丝子、锁阳、紫石英、熟地、冬虫夏草、狗脊、巴戟天等。这些补肾或补肾壮阳类药治疗后，发现能显著提高哮喘患者降低的垂体 - 肾上腺皮质系统的功能，减轻哮喘患者对肾上腺皮质激素的依赖，以及发挥改善 β 受体下调的作用；同时还能提高哮喘患者的抑制性 T 淋巴细胞和抑制血清 IgE 的季节性升高。推测其作用机制可能是通过下丘脑而对神经 - 内分泌 - 免疫网络发挥了多环节的调节作用，从而提高机体的免疫自稳能力及降低气道的高反应性，以达到防治哮喘的目的。

多年的实践经验证明，补虚扶正并不仅仅只限于补肾，补肾的同时适当配伍黄芪、党参、白术、甘草、茯苓、怀山药、米仁、红枣等健脾益气的药物，可以旺盛其生化之源，此既有助于促进肾虚的尽快恢复，又可杜绝"脾虚生痰"和"肺虚贮痰"之弊端，进而制止和减少哮喘的发作。

2. 活血化瘀法对哮喘疗效的影响

前人早就认识到痰是哮喘发病的"宿根"，近年来国内一些学者根据"痰瘀相关"学说，进一步指出，有痰必有瘀，痰瘀内伏于肺是哮喘形成的重要病理基础，故极力提倡防治哮喘必须痰瘀同治，尤其对于一些哮喘反复发作、缠绵不愈且兼有唇甲青紫、舌下瘀筋明显的患者，单纯治痰平喘，往往收效不大，此时在主方中配伍降香、丹参、当归、赤芍、川芎等一些具有活血化瘀作用的药物，有时虽加一、二味，但常能迅速见效。现代研究认为，具有促使血小板聚集作用的血小板激活因子（PAF）不仅具有很强的支气管收缩作用，而且能诱导非特异性的气道反应性持久增高，是引起哮喘发作的一种重要介质；同时，PAF还能激活中心粒细胞释放TXA_2和LTB_4，一起参与气道变态反应的发病过程。有学者经历时多年的临床观察和实验研究，发现应用丹参治疗哮喘患者，能明显降低IgE水平及改善肺微循环，其抗过敏效果可与酮替芬相匹敌；还有报告应用川芎对哮喘患者进行了治疗观察，同样证明具有活血化瘀作用的川芎，其平喘效果也甚为显著，因而推测这类中药的作用机制可能与抗黏附及抗PAF或抑制TXA_2的释放等因素有关。

3. 关于哮喘的截断治疗问题

截断治疗法是姜春华教授积多年临床实践经验所开创的一种治病新法。所谓截断，简而言之就是快速有效，直中病原控制病情，并能经得起临床的重复使用，实际上此法是辨病与辨证相结合的发展，也是中西医结合学术观点的重要产物。有学者对支气管哮喘的防治进行了长期的研究，针对本病发作期及缓解期的特点，博采众长，吸收民间单方验方及现代中医药研究成果，抓住化痰和抗过敏的环节，制订出用于控制哮喘发作的"截喘方"（佛耳草15 g、老鹳草15 g、开金锁15 g、合欢皮9 g、防风9 g、碧桃干15 g、全瓜蒌9 g、旋覆花9 g）；同时又根据患者年龄、体质的不同，因人制宜地采用具有调节内分泌功能、增强机体免疫功能及提高应激能力的扶正固本方药以截止哮喘的复发，且经反复实践，很有效验。

其实，截断治疗哮喘，并非自今日始。上至《伤寒论》中的小青龙汤、射干麻黄汤、麻杏石甘汤及其后的三子养亲汤、苏子降气汤，下至现代名家沈自尹教授等人所制成的"温阳片"（附子、生地、熟地、补骨脂、菟丝子、淫羊藿）以及祝谌予教授的"过敏煎"（银柴胡10 g、五味子15 g、乌梅12 g、防风10 g）等都是历经反复使用，堪称名副其实的截喘效方。我们在临床中以小青龙汤为主，加上黄芩、丹皮、葶苈子、地龙、淫羊藿、七叶一枝花、降香等药，寒热并用，散敛同施，肺肾兼顾，标本不离，并根据其发作期和缓解期的不同而有所偏重，这种截治法对轻、中度支气管哮喘患者效果比较显著。

4. 外治法在哮喘中的应用概况

哮喘常用外治法有针灸、耳穴贴压法、穴位埋线、拔罐、割治、药物穴位注射、兔脑垂体穴位埋藏、激光穴位照射，以及穴位贴药疗法等多种方法。虽然各家经验不尽一致，但穴位贴药疗法目前应用最为广泛。辽宁省中医药研究院对1 124例非急性发作期哮喘患儿进行中药穴位贴敷，取穴双侧定喘、肺俞、膏肓及膻中，于每年三伏、三九天使用，每次贴0.5～2 h，连续贴3年为1个疗程，结果显示，治疗后的哮喘患儿其发作次数减少，FVC、FEV_1、PEF、FEF均有升高，免疫球蛋白IgE降低，IgA、IgG升高，细胞因子IL-4降低而IFN-γ则升高。提示其作用机制可能与调节机体免疫力、纠正TH_1/TH_2的比例失衡有关。广州中医药大学比较穴位埋线与针灸治疗支气管哮喘的临床效果，结果发现，穴位埋线组总有效率达92.3%，明显高于针灸组的84.6%，治疗后两组间主要症状、体征改善的比较没有差异，但穴位埋线组对于改善患者FEV_1值方面则优于针灸治疗组。穴位贴药疗法优点是安全可靠，简便效验；而其缺点是治疗的时间性强，必须选定在三伏天，且施行后较易引起皮肤发泡感染，应予以注意。

七、西医治疗

（一）哮喘急性发作期的治疗

1. 脱离变应原

部分患者能找到引起哮喘发作的变应原或其他非特异刺激因素，立即使患者脱离变应原的接触是防治哮喘最有效的方法。

2. 药物治疗

治疗哮喘药物主要分为两类。

（1）缓解哮喘发作（支气管舒张药）。① β_2 肾上腺素受体激动剂（简称 β_2 受体激动剂）：常用的短效 β 受体激动剂有沙丁胺醇和特布他林，作用时间为 4～6 h。常用短效 β 受体激动剂如沙丁胺醇定量气雾剂（MDI），每喷 100 μg，每天 3～4 次，每次 1～2 喷。一般口服用法为 2.4～2.5 mg，每天 3 次，15～30 min 起效，但心悸、骨骼肌震颤等不良反应较多。长效 β_2 受体激动剂有福莫特罗和沙美特罗，作用时间为 10～12 h。长效 β_2 受体激动剂如福莫特罗 4.5 μg，每天 2 次，每次 1 吸。但目前已不提倡单用长效 β_2 受体激动剂（LABA），而应与吸入性皮质激素（ICS）联合使用，可起到协同和互补效果，有助于提高疗效和减少不良反应。②抗胆碱药：吸入抗胆碱药，如异丙托溴铵，与 β_2 受体激动剂联合吸入有协同作用，尤其适用于夜间哮喘及多痰的患者。可用 MDI，每天 3 次，每次 25～75 μg或用 100～150 μg/mL 的溶液持续雾化吸入。约 10 min 起效，维持 4～6 h。不良反应少，少数患者有口苦或口干感。近年发现的选择性 M_1、M_3 受体阻滞剂，如噻托溴铵作用更强，持续时间更久，不良反应更少。③茶碱类：茶碱类是目前治疗哮喘的有效药物。口服给药：包括氨茶碱和控（缓）释茶碱，一般剂量每天 6～10 mg/kg，用于轻、中度哮喘。静脉注射氨茶碱首次剂量为 4～6 mg/kg，注射速度不宜超过 0.25 mg/（kg·min），静脉滴注维持量为 0.6～0.8 mg/（kg·h）。日注射量一般不超过 1 g。静脉给药主要应用于重、危症哮喘。

（2）控制或预防哮喘发作（抗感染药）。①糖皮质激素：糖皮质激素是当前控制哮喘发作最有效的药物，可分为吸入、口服和静脉用药。吸入治疗是目前推荐长期抗感染治疗哮喘的最常用方法。常用吸入药物有倍氯米松、布地奈德、氟替卡松、莫米松等。常用口服剂有泼尼松、甲泼尼龙，用于吸入糖皮质激素无效或需要短期加强的患者。起始 30～60 mg/d，症状缓解后，逐渐减量至 ≤ 10 mg/d。然后停用，或改用吸入剂。静脉激素常用于重度或严重哮喘发作时，如应用琥珀酸氢化可的松，注射后 4～6 h 起作用，常用量 100～400 mg/d，或甲泼尼龙（80～160 mg/d）起效时间更短（2～4 h）。地塞米松因在体内半衰期较长、不良反应较多，宜慎用，一般 10～30 mg/d。②白三烯调节剂：孟鲁司特 10 mg 每天 1 次，或扎鲁司特 20 mg 每天 2 次，不良反应通常较轻微，主要是胃肠道症状，少数有皮疹、血管性水肿、转氨酶升高，停药后可恢复正常。③色甘酸钠：是非糖皮质激素抗感染药物，可部分抑制 IgE 介导的肥大细胞释放介质，对其他炎症细胞释放的介质亦有抑制作用。能预防变应原引起的速发和迟发反应，以及运动和过度通气引起的气道收缩。色甘酸钠雾化吸入 3.5～7 mg 或干粉吸入 20 mg，每天 3～4 次。④其他药物：酮替酚和新一代组胺 H_2 受体拮抗剂阿司咪唑、氯雷他定在轻症哮喘和季节性哮喘有一定效果，也可与 β_2 受体激动剂联合用药。

（3）抗生素的应用：有合并感染者及反复发作而病程较长者，均需选用抗生素。一般常用青霉素，可用 240 万 U/d，分 3 次肌内或静脉注射。对青霉素过敏者，或耐青霉素或多重耐药菌株感染者，可用氟喹诺酮类、头孢噻肟或头孢曲松等药物。

（4）化痰剂的应用：常用沐舒坦 30～60 mg 或吉诺通胶囊 300 mg，每天 3 次口服。

（二）哮喘稳定期的治疗

一般哮喘经过急性期治疗，症状可得到控制，但哮喘的慢性炎症病理生理改变仍然存在，因此，必须制订哮喘的长期治疗方案。

由于哮喘的复发性及多变性，需不断评估哮喘的控制水平，治疗方法则需依据控制水平进行调整。如果目前的治疗方案不能使哮喘得到控制，治疗方案应该升级，直至达到哮喘控制为止。当哮喘控制维持至少 3 个月后，治疗方案可以降级。通常情况下，患者在初诊后 1 ~ 3 个月回访，以后每 3 个月随访 1 次。如出现哮喘发作时，应在 2 周至 1 个月内进行回访。以上方案为治疗哮喘的基本原则，但临床过程中必须体现个体化，联合应用，以最小量、最简单的联合，不良反应最少，达到最佳控制症状为原则。

另外，哮喘稳定期的患者亦可以考虑使用免疫疗法，免疫疗法分为特异性和非特异性两种，前者又称脱敏疗法。由于有 60% 的哮喘发病与特异性变应原有关，采用特异性变应原（如螨、花粉、猫毛等）作定期反复皮下注射，剂量由低至高，以产生免疫耐受性，使患者脱敏。但特异性免疫疗法对成人哮喘的疗效有限。非特异性疗法，如注射卡介苗、转移因子、疫苗等生物制品抑制变应原反应的过程，有一定辅助的疗效。目前采用基因工程制备的人工重组抗 IgE 单克隆抗体治疗中、重度变应性哮喘，已取得较好效果。

（三）哮喘持续状态的治疗

1. 氧疗

氧疗采用鼻导管吸氧或面罩吸氧，吸氧浓度一般不超过 50%。如果患者伴有 $PaCO_2$ 升高，则采用持续低流量吸氧，吸氧浓度一般以 30% 左右为宜。

2. 解除支气管痉挛

（1）持续雾化吸入：对于重症哮喘患者不宜经口服或直接经定量气雾剂（MDI）给药，因为此时患者无法深吸气、屏气，也不能协调喷药与呼吸同步，故临床上常以高流量氧气或压缩空气为动力雾化吸入，以使药物进入气道。常用的雾化吸入药物有：β 受体激动剂、抗胆碱能药物，以及吸入糖皮质激素，可以根据病情严重程度选择 1 种或者多种吸入剂联合雾化治疗。β 受体激动剂一般情况下，成人每次雾化吸入沙丁胺醇或特布他林雾化溶液 1 ~ 2 mL，12 岁以下儿童减半，在第 1 个小时内每隔 20 min 重复 1 次。吸入抗胆碱能药物，如异丙托溴铵，可阻断节后迷走神经传出支，通过降低迷走神经张力而舒张支气管，其扩张支气管的作用较 $β_2$ 受体激动药弱，起效也较缓慢，但不良反应很少，可与 $β_2$ 受体激动药联合吸入治疗，使支气管扩张作用增强并持久，应用 100 ~ 150 μg/mL 的溶液 3 ~ 4 mL 加入雾化器持续雾化吸入，每 4 ~ 6 h 吸入 1 次。吸入糖皮质激素如布地奈德混悬液，其局部抗感染作用强，通过吸气过程给药，药物直接作用于呼吸道，所需剂量较小。通过消化道和呼吸道进入血液，药物的大部分被肝脏灭活，因此全身性不良反应较少。常用剂量为每次 1 ~ 2 mg，每天 2 ~ 3 次。

（2）茶碱：首剂氨茶碱 0.25 g 加入 100 mL 葡萄糖注射液中静脉滴注或静脉推注（时间不少于 20 min），继而以 0.5 ~ 0.8 mg/（kg·h）的速度作静脉持续滴注，建议成人每天氨茶碱总量不超过 1 g。对于老年人、幼儿及肝肾功能障碍、甲状腺功能亢进或同时使用西咪替丁、喹诺酮或大环内酯类抗生素等药物者，应监测氨茶碱血药浓度。多索茶碱的作用与氨茶碱相同，但不良反应较轻，可以应用多索茶碱注射液 0.4 g/d，分 2 次给药。

（3）肾上腺素：对于无心血管疾病的年轻患者可皮下注射 1∶1 000 肾上腺素 0.3 mL，必要时 1 h 后可重复注射 1 次，但是对于高龄、患有严重原发性高血压、心律失常的患者需谨慎使用。

（4）硫酸镁：硫酸镁具有平喘作用，其作用机制尚未明了，可能与降低细胞内钙浓度致气道平滑肌舒张及其镇静作用有关。

对于难以控制的哮喘患者可以考虑静脉应用，常用方法有：①静脉注射：25% 硫酸镁 5 mL 加入 40 mL 葡萄糖注射液中静脉注射，20 min 左右推完；②静脉滴注：25% 硫酸镁 10 mL 加 5% 葡萄糖注射液 250 mL，滴速每分钟 30 ~ 40 滴，使用该药时，应注意低血压、心率减慢的发生。

3. 糖皮质激素的应用

重症哮喘患者在应用支气管扩张剂的同时，可以同时从静脉快速给予糖皮质激素，常用氢化可的松每天 400 ~ 1 000 mg 稀释后静脉分次注射，或甲泼尼龙每天 80 ~ 160 mg，也可用地塞米松 5 ~ 10 mg 静脉注射，必要时可重复 1 次。待病情控制和缓解后再逐渐减量。

4. 纠正水、电解质及酸碱平衡

哮喘患者常存在不同程度的脱水，使气道分泌物黏稠，痰液难以排出，影响通气，因此，补液有助于纠正脱水，稀释痰液，防治黏液栓形成。一般每天输液 2 000 ~ 2 500 mL，或视病情变化随时加减。由于缺氧、过度消耗和入量不足等原因容易出现酸中毒，如果血气分析 pH < 7.2，可根据血气分析中的二氧化碳分压适当应用 5% 碳酸氢钠溶液静脉滴注处理。所需补碱剂量（mmol）= 目标 CO_2 结合力–实测 CO_2 结合力（mmol/L）× 0.3 × 体重（kg）。同时查血电解质，根据结果调整用药，以维持酸碱及电解质平衡。如果要立即实施机械通气，补碱应慎重，以避免过度通气又造成呼吸性碱中毒。

5. 机械通气

重度和危重哮喘急性发作经过上述药物治疗，临床症状和肺功能无改善甚至继续恶化，应及时给予机械通气治疗。其指征包括意识改变、呼吸肌疲劳、动脉血二氧化碳分压（$PaCO_2$）由低于正常转为正常甚或 > 45 mmHg。可先采用经鼻（面）罩无创机械通气，若无效应，及早行气管插管机械通气。哮喘急性发作机械通气需要较高的吸气压，可使用适当水平的呼气末正压（PEEP）治疗。如果需要过高的气道峰压和平台压才能维持正常通气容积，可试用允许性高碳酸血症通气策略以减少呼吸机相关肺损伤。

6. 其他治疗

针对诱发因素、并发症或伴发症状进行预防及处理，如及时脱离致敏环境，对于感染导致哮喘加重的患者，应积极针对性的抗感染，以及化痰治疗，同时也应对危重哮喘并发症或伴发症状进行预防及处理，包括心律失常、颅内高压、脑水肿、消化道出血等。

（四）中西医优化选择

支气管哮喘的急性发作期治疗一般以西药占主导地位。β 肾上腺素受体激动药、茶碱、肾上腺皮质激素等作用往往迅速而有效，根据病情的轻、中、重度，进行分级治疗。20 世纪 60 年代初，自开展中西医结合防治支气管哮喘的研究以来，比较一致的看法是中医擅长于扶正固本，对缓解期的治疗具有明显的优势，能调节肾上腺皮质功能和改善机体的免疫状况，从而起到预防和减少哮喘复发的作用。对于急性发作期或哮喘持续状态时，中医方药除有较好的祛痰及改善肺的微循环作用外，其平喘及控制感染的效果则远不如西药支气管舒张剂、肾上腺皮质激素，以及抗生素等来得迅速而有效，特别是病情危重，需要补充电解质，纠正酸碱失衡，甚至做气管插管或气管切开及使用人工呼吸器进行间歇加压呼吸等，这显然更是缺乏多途径给药的中医疗法所难以胜任的。因此，治疗急性发作期的哮喘患者，多主张采用以西医为主、中医为辅的中西医结合治疗方案。

不可否认，西药虽然能较快地控制哮喘的发作，然而 β 肾上腺素受体激动剂可引起心率增快、心律失常、低敏感现象等不良反应，茶碱类药物可导致胃肠道反应、心律失常、惊厥等症状，甚至呼吸、心脏停搏；胆碱能受体阻滞剂气雾吸入可致口干、恶心，长期使用糖皮质激素可致库欣综合征、骨质疏松、糖尿病、精神症状、抗病能力受损，导致二重感染或发生激素依赖等。现代研究认为，中药如细辛、麻黄、甘草、姜半夏等均能抑制过敏介质释放，降低 IgE 水平及增加 cAMP 的含量，从而舒张支气管平滑肌而平喘，虽其平喘作用不如西药迅速，但无明显不良反应，而且作用持久。中医药不仅有助于提高疗效，而且能减少西药用量及其不良反应。故主张在西药阶梯治疗方案基础上，同时运用中药宣肺化痰、降气平喘，从而提高疗效，并使西药尽快降级治疗，缩短西药运用时间及减少其不良反应。施赛珠教授等对 20 例长期不能摆脱激素治疗的哮喘者，应用附子、生地、熟地、山萸肉、肉苁蓉、淫羊藿、补骨脂、菟丝子等温阳补肾药，半数患者通过 3 ~ 6 个月的治疗而撤除了激素，其中 9 例促肾上腺皮质激素（ACTH）试验恢复正常，7 例基本恢复正常。大多数的治疗观察表明，除温阳药能拮抗激素对肾上腺皮质的抑制作用及使皮质的萎缩程度明显减轻外，滋阴益气药物也同样在一定程度上减轻和对抗激素的不良反应。故对于短程大剂量运用激素的重症哮喘患者，目前多主张在中药中增加滋阴或滋阴泻火药物，如生地、知母等；若长期中小剂量使用激素或激素减停时，可选用益气药，如人参、甘草、绞股蓝、灵芝、刺五加等，或用温肾药附子、肉苁蓉、淫羊藿、补骨脂、菟丝子等，这样既能发挥激素的止喘、抗感染作用，又能去除其不良反应，为顺利撤除激素做好准备。

（薛晓明）

第五节　慢性支气管炎

一、概述

慢性支气管炎是气管、支气管黏膜及其周围组织的慢性非特异性炎症，临床上以咳嗽、咳痰为主要症状，每年发病持续3个月，连续2年或2年以上。排除具有咳嗽、咳痰、喘息症状的其他疾病，如肺结核、肺尘埃沉着症、肺脓肿、心脏病、支气管扩张、支气管哮喘、慢性鼻咽炎、食管反流综合征等疾患。慢性支气管炎在老年人中发病率最高，北方高于南方，山区高于平原，农村高于城市，吸烟者高于不吸烟者，空气污染严重的地方发病率较高。病情迁延、反复发作者可导致支气管扩张、阻塞性肺气肿及肺源性心脏病等并发症的发生。

本病的主要症状为咳嗽、咳痰，部分患者可出现气喘。在中医学中，早就对慢性支气管炎的临床表现作了不少描述，多属于"痰饮""咳喘"等范畴。

二、病因

本病的病因，不外乎外邪侵袭及肺、脾、肾三脏功能低下所致。其急性发病者，多由于人体正气不足，卫外失固，感受风寒或风热之后，以致肺失宣肃而出现咳嗽、咳痰、恶寒或发热、痰白或黄稠，甚则气喘等肺系症状。倘若失治或反复发作，久则肺气日衰，促使机体抗病能力进一步下降，更易感受外邪，以致病情缠绵不已，形成恶性循环。病久由肺累及于脾，继而由脾虚而损及于肾，终至三脏俱虚，导致水液代谢失常，聚而成痰，上渍于肺，阻滞肺络，升降失司，慢性支气管炎遂由此而始；此外，也有因年老体弱或起居失常、贪烟嗜酒、情绪郁结、环境污染等因素，而使肺、脾、肾受损，痰饮内生，贮滞于肺，影响其宣降功能，从而形成本病。

三、临床表现

（一）病史

见于临床上以咳嗽、咳痰为主要症状或伴有喘息，每年发病持续3个月，并持续2年或2年以上反复发作，且能排除心脏疾患和呼吸道其他疾患的患者。

（二）症状

可分为单纯型和喘息型两种临床类型。前者主要表现为咳嗽、咳痰；后者除咳嗽、咳痰外，尚有喘息症状。慢性支气管炎临床可分为以下3期。

1. 急性发作期

1周内出现脓性或黏液脓性痰，痰量明显增多或伴有其他炎症表现；或1周内咳、痰、喘症状任何1项加剧至重度。

2. 慢性迁延期

有不同程度的咳、痰、喘症状，迁延不愈；或急性发作期症状1个月后仍未恢复到发作前水平。

3. 临床缓解期

经治疗或临床缓解，症状基本消失，或偶有轻微咳嗽少量痰液，保持2个月以上者。

（三）体征

慢性支气管炎患者早期可无任何阳性体征；急性发作期两肺下部常可闻及干、湿啰音；喘息型者可闻及哮鸣音；并发肺气肿时则可有肺气肿体征。

四、检查

（一）实验室检查

慢性支气管炎患者缓解期阶段，血检白细胞数一般无变化；急性发作期或并发肺部急性感染时，血白细胞数及中性粒细胞数增加，喘息型者则见嗜酸性粒细胞增多，但老年人由于免疫力降低，白细胞检查可正常；痰液检查于急性发作期阶段，中性粒细胞可增多，喘息型常见有较多的嗜酸性粒细胞；痰涂片或培养可找到引起炎症发作的致病菌。

（二）特殊检查

1. 胸部 X 线摄片检查

早期常无异常改变；反复发作时可见肺纹理粗乱，严重时可呈网状、条索状、斑点状阴影；如并发肺气肿者则可见双肺透亮度增加，横膈低位，以及肋间隙增宽等表现。

2. 纤维支气管镜检查

慢性支气管炎患者一般可见支气管黏膜增厚、充血、水肿等炎性改变，可取分泌物送检进行涂片或培养检查，以确定有无细菌感染。

3. 免疫学检查

慢性支气管炎患者表现为细胞免疫功能低下，尤见于老年患者。由于支气管黏膜受损，分泌型 IgA（sIgA）水平下降，故痰中 sIgA 可明显减少。

4. 自主神经功能检查

慢性支气管炎患者往往表现为自主神经功能紊乱，以副交感神经功能亢进为主。

5. 肺功能检查

慢性支气管炎患者早期多无明显异常，但也有部分患者表现为小气道阻塞征象，如频率依赖性肺顺应性降低；75% 肺活量最大呼气流速、50% 肺活量最大呼气流速、25% 肺活量最大呼气流速、最大呼气后期流速等均见明显降低；闭合气量可增加。

6. 动脉血气分析

早期无明显变化。长期反复发作的慢性支气管炎或并发阻塞性肺气肿的患者，也可有轻度的低氧血症表现。

五、诊断

依据咳嗽、咳痰或伴有喘息，每年发病持续 3 个月，并连续 2 年或 2 年以上，并排除其他慢性气道疾病。

六、辨证论治

（一）风寒束肺

主症：咳嗽、咳痰，痰白、清稀，或有喘息，伴鼻塞流涕、畏寒发热、头痛、肢体酸疼。舌质淡红，苔薄白，脉紧。

治法：解表散寒，温化痰饮。

处方：三拗汤加减。麻黄 5 g，杏仁 9 g，甘草 6 g，前胡 9 g，桔梗 9 g，紫菀 9 g，款冬 9 g，荆芥 6 g，姜半夏 9 g，陈皮 6 g。

方解：本证常见于慢性支气管炎继发感染时。风寒痰饮闭阻肺系，因此以三拗汤解表逐寒，祛痰化饮最为适宜。方中加入荆芥，可增强解表散寒之力，其他诸药均为化痰镇咳之用。如气急痰多者，可酌加苏子、白芥子、茯苓、五味子等；头痛较甚者，可加蔓荆子、川芎、制延胡索等；腹胀纳差者，则加鸡内金、山楂、麦芽以行滞消食健胃。

（二）风热犯肺

主症：咳嗽、咳痰，痰黄黏稠或咳痰不畅，身热口渴，头痛咽干，微恶风寒，或呼吸气粗，便干尿黄。舌质红，苔薄黄，脉浮数或滑数。

治法：清热解表，豁痰平喘。

处方：麻杏石甘汤合银翘散加减。麻黄 5 g，杏仁 9 g，甘草 6 g，生石膏 30 g，银花 30 g，连翘 12 g，荆芥 6 g，薄荷 5 g（后下），牛蒡子 12 g，竹叶 9 g，芦根 30 g，桔梗 9 g，黄芩 12 g，鱼腥草

30 g。

方解：素有慢性支气管炎者，一旦感受风热之邪而引发，往往酿成痰热壅肺而出现肺部炎症，而表现为肺热征象。多数医家认为，患者发病之后，由于正虚邪盛，病情常缠绵难已，且易于发生变证，因此必须迅速而有效地清除邪热，控制感染的进一步扩展。本方组成麻杏石甘汤重在清肺平喘，银翘散则意在疏风散热、解表透邪；为防邪热内传，加用黄芩、鱼腥草以挫病势的深入。

（三）燥热伤肺

主症：干咳无痰，或痰少而黏，咯而不爽，偶有痰血，鼻燥喉痒，口干喜饮，大便干燥，小便黄短。舌质红，苔薄黄而干，脉数或细数。

治法：清热生津，润肺止咳。

处方：沙参麦冬汤加减。南沙参 15 g，北沙参 15 g，麦冬 12 g，玉竹 12 g，甘草 6 g，桑叶 9 g，扁豆 12 g，石斛 30 g，怀山药 15 g，杏仁 9 g，枇杷叶 12 g，云雾草 30 g，金荞麦 30 g。

方解：本型多见于长期吸烟史的慢性支气管炎患者。中医学认为，肺开窍于鼻，外合皮毛，直接与外界相通，故周围环境变化极易影响肺的生理功能，因而六淫之邪不论通过口鼻或皮毛侵袭人体，必内归于肺，从而出现肺系证候，一旦秋季当令燥邪伤肺，最易耗阴灼液而致燥咳不已；至于吸烟的危害，前人早就指出："久则肺焦"，也同样可出现燥热伤肺的症状。因此，在治疗时，显然需要采用育阴润肺、清热止咳之剂，古方"沙参麦冬汤""清燥救肺汤"有一定效果。但养阴生津的方药，有时对本病型的疗效尚欠满意，特别是慢性支气管炎患者，由于病情反复多变，过用养阴则有助湿碍脾之弊，这无疑是临床上用药的一个矛盾。为此，往往需酌加扁豆、茯苓、薏仁、山药等健脾渗湿之品；同时方中加用金荞麦和云雾草二药以加强其清热止咳的效果。据文献记载，云雾草又名老君须，其味微苦，性辛、凉，民间一向用于止咳，且有良效，凡表现咽痒干咳者，临床常屡用屡验。对于因长期吸烟所致者，除应用本方治疗外，必须劝阻患者戒烟，在戒烟的基础上则收效尤著。

（四）痰湿阻肺

主症：咳嗽痰多，痰白质稀或黏稠，胸闷气急，肢体困重，纳呆腹胀，大便常溏。舌苔白腻，脉濡滑。

治法：健脾燥湿，宣肺化痰。

处方：苓桂术甘汤合二陈汤加减。炙桂枝 6 g，炒白术 9 g，茯苓 12 g，甘草 6 g，陈皮 6 g，制半夏 9 g，川朴 6 g，杏仁 9 g，款冬 9 g，紫菀 9 g，桔梗 9 g，七叶一枝花 15 g，虎杖 30 g。

方解：此型多因脾虚而致痰湿内盛，上渍于肺，阻塞气道所引起的咳嗽症状，往往于慢性支气管炎迁延期的患者表现最为突出。方中以苓桂术甘汤合二陈汤健脾助运，利湿化饮；加桔梗、川朴、杏仁、紫菀、款冬，意在宣肺化痰、畅通气机；为防痰湿蕴内，日久化热之虑，据多年临床实践经验，适当酌加七叶一枝花、虎杖、金荞麦等清热解毒之品，一则有助于抗炎、防感染，二则有助于加强化痰止咳的功效。若气喘重者，可酌加麻黄、苏子、降香；神疲乏力、久治不愈者，可加黄芪、党参以扶正祛邪；恶心欲呕、食欲缺乏者，可酌加枳壳、姜竹茹、麦芽、鸡内金等消食止呕等药。总之，本型的治疗重点，首为健脾化湿以杜绝其"生痰之源"，但也必须同时注意宣肺化痰以治标，只有标本兼顾，才能提高其疗效。

（五）肺气虚损

主症：久咳，痰白量少，气短，动则尤甚，常自汗出，神疲乏力，懒言声低，易于感冒，畏风，纳少，大便常溏。舌淡红，苔薄白，脉细弱。

治法：益气补肺，固表御邪。

处方：补肺汤合玉屏风散加减。党参 15 ~ 30 g，黄芪 15 ~ 30 g，绞股蓝 15 g，麦冬 12 g，五味子 6 g，炒白术 9 g，防风 6 g，甘草 6 g，桑白皮 12 g，炙苏子 12 g，降香（后下）6 g，当归 12 g。

方解：本型多见于慢性支气管炎临床缓解期或合并有肺气肿的患者。近年研究认为，本型的临床表现，既是呼吸功能低下、肺微循环障碍，也是包括免疫等因素在内的机体多种功能的异常。因此，采用补肺汤合玉屏风散是因其具有益气固表、补肺止咳的作用。据临床与实验观察表明，补肺汤能明显改善肺的通气功能；玉屏风散则具有增强肺的防御能力及抗细菌黏附作用；且能有效地预防感冒，减少慢性支气管炎的复发率。方中绞股蓝一药，为葫芦科多年生草质藤本植物，又名七叶胆，含有人参皂苷，以及多种人体所必需的氨基酸和微量元素，对增强机体免疫功能具有较好的效果。早年贵州省曾报道根据民间经验用于治疗慢性支气管炎，经数百例临床验证，确有显著的疗效。此外，根据中医气血学说"气行则血行""气虚则血虚"的理论，一旦发生肺气虚损，则随之而来也必然存在有不同程度的血瘀现象，因此，方中适当加用当归、降香等养血活血类药，对改善肺的微循环，阻止慢性支气管炎的进一步发展极为有利，值得重视。

（六）脾肾阳虚

主症：咳喘阵作，动则加剧，痰白黏或清稀，量多，腰膝酸软，纳差乏力，头昏耳鸣，形寒肢冷，夜尿较多，或咳时遗尿，或阳痿早泄，大便多溏。舌质淡或胖嫩，苔薄白，脉细迟。

治法：健脾益肾，纳气化痰。

处方：金匮肾气丸合苓桂术甘汤加减。大熟地 15～30 g，陈萸肉 9 g，怀山药 15 g，五味子 6 g，茯苓 12 g，甘草 6 g，肉桂 5 g，制附子 9 g，淫羊藿 9 g，党参 15 g，黄芪 30 g，炒白术 9 g，姜半夏 9 g，陈皮 6 g。

方解：本型为慢性支气管炎伴有严重肺气肿的缓解期患者，由肺气虚衰而发展至脾、肾亦衰。三脏俱衰的结果，则水液代谢发生障碍，聚而为痰为饮。历来认为，此类患者的治疗必须"温药和之"，一直都主张应用金匮肾气丸或苓桂术甘汤治之。近年研究表明，金匮肾气丸等补肾助阳方药治疗慢性支气管炎缓解期患者，能起到加强机体对各种不良刺激的抵抗力，并能增强免疫机制，促进整个机体的细胞内生化代谢及提高肾上腺皮质功能等良好作用，在合用苓桂术甘汤的基础上加用黄芪、党参、姜半夏、陈皮、五味子、淫羊藿等药，除健脾助运、化饮祛痰外，还可加强温肾纳气作用，有助于改善呼吸功能。此外，如见尿频遗尿者，可加益智仁、芡实、金樱子以固肾缩尿；如气急显著时，可酌加炙苏子、降香以降气平喘；如有血瘀征象较明显者，可加丹参、当归养血活血以改善肺的微循环。

（七）阴阳两虚

主症：咳嗽、咳痰阵作，痰黏白或清稀，时多时少，安静时亦气短，动则尤甚，伴腰腿酸软，怕寒肢冷，头昏耳鸣，夜尿频多，阳痿早泄，口干咽燥，五心烦热，盗汗自汗；舌质黯红，苔少或光剥；脉细。

治法：滋阴助阳，益肺纳肾。

处方：左归丸、右归丸加减。大熟地 15～30 g，怀山药 15 g，陈萸肉 12 g，杞子 12 g，茯苓 12 g，炙甘草 6 g，菟丝子 12 g，制附子 9 g，肉桂 5 g，炙龟甲 12 g，黄芪 30 g，太子参 15 g，麦冬 12 g，五味子 6 g。

方解：慢性支气管炎反复发作，长期不愈，久则由肺及脾及肾，先为气虚至阳虚，终至阳损及阴，而导致阴阳两虚，此时多见于慢性支气管炎发展至严重阶段，往往有明显的肺气肿征，并可有肺动脉高压及右心室肥大表现。偏阳虚时，以应用右归丸为主，但不可忽视益气养阴；偏阴虚时，则用左归丸为主，但同样不可忽视健脾助阳。若症见面肢水肿者，可去龟甲、杞子、甘草、麦冬等药，酌加防己、车前草、白术、泽泻以利尿消肿；舌下瘀筋明显者，加川芎、丹参；呼吸困难较甚者，可加苏子、降香。总之，本型的治疗，用药要注意"阴中求阳，阳中求阴"，使之能起到"阴生阳长、阳生阴长"而发挥其"阴平阳秘"的作用。

（八）特色经验探要

1. 关于"发时祛邪"

慢性支气管炎急性加重期的患者，是由于感受外邪而引起咳、痰、喘诸症状的发作或骤然加剧，病情较急而重。该阶段患者必须祛邪，以治标为主，迅速驱除外邪，防止其由表入里。初起病时，多属风寒袭肺，咳嗽较剧，咳痰由少而转多，此时宜宣肺解表，历来推崇采用三拗汤治疗；但外邪不解，郁而化热时，则应及时随证换方，改以清肺化痰，可应用麻杏石甘汤或桑白皮汤加减均宜。根据多年来的临床摸索，为尽快驱邪外出，不问寒热类型，皆可选加金荞麦、鱼腥草、七叶一枝花、板蓝根、银花、虎杖、鸭跖草等解毒类药物。实践证明，这对控制病邪的深入发展，以及发作期的临床症状颇有效果。另外，在宣肺祛邪的同时，必须重用祛痰、止咳类药，如桔梗、桑白皮、云雾草、佛耳草、紫菀、款冬、百部、前胡、浙贝等，特别是桔梗、桑白皮，往往须加大剂量方能有较理想的祛痰作用。过去一些中医书籍曾把桔梗的剂量限定在 3 g 左右，而且认为咳喘患者用桔梗有"令人喘促致死"之弊，但在临床应用中未发现有这种不良反应，足见前人的经验也有一定的局限。

2. 关于"未发时扶正"

慢性支气管炎的特点是反复发作和相对缓解期相交替。在相对缓解期阶段，由于肺、脾、肾三脏功能低下，机体抗病能力较差，容易复感新邪而使慢性支气管炎病情复发或加重，因此，必须重视对缓解期的治疗。根据中医辨证，此时的临床表现多以"本虚"为主要矛盾，故治疗应注重于"扶正固本"。所谓"本虚"，主要系指气虚及阳虚。气虚的重点在肺，阳虚的重点则在于脾、肾，而且前者比后者尤为重要。

以往的一些研究认为，慢性支气管炎的病理基础主要为脾肾阳虚，特别是肾阳虚更是其根本所在，因而常采用补肾方药进行治疗，发现除能改善临床症状外，不仅对肾上腺皮质代谢具有一定的调节作用，而且还能提高机体的免疫功能，并有助于促进病情的好转和恢复。但近年已认识到，肺不仅是一个进行气体交换的呼吸器官，而且是一个活跃的内分泌器官，以及代谢作用旺盛的器官，具有呼吸、代谢与防御等三大作用。因此，对慢性支气管炎缓解期的患者，可采用益气活血、健脾补肾法，选用黄芪生脉饮为主方，适当加丹参、降香、当归、甘草、白术、茯苓、怀山药、淫羊藿、补骨脂等进行治疗。这种以益气为本、助阳为辅的治则，不仅有助于改善肺功能和机体免疫功能，而且还有助于改善肺的微循环障碍及提高动脉的血氧水平。总之，在扶正固本的治疗中，既不可忽视治肺，也不可忽视治肾，只有互相兼顾，才能提高本病的治疗效果。

3. 治疗小气道病变，截断慢性支气管炎的发生与发展

吸烟及环境因素是影响小气道功能的重要原因，也是慢性支气管炎发生与发展的主要因素之一。我们曾对吸烟和易于感冒而无明显证候可供辨证的患者进行了小气道功能检查，结果发现，其流速－容量曲线及最大呼气后期流速明显降低，表现为小气道通气功能存在有障碍征象。这种慢性支气管炎的早期变化，西医除劝告患者戒烟外，并无良策，但中医则可在微观辨证中以此作为诊断肺气失调或肺气虚损早期变化的一种重要的客观指标。据此，可以采用益肺调气或益气固表的方药，如补肺汤、生脉饮、玉屏风散等进行治疗。据初步的临床观察结果表明，这类方药确具有逆转小气道功能异常的良好作用，特别是对于戒烟后小气道病变时尚难康复的患者，其治疗意义更大。

七、西医治疗

慢性支气管炎急性加重期伴有感染时，中医药效果不满意者，可配合西药治疗。

（一）控制感染

抗菌药物治疗可选用喹诺酮类、大环内酯类、β 内酰胺类或磺胺类口服，如左氧氟沙星 0.4 g，每天 1 次；罗红霉素 0.3 g，每天 2 次；阿莫西林 2 ~ 4 g/d，分 2 ~ 4 次口服；头孢呋辛 1 g/d，分 2 次口服；复方磺胺异唑，每次 2 片，每天 2 次。病情严重时静脉给药。若能查明致病菌及进行药敏试验，可针对性地选择有效抗菌药物。

（二）镇咳祛痰

可试用复方甘草合剂 10 mL，每天 3 次；或复方氯化铵合剂 10 mL，每天 3 次；也可加用祛痰药溴己新 8 ~ 16 mg，每天 3 次；盐酸氨溴索 30 mg，每天 3 次；桃金娘油 0.3 g，每天 3 次。干咳为主者可用镇咳药物，如右美沙芬、那可丁或其合剂等。

（三）解痉平喘

有气喘者可加用解痉平喘药，如氨茶碱 0.1 g，每天 3 次，或用茶碱控释剂，或长效 β_2 受体激动剂联合糖皮质激素吸入。

（四）其他

缓解期阶段，嘱患者戒烟，避免有害气体和其他有害颗粒的吸入；增强体质，预防感冒；反复呼吸

道感染者，可选用转移因子、核酸及菌苗等配合中药扶正固本，以增强机体的免疫功能，对预防感冒及减少慢性支气管炎复发有一定作用。

（五）中西医优化选择

西医的优势在于明确慢性支气管炎的病因、病变部位、病理变化及病情轻重程度等方面，其手段较多，通过现代生物医学技术，能获得非常细致的微观知识；同时，在控制慢性支气管炎继发感染时，可供选择的抗生素种类较多，效果也较可靠；此外，对于有缺氧或酸碱平衡紊乱等表现的患者，在应用吸氧疗法及补充水与电解质等治疗措施之后，能使之获得纠正。但应该指出的是，有些抗生素往往会发生变态反应及其他不良反应，且在慢性支气管炎的预防方面，西医的方法相对显得较为贫乏，不如中医中药丰富多彩和安全。近年已有不少资料证实，采用冬病夏治，如中药扶正固本、针灸、穴位贴敷等均有减轻和预防慢性支气管炎复发的良好效果。根据多年的临床实践，截断本病发作期，以西医抗菌消炎为主，适当辅以清热解毒类中药，有助于增强"菌毒并治"的作用。炎症控制后则重用中药扶正祛邪以巩固疗效。另外，中药还具有较好的止咳、祛痰效果，因而在治疗慢性支气管炎时，如能进行中西医结合治疗，取长补短，发挥各自优势，对缩短疗程、减少不良反应、改善临床症状及提高治疗水平，无疑会起到较好的促进作用。

（薛晓明）

第六节　肺间质纤维化

一、概述

肺间质纤维化（PIF）是由已明或未明的致病因素通过直接损伤或有免疫系统介入，引起的肺泡壁、肺间质的进行性炎症，最后导致肺间质纤维化。常见的已知病因为有害物质（有机粉尘、无机粉尘）吸入，细菌、病毒、支原体的肺部感染，致肺间质纤维化药物的应用，以及肺部的化学、放射性损伤等。未明病因则称为特发性间质性肺炎（IIP），可分6种亚型，其中以特发性肺间质纤维化（IPF）为最常见。此外，还继发于其他疾病，常见的有结缔组织病、结节病、慢性左心衰竭等。

PIF的临床表现均因病变累及肺泡间质而影响肺换气功能，故引起低氧血症的临床表现，有病因或有原发病的PIF应归属原发病中介绍，故本文仅介绍病因未明的PIF即IIP。

中医古籍中无本病病名，有关本病的认识，散见于肺痿、肺胀、上气、咳喘、胸痹、肺痨、虚劳等病症的记载中。

二、病因

肺为五脏六腑之华盖，肺气与大气相通，肺气通于鼻，在空气中的有机粉尘、无机粉尘（二氧化硅）、石棉、滑石、煤尘、锑、铝、霉草尘、蔗尘、棉尘、真菌、曲菌、烟雾、气溶胶、化学性气体、病毒、细菌等，经鼻咽部吸入肺中，肺为娇脏，受邪而致发病。如宋代孔平钟《孔氏谈苑》曰："贾谷山采石人，末石伤肺，肺焦多死"。

气候急剧变化也是本病致病原因。节气应至而未至，干燥寒冷或闷热潮湿的气候变化常使人有"非时之感"或温疫之邪相染，经口鼻而入，首先犯肺而致病。

皮毛者，肺之合也，肺主皮毛。风、寒、燥、暑之邪常在肌表皮毛汗孔开泄，卫气不固之时侵袭人体。许多农药、除草剂等有毒物质经皮肤吸收入血液中，"肺朝百脉"，直接损其肺脏而发病。

肺与其余四脏相关作用，心、肝、脾、肾有病，或受邪时，也可损于肺而发病。如有毒农药、细胞毒性药物、免疫抑制剂、磺胺类、神经血管活性药物、部分抗生素等均可损伤脾之运化、肝之疏泄，致使化源不足，肺失所养而致病。其中一部分药物还可损及肾精、骨髓，使脾、肾功能低下，引起骨髓造血低下，自身免疫功能异常，精血亏耗，使肺功能异常而发病。

肾为先天之本，本病的发生与先天禀赋关系密切，已经观察到本病有家族遗传因素，具有同种白细胞抗原相对增多的特征。研究发现，组织与细胞毒性组织特异性抗体相结合，引起细胞和组织的损伤及免疫复合物的沉着，经各种炎症细胞、肺泡巨噬细胞、T淋巴细胞等免疫系统的介入，发生肺泡炎和纤维化的形成。而以上这些免疫异常的形成与个体素质、先天禀赋有着内在的密切关系。本病病理主要有燥热、痰瘀、痰浊及津亏。

（一）燥热伤肺

多见于先天禀赋不足，肾气亏虚者。因吸入金石粉尘及有毒物质，常以其燥烈之毒性直接伤及肺脏本身，"金石燥血，消耗血液"（李木延），除伤其阴津外，由于气道干燥，痰凝成块，不易咳出而郁于内，生热生火。又因先天肾亏，阴津不能蒸腾自救，燥痰郁阻更伤于肺，故见干咳、喘急、低热、痰少、胸闷诸症，劳作时则更剧。

（二）气亏津伤

气根于肾，主于肺，肾气亏虚而气无所根，燥热伤肺，肺气不足而气无所主。肺肾气虚而不能保津，阴津亏耗，精液枯竭又不能养气，气亏津伤而肺脏失养，纤维增生或缩小而成肺痿，或膨胀而为肺胀。肺肾皆虚，呼气无力，吸气不纳，故胸闷气急，呼吸浅促，口咽干燥，舌红苔少，脉细弱而数。

（三）痰瘀互结

肺气亏虚则血行无力，阴虚血少则血行涩滞，故气滞血瘀。肺肾亏虚，脾失肺之雾露、肾之蒸腾，输布津液上不能及肺，下不能于肾，津液停聚，燥邪瘀热，煎熬成痰，痰阻脉络，使瘀更甚，痰瘀互结，故唇舌色黯，手足发绀，痰涎壅盛而气息短促。

（四）痰浊内盛

久病脾肾亏虚，以致饮停痰凝，痰湿内聚，脉道受阻，肺气不达，不能"朝百脉"升清降浊，血气不能相合，脏腑失养，五脏衰竭，清气不得升，浊气不得降，故喘满、气急、发绀、烦躁，痰盛甚者，阳衰阴竭，痰浊内阻，清窍不明，气阴两衰，内闭外脱。

三、临床表现

（一）症状

IIP均病因不明，以进行性呼吸困难、活动后加重为其临床特征。急性型常有发热、干咳、起病后发展迅速的胸闷、气急，类似ARDS的病情，1～2周即发生呼吸衰竭，1～2个月可致死亡。慢性型隐匿起病，胸闷、气短呈进行性加重，初期劳累时加重，后期则静息时亦然。病程常数年。当继发感染后，则咳吐痰液、喘急、发热或导致呼吸衰竭。

（二）体征

呼吸急促、发绀、心率快，两肺底听及弥漫性密集、高调、爆裂音或有杵状指。慢性型可并发肺心病，可有右心衰竭体征，颈静脉充盈、肝大、下肢水肿。

四、检查

（一）肺活检

可采用纤维支气管镜进行肺活检。本病初期病变主要在肺泡壁，呈稀疏斑点状分布；增生期则肺组织变硬，病变相对广泛；晚期肺组织皱缩实变，可形成大囊泡。

（二）胸部X线摄片检查

早期可无异常，随病变进展肺野呈磨砂玻璃样，逐渐出现细网影和微小结节，以肺外带为多，病变重时则向中带、内带发展。且细网状发展为粗网状、索条状，甚至形成蜂窝肺，此期肺容积缩小，膈肌上升，可并有肺大疱。

（三）肺功能检查

呈限制性通气功能障碍，肺活量下降，弥散功能减退，肺泡动脉氧分压差 [P（A–a）O$_2$] 增大，低氧血症，运动后加重，早期PaCO$_2$正常或降低，晚期可增加。

（四）血气分析

IIP 主要表现为低氧血症，或并发呼吸性碱中毒，PaO_2、SaO_2 降低的程度和速度与病情严重程度呈正相关，可作为判断病情严重程度、疗效反应及预后的依据。

五、诊断

（1）进行性气急、干咳、肺部湿啰音或捻发音。

（2）X 线摄片检查：早期呈毛玻璃状，典型改变弥漫性线条状、结节状、云絮样、网状阴影，肺容积缩小。

（3）实验室检查：可见红细胞沉降率（ESR）、乳酸脱氢酶（LDH）增高，一般无特殊意义。

（4）肺功能检查：可见肺容量减少、弥散功能降低和低氧血症。

（5）肺组织活检提供病理学依据。本病应注意与喘息性支气管炎鉴别。

六、辨证论治

适用于各种病因及病因不明所致的肺间质纤维化及肺泡炎的治疗。

（一）肺阴亏虚，燥热伤肺

主症：干咳无痰，胸中灼热、紧束感、干裂感，动则气急、胸闷、胸痛、乏力、气短，或有五心烦热、夜不得寐，或有咽干口渴、唇干舌燥。舌红或舌边尖红，苔薄黄而干或无苔，甚者舌红绛有裂纹，脉细或细数。

治法：益气养阴，止咳化痰。

处方：五味子汤。红参 12 g（慢火单炖 1 h）或党参、北沙参各 30 g，麦冬 15 g，五味子 9 g，川贝母 12 g，陈皮 6 g，生姜 3 片，大枣 3 枚。

方解：本证是本类疾病最常见的临床证候，可见于本病的各种临床病种，以肺阴亏虚为主要病理机制，投以五味子汤养阴止咳化痰，既顾其阴虚之本，又兼管其干咳之症。若舌红、苔少或无苔干裂者，可加鲜生地 60 g、鲜石斛 30 g、肥玉竹 15 g；伴身热、咳嗽、咽干、便结者，可予以清燥救肺汤；胃中灼热、烦渴者，予沙参麦冬汤；五心烦热、夜热早凉、舌红无苔者，予以秦艽鳖甲汤；伴腰膝酸软者，予以百合固金汤；如有低热、干咳、痰少带鲜红血丝者，改用苏叶、黄芪、生地、阿胶、白茅根、桔梗、麦冬、贝母、蒲黄、甘草加三七粉冲服。

（二）肺脾气虚，痰热壅肺

主症：胸闷气急，发热，咽部阻塞憋闷，喉中痰鸣，咳吐黄浊痰，难以咳出，胃脘灼热，纳可。舌红、苔黄厚或腻，脉弦滑数。

治法：益气开郁，清热化痰。

处方：涤痰汤加味。全瓜蒌 15 g，枯黄芩 12 g，党参 12 g，姜半夏 12 g，桔梗 12 g，云苓 15 g，橘红 12 g，贝母 12 g，石菖蒲 9 g，竹茹 3 g，甘草 3 g，生姜 3 片，大枣 3 枚。

方解：本型多见于慢性病继发感染者，以痰热壅肺为主，故以清热化痰治疗。兼胸脘痞满者，加薤白 19 g；伴呛咳、咽干、脉细数者，改用贝母瓜蒌散加沙参、杏仁；伴咽部红肿者，再加蝉衣、僵蚕、银花、连翘、薄荷。

（三）脾肺肾亏，痰浊内阻

主症：胸中窒闷，咳吐痰涎或痰黏难咳，脘腹胀闷，腰膝酸软，乏力，纳呆食少或腹胀泄泻。舌淡或黯红，苔白或白腻，脉滑或沉。

治法：健脾益肾，化痰止咳。

处方：金水六君煎加味。清半夏 12 g，云苓 12 g，当归 12 g，陈皮 9 g，党参 9 g，苍术 9 g，白术 9 g，紫苏 9 g，枳壳 9 g，生、熟地各 12 g，生姜（煨）3 片，大枣（劈）5 枚。

方解：证多见于慢性进展、迁延难愈者，以痰浊内蕴为主要表现，化痰为主要治则。若咳嗽重者，加浙贝母、杏仁、桑白皮；喘鸣、咳痰清稀伴腰背胀痛者，改用小青龙汤；伴腰膝酸软、下肢水肿、咳嗽痰多、腹胀者，予以苏子降气汤；病久咳嗽夜甚、低热者，用紫菀茸汤（人参、半夏、炙甘草、紫菀、冬花、桑叶、杏仁、贝母、蒲黄、百合、阿胶、生姜、水牛角粉）。

（四）气虚阴亏，痰瘀交阻

主症：胸痛隐隐或胸胁掣痛，胸闷，焦躁善怒，失眠，心悸，面唇色黯，胃脘胀满，纳少，乏力，动则气短。舌黯红，苔黄或有瘀斑，脉沉弦或细涩。

治法：益气养阴，化瘀止痛。

处方：血府逐瘀汤加味。当归15 g，生地18 g，党参12 g，桃仁12 g，赤芍12 g，柴胡9 g，枳壳9 g，川芎12 g，牛膝9 g，红花9 g，桔梗9 g，炙甘草6 g。

方解：本型多见于晚期患者，以气虚阴亏为主，但其病理已呈肺痿，有瘀血内阻，故治用活血化瘀。伴咳嗽气急者，可加沙参12 g、浙贝9 g、瓜蒌18 g；胃脘疼痛、干呕者，可加香附12 g、焦山栀9 g、苏叶9 g；胃脘疼甚者，加丹参18 g、砂仁9 g；咽干善饮者，加麦冬15 g、芦根30 g、木蝴蝶6 g。

（五）五脏俱虚，气衰痰盛

主症：干咳气急，喘急气促，短气汗出，动则喘甚，心悸、憋闷异常，胸痛如裂，羸弱消瘦。舌红或红绛，少苔或无苔，脉细弱或细数。

治法：益气养阴，利窍祛痰。

处方：三才汤加味。人参（慢火单炖1 h）15 g，天门冬30 g，生地黄60 g，川贝母12 g，桔梗6 g，菖蒲9 g。

阐述：本证已是本病的晚期表现，已有呼吸衰竭等垂危症状，当以益气养阴救逆为主。兼口干甚、舌红绛无苔干裂者，加鲜石斛、鲜芦根、鲜玉竹；骨蒸潮热、盗汗者，加秦艽、鳖甲、青蒿、知母，人参改用西洋参；病情较缓者，可用集灵膏（生地、熟地、天冬、麦冬、人参、枸杞）；如纳呆乏力、舌淡苔白、脉沉者，改用香砂六君子汤；病情危重、大汗淋漓、精神萎靡、口开目合、手撒遗尿、脉微欲绝者，急用独参汤，取红参30 g或野山参15 g单炖喂服。

（六）特色经验探要

1. 胸闷、气急辨治要点

胸中窒闷，呼气不得出，吸气不得入，烦闷异常为本病的典型症状特点，根据其病情发展及轻重情况的不同，临床辨治有所不同。轻症患者病势较缓，只有剧烈活动时才感气急，但活动后休息很长时间仍不能缓解，因此患者常不敢跑步、疾步、上楼、登山。此时以肺气亏虚、阴津亏乏为主，治疗以养阴益肺为主，用沙参、麦冬、五味子、童参、陈皮、桑白皮、炒黄芩、桔梗、甘草等；病情较重者，多感胸中憋闷异常，自感痰多不能咳出，胸闷气急不得缓解，此为痰浊壅滞上逆，予瓜蒌30~60 g、薤白、半夏各15~30 g，桂枝10 g，干姜6 g，细辛3~6 g，黄芩10 g，甘草3 g以辛开苦降，开胸豁痰；若口干咽燥、烦渴者，为热痰淤滞，上方重用枯黄芩15~30 g，加猫眼草、蒲公英、十大功劳叶各15~30 g；若见舌紫黯、杵状指，加用丹参、当归、干地黄；危重患者烦渴、气急，予人参煎浓汁与鲜生地、鲜石斛、鲜芦根、鲜麦冬、梨煎汁混合频服，以益气养液，急救其阴。

2. 单味中药的研究及选用

（1）枯黄芩：清肺热首选枯黄芩，枯黄芩含有较高的黄芩酮、黄芩素，可抑制肥大细胞脱颗粒，阻断组胺及慢反应物质的释放，具有广泛的免疫调节作用，是治疗肺纤维化有前途的中草药。

（2）丹参：丹参有保护肺毛细血管内皮细胞、肺Ⅱ型上皮细胞的作用，还有降低肺动脉高压的作用，这些重要的药理作用使其不仅对肺纤维化早期形成有一定治疗作用，而且可治疗晚期患者肺动脉高压症，已经证明丹参在预防放射性肺损伤造成的肺纤维化及平阳霉素引起的肺纤维化均有较好的保护作用。有研究者报道，丹参的有效单体IH764-3对博莱霉素所致大鼠肺纤维化具有明显的预防和治疗作用，电镜观察证实治疗组肺胶原形成细胞数量、炎症细胞渗出、胶原纤维和弹力纤维都较对照组明显减少。进一步研究表明，IH764-3可抑制肺泡巨噬细胞分泌成纤维细胞生长因子，并对肺泡巨噬细胞刺激成纤维细胞增生有阻断或抑制作用。

（3）川芎、当归：有学者对博莱霉素造模大鼠腹腔注射川芎嗪注射液、当归注射液，并设正常组及模型组，各组均于 4 周后处死，做组织病理学检查，并用电子计算机图像分析仪进行肺泡炎和肺间质纤维化定量分析，结果川芎嗪治疗后肺泡炎和肺间质纤维化明显减轻，当归次之。提示中药川芎嗪、当归治疗肺间质纤维化疗效满意，不良反应小，为肺纤维化的中药治疗提供了依据。

（4）苦参碱：对肺间质纤维化大鼠具有保护作用。苦参碱能减轻博莱霉素（BLM）诱导的大鼠肺纤维化，这种作用有可能通过改善 BLM 大鼠体内氧化应激状态，减轻肺间质纤维化大鼠 PBMCsDNA 损伤实现的。

（5）桑叶：治疗丝虫病晚期形成的象皮腿取得疗效，可减少纤维增生和组织机化，有研究者已用于本病的治疗。

（6）半夏：有止咳、化痰作用，在小青龙汤、杏苏散、射干麻黄汤、苏子降气汤、清气化痰汤、涤痰汤、金水六君煎中均有半夏，用于硅沉着病纤维化的防治亦取得了较好的疗效。

（7）防己：己椒苈黄丸在《金匮要略》中有行气逐饮之效，用于饮邪壅逆、口舌干燥、喘咳胀闷等症。防己含粉防己碱，有舒松肌肉的作用，近年对硅沉着病研究发现，本药是治疗硅沉着病导致的肺组织纤维化的有效药物。主要作用是防止肺组织中前胶原和糖胺多糖（GAG）向细胞外分泌，并能与铜离子络合，阻止不溶性胶原的形成，降低硅沉着病组织中胶原、GAG 及脂类含量，使形成硅沉着病的主要成分下降，汉防己甲素还能与硅沉着病病灶中胶原蛋白、多糖及脂蛋白结合，并使之分解，故可见到降解的胶原及低分子肽出现。

（8）甘草：《金匮要略》中之甘草干姜汤"治肺痿吐涎沫而咳者，其人不渴，必遗尿，小便数。所以然者，以上虚不能利下故也。此为肺中冷，必眩，多涎唾，甘草干姜汤以温之。"甘草中含有大量甘草次酸，有类肾上腺皮质激素作用，还含有苷元糖蛋白（LX）成分，可抑制 IgE 和组胺合成。临床应用有止咳平喘、抗过敏、抗感染等诸多药理作用，是治疗肺纤维化较理想的中草药，但应用量不宜过多（不超过 12 g），量大、长期应用，可引起水肿及胃酸过多。

（9）秋水仙碱：本药在体外和动物模型中可抑制胶原形成和调节细胞外基质；在结节病或 IPF 患者培养的肺泡巨噬细胞中，也可抑制巨噬细胞源性的生长因子和纤维连接素的释放。口服秋水仙碱 0.6 mg，每天 1 次或 2 次，用于 IPF 的治疗，或对激素抵抗的患者，可单用或与免疫抑制剂合用。

（10）雷公藤：有研究者观察雷公藤 T_4 单体腹腔注射对肺纤维化模型大鼠肺组织病理及肺羟脯氨酸含量，结果表明，雷公藤 T_4 单体可使肺泡炎和肺纤维化程度有所减轻，并使肺羟脯氨酸含量下降，说明 T_4 单体具有一定的抗肺纤维化的疗效。

（11）大蒜：大蒜素可稳定溶酶体，减少毛细血管通透性，减轻局部渗出，减少纤维化的形成。已有人配合肾上腺皮质激素用于肺纤维化的治疗。

在防己科植物粉叶轮环藤中提取的酚性生物碱成分，对大鼠实验性硅沉着病有较强的抑制胶原纤维形成的作用。从贵州细叶十大功劳叶中提取生物碱也具有相同作用。日本学者发现，在激素治疗本症过程中，柴胡厚朴汤具有防止激素受体引起抑制作用。以上药物选用的原则仍以辨证论治为主，因为许多药物是辨证论治主方中常用药物，如黄芩、丹参等，长期使用也无不良反应，治疗效果也很确切。

七、西医治疗

（一）肾上腺糖皮质激素

IIP 的发病涉及类证和免疫反应所致肺损伤，产生大量促纤维化生长因子导致纤维化，而糖皮质激素（GC）对炎性和免疫反应有抑制作用，但对纤维化则失去有效作用，因此要采取早期用药、控制病情最小剂量、长期维持用药的方法，以求有效控制病情的进展。使用该药的依据是患者肺部炎症进展（复查肺部 X 线片炎症进展，或者患者呼吸困难明显加重伴剧烈阵发咳嗽，或者肺底部爆裂音），这证明患者自身产生了肾上腺皮质激素已不能控制肺部非特异性炎症，需要加用外源性药物治疗，但大剂量用药会造成自身肾上腺皮质功能迅速衰退，常对患者病情不利，甚至使部分患者病情加重。通过 20 年临床治疗数百例患者的治疗，摸索出以下用药原则，使患者临床病情控制率提高，介绍如下，以临床供参考。

1. 剂量

对缓慢隐匿进展（前后肺部 CT 片对照观察）无显著临床症状者建议，给甲泼尼龙片 4 mg/d 或泼尼松 5 mg/d，晨顿服，并按随访病情变化予以调整剂量。对有近期肺部炎症进展者（依据临床表现为阵咳或呼吸困难加剧，近期肺部 CT 片有病变轻度进展者），根据病情给予甲泼尼龙片 4 ～ 8 mg/d，每天 2次，或泼尼松 5 ～ 10 mg/d，每天 2 次。病情较重者（平地走动即感呼吸困难者），则根据病情适当加大剂量，甲泼尼龙片 12 mg/d，每天 2 次，或泼尼松 15 mg/d，每天 2 次，对严重者或 AIP、IPF 急性加重患者，采用静脉冲击治疗（甲泼尼龙注射液 40 ～ 80 mg/d，每天 2 ～ 3 次）。

2. 疗程

原则上开始用较大剂量，如中度或病情较重，口服泼尼松 15 ～ 30 mg/d（其他制剂可折换相应剂量），待病情缓解后则减为维持剂量，连续用药 3 ～ 6 个月，根据患者改善程度持续减药至停用。严重患者或 IPF 急性加重（AE-IPF）患者、AIP 患者，静脉给药冲击治疗 5 ～ 10 d 后，改甲泼尼龙片 12 mg/d，每天 2 ～ 3 次或泼尼松 15 mg/d，每天 2 ～ 3 次，逐渐依据病情减至维持量。连续用药 6 个月至 1 年后，根据临床肺功能评价、胸部 X 线摄片检查、肺功能检查明显改善者，即可继续减量至停药。部分患者需要用药 2 ～ 3 年以上才能随病情改善继续减量至停药。

3. 合并用药

（1）百令胶囊 2 g，每天 3 次。

（2）中药辨证用药参照以上辨证论治方法，每天 1 剂。

（3）假如病情需要静脉给肾上腺糖皮质激素时，需要同时给予低分子肝素 5 000 U 皮下注射，每天 1 次，防止激素长期使用导致的动、静脉血栓形成，应同时观察凝血指标。

（4）钙片和止酸剂可防止骨质疏松、胃肠道不良反应等。

（5）对于肺部炎症进展明显者，常同时用 3 组中草药静脉给药——清热剂（苦参碱、穿心莲）、活血剂（丹参、川芎）、益气剂（参麦、参芪），可有效缓解患者病情的进展。

（二）免疫抑制剂

仅用于泼尼松疗效差者，可并用环孢素 A、环磷酰胺、硫唑嘌呤等。

（三）抗纤维化药物

纤维化的发生初为炎症细胞浸润释放细胞因子和炎性介质及生长因子等而致纤维化细胞增生，胶原形成及基质沉积，至晚期为纤维化，故治疗应针对发病机制，吡非尼酮能抑制炎细胞因子，因而阻断纤维化的早期阶段，同时能抑制肺成纤维化细胞增生，减少胶原合成、细胞外基质沉积，还能抑制巨噬细胞产生加重肺组织炎症损伤的血小板衍生生长因子（PDGF），并可能有类似自由基清除作用，故此药具有抗纤维化作用。剂量 20 ～ 40 mg/kg，每天 3 次（最大剂量 3 500 mg/d），有改善肺功能、稳定病情、减少急性发作等作用。

（四）疗效判定

1. 反应良好或改善

（1）症状减轻，活动能力增强。

（2）胸部 X 线摄片或 HRCT 异常影像减少。

（3）肺功能表现 TLC、VC、DLCO、PaO_2 较长时间保持稳定。以下数据供参考：TLC 或 VC 增加 ≥ 10%，或至少增加 ≥ 200 mL；DLCO 增加 ≥ 15% 或至少增加 3 mL/（min·mmHg）；SaO_2 增加 > 4%；心肺运动试验中 PaO_2 增加 ≥ 4 mmHg（具有 2 项或 2 项以上者认为肺生理功能改善）。

2. 反应差或治疗失败

（1）症状加重，特别是呼吸困难和咳嗽。

（2）胸部 X 线摄片或 HRCT 上异常影像增多，特别是出现了蜂窝肺或肺动脉高压迹象。

（3）肺功能恶化。以下数据供参考：TLC 或 VC 下降 ≥ 10% 或下降 ≥ 200 mL；DLCO 下降 ≥ 15% 或至少下降 ≥ 3 mL/（min·mmHg）；SaO_2 下降 ≥ 4% 或运动试验中 P（A-a）O_2 增加 ≥ 4 mmHg（具有 2 项或 2 项以上者认为肺功能恶化）。

疗效评定多数患者接受治疗 3 个月至半年以上。

（4）疗效尚不能肯定的药物：① N-乙酰半胱氨酸（NAC）和超氧化物歧化酶（SOD）能清除体内

氧自由基，作为抗氧化剂用于肺纤维化治疗，NAC 推荐大剂量（1.8 g/d）口服；② γ 干扰素、甲苯吡啶酮、前列腺素 E_2 以及转化生长因子等细胞因子拮抗剂，对胶原合成有抑制作用；③红霉素具有抗感染和免疫调节功能，对肺纤维化治疗作用是通过抑制 PMN 功能来实现的，主张小剂量（0.25 g/d）长期口服，但应观察不良反应。

（五）并发症的处理

1. 低氧血症

给予氧疗，必要时高浓度氧吸入，但要注意防止氧中毒，并注意给氧的温度、湿度，以利于气体在肺泡中的交换。晚期常并有二氧化碳潴留，故应注意控制性给氧，并采用血气分析或血氧饱和度仪监测，氧疗效果不佳时，要注意气道痰栓、酸碱失衡、呼吸肌疲劳等。

2. 继发感染

因糖皮质激素的应用，继发感染常见，应及时选用适当的抗生素，有条件者应根据痰培养药敏情况用药，要静脉给药、足量、短疗程、联合用药。

3. 心力衰竭

晚期患者常并发心力衰竭，应及时予以适当治疗和配合中医辨证治疗以缓解病情。

（六）中西医优化选择

自 1935 年 Hamman 和 Rich 报道 4 例后，随着国内外的研究深入，本病已是一种较为常见的肺部疾病。在我国，绝大多数本病患者为慢性过程。但是目前在治疗上没有什么进展，一般认为本病在肺泡炎期，肾上腺皮质激素、免疫抑制剂对部分患者尚可予以控制，但进入纤维化期则治疗棘手，病死率很高。然而中医、中西医结合治疗本病已显示出很大的潜力，主要有下列几种措施。

1. 小剂量肾上腺皮质激素应用中的中西医优化问题

对病情隐匿但变化较快，气急、胸闷、呼吸困难进行性发展的患者，一旦确定诊断，必须尽早予以小剂量肾上腺皮质激素的治疗，这对提高本病的生存率非常重要，这是因为其肺泡炎症一旦发展为纤维化即很难治疗，而且目前尚未发现像肾上腺皮质激素一样能有效控制肺泡炎的有效中药。应用激素要小剂量、长疗程，不要轻易减量及停药，这一点十分重要，盲目减量会增加治疗难度。中医治疗的作用主要在于如何有效地控制肺泡炎及减少肾上腺皮质激素的不良反应。不良反应常见为使用激素后血黏度增加，糖代谢异常，脂肪积聚等。处理方法是同时应用治疗冠心病、动脉硬化的中药，如复方丹参片、冠心苏合胶囊及中药红花、桃仁、赤芍、生地等。另外，使用激素后最常见的不良反应就是肺部易于感染，因此需加强预防，如每天定期房间紫外线照射，注意饮食、起居等，防病于未然。一旦有感冒症状，应及时予银柴散或抗生素。

长期服用激素者，胃肠道反应较多，特别是有溃疡者，故口服激素时即应嘱咐患者在饭后服药，并同时服用止酸剂，如中药浙贝、瓦楞子、海螵蛸等均有制酸作用。另外，加用补肾药物，如六味地黄丸、金匮肾气丸，可使长期服用者在激素减量时依赖性较少，"戒断症状"较轻，这可能与这些中药保护自身肾上腺皮质激素的分泌有关。同时，加用中药也应从增加药物疗效上考虑，如使用活血化瘀中药对瘢痕组织有修复作用。在肺纤维化治疗过程中，活血化瘀药物会增加血运，使肾上腺皮质激素"直达病所"。软坚散结、活血化瘀药物的长期应用，对目前尚无治疗方法且已经发生纤维化的组织，将会起到较好的治疗作用，但尚无病理活检复查的报告，还有待进一步深入研究。

2. 西医诊断，中医治疗的设想

本病的诊断大多数患者依据临床病情和影像检查做出诊断。仅在必要时行肺活检，活检后可按 IIP 的西医分型予以诊断，而有的类型西药治疗尚无满意药物，且用肾上腺皮质激素及免疫抑制剂等不良反应较大，且许多治疗本病的药物又可致肺纤维化，如环磷酰胺、环孢素 A 等。因此，采用中医中药的治疗是可行的。单纯采用中药治疗本病已有较明显的优势。现已证明，黄芩、瓜蒌、半夏、丹参、生地、甘草、桑白皮、防己、柴胡、葛根、厚朴等对本病有较好的治疗作用，可随证加减使用，也可制成成药服用。

（薛晓明）

第七节　呼吸衰竭

一、概述

呼吸衰竭是因各种原因引起呼吸功能严重障碍，使肺通气和（或）换气功能不足，不能进行有效的气体交换，导致机体缺氧或伴有二氧化碳潴留，从而产生一系列病理生理改变的临床综合征。其标准为在海平面、静息状态、呼吸空气的情况下，动脉血氧分压（PaO_2）< 60 mmHg，伴或不伴有动脉血二氧化碳分压（$PaCO_2$）> 50 mmHg。临床上称低 PaO_2 而 $PaCO_2$ 正常或降低的为 I 型呼吸衰竭，低 PaO_2 和高 $PaCO_2$ 的为 II 型呼吸衰竭。

本病中医学无此病名，其内容散见于"喘证""肺胀""昏迷""闭脱"等病证中。因肺主气、司呼吸，根据肺脏生理病理特点及呼吸衰竭的发病特征，中医学对本病以"肺衰"命名。肺衰指因肺脏的各种长期疾患，或因邪毒伤肺，或心、脑、肾等脏病变及肺，使肺气衰竭，不能吐故纳新，浊气痰瘀内阻，以喘息抬肩、唇紫、肢凉、咳逆痰壅为主要表现的一类危重急证。其病位在肺，与心、脑、肾、脾、大肠等脏腑密切相关，肺衰多属虚实错杂，本虚标实，其虚责之于肺、肾、心衰竭，其实责之于热毒、痰火、瘀血、水湿壅滞于肺。

二、病因

（一）中医病因病机

1. 病因

本病常由多种疾患引起，病因复杂，概言之有外感、内伤两大类。外感为六淫外邪侵袭肺系；内伤为饮食不当、情志失调、劳欲久病等导致肺气上逆，宣降失职，或气无所主，肾失摄纳而成。

（1）外邪侵袭：外邪（风寒、风热、燥邪等）袭体束肺，内郁肺气，外闭皮毛，阴遏阳气，致肺失宣降，上逆而喘。

（2）饮食不节：过食生冷、肥甘厚味，或因嗜酒伤中，脾运失健，痰浊内生，上干于肺，壅阻肺气，升降不利，发为喘促。

（3）七情内伤：情志不遂，郁怒伤肝或惊恐伤及心肾，致肺气升降失常，气逆而喘。

（4）劳欲久病：过劳伤脾，过欲伤肾，加上久病肺虚，气阴亏耗，不能下荫于肾，脾肾既虚，则摄纳无权而为喘。

2. 病机

本病多在肺、肾，与脾、肝相关，重可累及于心；病理性质有虚实之分，实喘在肺，为外邪、痰浊、肝郁气逆，邪壅肺气，宣降不利所致；虚喘责之于肺、肾两脏，因阳气不足，阴精消耗，而致肺肾出纳失常，尤以气虚为主。外邪所致失于表散者，可由表及里；痰浊、肝郁所致日久不愈者可化热、化火；肺虚所致反复不愈者，可伤及脾、肾；肾虚致喘复感外邪者，可转为上实下虚之证；迁延日久致肺脾肾严重虚损者，可累及于心，转为心阳虚脱，不能鼓动血脉则血行瘀滞，甚至出现喘汗致脱，亡阴、亡阳的危重局面。简而言之，其为本虚标实，虚实相兼之病证，由于久病损及多个脏腑，正虚邪实，互为因果，相互影响，因而病情迁延危重，病程缠绵难愈。

（二）西医病因病理

1. 病因

引起呼吸衰竭的原因很多，临床常见有以下几方面。

（1）气道阻塞性疾病：气管、支气管的炎症、异物、痉挛、肿瘤、纤维化瘢痕，如重症哮喘、慢性阻塞性肺疾病等导致气道阻塞和肺通气障碍，或通气/血流比例失调，造成缺氧和二氧化碳潴留，引起呼吸衰竭。

（2）肺组织病变：肺气肿、肺炎、弥漫性肺纤维化、重度肺结核、硅沉着病、急性呼吸窘迫综合征

（ARDS）、肺水肿等疾病均可累及肺泡和（或）肺间质，使参与呼吸的肺泡和有效弥散性面积减少，肺顺应性降低，通气血流比例失调，导致缺氧和二氧化碳潴留，引起呼吸衰竭。

（3）肺血管疾病：肺血管炎、肺栓塞等引起通气血流比例失调，或部分静脉血未经过氧合直接流入肺静脉，发生低氧血症，导致呼吸衰竭。

（4）心脏疾病：各种缺血性心脏疾病、心肌病、严重心瓣膜疾病、心包疾病、严重心律失常等均可导致通气和换气功能障碍，从而导致缺氧和（或）二氧化碳潴留。

（5）胸廓及胸膜疾病：强直性脊柱炎、严重的脊柱结核、类风湿样脊柱炎等致胸廓畸形、广泛的胸膜肥厚与粘连、胸廓外伤、手术创伤、气胸和胸腔积液等疾病，都可影响胸廓的活动和肺扩张，使通气减少和吸入气体分布不均，导致肺通气和换气功能障碍，引起呼吸衰竭。

（6）神经肌肉病变：脑炎、脑血管疾病、脑外伤、电击、镇静剂中毒等疾病可以直接或间接抑制呼吸中枢；脊髓灰质炎、重症肌无力、多发性神经炎、有机磷中毒、破伤风，以及严重的钾代谢紊乱，均可累及呼吸肌功能，造成呼吸肌疲劳、无力、麻痹，导致呼吸动力下降而引起肺通气不足。

2. 发病机制和病理

（1）低氧血症和高碳酸血症发生机制。

1）通气不足：在静息呼吸空气时，总肺泡通气量约为 4 L/min，才能维持正常的肺泡 PaO_2 和 $PaCO_2$。肺泡通气量减少，会导致 PaO_2 下降，$PaCO_2$ 增加，肺泡 – 毛细血管分压差减少，引起缺氧和二氧化碳潴留，导致呼吸衰竭。

2）弥散障碍：肺内气体交换是通过弥散过程实现的。氧弥散能力仅为二氧化碳的 1/20，故弥散面积减少（如肺实变、肺气肿和肺不张）、弥散膜增厚（如肺水肿、肺间质纤维化）和气体弥散能力（系数）下降、气体分压差减低、气体和血液接触的时间减少及心排血量失调或血红蛋内含量减少等因素，可影响气体的弥散度和弥散量，导致弥散障碍，产生低氧血症。

3）通气血流比例失调：有效气体交换除需足够肺泡通气外，还有赖于肺泡通气和血流比例的协调。正常肺泡通气量为 4 L/min，肺毛细血管总血流量（Q）为 5 L，两者之比为 0.8。如果此比率增大，吸入气体不能与血液进行有效地交换，即为无效腔样通气；比率减少，使静脉血不能充分氧合，则形成肺动 – 静脉样分流。通气血流比例失调通常仅产生缺氧，而无二氧化碳潴留。其原因主要是：①动脉与混合静脉血的氧分压差为 59 mmHg，比二氧化碳分压差 5.9 mmHg 大 10 倍；②氧解离曲线呈 S 形，正常肺泡毛细血管血氧饱和度已处于曲线的平台，无法携带更多的氧以代偿低 PaO_2 区的血氧含量下降，而二氧化碳解离曲线在生理范围内呈直线，有利于通气良好区对通气不足区的代偿，排出足够的二氧化碳，不致出现二氧化碳潴留。而严重的通气血流比例失调也可导致二氧化碳潴留。

4）肺动 – 静脉样分流：肺部病变，如肺泡萎陷、肺不张、肺水肿和肺炎实变等均可引起肺功 – 静脉样分流增加，使静脉血没有接触肺泡进行气体交换的机会，直接流入肺静脉。当存在肺内分流时，提高吸氧浓度并不能提高分流静脉血的血氧分压，分流量越大，吸氧后提高动脉血氧分压效果越差；若分流量超过 30%，吸氧并不能明显提高 PaO_2，常见疾病如肺动静脉瘘。

5）耗氧量：耗氧量增加是加重缺氧的原因之一。发热、呼吸困难、寒战和抽搐均增加氧耗量。寒战耗氧量可达 500 mL/min。严重哮喘时，随着呼吸做功的增加，用于呼吸的耗氧量可达到正常人的十几倍。耗氧量增加，肺泡氧分压下降。故耗氧量增加的患者，若同时伴有通气功能障碍，会出现严重的低氧血症。

上述原因引起肺的通气不足、弥散功能障碍、通气血流比例失调、肺动 – 静脉样分流等病理变化，导致缺氧和二氧化碳潴留，引起肺、心、脑、肝、肾等多脏器缺氧，导致酸碱平衡失调和代谢紊乱。慢性呼吸衰竭常在数日或更长时间内缓慢发生（如 COPD），机体相应产生一系列代偿反应，早期表现为 I 型呼吸衰竭，病情进一步发展，导致 II 型呼吸衰竭。

（2）缺氧、二氧化碳潴留对机体的影响。

1）缺氧对中枢神经系统的影响：人脑的重量虽只占体重的 2% ~ 2.5%，但脑组织耗氧占全身耗氧量的 1/5 ~ 1/4，因而对缺氧最敏感，其中脑皮质更明显，完全停止供氧 4 ~ 5 min 即可引起不可逆的脑损害。缺氧对中枢神经的影响与其发生的速度和程度有关。轻度缺氧可引起注意力不集中，定向障碍，智力减退。急性缺氧可引起烦躁不安、昏迷、全身抽搐，可于短时间内死亡。缺氧还可引起脑毛细血管通透性增加，导致脑水肿，脑细胞失去产生和传导神经冲动的功能，最终导致脑细胞死亡。

2）缺氧对呼吸系统的影响：急性缺氧可抑制呼吸中枢或致呼吸骤停。低氧血症对呼吸的影响远较二氧化碳潴留的影响为小。一般 $PaO_2 < 60$ mmHg 才会刺激颈动脉窦和主动脉体化学感受器，反射性地兴奋呼吸中枢，增加通气。若缺氧程度缓慢加重，$PaO_2 < 30$ mmHg 时，则表现出对呼吸中枢的抑制作用。二氧化碳是强有力的呼吸中枢兴奋剂，吸入二氧化碳浓度增加，可使 $PaCO_2$ 增加，$PaCO_2$ 每增加 1 mmHg，则通气增加 2 L/min。而当 $PaCO_2 > 80$ mmHg 时，则对呼吸中枢产生抑制和麻醉效应。此时呼吸运动要依靠 PaO_2 降低对外周化学感受器刺激作用得以维持，因此，对这类患者应避免吸入高浓度氧。

3）缺氧对循环系统的影响：早期缺氧时心率增快，血压上升，心排血量增大。严重缺氧和二氧化碳潴留时，心排血量减少，心率减慢，血压下降，心律失常，心搏骤停。缺氧还可使肺小动脉痉挛，引起肺动脉高压，以至右心负荷过重，引起右心室扩张、肥大，最后导致右心衰竭。

4）缺氧对消化系统的影响：缺氧可直接损害肝细胞，导致转氨酶升高；缺氧可致患者消化功能障碍，表现为消化不良、食欲缺乏，严重者出现胃黏膜糜烂、溃疡、坏死和出血。

5）缺氧对肾脏的影响：缺氧可使肾血流量减少，肾小球滤过率下降，尿量和钠排出量减少，严重时可导致肾功能衰竭。

三、临床表现

（一）症状

急性呼吸衰竭或慢性呼吸衰竭失代偿期的临床表现较为典型；但慢性呼吸衰竭代偿期，由于病因、病理、病理生理的不同而显得多种多样。应注意临床多见的 COPD 常因急性呼吸道感染而诱发，所以表现为慢性阻塞性肺疾病所致的咳喘症状因感染而加重，但因患者对感染反应差，不一定有发热和白细胞计数升高。不同病因的呼吸衰竭除原发疾病的各种症状外，主要是缺氧和二氧化碳潴留所致的多脏器功能紊乱的表现。

1. 呼吸困难

呼吸困难往往是临床最早出现的症状，其随着呼吸功能减退而加重，表现为呼吸费力和自感空气不足。中枢性呼吸衰竭，呼吸困难主要表现在节律和频率方面的改变，可表现为潮式、间歇式或抽泣样呼吸；呼吸器官病变引起的周围性呼吸衰竭，多伴有呼吸劳累，辅助呼吸肌参与呼吸，表现为点头或提肩呼吸；COPD 患者由原来慢较深的呼吸变为浅快或不规则呼吸，虽然通气量无差别，但是呼吸浅快。无效腔量增大，肺泡通气量减少。呼吸衰竭不一定有呼吸困难，如中枢神经药物中毒时呼吸匀缓、表情淡漠或昏睡；重度肺气肿并发呼吸衰竭或肺性脑病引起二氧化碳麻醉时，往往没有明显的呼吸困难症状。

2. 发绀

发绀是缺氧的典型症状。当动脉血氧饱和度低于 80%、$PaO_2 > 50$ mmHg 时，可在血流量较大的口唇、口腔黏膜出现发绀；但缺氧不一定都有发绀，因为发绀主要取决于血液中还原血红蛋白绝对值的大小，红细胞增多者发绀可明显，贫血者则不明显或不出现；严重休克者，即使动脉血氧分压正常，也可出现发绀。发绀还受皮肤色素及心功能的影响。

3. 精神神经症状

缺氧和二氧化碳潴留都会引起精神神经症状。症状的轻重不但决定于缺氧和二氧化碳潴留的程度，也与人体的适应和代偿有密切的关系。急性呼吸衰竭的症状较慢性病例明显。急性严重缺氧时，可立即出现精神错乱、狂躁、昏迷、抽搐等症状。慢性缺氧者多有智力、定向功能障碍。

二氧化碳麻醉，所谓"肺性脑病"是二氧化碳潴留的典型临床表现，有意识淡漠、肌肉震颤、间歇抽搐、嗜睡、昏迷等，但中枢抑制前的兴奋症状，如由于脑血管扩张引起头痛，逐渐出现恍惚、幻觉、昼夜颠倒、精神错乱、失眠、烦躁、躁动等，此时切忌用镇静催眠药，以免加重二氧化碳潴留对中枢神经的抑制，但呼吸空气时，二氧化碳潴留很少引起昏迷，因昏迷前患者可能因缺氧而死亡。二氧化碳潴留不是决定精神症状的单一因素，pH 对精神症状亦有重要影响。若患者吸氧时，虽有严重的二氧化碳潴留，$PaCO_2$ 达 100 mmHg（13.3 kPa），如 pH 值代偿，可无明显的意识改变，急性二氧化碳潴留 pH 值低于 7.3 时，可出现嗜睡、昏迷等严重的精神症状。严重二氧化碳潴留可出现腱反射减弱或消失，锥体束征阳性等。

4. 血液循环系统的症状

严重的二氧化碳潴留和缺氧可引起心悸、球结膜充血水肿、心律失常，肺动脉高压、右心衰竭、低血压等。

5. 消化和泌尿系统症状

呼吸衰竭对肝肾功能都有影响，如溃疡病症状、上消化道出血、肝功能异常、肾功能不全，多为功能性肾功能不全，严重二氧化碳潴留、缺氧晚期，可出现肾衰竭。

6. 酸碱平衡和电解质紊乱

常见的异常动脉血气及酸碱失衡类型是：严重缺氧伴有呼吸性酸中毒（简称呼酸）、严重缺氧伴有呼酸并代谢性碱中毒、严重缺氧伴有呼酸并代谢性酸中毒、缺氧伴有呼吸性碱中毒、缺氧伴有呼吸性碱中毒、缺氧伴有三重酸碱失衡。

（二）体征

慢性呼吸衰竭患者胸部体格检查，均可见肋间隙增宽，桶状胸，呼吸运动度减弱，叩诊呈过清音，呼吸音减低，双肺干、湿啰音等。急性呼吸衰竭者多有原发病的体征特点。

（三）常见并发症

呼吸衰竭常见并发症主要有心律失常、酸碱平衡失调、电解质紊乱、消化道出血等。

四、检查

（一）动脉血气分析

1. 急性呼吸衰竭

$PaO_2 < 60$ mmHg（8 kPa），$PaCO_2 > 50$ mmHg（6.6 kPa）。

2. 慢性呼吸衰竭

血气分析指标可放宽，$PaO_2 < 50$ mmHg（6.6 kPa），$PaCO_2 > 55$ mmHg（7.3 kPa）。

3. Ⅰ型呼吸衰竭

海平面平静呼吸空气的条件下 $PaCO_2$ 正常或下降，$PaO_2 < 60$ mmHg。

4. Ⅱ型呼吸衰竭

海平面平静呼吸空气的条件下 $PaCO_2 > 50$ mmHg，$PaO_2 < 60$ mmHg。

5. 呼吸衰竭

吸氧条件下，计算氧合指数 = $PaO_2/FiO_2 < 300$。

轻度：200 mmHg < $PaO_2/FiO_2 \leq 300$ mmHg 且 PPEP ≥ 5 cmH_2O。

中度：100 mmHg < $PaO_2/FiO_2 \leq 200$ mmHg 且 PPEP ≥ 5 cmH_2O。

重度：$PaO_2/FiO_2 \leq 100$ mmHg 且 PPEP ≥ 5 cmH_2O。

（二）血常规

并发感染时，血白细胞总数及中性粒细胞数升高。

（三）胸部 X 线摄片、CT 和其他影像学检查

为其原发病表现，有助于明确病因。

五、诊断

（一）诊断标准

Ⅰ型呼吸衰竭为海平面平静呼吸空气的条件下 $PaCO_2$ 正常或下降，$PaO_2 < 60$ mmHg；Ⅱ型呼吸衰竭为海平面平静呼吸空气的条件下 $PaCO_2 > 50$ mmHg，$PaO_2 < 60$ mmHg。

（二）分类

临床上呼吸衰竭的分类有以下几种方法。

（1）可根据病理生理和动脉血气分析结果分为两个类型。Ⅰ型呼吸衰竭是由换气功能障碍所致，表现为缺氧（$PaO_2 < 60$ mmHg）、不伴二氧化碳潴留（$PaCO_2$ 正常或下降）；Ⅱ型呼吸衰竭是由通气功能障碍所致，有缺氧（$PaO_2 < 60$ mmHg），同时伴有二氧化碳潴留（$PaCO_2 > 50$ mmHg）。

（2）按发病机制可分为泵衰竭和肺衰竭。

（3）根据呼吸功能障碍起因的急缓、病程的长短，又可分为急性和慢性呼吸衰竭，但两者之间并无确切的时间界限，一般急性呼吸衰竭指在数秒或数小时内迅速发生，而慢性呼吸衰竭则是在数天或更长的时间内缓慢发展形成，机体已产生代偿反应。急性呼吸衰竭是指患者原有呼吸功能正常，由于某种突发原因，如气道阻塞、溺水、药物中毒、中枢神经肌肉疾病抑制呼吸，机体往往来不及代偿，如不及时诊断，以及尽早采取有效控制措施，常可危及生命。而慢性呼吸衰竭是指在原有肺部疾病基础上发生的，最常见病因为COPD，起初可表现为Ⅰ型呼吸衰竭，随着病情逐渐加重，之后可表现为Ⅱ型呼吸衰竭。

六、辨证论治

（一）急性呼吸衰竭

1. 痰热壅盛

主症：喘促气急，喉间痰鸣，痰稠且黄，发热口渴，烦躁不安，口干，舌质红、苔黄厚，脉滑数。

治法：清肺化痰平喘。

方剂：清热化痰汤加减。

基本处方：苇茎 15 g，薏仁 20 g，冬瓜仁 20 g，麻黄 10 g，杏仁 12 g，石膏 30 g，甘草 6 g，连翘 15 g，黄芩 15 g，桔梗 12 g，鱼腥草 20 g。每天 1 剂，水煎服。

方解：方中苇茎清肺泄热，石膏清泄肺热，是为主药；以薏仁清利湿热，以冬瓜仁、鱼腥草、桔梗清肺卫之热，又化痰排脓，杏仁苦温佐麻黄以止咳平喘，连翘、黄芩协助苇茎、石膏加强清肺泄热之功。

加减：热甚者，加黄连 6 g、栀子 12 g 以加强清肺泄热祛湿之力；喘甚者，加瓜蒌子 12 g 以助泄肺平喘之力；夹瘀者，加桃仁 12 g 以化痰通瘀，痰瘀去而喘促可平。

2. 热犯心包

主症：喘促气急，高热夜甚，谵语神昏，心烦不寐，口不甚渴，舌红绛，脉细数。

治法：清新开窍。

方剂：清营汤加减。

基本处方：水牛角 12 g，黄连 12 g，生地黄 12 g，麦门冬 12 g，玄参 12 g，金银花 12 g，连翘 12 g，郁金 12 g，石菖蒲 12 g。每天 1 剂，水煎服。

方解：方中水牛角咸寒，生地黄甘寒以清营凉血，玄参、麦门冬配生地黄以养阴清热，佐以金银花、连翘、黄连清热解毒，石菖蒲辛温芳香开窍、除痰，配丹参、郁金活血以消瘀热，共奏清心开窍之功。

加减：毒热盛者，加黄芩 12 g、栀子 12 g，以加强清心营邪热之力；喘甚者，加瓜蒌 15 g、桑白皮 15 g，以加强清热祛痰之力；昏迷者，加清开灵口服液 2 支、安宫牛黄丸 1 丸、至宝丹 6 g，以加强清热除痰开窍之力；抽搐者，加钩藤 12 g、全蝎 5 g、蜈蚣 5 g，以加强祛风、镇痉之功效。

3. 阳明腑实

主症：发热不恶寒，喘促气憋，腹胀满痛，大便秘结，小便短赤，舌苔黄燥，脉洪数。

治法：宣肺泻下。

方剂：宣白承气汤加减。

基本处方：石膏 9 g，杏仁 9 g，全瓜蒌 15 g，大黄 9 g（后下），桑白皮 12 g，芒硝 12 g（冲服）。每天 1 剂，水煎服。

方解：方中大黄、芒硝泻热解毒，逐瘀荡积，石膏大清肺卫气分之邪热；杏仁止咳定喘，润肠通便，又助大黄泻热通便之功；桑白皮清热祛痰，散风通络，瓜蒌清热化痰，润肠通便，共奏宣肺泻下之功。

加减：喘甚者，加葶苈子 12 g、枇杷叶 10 g，以加强下气除痰、泄肺平喘之力；腹胀者，加厚朴 10 g、枳实 12 g，以行气消胀；热邪炽盛者，加知母 12 g、黄芩 12 g，以助大黄、石膏清解三焦邪热之力。

4. 气阴两竭

主症：呼吸微弱，间续不断，或叹气样呼吸，时有抽搐，神志昏沉，精神萎靡，汗出如油，舌红无苔，脉虚细数。

治法：补益气阴、固脱。

方剂：生脉散合炙甘草汤加减。

基本处方：西洋参 12 g，麦门冬 12 g，生地黄 12 g，阿胶 12 g（烊化），五味子 12 g，黄芪 12 g，山药 12 g，牡蛎 12 g，炙甘草 12 g。每天 1 剂，水煎服。

方解：方中西洋参甘平补肺，大扶元气，与黄芪、山药同用，增强补气健脾作用，生地黄、麦门冬养阴生津，阿胶滋阴润肺，五味子酸收敛肺止汗，牡蛎固涩止汗，炙甘草补气缓急调和阴阳，共奏补气固脱之功。

加减：大汗淋漓、汗出如洗者，加龙骨 30 g、牡蛎 25 g，以加强益气固脱之力；阳脱者，加熟附子 6 g、肉桂 3 g，以加强回阳救脱之力；暴喘下脱、肢厥滑泻者，加黑锡丹 10 g，以止泄固脱平喘。

（二）慢性呼吸衰竭

1. 肺气虚弱，痰瘀互结

主症：呼吸不畅，喘促短气，喉间痰鸣如锯，言语无力，咳声低微，自汗畏风，口唇青紫，或感咽喉不利，口干面红，舌质淡、苔白腻，脉细滑。

治法：补益肺气，涤痰祛瘀。

方剂：生脉散合三子养亲汤加减。

基本处方：人参 15 g，黄芪 15 g，麦门冬 12 g，五味子 12 g，白芥子 12 g，紫苏子 12 g，莱菔子 12 g，紫菀 12 g，款冬花 12 g，桔梗 12 g，川贝母 12 g，川芎 12 g，甘草 6 g。每天 1 剂，水煎服。

方解：方中人参大补元气，补肺益气生津为要，黄芪补中健脾，益气，佐人参培补元气，麦门冬养阴生津，五味子酸收敛肺止汗，白芥子温肺利气，畅膈利痰，紫苏子降气行痰，止咳平喘，莱菔子行气祛痰，桔梗宣肺化痰，紫菀、款冬花、川贝母润肺化痰降气，川芎行痰祛瘀，甘草调和诸药，共奏补益肺气、涤痰祛瘀之功。

加减：又有阴虚者，加沙参 12 g、玉竹 15 g，以润肺生津；脾虚有寒，吐痰清稀，形寒肢冷者，加干姜 9 g、吴茱萸 6 g，协同人参、黄芪温中回阳，益气救逆。

2. 肺脾两虚，痰瘀内阻

主症：喘粗气急，咳嗽痰多，脘腹胀满，肢体困重，口淡不渴，纳呆便溏，口唇青紫，舌淡胖、苔白滑，脉濡弱。

治法：温脾渗湿，化痰行瘀。

方剂：苓桂术甘汤加减。

基本处方：党参 15 g，茯苓 15 g，白术 15 g，炙甘草 6 g，法半夏 9 g，陈皮 12 g，桂枝 6 g，干姜 6 g，赤芍 12 g，桃仁 12 g。每天 1 剂，水煎服。

方解：方中茯苓健脾渗湿，祛痰化饮，桂枝、干姜温阳化饮，化气行水，陈皮、法半夏、白术健脾燥湿，党参健脾益气，赤芍、桃仁活血祛瘀，炙甘草益气和中，共奏温脾渗湿、化痰行瘀之功。

加减：气虚甚者，加黄芪 15 g、玉竹 15 g，以补益中气，养肺润燥；咳嗽痰多者，加薏仁 20 g、紫菀 15 g，以加强化痰止咳之力；喘甚者，加苏子 12 g、白芥子 6 g，以加强肃肺平喘之力。

3. 肺肾阴虚，痰郁化热

主症：呼吸浅促急迫，动则喘甚，痰多色黄，口唇、指甲发绀，耳鸣，腰酸，口干，心烦，手足心热，尿黄，舌质红，脉细数。

治法：滋肾纳气，清热化痰行瘀。

方剂：七味都气丸加减。

基本处方：熟地黄 12 g，山药 12 g，山茱萸 12 g，瓜蒌皮 12 g，浙贝母 12 g，川芎 12 g，丹参 12 g，牡丹皮 12 g，五味子 12 g，枸杞子 12 g，胡桃肉 12 g。每天 1 剂，水煎服。

方解：方用熟地黄滋肾填精为主药，辅以山茱萸养肝肾而涩精，山药补益脾阴而固精，佐以胡桃肉补肾、纳气、平喘，五味子、枸杞子益肺肾之阴精，敛耗散之肺气，以瓜蒌皮、浙贝母清化痰浊，用川芎、丹参、牡丹皮祛瘀，共奏滋肾纳气、清热化痰行瘀之功。

加减：喘促较甚者，合用参蛤散 6 g，以加强益气平喘之力；虚火明显者，加知母 12 g、黄檗 12 g，以加强滋阴降火之力；兼肺阴虚者，合用生脉散以加强润肺养阴之力。

4. 肾阳虚衰，痰瘀泛滥

主症：喘促日久，呼多吸少，心悸气短，动则喘促更甚，汗出肢冷，面青唇暗，精神疲惫，时有下肢或颜面水肿，舌质淡胖、苔白腻，脉沉弱无力。

治法：温肾纳气，祛瘀利水。

方剂：金匮肾气丸加减。

基本处方：熟地黄 12 g，山药 12 g，山茱萸 12 g，茯苓 12 g，泽泻 12 g，牡丹皮 12 g，熟附子 6 g，肉桂 9 g，白芍 12 g，白术 12 g，丹参 12 g。每天 1 剂，水煎服。

方解：方用熟地黄滋阴补肾为主，辅以山茱萸、山药补益肝脾精血，并以熟附子、肉桂温阳暖肾，以鼓舞肾气，壮元阳，益火之源以消阴翳，佐以茯苓、泽泻疏理气机，以温肾平喘，丹参、丹皮、白芍柔肝行瘀痰。共收温肾纳气、祛瘀利水之功。

加减：肺气虚者，加党参 15 g、黄芪 15 g，以加强温阳益气之力；稍动则喘者，加沉香 5 g、枳壳 12 g，以加强下气平喘之力；痰多者，加白芥子 6 g、苏子 12 g，以加强祛痰、化痰平喘之力；舌质青紫者，增赤芍以加强活血消瘀之力。

（三）肺性脑病

1. 痰迷心窍

主症：嗜睡，蒙眬，甚至昏迷，气促痰鸣，痰涎清稀，舌质暗、苔白腻，脉细滑。

治法：涤痰开窍。

方剂：导痰汤加减。

基本处方：法半夏 9 g，陈皮 12 g，茯苓 12 g，枳实 12 g，竹茹 12 g，制南星 12 g，石菖蒲 12 g，郁金 12 g，甘草 3 g。每天 1 剂，水煎服。

方解：方中制南星、半夏燥温化痰，陈皮、茯苓理气燥湿化痰，枳实行痰下气，竹茹化痰清热，石菖蒲、郁金化浊开窍，甘草调和诸药，共奏涤痰开窍之功。

加减：湿盛者，加苍术 10 g、薏仁 15 g，以加强燥湿祛痰利湿之力；痰多者，加桔梗 12 g、川贝母 15 g，以加强祛痰化痰之力；水肿尿少者，加沉香 6 g、琥珀 2 g，以加强益肾利水、温中降气之力。

2. 痰火扰心

主症：神昏谵语，躁动不安，痰黄而稠，呼吸气粗，大便秘结，舌苔黄厚腻，脉滑数有力。

治法：清热涤痰。

方剂：礞石滚痰丸加减。

基本处方：全蝎 2 只，蜈蚣 2 条，僵蚕 12 g，陈皮 12 g，杏仁 9 g，枳实 12 g，黄芩 12 g，瓜蒌仁 12 g，制南星 12 g，法半夏 9 g。每天 1 剂，水煎服。

方解：方中礞石攻逐陈积伏匿之老痰，大黄苦寒，清热泄火，荡涤实热，开痰火下行之路，黄芩、黄连、栀子以清热，制南星、茯苓燥湿化痰，石菖蒲、郁金化浊开窍，共奏清热涤痰之功。

加减：痰多者，加桔梗12 g、川贝母15 g，以加强祛痰化痰之力；痰郁而化热、热象重者，加连翘12 g、鱼腥草30 g，以加强清除邪热之力；痰火扰心、夜烦不寐者，加生地15 g、夜交藤12 g，以加强滋阴降火，除烦静心之功力。

3. 元阳欲脱

主症：神志昏迷，面唇青紫，气息微弱，汗出如油，四肢厥冷，舌质淡胖，脉微欲绝。

治法：回阳救逆。

方剂：人参四逆汤加减。

基本处方：人参30 g，熟附子9 g（先煎），干姜9 g，肉桂12 g，甘草6 g。每天1剂，水煎服。

方解：方中附子祛寒救逆，壮肾阳，补命火，干姜助附子而温中，守而不走，肉桂温壮元阳，祛寒破阴，人参大补元气，补益肺脾之中气，又益气生津，甘草调和诸药，共奏回阳救逆之功。

加减：气虚甚者，加黄芪30 g、玉竹15 g，以加强益气回阳之力；汗出多者，加龙骨30 g、牡蛎25 g，以固涩止汗；发绀明显者，加丹参20 g、川芎12 g，以加强行气活血祛瘀之力。

4. 肝风内动

主症：肌肉颤动，手足抽搐，甚者癫痫样发作，气粗痰黄，手颤动，苔黄腻，脉弦数。

治法：平肝息风，清热涤痰。

方药：止痉散合清气化痰丸加减。

基本处方：全蝎6 g，蜈蚣2条，僵蚕10 g，陈皮10 g，杏仁9 g，枳实9 g，黄芩12 g，白芍15 g，瓜蒌仁12 g，制南星12 g，法半夏12 g。每天1剂，水煎服。

方解：方中全蝎、白芍、蜈蚣、僵蚕祛风止痉；制南星清热化痰；黄芩、瓜蒌仁降火，化热痰；枳实、陈皮下气开痞，消痰散结；杏仁宣利肺气；半夏燥湿化痰涤痰。

（四）中药制剂

1. 安宫牛黄丸

功能：清热解毒，镇惊开窍。主治：喘证病属痰蒙神窍者。适用于痰蒙神窍所致的痰厥昏迷。每次1丸鼻饲，每天1次。

2. 复方鲜竹沥液

功能：清热化痰止咳。主治：喘证病属痰热壅肺者。适用于痰热咳嗽、痰黄黏稠的呼吸衰竭。每次20 mL，每天2～3次。

3. 蛇胆川贝液

功能：祛风止咳，除痰散结。主治：喘证病属痰热壅肺者。适用于风热咳嗽、痰多、气喘。每次1支，每天2次。

4. 祛痰止咳颗粒

功能：健脾燥湿，祛痰止咳。主治：喘证病属肺脾肾虚，痰浊阻肺者。适用于痰多、咳嗽、喘息等症。每次12 g，每天2次。

5. 痰热清注射液

功能：清热、化痰、解毒。主治：感染性呼吸道疾病属痰热壅肺者。适用于呼吸衰竭属痰黄量多者。一般1次20 mL，重症患者1次可用40 mL，加5%葡萄糖注射液或0.9%氧化钠注射液250～500 mL静脉滴注，控制滴数，每分钟不超过60滴，每天1次。

6. 参麦注射液

功能：益气固脱，养阴生津，生脉。主治：喘证病属气阴两虚者。适用于气阴两虚所致喘咳者。每次20～100 mL，用5%葡萄糖注射液250～500 mL稀释后静脉滴注，每天1次。

7. 参附注射液

功能：回阳救逆，益气固脱。主治：喘证病属元阳欲脱者。适用于阳气暴脱或阳虚所致的喘咳者。每次20～100 mL，用5%～10%葡萄糖注射液250～500 mL稀释后静脉滴注，每天1次；或者每次5～20 mL，用5%～10%葡萄糖注射液20 mL稀释后静脉推注，每天1次。

（五）针灸

1. 体针

（1）痰热壅肺。

取穴：列缺、尺泽、肺俞、定喘、丰隆。

操作方法：定喘穴刺络拔罐，余穴针用泻法，留针时间 30 min，每天 1 次。

（2）阳明腑实。

取穴：足三里、上巨虚、丰隆、曲池。

操作方法：平补泻法，留针时间 30 min，每天 2 次，疗程为使用机械通气期间。

（3）肺脾肾虚。

取穴：肺俞、气海、定喘、足三里、太渊。

操作方法：定喘穴刺络拔罐，余穴针用补法，留针时间 30 min，每天 1 次。

2. 耳针

取穴：耳穴的脑、交感、肺、皮质下、肾等。

操作方法：先用毫针捻转数分钟，待病情缓解后再行单耳或双耳埋针 24 ~ 48 h，隔天更换。

（六）穴位注射

1. 醒脑静穴位注射

适应证：呼吸衰竭，属热犯心包、痰火扰心者。

方法：醒脑静注射液 1 ~ 2 mL 注射于膻中、曲池、中府、肺俞、足三里穴，双侧穴位可交替注射 1 次。

2. 喘可治穴位注射

适应证：呼吸衰竭，辨证为肾气虚或脾气虚者。

方法：喘可治注射液各 1 mL 注射双侧足三里穴，每天 1 次，疗程为 1 周。

（七）穴位敷贴

1. 白芥子穴位贴敷

适应证：呼吸衰竭之咳痰喘者。

方法：主要采用《张氏医通》白芥子涂法治疗咳喘病的经验。即用白芥子（炒）、甘遂、元胡、细辛等药研面，用生姜汁调涂背部肺俞、心俞、膈俞穴位上，头伏当天贴 1 次，二、三伏各贴 1 次，每次贴 4 ~ 6 h。

2. 坎离砂穴位贴敷

适应证：呼吸衰竭，中医辨证属肾气虚或阳虚者。

方法：坎离砂贴敷双涌泉穴，每次 20 min，每天 1 次，疗程为 1 周。

3. 温补肾阳法脐疗

适应证：呼吸衰竭，中医辨证属阳气虚衰者。

方法：脐疗方（附子 3 g、肉桂 1 g 研末混匀）蛋清调和后敷神阙穴，每次 30 min，每天 2 次，疗程为 1 周。

（八）搐鼻法

适应证：呼吸抑制者。

方法：用搐鼻散（细辛、皂角、法半夏）和通关散（牙皂、细辛、薄荷、麝香）吹入患者鼻中，使之打喷嚏，以达到兴奋呼吸的目的。

七、西医治疗

急性呼吸衰竭：患者原来呼吸功能正常，因多种突发因素引起通气或换气功能障碍，多属于现场复苏抢救。其原则是保持呼吸道通畅、吸氧并维持适宜的肺泡通气量，以达到防止和缓解严重缺氧、二氧化碳潴留和酸中毒，为病因治疗赢得时间和条件。

慢性呼吸衰竭：治疗原则是治疗病因、去除诱因、保持呼吸道通畅、纠正缺氧、解除二氧化碳潴留、治疗与防止缺氧和二氧化碳潴留所引起的各种症状。

（一）通畅气道

保持呼吸道通畅是治疗低氧血症和高碳酸血症的前提，在氧疗和改善通气之前，必须采取一切措施使呼吸道保持通畅，常采用支气管扩张剂治疗和雾化吸入治疗，必要时，常采用气管插管或切开以建立人工气道。常采用以下药物治疗气道痰阻及痉挛症状。

1. 盐酸氨溴索注射液

每次 30 mg 用 0.9% 氯化钠注射液 10 mL 稀释后缓慢静脉推注；也可雾化吸入，每天 2 ~ 3 次，以稀释痰液。

2. 氨茶碱注射液

每次 0.125 ~ 0.25 g 用 50% 葡萄糖注射液 20 ~ 40 mL 稀释后缓慢静脉推注；或每次 0.25 ~ 0.5 g 用 5% 葡萄糖注射液 250 mL 稀释后缓慢静脉滴注，每天 1 ~ 2 次，为支气管解痉药。

3. 沙丁胺醇

选择性 β_2 受体激动剂，可扩张支气管平滑肌，其剂型有片剂、胶囊剂、气雾剂及注射剂等。根据剂型确定用法。

4. 吸入用异丙托溴铵溶液

每次 1 ~ 2 mL，每天 2 ~ 3 次雾化吸入，以扩张支气管平滑肌。

5. 吸入用布地奈德混悬液

每次 0.5 ~ 1 mg，每天 2 ~ 3 次雾化吸入，以缓解支气管痉挛。

（二）合理氧疗

氧气治疗是应用氧气纠正缺氧的一种治疗方法，简称氧疗。

1. 氧疗适应证

理论上只要 PaO_2 低于正常就可给予氧疗，但实际应用中更严格，应根据患者情况灵活掌握，但是慢性呼吸衰竭患者 $PaO_2 < 60$ mmHg（8.0 kPa）是氧疗的绝对适应证。

2. 氧疗方式

临床上最常用、最简便的方法是应用鼻导管吸氧，其吸氧浓度（FiO_2）= 21% + 40% × 吸入氧流量（L/min）。有条件者也可用口罩吸氧。

吸氧浓度：对于慢性呼吸衰竭应采用控制性氧疗，其氧流量为每分钟 1 ~ 3 L，吸氧浓度通常为 25% ~ 33%。呼吸衰竭者吸氧浓度可适当提高，尽快使 $PaO_2 > 60$ mmHg，但一般也不超过 40%。Ⅱ 型呼吸衰竭者宜从低吸氧浓度开始，逐渐加大吸氧浓度，一般不超过 33%。

（三）呼吸兴奋剂的应用

缺氧伴有二氧化碳潴留患者若出现神经精神症状时，可以使用呼吸中枢兴奋剂。Ⅱ 型呼吸衰竭患者当 $PaCO_2 \geq 75$ mmHg 时，即使无意识障碍也可酌情使用呼吸兴奋剂，以增加通气量，促进二氧化碳排出。对于慢性呼吸衰竭者剂量不宜偏大，需注意保持呼吸道通畅，保证氧气供给，否则增加呼吸做功，反而加重呼吸衰竭。

目前常用的呼吸兴奋剂有尼可刹米、洛贝林等，尼克刹米常规用量为 0.375 ~ 0.75 g 静脉缓慢推注，或 1.125 ~ 1.25 g 加入 250 mL 液体中缓慢静脉滴注。

（四）机械通气

机械通气是纠正严重低氧血症或二氧化碳潴留的最有效措施，合理应用机械通气，可使呼吸衰竭患者起死回生。

1. 机械通气的目的与应用指征

（1）目的：改善肺脏气体交换功能，纠正严重的低氧血症，缓解急性呼吸性酸中毒，以避免即时的生命危险，获得治疗肺、气道疾病及原发病的机会；缓解呼吸窘迫症状，减少呼吸做功和氧耗量，改善呼吸肌疲劳；预防和逆转肺不张，并根据压力 - 容量的关系改善肺顺应性，预防更进一步的肺损害；避免因呼吸衰竭而致的严重并发症。

（2）应用指征：在出现较为严重的呼吸功能障碍时，应使用机械通气。符合下述条件者应实施机械通气：经积极治疗后病情仍继续恶化；意识障碍；呼吸形式严重异常，如呼吸频率每分钟 35 次以上或 8 次以下，节律异常，自主呼吸微弱或消失；血气分析提示严重通气和氧合障碍：$PaO_2 < 50$ mmHg，尤其是充分氧疗后仍 < 50 mmHg；$PaCO_2$ 进行性升高，pH 动态下降。下述情况行机械通气时可能使病情加重：气胸及纵隔气肿未行引流；肺大泡和肺囊肿；低血容量性休克未补充血容量；严重肺出血；气管食管瘘等，但在出现致命性通气和氧合障碍时，应积极处理原发病，如尽快行胸腔闭式引流、积极补充血容量等，同时不失时机地应用机械通气。

2. 无创机械通气（NPPV）

低氧血症在经过氧疗后仍难以纠正，或呼吸困难等症状改善不明显时，NPPV 是一个较好的选择。尤其是 COPD 急性加重期、急性心源性肺水肿所致的呼吸衰竭，其疗效是较为肯定的。

（1）适应证：患者出现较为严重的呼吸困难，动用辅助呼吸机，常规氧疗方法（鼻导管和面罩）不能维持氧合或氧合障碍，有恶化趋势时，应及时使用无创机械通气，但患者必须具备使用无创机械通气的基本条件：具有较好的意识状态、咳痰能力、自主呼吸能力，血流动力学稳定，有良好的配合无创通气的能力。

（2）禁忌证：意识障碍，呼吸微弱或停止，无力排痰，严重的器官功能不全（上消化道大出血、血流动力学不稳定等），未经引流的气胸或纵隔气肿，严重腹胀，上气道或颌面部损伤、术后、畸形，不能配合无创或不适应面罩等。

（3）呼吸机的选择：要求能提供双水平正压通气（BiPAP）模式，提供的吸气相气道压力（IPAP）可达 20 ~ 30 cmH_2O，能满足患者吸气需求的高流量气体（> 100 L/min）；若用于 I 型呼吸衰竭，要求能够提供较高的 FiO_2 和更高的流速需求。

（4）通气模式与参数调节：持续气道正压通气（CPAP）和 BiPAP 是最常用的两种通气模式，后者最为常用的 BiPAP 有两种工作方式：自主呼吸通气模式（S 模式，相当压力支持通气 PSV + PEEP）和后备控制通气模式（T 模式，相当于 PCV + PEEP）。急性心源性肺水肿者应首选 CPAP，如果存在高碳酸血症或呼吸困难不缓解时可考虑换用 BiPAP。IPAP/EPAP 均从较低水平开始，患者耐受后再逐渐上调，直到达满意的通气和氧合水平，或调至患者可能耐受的水平。IPAP 10 ~ 25 cmH_2O，EPAP 3 ~ 5 cmH_2O，吸气时间 0.8 ~ 1.2 s，后备控制通气频率（T 模式）每分钟 10 ~ 20 次。

（5）转换时机：应用 NPPV 1 ~ 2 h（短期），动脉血气和病情不能改善应转为有创通气。

3. 有创机械通气（IPPV）

在积极药物和 NPPV 治疗后，患者呼吸衰竭仍进行性恶化，出现危及生命的酸碱失衡和（或）意识改变时，宜用有创机械通气治疗。拔出气管插管后，根据情况可采用无创机械通气进行序贯治疗。

（1）通气模式的选择：使用最广泛的 3 种通气模式为辅助控制模式（A/C）、同步间歇指令通气（SIMV）与 PSV 联合模式、压力支持通气（PSV）。

（2）通气参数的调节：应采用保护性肺通气策略，包括小潮气量（每千克体重 6 ~ 8 mL）、维持气道平台压 < 30 cmH_2O 和（或）气道峰压（PIP）不超过 40 cmH_2O、允许高碳酸血症并配合最佳 PEEP（压力 – 容量曲线低拐点上 2 cmH_2O）治疗。通气频率一般以每分钟 10 ~ 15 次即可，流速设置为每分钟 40 ~ 60 L，吸 / 呼比为 1.0 :（1.5 ~ 2.0），压力触发常为 –0.5 ~ –1.5 cmH_2O。流速触发常为每分钟 2 ~ 5 L。机械通气初始阶段可给予高 FiO_2（100%）以迅速纠正严重缺氧，以后依据目标 PaO_2、PEEP、Pmean 水平和血流动力学状态，酌情降低 FiO_2 至 50% 以下，并设法维持 $SaO_2 > 90\%$。

（3）IPPV 的撤离：当患者满足以下条件时，可考虑进行撤机。①引起呼吸衰竭的诱发因素得到有效控制，这是撤机的先决条件，应仔细分析可能的诱发因素并加以处理；②意识清楚，可主动配合；③自主呼吸能力有所恢复；④通气及氧合功能良好：$PaO_2/FiO_2 > 250$ mmHg，PEEP < 8 cmH_2O，pH > 7.35，$PaCO_2$ 达缓解期水平；⑤血流动力学稳定：无活动性心肌缺血，未使用升压药治疗或升压药剂量较小。通常采用 SIMV + PSV，或者单纯 PSV 模式撤机。正确把握 IPPV 转为 NPPV 的切换点——"肺部感染控制窗"（PIC 窗），临床表现为痰液量减少、黏度变稀、痰色转白、体温下降、白细胞计数降低、胸部 X 线摄片上支气管 – 肺部感染影消退。

（五）抗感染治疗

肺部感染是引起急性呼吸衰竭或慢性呼吸衰竭急性加重最常见的原因，应结合患者肺部感染的类型（社区获得性或院内获得性）而选择适当抗生素，以求有效、快速控制感染。要做痰培养及药敏试验，尽量采集深部痰液，避免污染。注意针对药敏试验结果用药和经验用药相结合，注意个体化用药，尽量选用疗效好、毒性低的抗生素。对于严重感染，必须联合使用抗生素，兼顾革兰阳性、革兰阴性和厌氧菌感染。常见的抗生素联合应用为一类杀菌药（β 内酰胺类）加二类杀菌药（氨基糖苷类）或喹诺酮类药物。

（六）纠正酸碱平衡失调和电解质紊乱

1. 酸碱平衡的治疗

首先要积极治疗支气管 – 肺部感染，解痉祛痰，通畅气道，解除二氧化碳潴留。强调尽快通畅气道，解除二氧化碳潴留，呼酸及低氧血症随之纠正，因此原则上不需要补碱性药物。当 pH < 7.20 时，可以适当补 5% 碳酸氢钠，一次量为 40 ~ 60 mL，以后再根据动脉血气分析结果酌情补充。当呼酸并代谢性酸中毒时，补碱量可适当加大。而对于伴有严重低氧血症的呼吸性碱中毒，只要治疗肺部感染、通畅气道、吸氧纠正低氧血症等即可。慢性呼吸衰竭患者易出现碱中毒，其中并发的代谢性碱中毒大部分是医源性引起的，临床上注意预防，只要患者尿量每天 500 mL 以上，常规补氯化钾每天 3.0 ~ 4.5 g，牢记"见尿补钾，多尿多补，少尿少补，无尿不补"的原则。应注意二氧化碳不要排出过快，特别是机械通气治疗时，避免二氧化碳排出后碱中毒的发生。

2. 水电解质紊乱的纠正

慢性呼吸衰竭患者酸碱失衡常同时存在严重的水和电解质紊乱。其中水、钠异常较为常见；血 HCO_3^- 和 Cl^- 变化常与血 CO_2 变化有关；电解质紊乱，特别是血 K^+、Cl^- 和酸碱失衡互为因果。注意针对不同情况，进行相应的预防与治疗。

（七）防治消化道出血

严重缺氧和二氧化碳潴留患者，应常规给予西咪替丁、雷尼替丁或奥美拉唑口服，预防消化道出血，出血时采用静脉注入。若出现大量呕血或柏油样大便，视程度予输血治疗。防治消化道出血的关键在于纠正缺氧和二氧化碳潴留。

（八）营养支持

急性呼吸衰竭患者应尽早给予营养支持，首先给予肠内营养，并采取充分的措施以避免反流和误吸的发生，必要时添加促胃肠动力药物。此外，呼吸衰竭患者应避免过度喂养，特别是过多的糖类补充，将增加二氧化碳的产生，增加呼吸量，加重呼吸负荷。同时添加含鱼油与抗氧化剂的营养配方，可能成为呼吸衰竭患者更理想的营养支持方式。慢性呼吸衰竭患者每天蛋白质需求为 1.5 ~ 2 g/（kg·d）。供能组分中糖类占 50%、蛋白质 20%、脂肪 20% ~ 30% 即可，每天适量补充各种维生素及微量元素，依据临床情况调整电解质用量，特别注意会影响呼吸功能的钾、镁、磷等元素。

（薛晓明）

第八节　肺癌

一、概述

肺癌为原发于支气管、肺的癌，又称原发性支气管肺癌，主要包括鳞癌、腺癌、小细胞癌、大细胞癌几种主要类型。

肺癌是当今世界上严重威胁人类健康与生命的恶性肿瘤，发病率在多数国家呈明显上升趋势，在重工业发达国家中发病率较高，城市高于农村，男性多于女性。近年来，我国许多大城市，肺癌已在恶性肿瘤发病率中占据第 1 位。肺癌在男性常见肿瘤中占首位，在女性常见肿瘤中占第 2 位。在癌症死亡中，肺癌已是男性的第一死亡原因，女性的第三死亡原因。预计至 2025 年，我国每年死于肺癌者达 90 万人。世界卫生组织报道，肺癌和艾滋病将是 21 世纪危害人类最严重的两个常见病，我国积极发展肺癌的防治研究具有非常重要的现实意义。

在中国古代文献中虽无"肺癌"病名，但就其临床症状和体征，类似于中医文献所描述的"肺积""肺痈""息贲""肺岩""痞癖""喘证""痰饮""咯血""胸痛""咳嗽""短气""虚劳"等病证的范畴。肺癌为肺部肿物，有形之块，中医以"积""瘕"名之。《难经·五十六难》曰："肺之积名曰息贲，在右肋下，覆大如杯，久不已，令人洒淅寒热，喘咳，发肺痈"。《素问》云："肺咳之状，咳而喘息，甚至咳血……而面浮气逆"。《素问·奇病论》说："病胁下满，气逆，二、三岁不已……名曰息贲。"后世医书《济生方》亦谓："息贲之状，在右肋下，覆大如杯，喘息奔溢，是为肺积；诊其脉浮而毛，其色白，其病气逆，背痛少气，喜忘目膜，肤寒，皮肿时痛，或如虱缘，或如针刺"。两宋时期陈无择治疗肺积之咳嗽方的适应证与金元时期李东垣治疗肺积的息贲丸，都类似于肺癌的症状。从上述文献摘录可见，中医文献里对肺癌常见的症状，如咳嗽、咳痰、咯血、气促、发热、疼痛、肿块等均已有所描述。

二、病因

（一）中医病因病机

中医学认为，肺癌发生的基本原因是正气虚损与邪毒入侵相互作用，导致痰瘀，毒壅于肺。

1. 正气内虚

年老体衰，久患肺疾，肺气虚羸，卫外不固，易招邪侵；或劳气虚弱，肺阴亏损；或它脏失调，累及肺脏，外邪乘虚而入，留滞不去，气机不畅，瘀久而成块。

2. 痰湿蕴肺

脾失运化，水湿痰浊内聚，贮于肺络，肺气宣降失常，痰阻气滞，外邪凝结，形成肿块。

3. 烟毒内蕴

长期吸烟，热灼津液，阴液内耗，致肺阴不足，气随阴亏，加痰湿瘀血凝结，形成肿块。

4. 邪毒侵肺

肺为娇脏，邪毒易侵，如工业废气、石棉、矿石粉尘、煤焦烟尘物质等，致使肺气失宣，郁滞不行，气不布津，聚液生痰或血瘀于内，邪毒、痰湿、血郁交结于肺，日久成块而为癌肿。

总之，肺癌发生是由于脏腑气血阴阳失调，复感邪毒，肺失治节，宣降失司，气血运行不畅，为痰为饮，瘀阻脉络，日久形成肺部积块。病变部位在肺，晚期可波及其他部位，其发病以正虚为根本，因虚而致实，机体产生痰湿、按血、毒聚、气郁等病理改变，全身为虚、局部为实的疾病，虚以阴虚、气阴两虚多见，实则以气滞、血瘀、痰凝、毒聚的病理变化为主。

（二）西医病因病理

1. 病因和发病机制

肺癌病因和发病机制目前尚未明确，多数学者认为与下列因素有关。

（1）吸烟：目前已经公认吸烟是肺癌发生的重要危险因素。研究表明，吸烟者肺癌病死率比不吸烟者高 10 ~ 13 倍。吸烟者发生肺癌的概率是不吸烟者的 4 ~ 10 倍，重度吸烟者（每天 20 支以上）可达 10 ~ 25 倍。吸烟量越大，吸烟年限越长，发生肺癌的概率就越高。被动吸烟是肺癌的致病因素之一。肺癌的危险性随戒烟时间增加而下降，戒烟 1 ~ 5 年后可减半。经证明，烟雾中含有苯并芘、亚硝胺、尼古丁、钋等多种致癌物质。1 支烟的致癌危险性高于 0.01 ~ 0.04 mGy 的放射线。

（2）空气污染：室内小环境和室外大环境都可能存在空气污染。室外大环境如城市中的工业废气、汽车尾气、公路沥青、空气中或飘尘中含有的 3，4- 苯并芘、氧化亚砷、放射性物质等多种致癌物质，空气污染严重的城市居民每天吸入的苯并芘量可超过 20 支纸烟的含量，增加纸烟的致癌作用。室内小环境如厨房中的煤焦油、煤烟或煤不完全燃烧物、烹调产生的烟雾及室内被动吸烟等，这些都是肺癌的危险因素。

（3）职业致癌因素：目前已被确认的肺癌职业因素主要有石棉、砷、铬、镍、铍、煤焦油、煤烟、芥子气、二氯甲醛、氯钾及烟草的加热产物等。铀、镭等衰变时产生的氡和氡子气电离辐射、微波辐射也是肺癌危险因素。有资料表明，人工纤维、玻璃纤维、二氧化硅、氯乙烯、石油等也具有致癌作用。接触石棉的吸烟者肺癌病死率为非接触石棉的吸烟者的 8 倍。

（4）遗传因素：与肺癌的关系密切。研究发现，许多基因与肺癌的易感性有关。肺癌患者常有第 3 号染色体短臂缺失，正常细胞发生癌变前期常有一系列基因改变，包括原癌的激活、抑癌基因的失活、自反馈分泌环的活化和细胞凋亡的抑制，导致细胞生长失控，提示肺癌具有一定的潜在血缘遗传性。

（5）饮食与营养：食物中长期缺乏维生素 A、β-胡萝卜素和微量元素（锌、硒）等易发生。

（6）其他诱发因素：肺结核、慢性支气管炎、肺间质纤维化等疾病与肺癌的发生有一定关系。美国癌症学会还将肺结核列为肺癌发病因素之一。结核病患者患肺癌的危险性是正常人群的 10 倍，主要是腺癌。此外，免疫功能低下、内分泌功能失调等在肺癌的发生中也有一定作用。

2. 病理

世界卫生组织肺癌组织学类型见表 7-1。

表 7-1　世界卫生组织肺癌组织学类型

鳞状细胞癌

　鳞状细胞癌，乳头状亚型

　鳞状细胞癌，透明细胞亚型

　鳞状细胞癌，小细胞亚型

　鳞状细胞癌，基底细胞亚型

小细胞癌

复合性小细胞癌

腺癌

　腺癌，混合型

　腺泡状腺癌

　乳头状腺癌

　细支气管肺泡癌

　细支气管肺泡癌，非黏液性

　细支气管肺泡癌，黏液性

　细支气管肺泡癌，黏液及非黏液混合性或不能确定

　伴黏液产生的实性腺癌

　胎儿性腺癌

　黏液性（胶样）腺癌

　黏液性囊腺瘤

　印戒细胞癌

　透明细胞腺癌

大细胞癌

　大细胞神经内分泌癌

　复合性大细胞神经内分泌癌

　基底细胞样癌

　淋巴上皮样癌

　透明细胞癌

　　大细胞癌伴有横纹肌样表型

腺鳞癌

肉瘤样癌

　　多形性，癌梭形细胞癌
　　巨细胞癌
　　癌肉瘤
　　肺母细胞瘤

类癌

　　典型类癌
　　不典型类癌

唾液腺肿瘤

　　黏液表皮样瘤
　　腺样囊性癌
　　上皮 – 肌上皮癌

癌前病变

　　原位鳞状细胞癌
　　不典型腺瘤样增生
　　弥漫性特发性肺神经内分泌细胞增生

三、临床表现

（一）由原发肿瘤引起的症状和体征

1. 咳嗽

由于肿瘤生长部位、方式和速度不同，咳嗽的表现不尽相同。肿瘤生长在较大气道时，为阵发性刺激性呛咳、无痰或少许泡沫痰；细支气管肺泡癌则可有大量浆液痰；当继发感染时，痰量增多或呈黏液脓性。

2. 咯血

咯血多为痰中带血或间断血痰，偶有大咯血，以中央型肺癌多见。

3. 喘鸣

因肿瘤引起支气管狭窄，造成部分阻塞，可产生局限性喘鸣音。

4. 胸闷、气急

肿瘤引起气管狭窄，转移至胸膜引起大量胸腔积液，转移至心包出现心包积液或肺部广泛侵犯时，均可引起胸闷、气急等症状。

5. 发热

由肿瘤继发肺炎、肺不张时，常伴有发热，抗生素治疗可暂时有效；如为肿瘤坏死引起的发热，称为"癌性热"，则抗菌治疗无效。

（二）肿瘤局部扩展引起的症状和体征

1. 胸痛

肿瘤侵犯胸膜或胸壁时，可出现胸部的隐痛或钝痛，随呼吸、咳嗽加重。侵犯肋骨、脊柱时，疼痛持续而且明显，与呼吸、咳嗽无明显关系。上肺叶内侧近纵隔处的肺癌外侵常可引起肩部或胸背部持续疼痛。

2. 呼吸困难

肿瘤压迫大气道，可出现吸气性呼吸困难和"三凹征"。

3. 吞咽困难

肿瘤侵犯或压迫食管所致。

4. 声音嘶哑

肿瘤直接或转移至纵隔淋巴结后压迫喉返神经，使声带麻痹而导致声音嘶哑。

5. 腔静脉阻塞综合征

肿瘤直接侵犯纵隔或肿大淋巴结压迫上腔静脉，使上腔静脉回流受阻，导致胸壁静脉曲张和上肢、颈面部水肿。严重者还可出现皮肤色紫暗、眼结膜充血、视物模糊、头晕头痛等。

6. 霍纳综合征

肿瘤侵犯或压迫颈交感神经，则可引起患侧眼睑下垂、瞳孔缩小、眼球内陷，同侧额部与胸壁无汗或少汗、感觉异常等。

7. 臂丛神经压迫症

肿瘤压迫臂丛神经可致同侧自腋下向上肢内侧放射的烧灼样疼痛。

（三）由肿瘤远处转移引起的症状和体征

1. 中枢神经系统转移

中枢神经系统转移常有头痛、呕吐等颅内压增高的征象，还可表现为眩晕、共济失调、复视、癫痫发作、性格改变，或一侧肢体无力甚至半身不遂等神经系统症状。出现背痛、下肢无力、膀胱或肠道功能失调时，应高度怀疑脊髓束受压迫。

2. 肝转移

肝转移可表现为食欲缺乏、肝区疼痛、肝大、黄疸和腹腔积液等。

3. 骨转移

骨转移表现为局部疼痛及压痛，常见转移部位包括肋骨、脊椎骨、骨盆及四肢长骨。

此外，可出现皮下转移性结节，多位于躯干或头部。肺癌在浅表部位主要是颈部淋巴结的转移，多见于锁骨上窝及胸锁乳突肌附着处的后下方。

（四）肺癌的肺外表现

有些肺癌患者可出现一些少见的、仅表现于胸外脏器，且不是由肿瘤直接作用或转移引起的症状体征，称为副肿瘤综合征，又称肺癌的肺外表现。

1. 异位内分泌综合征

异位内分泌综合征指肿瘤细胞分泌一些具有生物活性的多肽或胺类激素，而使肺癌患者表现出内分泌异常的临床表现。①抗利尿激素分泌异常综合征（SIADH），在 SCIJC 患者中的发生率为 7% ~ 12%。常表现为低钠血症和低渗透压血症，可出现倦怠、嗜睡、易激动、定向障碍、癫痫样发作甚或昏迷。诊断依据：低钠血症，低渗透压血症，尿钠排出持续增加，水负荷试验显示摄入水量等于排出水量，尿渗透压增高，血中肾素活性正常，肾功能和肾上腺皮质功能正常；②异位 ACTH 综合征，约 70% 肺癌患者血浆中的 ACTH 增高，多数为不典型的库欣综合征表现，如水肿、色素沉着、肌萎缩、高血糖或高血压、低钾血症、代谢性碱中毒等，向心性肥胖和紫纹较罕见。大剂量地塞米松抑制试验阳性。

2. 神经肌肉综合征

最常见为多发性周围神经炎、重症肌无力和肌病、小脑变性等，小细胞癌多见。

3. 高钙血症

轻症患者表现为口渴、多尿；重症者可有恶心、呕吐、便秘、嗜睡和昏迷等症状。常见于鳞癌。

4. 其他

分泌促性腺激素可引起男性乳房发育，常伴有肥大性肺性骨关节病。5- 羟色胺分泌过多，可引起支气管痉挛、皮肤潮红、水样腹泻、阵发性心动过速等，多见于燕麦细胞癌及腺癌。

四、检查

（一）胸部 X 线摄片检查

1. 中央型肺癌的 X 线特征

肿瘤发生于总支气管、叶和段支气管。①直接 X 线征象：多为一侧肺门见类圆形阴影，边缘毛糙，或有分叶或切迹等表现，支气管造影可见支气管壁不规则增厚、狭窄、中断或腔内肿物；②间接 X 线征象：由于肿块的生长，可使支气管部分或完全阻塞，形成局限性肺气肿、肺不张、阻塞性肺炎和继发性肺脓肿等征象。

2. 周围型肺癌的 X 线特征

肿瘤发生于段以下支气管。早期常呈现局限性小斑片状阴影，也可呈球状、网状或结节状阴影。肿块周边可有毛刺、切迹和分叶，常有胸膜被牵拽，即胸膜皱缩征。动态观察可见肿块逐渐增大，引流的肺门淋巴结肿大、胸腔积液、肋骨被侵犯等。如发生癌性空洞，多呈偏心性，内壁不规则，凹凸不平，可作为与肺脓肿和肺结核空洞鉴别的参考。

3. 细支气管肺泡癌的 X 线特征

可表现为肺部孤立结节阴影、肺炎型或双肺弥漫性水结节型，后者颇似血行播散型肺结核。部分病灶发展缓慢，可经历数年无变化，易于被误诊为浸润型或血行播散型肺结核、肺炎和间质性炎。

（二）胸部 CT 检查

可发现细小的和普通 X 线摄片难以显示的部位，如位于心脏后、脊柱旁、肺尖、近膈面及肋骨头部位等的病灶，能显示肺门及纵隔淋巴结的肿大，有助于肺癌的临床分期。

（三）磁共振成像（MRI）

MRI 在明确肿瘤与大血管之间关系、分辨肺门淋巴结或血管阴影方面优于 CT，而在发现小病灶（< 5 mm）方面不如 CT 高。

（四）痰脱落细胞学检查

当怀疑肺癌时，痰脱落细胞检查为一项重要检查。为提高痰检阳性率，必须留取气管深部咳出的痰并及时送检，保持标本新鲜，可送检达 6 次以上，痰脱落细胞学检查的阳性率可达 80% 左右，其中中央型肺癌较高。也可配合免疫组化检查。

（五）纤维支气管镜检查

这是诊断肺癌的主要方法之一，对于中央型肺癌，刷检加活检的阳性率可达 90% 左右。对周围型肺癌，可在荧光屏透视指导下行经纤支镜肺活检（TBLB）或肺泡灌洗（BAL）等检查。荧光肺部内镜成像术（LIFE），可分辨出支气管黏膜的原位癌和癌前期病变，以便进行活检，可提高早期诊断的阳性率，也有助于更好地选择手术切除范围。

（六）经胸壁细针穿刺活检

在透视、胸部 CT 或 B 超引导下采用细针经胸壁穿刺进行肺部病灶针吸活检或切割镜检，创伤小、操作简便，尤适用于病灶紧贴胸膜或距胸壁较近的病灶。

（七）经胸腔镜、纵隔镜或经支气管内镜超声（EBUS）下活检

有助于肺癌的诊断和临床分期。

（八）锁骨上肿大淋巴结活检

用注射器对锁骨下肿大淋巴结直接穿刺活检，可在门诊进行，操作简便。

（九）核素闪烁显像

1. 骨闪烁显像

可以了解有无骨转移，其敏感性、特异性和准确性较高。

2. PET-CT 系统

正电子发射断层显像（PET）和 PET-CT：ET-CT 是将 PET 和 CT 整合在一台仪器上，组成一个完整的显像系统，被称为 PET-CT 系统。患者在检查时经过快速的全身扫描，可同时获得 CT 解剖图像和 PFT 功能代谢图像，使医师同时获得生物代谢信息和精准的解剖定位。

（十）肿瘤标志物的检测

目前尚无任何一种血清肿瘤标志物对诊断肺癌具有理想的特异性。目前临床上用于非小细胞肺癌（NSCLC）诊断的癌标志物包括癌胚抗原（CEA）、组织多肽抗原（TPA）、鳞癌抗原（SCC-Ag）和细胞角蛋白 19 片段抗原（CYFRA21-1）等；用于小细胞肺癌（SCLC）诊断的癌标志物包括神经元特异性

烯醇化酶（NSE）、蛙皮素（BN）、肌酸磷酸同工酶 BB（CPK-BB）和胃泌肽（GRP）等。

（十一）肺癌的基因诊断

肺癌的发生认为是由于原癌基因的激活和抑癌基因的缺失所致，因此，癌基因产物的突变等有助于诊断早期肺癌。肿瘤细胞以非整倍染色体或四倍体为主，可通过 DNA 定量分析仪对支气管镜活检标本或胸腔积液进行 DNA 定量分析。

（十二）其他细胞或病理检查

胸腔积液细胞学检查，胸膜、肝或骨髓活检。

（十三）开胸手术探查

若经过上述多项检查仍未能明确诊断而又高度怀疑肺癌时，可考虑行开胸手术探查。

五、诊断

肺癌的治疗效果与预后取决于能否早期诊断、合理治疗，以及肺癌的恶性程度。早期诊断有赖于高危人群的防癌检查和及时就诊，也需要医务人员高度警惕，避免误诊。高危人群或有下列情况者应提高警惕，及时进行排癌检查。

（1）刺激性咳嗽 2～3 周而抗感染、镇咳治疗无效。

（2）原有慢性呼吸道疾病，近来咳嗽性质改变者。

（3）近 2～3 个月持续痰中带血而无其他原因可以解释者。

（4）同一部位、反复发作的肺炎。

（5）原因不明的肺脓肿，无毒性症状，无大量脓痰，无异物吸入史，且抗感染治疗疗效不佳。

（6）原因不明的四肢关节疼痛及杵状指（趾）。

（7）胸部 X 线摄片显示局限性肺气肿或段、叶性肺不张。

（8）肺部孤立性圆形病灶和单侧性肺门阴影增大者。

（9）原有肺结核病灶已稳定，而其他部位又出现新增大的病灶者。

（10）无中毒症状的血性、进行性增多的胸腔积液者。

一般根据病史、临床表现、体格检查和相关的辅助检查，80%～90% 的肺癌患者可确诊。必要的辅助检查中，发现肺癌的最常用检查是影像学，而确诊的必要手段则是细胞学、病理学检查。

六、辨证论治

（一）气滞血瘀证

症状：咳嗽、咳痰，或痰血暗红，胸闷、胀痛或刺痛，面青唇暗，肺中积块，舌质暗紫或有瘀斑、瘀点，脉弦或涩。

治法：化瘀散结，行气止痛。

方药：血府逐瘀汤加减。

基本处方：当归 9 g，生地黄 9 g，桃仁 12 g，红花 9 g，枳壳 6 g，赤芍 6 g，柴胡 3 g，甘草 3 g，桔梗 4.5 g，牛膝 10 g。

加减：临床应用时还可加夏枯草、山慈菇、贝母、黄药子、守宫、干蟾皮等以化痰散结。气滞血瘀重而胸痛甚者，加乳香、没药、延胡索行瘀止痛；肺络伤反复咯血者，加藕节、三七、茜草根止血；脾气虚见食少、乏力、气短者，加黄芪、党参、白术；瘀滞化热，损伤气津，见口干、口舌糜烂者，加沙参、天花粉、生地黄、知母。

（二）痰湿毒蕴证

症状：咳嗽痰多，胸闷气短，肺中积块，可见胸胁疼痛，纳差便溏，神疲乏力，舌质暗淡或有瘀斑、苔厚腻，脉弦滑。

治法：祛湿化痰。

方药：二陈汤合瓜蒌薤白半夏汤加减。

加减：胸闷、咳喘较甚者，可加用葶苈大枣泻肺汤以泻肺行水；痰热甚而痰黄黏稠难咳者，加海蛤壳、鱼腥草、黄芩，以清热化痰；血瘀而胸痛甚者，加郁金、乳香、延胡索以行瘀止痛；脾虚纳呆食少者，加鸡内金、炒谷芽等健脾开胃。

（三）阴虚毒热证

症状：咳嗽，无痰或少痰，或有痰中带血，甚则反复咯血，肺中积块，心烦，少寐，手足心热，或低热盗汗，或邪热炽盛，羁留不退，口渴，大便秘结，舌质红、苔薄黄，脉细数或数大。

治法：养阴清热，解毒散结。

方药：沙参麦门冬汤合五味消毒饮加减。

基本处方：陈皮 12 g，茯苓 24 g，半夏 12 g，瓜蒌 15 g，薤白 9 g，黄芩 9 g，郁金 9 g，川芎 12 g，党参 24 g，白术 15 g，鱼腥草 15 g。

加减：气虚咳喘者，加西洋参、冬虫夏草、山海螺；痰热恋肺者，加半枝莲、白花蛇舌草；阴虚肠燥而大便干结者，加瓜蒌、火麻仁润肠通便。

（四）气阴两虚证

症状：咳嗽无力，有痰或无痰，或痰中带血，肺中积块，神疲乏力，时有心悸，汗出口干，发热或午后潮热，手足心热，纳呆脘胀，舌红、苔薄或舌质胖嫩有齿痕，脉细数无力。

治法：益气养阴，化痰散结。

方药：沙参麦门冬汤加减。

基本处方：黄芪 20 g，白术 15 g，北沙参 15 g，麦门冬 15 g，党参 15 g，浙贝母 10 g，姜半夏 10 g，枳壳 15 g，红豆杉 2 g，猫爪草 10 g，仙鹤草 10 g，炙甘草 15 g。

加减：可选用大补元煎、生脉散、麦味地黄丸加减。可加川贝母、山慈菇以化痰散结。兼有瘀血者，可加入桃仁、红花、郁金、延胡索、丹参、三棱、莪术等以活血化瘀。

（五）常用中药制剂

1. 复方斑蝥胶囊

功效：破血消癥，攻毒蚀疮。适于各证型肺癌。

用法：口服，每次 3 粒。3 个月为 1 个疗程。

2. 清肺散结丸

功效：清肺散结，活血止痛，解毒化痰。用于肺癌气阴两虚、痰热瘀阻证，也可作为肺癌手术、放化疗的辅助用药。

用法：口服，每次 3 g，每天 2 次；或遵医嘱。

3. 康莱特软胶囊

功效：益气养阴，消癥散结。适用于手术前及不宜手术的脾虚痰湿型、气阴两虚型原发性非小细胞肺癌。

用法：口服，每次 6 粒，每天 4 次。宜联合放、化疗使用。

4. 康莱特注射液

功效：益气养阴。适用于不宜手术的气阴两虚、脾虚湿困型原发性非小细胞肺癌及原发性肝癌。配合放、化疗有一定的增效作用。对中晚期肿瘤患者具有一定的抗恶病质和止痛作用。

用法：缓慢静脉滴注 200 mL，每天 1 次，21 d 为 1 个疗程，间隔 3～5 d 后可进行下一个疗程。

七、西医治疗

（一）手术治疗

1. 手术治疗原则

解剖性肺切除术是早期肺癌的主要治疗手段，也是目前临床治愈肺癌的重要方法。肺癌手术分为完全性切除、不完全性切除和不确定性切除。应力争完全性切除，以期达到完整地切除肿瘤、减少肿瘤转移和复发，并且进行精准的病理 TNM 分期，力争分子病理分型，指导术后综合治疗。对于可手术切除的肺癌应遵守外科原则。

2. 手术适应证

（1）Ⅰ、Ⅱ期和部分Ⅲ期（$T_{1\sim2}N_2M_0$；$T_4N_{0\sim1}M_0$ 可完全性切除）NSCLC 和Ⅰ期 SCLC（$T_{1\sim2}N_0M_0$）。

（2）部分Ⅳ期 NSCLC，有单发对侧肺转移、单发脑或肾上转移者。

（3）临床高度怀疑肺癌的肺内结节，经各种检查无法定性诊断，可手术探查。

3. 手术禁忌证

（1）全身状况不佳，心、肺、肝、肾等重要脏器功能不能耐受手术者。

（2）绝大部分诊断明确的Ⅳ期、大部分ⅢB期和部分ⅢA期 NSCLC。

（二）化学药物治疗（简称化疗）

1. 小细胞肺癌的化疗

小细胞肺癌对于化疗敏感。很多化疗药物可提高小细胞肺癌的缓解率，如依托泊苷（VP-16）、替尼泊苷（VM-26）、卡铂（CBP）、顺铂（DDP）、长春地辛（VDS）、阿霉素（ADM）、环磷酰胺（CTX）及异环磷酰胺（IFO）等。一般诱导化疗以 2～3 个周期为宜，较大病灶经化疗后缩小，有利于手术治疗及放疗。化疗获得缓解后，25%～50% 出现复发，因此，化疗缓解后局部治疗仍很重要。常用方案是依托泊苷加顺铂或卡铂。

（1）EP 方案：VP-16 100 mg/m²，静脉滴注，第 1～3 天；DDP 75 mg/m²，静脉滴注，第 1 天。每 3 周为 1 个周期，共 4～6 个周期。

（2）EC 方案：VP-16 100 mg/m²，静脉滴注，第 1～3 天；CBP 300 mg/m²，静脉滴注，第 1 天。每 3 周为 1 个周期，共 4～6 个周期。

2. 非小细胞肺癌的化疗

非小细胞肺癌综合化疗可使 30%～40% 患者部分缓解，5% 完全缓解，1 年生存率 40%。对 NSCLC Ⅰ、Ⅱ期患者手术后进行化疗，以防术后局部复发或远处转移。IDA 期患者应于术前、术后进行全身化疗，Ⅲ期及Ⅳ期患者已不宜手术或放疗，可通过化疗延长生存期。

TP 方案：紫杉醇 135～175 mg/m²，静脉滴注，第 1 天；DDP 60～80 mg/m²，静脉滴注，第 1 天。每 3 周为 1 个周期，4 个周期为 1 个疗程。

NP 方案：长春瑞滨（NVB）25 mg/m²，静脉滴注，第 1、第 8 天；DDP 25 mg/m²，静脉滴注，第 1～3 天。每 4 周为 1 个周期，4 个周期为 1 个疗程。

GP 方案：吉西他滨 1 000 mg/m²，静脉滴注，第 1、第 8 天；DDP 25 mg/m²，静脉滴注，第 1～3 天。每 3 周为 1 个周期，2～3 个周期为 1 个疗程。为二线方案。

对化疗无效或不能耐受化疗的患者，可进行优势人群筛选后采用吉非替尼、厄洛替尼等靶向药物治疗，靶向药物联合化疗可提高临床疗效。

3. 姑息治疗

目的是缓解症状、减轻痛苦、改善生活质量。所有肺癌患者都应全程接受姑息医学的症状筛查、评估和治疗。筛查的症状既包括疼痛、呼吸困难、乏力等常见躯体征状，也应包括睡眠障碍、焦虑、抑郁等心理问题。

（三）放射治疗（简称放疗）

放疗是肺癌治疗的重要手段，利用放射线可缩小或消除病灶。肺癌放疗包括根治性放疗、姑息性放疗、辅助性放疗和预防性放疗等。

1. 放疗的原则

（1）根治性放疗：适用于 Karnofsky 功能状态评分 ≥ 70 分的患者，包括因医源性和（或）个人因素不能手术的早期 NSCLC、不可切除的局部晚期 NSCLC 和局限期 SCLC。

（2）姑息性放疗：适用于对晚期肺癌原发灶和转移灶的减症治疗。对于 NSCLC 单发脑转移灶手术切除患者可以进行术后全脑放疗，广泛期 SCLC 的胸部放疗。

（3）辅助性放疗：适应于术前放疗、术后放疗切缘阳性（R1 和 R2）的患者；外科探查不够的患者或手术切缘近者；对于术后 pN2 阳性的患者，鼓励参加术后放疗的临床研究。

（4）术后放疗：设计应当参考患者手术病理报告和手术记录。

（5）预防性放疗：适用于全身治疗有效的 SCLC 患者全脑放疗。

（6）同步放、化疗适用范围：不能手术的 ⅢA 及 ⅢB 期患者，建议同步放、化疗方案为 EP 方案（依托泊苷 + 顺铂）、NP 方案（长春瑞滨 + 顺铂）和含紫杉类方案。如果患者不能耐受，可以行序贯化、放疗。

（7）接受放、化疗的患者，潜在的不良反应会增大，治疗前应告知患者。放疗设计和实施时，应注意对肺、心脏、食管和脊髓的保护。治疗过程中尽可能避免因不良反应处理不当导致放疗非计划性中断。

（8）采用三维适形放疗技术或图像引导放疗等先进的放疗技术，建议在具有优良的放射物理技术条件下，开展立体放射治疗（SBRT）。

（9）放疗靶区勾画时，推荐增强 CT 定位或 PET–CT 定位。可以参考 PET–CT 的肿瘤生物屏障，在增强 CT 定位影像中勾画肿瘤放疗靶区。

（10）接受放疗或放、化疗的患者，治疗休息期间，应当予以充分的监测和支持治疗。

2. NSCLC 放疗的适应证

放疗可用于因身体原因不能手术治疗的早期 NSCLC 患者的根治性前疗、可手术患者的术前及术后辅助治疗、局部晚期病灶无法切除患者的局部治疗和晚期不可治愈患者的重要姑息治疗手段。

3. SCLC 放疗的适应证

放化疗综合治疗是局限期 SCLC 的标准治疗。局限期患者建议初始治疗就行同步化、放疗或先行 2 个周期诱导化疗后行同步化、放疗。如果患者不能耐受，也可行序贯化疗。如果病情允许，局限期 SCLC 的放射治疗应当尽早开始，可以考虑与第 1 或第 2 期化疗同步进行。如果病灶巨大，放射治疗导致肺损伤的风险过高，则可以考虑在第 3 个周期化疗时同步放疗。

4. 预防性脑照射

局限期 SCLC 患者，在胸内病灶经治疗达到完全缓解后，推荐行预防性脑照射，达到部分缓解的患者也推荐行预防性脑照射。广泛期 SCLC 在化疗有效的情况下，行预防性脑照射亦可降低 SCLC 脑转移发生的风险。预防性脑照射推荐时间为所有化放疗结束后 3 周左右进行，之前应行增强脑核磁检查以排除脑转移，建议全脑放疗剂量为 25 Gy，2 周内分 10 次完成。

5. 晚期肺癌患者的姑息放疗

主要目的是解决因原发灶或转移灶导致的局部压迫症状、骨转移导致的疼痛，以及脑转移导致的神经症状等。

6. 治疗效果

放射治疗的疗效评价按照 WHO 实体瘤疗效评价标准（RECIST）进行。

7. 防护

采用常规的放疗技术，应当注意对肺、心脏、食管和脊髓的保护，以避免对身体重要器官的严重放射性损伤。急性放射性肺损伤请参照国际肿瘤放射治疗协作组急性放射损伤分组标准。

（四）生物反应调节剂（BRM）

近年来，生物治疗已经成为肿瘤治疗的重要部分，如干扰素、白细胞介素 –2（IL–2）、肿瘤坏死因子（TNF）、胸腺肽 α_1、集落刺激因子（CSF）等在治疗中能增加机体免疫力及对化、放疗的耐受性，提高疗效。

（五）其他治疗

对于失去手术指征、全身化疗无效的晚期癌症患者，可通过支气管动脉灌注化疗（BAI）缓解症状，减轻患者痛苦。经纤维支气管镜介导，将抗癌药物直接注入肿瘤，还可进行腔内放疗、激光切除，以减轻肿瘤引起的气道阻塞和控制出血。

（薛晓明）

参考文献

［1］文清华. 现代中医疾病特色治疗学［M］. 天津：天津科学技术出版社，2018.

［2］李欣吉. 实用内科疾病诊疗常规［M］. 青岛：中国海洋大学出版社，2020.

［3］李艳丽. 神经内科疾病诊断与治疗［M］. 北京：中国纺织出版社，2020.

［4］刘洋. 内科疾病诊断与防治［M］. 北京：科学技术文献出版社，2019.

［5］刘燕锋. 现代心内科疾病诊疗新规范［M］. 郑州：河南大学出版社，2019.

［6］李霞. 临床神经内科疾病诊治学［M］. 昆明：云南科技出版社，2018.

［7］潘慧. 临床心血管内科疾病诊疗新进展［M］. 福州：福建科学技术出版社，2019.

［8］缪佳蓉. 消化内科专家门诊胃肠疾病问答［M］. 昆明：云南科技出版社，2019.

［9］郑麒. 神经内科疾病治疗与康复［M］. 上海：上海交通大学出版社，2018.

［10］安雅臣. 神经内科疾病诊断与治疗精要［M］. 哈尔滨：黑龙江科学技术出版社，2018.

［11］纪翠玲. 现代心内科疾病诊断与治疗［M］. 武汉：湖北科学技术出版社，2018.

［12］刘琼. 临床内科与心血管疾病［M］. 北京：科学技术文献出版社，2018.

［13］矫丽丽. 临床内科疾病综合诊疗［M］. 青岛：中国海洋大学出版社，2019.

［14］解春丽. 实用临床内科疾病诊治精要［M］. 青岛：中国海洋大学出版社，2019.

［15］庞啸虎. 神经内科疾病临床诊治［M］. 南昌：江西科学技术出版社，2018.

［16］吴开春. 内科学［M］. 北京：中国医药科技出版社，2017.

［17］肖卫国. 内科学［M］. 上海：上海科学技术出版社，2017.

［18］邓少雄，陈幼芳. 内科学［M］. 西安：第四军医大学出版社，2015.

［19］洪晓军. 神经内科学［M］. 北京：中国协和医科大学出版社，2016.

［20］吴永贵，王爱玲. 当代内科学进展［M］. 合肥：安徽科学技术出版社，2016.